Thieme

... und noch mehr Tipps für die Prüfungsvorbereitung

Das Repetitorium MEDI-LEARN hat fast alle seit 1981 gestellten Prüfungsfragen analysiert. Im 2. Staatsexamen sind das mehr als 15.000 Fragen.

Dabei wurde festgestellt, dass sich im Fach Pädiatrie 68% aller bisher gestellten Fragen durch wenige Themen abdecken lassen. Die „Top-Themen" enthalten die Stichworte, die in diesem Zeitraum mit mindestens 10 Fragen vertreten waren.

Die Top-Themen der Prüfung

Thema	Anteil
Impfungen	2,3%
General. zerebrale Anfälle im Kindesalter	2,2%
Vorgeburtliche Infektionsschädigungen	2,0%
Geburtsabhängige Erkrankungen	2,0%
Infektionen in der Neugeborenenperiode	1,5%
Bösartige Tumoren im Kindesalter	1,5%
Wachstum und Reifung	1,4%
Sprachentwicklung	1,3%
Epiglottitis acutissima	1,3%
Untersuchungen zur Krankheitsfrüherkennung	1,3%
Mukoviszidose	1,2%
Tumoren des Nervensystems im Kindesalter	1,2%
Infektiöse Hauterkrankungen im Kindesalter	1,2%
Masern	1,1%
Vitien ohne Shunt	1,1%
Adrenogenitales Syndrom	1,1%
Vitien mit überwiegendem Links-Rechts-Shunt	1,1%
Anomalien der ableitenden Harnwege	1,1%
Motorische Entwicklung	1,0%
Künstliche Ernährung des Säuglings	1,0%
Knochentumoren im Kindesalter	1,0%
Bakteriell bedingte Hauterkrankungen	1,0%
Stillen	1,0%
Varizellen-Zoster-Infektionen im Kindesalter	1,0%
Retinoblastom	1,0%
Hodentorsion	1,0%
Kinder- und Jugendpsychiatrie	1,0%
Phenylketonurie	0,9%
Störungen des Wasser- und E´lyt-Haushalts	0,9%
Hypo- bzw. Athyreose im Kindesalter	0,9%
Ingestionsunfälle bei Kindern	0,9%
Vorgeburtliche Schädigungen Medikamente	0,8%
Monosaccharid-Stoffwechselstörungen	0,8%
Keuchhusten (Pertussis)	0,8%
Juvenile rheumatische Arthritis	0,8%
Anämien im Kindesalter	0,8%
Erbrechen	0,8%
Maldescensus testis	0,8%
Abakterielle und bakterielle Meningitiden	0,8%
Endokriner Kleinwuchs	0,8%
Akutes rheumatisches Fieber	0,8%
Vitien mit überwiegendem Rechts-Links-Shunt	0,8%

Thema	Anteil
Laryngitis und Tracheitis im Kindesalter	0,8%
Kindesmißhandlung/Kindesvernachlässigung	0,8%
Vasopathien im Kindesalter	0,7%
Hypertrophische Pylorusstenose	0,7%
Invagination	0,7%
Naevi und Hämangiome	0,7%
Pubertätsentwicklung	0,6%
Exanthema subitum	0,6%
Husten im Kindesalter	0,6%
Geistige Behinderung von Kindern	0,6%
Kleinwuchs im Rahmen von Normvarianten	0,6%
Diabetes mellitus im Kindes- und Jugendalter	0,6%
Hypogonadismus	0,6%
Intersexualität	0,6%
Mumps	0,6%
Gelegenheits- oder Occasionskrämpfe	0,6%
Wachstumsstörungen	0,5%
Atresien und Stenosen d. Verdauungstraktes	0,5%
Blutgruppenunverträglichkeit	0,5%
Scharlach (Scarlatina)	0,5%
Purpura Schönlein-Henoch, Kawasaki-Syn.	0,5%
Tuberöse Hirnsklerose	0,5%
Nabelinfektion	0,5%
Borreliosen im Kindesalter	0,5%
Zwerchfellhernien im Kindesalter	0,5%
Harnwegsinfektionen im Kindesalter	0,5%
Atopische Dermatitis (Neurodermatitis)	0,5%
Nahrungsbedarf und Mengen Nahrungsstoffen	0,4%
Infektiöse Mononukleose	0,4%
Haemophilus-Infektionen im Kindesalter	0,4%
Fußdeformitäten im Kindesalter	0,4%
Kephalhämatom	0,4%
Surfactant-Mangel-Syndrom	0,4%
Vitamin-D-Mangel (Rachitis) im Kindesalter	0,3%
Lymphatische Leukämien im Kindesalter	0,3%
Nephroblastom	0,3%
Fremdkörperaspiration im Kindesalter	0,3%
Meckelsches Divertikel	0,3%
Hüftgelenksdysplasie und Hüftgelenksluxation	0,3%
Röteln	0,3%
HIV-Infektionen im Kindesalter	0,3%
Summe	68,0%

Fragenanteil pro Kapitel Pädiatrie

Die Darstellung des prozentualen Fragenanteils pro Kapitel empfehlen wir als Grundlage Ihrer Lernplanung.

	Kapitel	Anteil
1	Wachstum, Entwicklung, Reife	6,9 %
2	Wachstumsstörungen	4,0 %
3	Vorgeburtliche Schädigung der Leibesfrucht	2,7 %
4	Geburtsabhängige Besonderheiten und spezielle Erkrankungen des Neu- und Frühgeborenen	9,0 %
5	Nahrungsbedarf und Ernährung	3,6 %
6	Stoffwechsel	4,3 %
7	Erkrankungen der endokrinen Drüsen	3,4 %
8	Infektionskrankheiten	12,9 %
9	Immunologie, Immunpathologie, rheumatische Erkrankungen	4,3 %
10	Erkrankungen des Blutes, der blutbildenden Organe, bösartige Tumoren	7,5 %

	Kapitel	Anteil
11	Herz- und Kreislauferkrankungen	3,9 %
12	Erkrankungen der Atmungsorgane	6,2 %
13	Erkrankungen des Verdauungstraktes	5,7 %
14	Erkrankungen der Nieren, der ableitenden Harnwege und der äußeren Geschlechtsorgane	4,2 %
15	Erkrankungen der Knochen und Gelenke	2,7 %
16	Pädiatrisch wichtige Hauterkrankungen	4,4 %
17	Erkrankungen des Nervensystems	4,6 %
18	Sozialpädiatrie	2,3 %
19	Kinder- und Jugendpsychiatrie	3,2 %
20	Unfälle und akzidentielle Vergiftungen im Kindesalter	4,2 %

Für die Hinweise danken wir:

Original-Prüfungsfragen mit Kommentar

GK 3

Pädiatrie

14. Auflage

Bearbeitet von
G. Frey

Georg Thieme Verlag
Stuttgart · New York

Dr. med. Gunild Frey
Schlesierstr. 16
D-69221 Dossenheim

1. Auflage 1982
2. Auflage 1984
3. Auflage 1986
4. Auflage 1987
5. Auflage 1988
6. Auflage 1990
7. Auflage 1990
8. Auflage 1993
9. Auflage 1994
10. Auflage 1996
11. Auflage 1997
12. Auflage 1998
13. Auflage 2000
14. Auflage 2001

Die Deutsche Bibliothek – CIP-Einheitsaufnahme

Original-Prüfungsfragen mit Kommentar GK 3.
– Stuttgart ; New York : Thieme (Schwarze Reihe)

Pädiatrie / bearb. von G. Frey, – 14. Aufl. – 2001
ISBN 3-13-112964-6

Unsere Homepage: http://www.thieme.de

Satz: Graphik & Text Studio, Barbing
Druck:
Bindung:
Printed in Germany

ISBN 3-13-112964-6

Vorwort

Im vorliegenden Band sind alle verfügbaren Fragen zum Fachgebiet Pädiatrie enthalten, die in den Examina vom Frühjahr 1995 an gestellt wurden. Doppelt oder inhaltlich ähnliche Fragen wurden herausgenommen. Die grundsätzlich bedeutsamen Fragen ab 1977 sind inhaltlich in die Kommentare oder Lerntexte integriert.

Soweit zu den Fragen Bilder gehören, sind diese vollständig und in der Originalfassung wiedergegeben. Die Fragen wurden nach dem GK geordnet und ausführlich kommentiert.

Um die Übersichtlichkeit zu erhöhen, habe ich in jedem Kommentar **Stichworte**, die den Inhalt kennzeichnen, halbfett hervorgehoben. Diese Stichworte sind auch über ein Register abrufbar. Tabellen und Lerntexte, die auch zu aktuellen Fragen wie AIDS und pränatale Diagnostik neu erstellt wurden, fassen stichwortartig Inhalte der einzelnen Kapitel zusammen, soweit sie nicht durch Kommentare abgedeckt werden. Die **Lerntexte** verstehen sich als Ergänzung zu den Kommentaren und nehmen, um Wiederholungen zu vermeiden, Inhalte, die bereits ausführlich in den Kommentaren behandelt wurden, nicht wieder auf. Die Lerntexte greifen insbesondere auch Inhalte des neu revidierten GK 3 auf.

Ich habe mich bemüht, in den Kommentaren besonders auch auf die falschen Antworten einzugehen – vor allem, auf die, die am häufigsten für die richtige Antwort gehalten wurden, um zu zeigen, warum sie falsch sind. Auf diese Weise möchte ich dazu beitragen, dass in zukünftig gestellten Examina ähnlich gestellte Fragen richtig beantwortet werden können. Bei den schriftlichen Examina sollte man bei vermeintlichen Wiederholungsfragen genau darauf achten, ob nicht eventuell eine Antwort ausgetauscht oder verändert wurde. Dies ist beim IMPP sehr beliebt.

Für die **mündliche Prüfung** empfiehlt sich die Vorbereitung in Kleingruppen, in denen die Prüfungssituation simuliert wird. Dabei sollte ein Student/eine Studentin vom Rest der Gruppe ein Fallbeispiel präsentiert bekommen und er/sie muss daraus die Diagnose und Differenzialdiagnose sowie Therapievorschläge erarbeiten. Für die Fallbeispiele eigenen sich insbesondere die Fragen mit Bildmaterial, Fragen mit „weil" Verknüpfung sowie die Fragen mit Fallschilderungen. Auch Krankengeschichten aus Untersuchungskursen, Nachtwachen oder anderen eigenen Erfahrungen können so aufbereitet werden.

Ich wünsche viel Erfolg!

Dossenheim, im Juni 2001

Gunild Frey

Anmerkung der Redaktion

Zur besseren Übersicht über die Schwerpunkte des umfangreichen Prüfungswissens wurden Fragen und Kommentare mit Ausrufezeichen gekennzeichnet. Sie gehören Stoffgebieten an, zu denen wiederholt in verschiedener Form Fragen gestellt werden.

! = wiederholt geprüfter Stoff

!! = sehr wichtiger, häufig geprüfter Stoff

Inhalt

Die **halbfett** gedruckten Seitenzahlen verweisen auf den Kommentarteil

Lerntextverzeichnis

Bearbeitungshinweise

In den Original-Aufgabenheften, die die Grundlage der Prüfung bilden, sind die Fragen nicht nach Fächern, sondern nach Aufgaben-Typen geordnet.

Zur Prüfungsvorbereitung erscheint eine fachbezogene Fragenordnung, wie sie in diesem Band praktiziert wird, geeigneter.

Im Examen Frühjahr 2000 wurden die Fragen vom IMPP erstmals nach inhaltlichen Gesichtspunkten sortiert.

Die Lösung zu jeder Frage ist am Unterrand derselben Seite vermerkt.

Es ist zweckmäßig, beim ersten Durchgang die falsch beantworteten Fragen zu markieren, um sie kurz vor dem Prüfungstermin zu wiederholen.

Aber Vorsicht! Manche Fragen werden im Examen wortgetreu wiederholt, doch kann die Reihenfolge der möglichen Antworten geändert sein.

Aufgabentypen:

Aufgabentyp A: Einfachauswahl

Erläuterung: Bei diesem Aufgabentyp ist von fünf mit (A) bis (E) gekennzeichneten Antwortmöglichkeiten eine einzige auszuwählen, und zwar entweder die allein bzw. am ehesten zutreffende Aussage. Wenn die Falschaussage zu markieren ist, enthält der Vorsatz ein fettes (im Originalheft noch unterstrichenes) **nicht** oder einen ähnlichen deutlichen Hinweis.

Lesen Sie immer alle Antwortmöglichkeiten durch, bevor Sie sich für eine Lösung entscheiden!

Aufgabentyp B: Aufgabengruppe mit gemeinsamem Antwortangebot - Zuordnungsaufgaben

Erläuterung: Jede dieser Aufgabengruppen besteht aus:

a) einer Liste mit nummerierten Begriffen, Fragen oder Aussagen (Liste 1 = Aufgabengruppe)
b) einer Liste von 5 durch die Buchstaben (A)–(E) gekennzeichneten Antwortmöglichkeiten (Liste 2)

Sie sollen mit jeder nummerierten Aufgabe der Liste 1 aus der Liste 2 eine Antwort (A) bis (E) auswählen, die Sie für zutreffend halten oder von der Sie meinen, dass sie im engsten Zusammenhang mit dieser Aufgabe steht. Bitte beachten Sie, dass jede Antwortmöglichkeit (A) bis (E) für mehrere Aufgaben der Liste 1 die Lösung darstellen kann.

Aufgabentyp C: Kausale Verknüpfung

Erläuterung: Bei diesem Typ besteht die Aufgabe aus zwei Aussagen, die mit „weil" verknüpft sind. Jede der beiden Aussagen kann unabhängig von der anderen richtig oder falsch sein. Wenn beide Aussagen richtig sind, so kann die Verknüpfung durch „weil" richtig oder falsch sein. Dabei muss Aussage 2 nicht die allgemeine Begründung von Aussage 1 sein! Ein gegebenenfalls vorangestellter Sachverhalt ist bei der Beurteilung zu berücksichtigen. Nach Prüfung entnehmen Sie den richtigen Lösungsbuchstaben dem Lösungsschema:

Antwort	Aussage 1	Aussage 2	Verknüpfung
A	richtig	richtig	richtig
B	richtig	richtig	falsch
C	richtig	falsch	–
D	falsch	richtig	–
E	falsch	falsch	–

Aufgabentyp D: Aussagenkombination

Erläuterung: Bei diesem Aufgabentyp ist die Richtigkeit mehrerer nummerierter Aussagen zu beurteilen. Es können je nach den vorgegebenen Aussagenkombinationen A bis E eine einzige, mehrere, alle oder keine der Aussagen richtig sein. Eine Aufgabe wird als **richtig gelöst** gewertet, wenn der Lösungsbuchstabe markiert wurde, der für die **zutreffende Beurteilung aller Aussagen** als richtig oder falsch steht.

Allen Aufgabentypen gemeinsam ist, dass am Ende eine und nur eine der fünf möglichen Lösungen (A) bis (E) zu markieren ist. Die beste Antwort ist diejenige, die im Vergleich der fünf Antwortmöglichkeiten die Aufgabe **am umfassendsten beantwortet**. Eine Mehrfachmarkierung wird als falsch gewertet. Das Fehlen einer Markierung wird in gleicher Weise als falsch gewertet wie eine Markierung an falscher Stelle. Man sollte also, auch wenn man eine Aufgabe nicht lösen kann, in jedem Falle eine Lösung raten, weil man so eine 20 %-Chance hat, die richtige Lösung zu treffen.

Fragen

Lösungsschema

Aufgabentyp C – Kausale Verknüpfung
Siehe Bearbeitungshinweise

Antwort	Aussage 1	Aussage 2	Verknüpfung
A	richtig	richtig	richtig
B	richtig	richtig	falsch
C	richtig	falsch	–
D	falsch	richtig	–
E	falsch	falsch	–

1 Wachstum, Entwicklung, Reife

F00 **!**

1.1 Welche Aussage zur Pubertätsentwicklung trifft **nicht** zu?

(A) Bei Mädchen beginnt der Pubertätswachstumsschub mit der Menarche.
(B) Die Thelarche geht der Menarche durchschnittlich um etwa 2 Lebensjahre voraus.
(C) Die Menarche tritt (in den Industrieländern) im Mittel mit etwa 13 Lebensjahren auf.
(D) Die sexuelle Entwicklung ist enger mit dem Skelettalter als mit dem chronologischen Alter korreliert.
(E) Für die sexuelle Reifung der Mädchen sind auch Androgene erforderlich (erkennbar an der Schambehaarung).

F97

1.2 Für einen 12 Monate alten, gesunden Säugling gilt in der Regel:

Er

(1) ist etwa 90 cm lang
(2) hat sein Geburtsgewicht verdoppelt
(3) sitzt seit mindestens 3 Monaten frei
(4) steht kurze Zeit ohne Festhalten
(5) spricht einzelne Wörter

(A) nur 2 und 4 sind richtig
(B) nur 1, 2 und 3 sind richtig
(C) nur 1, 2 und 4 sind richtig
(D) nur 1, 3 und 5 sind richtig
(E) nur 3, 4 und 5 sind richtig

F98

1.3 Ein 10jähriges Mädchen wird vorgestellt, weil im Bereich der rechten Mamille ein erbsgroßer Knoten aufgetreten ist, der sich auf der Unterlage verschieben läßt. Keine Rötung. Lymphknoten nicht geschwollen. Größe und Gewicht des Mädchens liegen auf der 50. Perzentile. Der übrige körperliche Befund ist unauffällig.

Welche der folgenden Aussagen trifft zu?

(A) Es handelt sich um eine Neoplasie der Brustdrüse.
(B) Es handelt sich um eine Mastitis.
(C) Es handelt sich um ein Lymphangiom.
(D) Es liegt ein Normalbefund vor.
(E) Ohne Biopsie ist eine Diagnose nicht möglich.

F98

1.4 Welche Aussage zum normalen Längenwachstum trifft **nicht** zu?

(A) Im 1. Lebensjahr wachsen sowohl Jungen als auch Mädchen durchschnittlich etwa 25 bis 26 cm.
(B) Unmittelbar vor dem Pubertätswachstumsschub erreicht die Wachstumsgeschwindigkeit (in cm pro Jahr) ihren bis dahin niedrigsten Wert.
(C) Der Pubertätswachstumsschub beginnt bei Mädchen etwa 2 Jahre früher als bei Jungen.
(D) Die maximale Wachstumsgeschwindigkeit während der Pubertät ist bei Mädchen größer als bei Jungen.
(E) Mädchen erreichen ihre endgültige Körpergröße etwa 2 Jahre früher als Jungen.

H98 **!**

1.5 Für einen knapp 12 Monate alten Säugling gilt in der Regel:

Er

(A) hat sein Geburtsgewicht etwa verdreifacht
(B) ist seit Geburt etwa 15 cm gewachsen
(C) sitzt seit 7 Monaten frei
(D) läuft seit 2 Monaten frei
(E) spricht 2-Wort-Sätze

1.1 (A) 1.2 (E) 1.3 (D) 1.4 (D) 1.5 (A)

F96

1.6 Welche Aussagen über den Erwerb der aufgeführten Leistungen treffen für ein gesundes Kind in der Regel zu?

(1) Kopfheben in Bauchlage im 1.–3. Monat
(2) freies Laufen im 12.–18. Monat
(3) freies Sitzen im 5.–6. Monat
(4) mit Unterstützung Stehen im 8.–12. Monat

(A) nur 3 ist richtig
(B) nur 3 und 4 sind richtig
(C) nur 1 und 4 sind richtig
(D) nur 1, 2 und 3 sind richtig
(E) nur 1, 2 und 4 sind richtig

H90

1.7 Ein adoptiertes Kind wird dem Kinderarzt vorgestellt. Das genaue Alter ist unbekannt, soll aber bei 30 Monaten liegen.

Welche Feststellungen sind am besten geeignet, ein Alter von etwa 30 Monaten zu bestätigen?

Das Kind

(1) ist 72 cm groß
(2) wiegt 10,4 kg
(3) spricht nur wenige Worte
(4) besitzt 20 Milchzähne
(5) weist im Röntgenbild der Hand drei Handwurzelkerne auf

(A) nur 1 und 2 sind richtig
(B) nur 1 und 5 sind richtig
(C) nur 2 und 4 sind richtig
(D) nur 4 und 5 sind richtig
(E) 1–5 = alle sind richtig

F94 **!**

1.8 Welche Aussagen über die Vorsorgeuntersuchung U9 bei Kindern treffen zu?

(1) Die Untersuchung erfolgt im 60.–64. Lebensmonat.
(2) Ein orientierender Sehtest ist vorgeschrieben.
(3) Ein orientierender Hörtest ist vorgeschrieben.
(4) Ein Blutbild ist vorgeschrieben.
(5) Ein Tuberkulintest ist vorgeschrieben.

(A) nur 1, 2 und 3 sind richtig
(B) nur 1, 3 und 5 sind richtig
(C) nur 2, 3 und 4 sind richtig
(D) nur 2, 4 und 5 sind richtig
(E) 1–5 = alle sind richtig

F93

1.9 Das erste Pubertätszeichen beim Knaben ist gewöhnlich:

(A) Penisvergrößerung
(B) Hodenvergrößerung
(C) Stimmbruch
(D) Pubesbehaarung
(E) starke Wachstumsbeschleunigung

F93

Folgende Angaben beziehen sich auf die Aufgaben Nr. 1.10 und Nr. 1.11.

Ein 2jähriges Mädchen wird von der Mutter wegen einer beidseitigen Brustdrüsenvergrößerung vorgestellt. Weitere sekundäre Geschlechtsmerkmale finden sich nicht. Längenwachstum und Knochenalter sind normal.

1.10 Welche Diagnose kommt am ehesten in Betracht?

(A) Pubertas praecox
(B) Pseudopubertas praecox
(C) prämature Thelarche
(D) Prolaktinom
(E) konstitutionelle Entwicklungsbeschleunigung

1.11 Welche weiteren diagnostischen Maßnahmen sind neben einer sorgfältigen Überwachung von Längenwachstum und sekundären Geschlechtsmerkmalen indiziert?

(A) Schädel-CT und/oder -MRT
(B) EEG
(C) Prolaktin-Bestimmung im Serum
(D) abdominelles CT und/oder -MRT
(E) Keine der obengenannten Maßnahmen ist indiziert.

1.6 (E) 1.7 (D) 1.8 (A) 1.9 (B) 1.10 (C) 1.11 (E)

F96

1.12 Die Vorsorge-Untersuchung U9 bei Kindern findet nach den Kinderrichtlinien der gesetzlichen Krankenkassen statt mit

(A) 3 1/2–4 Jahren (Kindergarten-Untersuchung)
(B) 5–5 4/12 Jahren (Vorschul-Untersuchung)
(C) 6–7 Jahren (Einschulungs-Untersuchung durch Schularzt)
(D) 12 Jahren (kombiniert mit Röteln-Impfung bei Mädchen)
(E) 15 Jahren (vor Eintritt in die Ausbildung)

H95

1.13 Ein 11jähriges Mädchen mit einer Größe an der 3. Perzentile der Altersnorm wird vorgestellt. Beginnende Brustdrüsenentwicklung (B2) und Schambehaarung (PH2 nach Tanner). Im vergangenen Jahr ist das Mädchen 5,5 cm gewachsen. Klinischer Befund ohne Auffälligkeiten. Knochenalter: 11 Jahre. Normale Körperproportionen.

Welche der folgenden Aussagen trifft am ehesten zu?

(A) Es handelt sich um ein Kind mit altersgerechter somatischer Entwicklung.
(B) Eine Hypochondroplasie ist Ursache der Mindergröße.
(C) Es handelt sich um eine konstitutionelle Verzögerung von Wachstum und Entwicklung.
(D) Eine Gonadendysgenesie liegt vor.
(E) Eine subklinische unbehandelte Hypothyreose ist Ursache der Mindergröße.

F95

1.14 Für einen 12 Monate alten, gesunden Säugling gilt in der Regel:

Er

(1) hat sein Geburtsgewicht etwa verdreifacht
(2) ist etwa 75 cm lang
(3) sitzt seit 6 Wochen frei
(4) steht kurze Zeit ohne Festhalten
(5) spricht etwa 20 Wörter

(A) nur 2 und 4 sind richtig
(B) nur 1, 2 und 3 sind richtig
(C) nur 1, 2 und 4 sind richtig
(D) nur 1, 3 und 5 sind richtig
(E) nur 3, 4 und 5 sind richtig

H92 H86

1.15 Welcher Befund ist zur Beurteilung des körperlichen Entwicklungsstandes eines 12jährigen am wenigsten geeignet?

(A) Körpergröße
(B) Genitalstatus
(C) Zahnstatus
(D) Röntgenbild des Schädels
(E) Röntgenbild der Hand

F97 H92 **!**

1.16 Für die primäre, sog. einfache Adipositas (Mastfettsucht) im Kindesalter gilt:

(1) Wachstum und Entwicklung häufig beschleunigt
(2) genetische Prädisposition vorhanden
(3) Langzeitprognose hinsichtlich Rückbildung der Adipositas günstig

(A) nur 1 ist richtig
(B) nur 2 ist richtig
(C) nur 1 und 2 sind richtig
(D) nur 1 und 3 sind richtig
(E) nur 2 und 3 sind richtig

H96 **!**

1.17 Welche Aussage zur Pubertätsentwicklung trifft **nicht** zu?

(A) Der stärkste Pubertätswachstumsschub beginnt mit der Menarche.
(B) Die Thelarche geht der Menarche durchschnittlich um etwa 2 Lebensjahre voraus.
(C) Die Menarche tritt (in den Industrieländern) im Mittel mit 13 Lebensjahren auf.
(D) Die sexuelle Entwicklung ist enger mit dem Skelettalter als mit dem chronologischen Alter korreliert.
(E) Zum Zeitpunkt der Menarche entspricht die Brustentwicklung dem Stadium IV nach Tanner.

1.12 (B) 1.13 (A) 1.14 (C) 1.15 (D) 1.16 (C) 1.17 (A)

F95 !

1.18 Welche der folgenden Symptome weisen im allgemeinen schon im Kleinkindesalter auf das Vorliegen eines unkomplizierten angeborenen adrenogenitalen Syndroms (AGS ohne Salzverlust) beim Knaben hin?

(1) erhöhte Wachstumsgeschwindigkeit
(2) Auftreten von Schambehaarung
(3) beschleunigte Knochenreifung

(A) Keine der Aussagen 1–3 ist richtig.
(B) nur 1 und 2 sind richtig
(C) nur 1 und 3 sind richtig
(D) nur 2 und 3 sind richtig
(E) 1–3 = alle richtig

F95 !!

1.19 Virginia Apgar hat 1952 ein einfaches Schema erarbeitet, um den Adaptationszustand des Neugeborenen unmittelbar nach der Geburt festzuhalten.

Welches der folgenden Kriterien gehört **nicht** zum APGAR-Schema?

(A) Herzfrequenz
(B) Atmung
(C) Körpertemperatur
(D) Muskeltonus
(E) Reflexe (z.B. Reaktion auf Absaugen)

F95

1.20 Welche Aussage trifft **nicht** zu?

Fetale Erythrozyten zeichnen sich gegenüber reifen Erythrozyten aus durch

(A) hohen Gehalt an HbF
(B) Mikrozytose
(C) verkürzte Lebensdauer
(D) erhöhte Sauerstoffaffinität
(E) Alkalistabilität

F95

1.21 Welche Aussage trifft **nicht** zu?

Für die Dentition bei gesunden Kindern gilt:

(A) Sie setzt normalerweise im 10.–12. Lebensmonat ein.
(B) Sie beginnt beim Milchgebiß meist in der Reihenfolge: 2 untere zentrale Schneidezähne – 2 obere zentrale Schneidezähne – 2 obere laterale Schneidezähne.
(C) Der zweite Molar erscheint in der Regel im 12.–13. Lebensjahr.
(D) Sie ist in der Regel als Milchdentition mit 20 Zähnen im Alter von etwa 2 Jahren abgeschlossen.
(E) Sie endete gewöhnlich mit dem Erscheinen der Drittmolaren des bleibenden Gebisses einige Jahre nach der Pubertät.

H94 !

1.22 Anläßlich der Vorsorgeuntersuchung U3 (4.–6. Lebenswoche) wird Ihnen ein 4 Wochen alter ausgetragener Säugling vorgestellt.

Welche der Aussagen hierzu treffen zu?

(1) Die Tagestrinkmenge soll ca. 1/12 des Körpergewichts betragen.
(2) Das Kind soll eine Diphtherie-Pertussis-Tetanus-Schutzimpfung und eine orale Poliomyelitis-Schutzimpfung erhalten haben.
(3) Eine Rachitisprophylaxe ist in diesem Alter im allgemeinen noch nicht angezeigt.

(A) Keine der Aussagen 1–3 ist richtig.
(B) nur 1 ist richtig
(C) nur 2 ist richtig
(D) nur 1 und 2 sind richtig
(E) nur 1 und 3 sind richtig

1.18 (E) 1.19 (C) 1.20 (B) 1.21 (A) 1.22 (A)

H88 !

1.23 Wirkungsvolle primäre Präventionsmaßnahmen hinsichtlich der Entwicklung einer geistigen Behinderung beim Kind sind:

(1) hoher Anregungsgehalt der familiären Umwelt
(2) Immunisierung junger Frauen gegenüber Röteln
(3) heilpädagogische Frühbehandlung
(4) Kernikterusprophylaxe durch Phototherapie und/oder Blutaustausch bei Vorliegen einer fetalen Erythroblastose
(5) Vermeidung perinataler Risikofaktoren

(A) nur 1 und 4 sind richtig
(B) nur 3 und 4 sind richtig
(C) nur 3 und 5 sind richtig
(D) nur 2, 4 und 5 sind richtig
(E) 1–5 = alle sind richtig

H94

1.24 Der Verdacht auf eine zentrale Bewegungsstörung bei einem Säugling im Alter von 4 Monaten ergibt sich, wenn

(1) der Schreitreflex nicht auslösbar ist
(2) der Glabellareflex nicht auslösbar ist
(3) der Greifreflex plantar auslösbar ist

(A) Keine der Aussagen 1–3 ist richtig.
(B) nur 1 ist richtig
(C) nur 3 ist richtig
(D) nur 1 und 2 sind richtig
(E) nur 2 und 3 sind richtig

H99

1.25 Bei der Vorsorgeuntersuchung U7 verfügt ein gesundes Kind über folgende Leistungen:

Es

(1) spricht Zweiwortsätze
(2) kann auf einem Bein hüpfen
(3) zeichnet Menschen (sechs Teile)
(4) kann sich Schuhe ausziehen
(5) kann Treppensteigen

(A) nur 2 und 3 sind richtig
(B) nur 3 und 4 sind richtig
(C) nur 4 und 5 sind richtig
(D) nur 1, 4 und 5 sind richtig
(E) 1–5 = alle sind richtig

H00 !

1.26 Was entspricht **nicht** der regelmäßigen Entwicklung eines 12 Monate alten, gesunden Säuglings?

Er

(A) ist etwa 90 cm lang
(B) hat sein Geburtsgewicht etwa verdreifacht
(C) sitzt seit mindestens 3 Monaten frei
(D) steht kurze Zeit ohne Festhalten
(E) spricht einzelne Wörter

H89 !

1.27 Ein 14jähriges Mädchen, dessen Skelettalter dem chronologischen Alter entspricht, ist 1,60 m groß. Es ist bei diesem Mädchen mit erheblichem weiteren Wachstum zu rechnen,

weil

Mädchen mit einem Skelettalter von 14 Jahren den Pubertätswachstumsschub noch vor sich haben.

F97 !

1.28 Im Kindesalter mißt man im Regelfall die niedrigste durchschnittliche Hämoglobin-Konzentration im Alter von

(A) 2 Stunden
(B) 1 Tag
(C) 2 Wochen
(D) 3 Monaten
(E) 4 Jahren

F90

1.29 Ein 6jähriger Knabe weist eine Körpergröße an der 3. Perzentile auf. Außer der Mindergröße findet sich kein auffälliger Befund. Das Knochenkernalter entspricht dem Lebensalter. Im vergangenen Jahr ist der Knabe 6 cm gewachsen.

Welche Empfehlung geben Sie den Eltern?

(A) Zur Förderung des Wachstums sollte Schilddrüsenhormon gegeben werden.
(B) Eine Wachstumshormondiagnostik ist erforderlich.
(C) Eine Darmschleimhautbiopsie ist erforderlich.
(D) Das Kind muß glutenfrei ernährt werden.
(E) Es sind keine Maßnahmen notwendig.

1.23 (D) 1.24 (A) 1.25 (D) 1.26 (A) 1.27 (E) 1.28 (D) 1.29 (E)

F90

1.30 Welche Aussage trifft **nicht** zu?

Das normal entwickelte Neugeborene

(A) nimmt keine Schallreize wahr
(B) ist konditionierbar
(C) macht mit den Augen Folgebewegungen
(D) hebt den Kopf in Bauchlage kurz an
(E) macht Abwehrbewegungen gegen unangenehme optische Reize

H93

1.31 Welche Aussage trifft **nicht** zu?

Für die sogenannte einfache Adipositas gilt:

(A) Familiäre Belastung ist häufig.
(B) Beginn im Säuglings- oder Kleinkindesalter nicht selten.
(C) Skelettentwicklung ist verzögert.
(D) Pubertätsentwicklung ist normal oder beschleunigt.
(E) Geistige Entwicklung ist normal.

F90

1.32 Für ein 4 Jahre altes gesundes Kleinkind gilt in der Regel:

(1) Seine Körpergröße beträgt etwa 100 cm.
(2) Sein Körpergewicht beträgt etwa 16 kg.
(3) Es besitzt ein komplettes Milchgebiß.
(4) Es näßt oder kotet tags nicht mehr ein.
(5) Es kennt seinen Namen.

(A) nur 1, 2 und 3 sind richtig
(B) nur 1, 2 und 4 sind richtig
(C) nur 2, 4 und 5 sind richtig
(D) nur 1, 3, 4 und 5 sind richtig
(E) 1–5 = alle sind richtig

H90

1.33 Bei einem 18 Monate alten Jungen läßt sich das Präputium nur so weit zurückschieben, daß der Meatus urethrae frei sichtbar wird.

Die richtige Beratung der Eltern ist folgende:

(A) Es handelt sich um eine Verklebung der Vorhaut; Lösung und vorsichtiges Dehnen mit Knopfsonde ist angezeigt.
(B) Eine Zirkumzision zur Vermeidung von Balanitiden ist angezeigt.
(C) Entspricht im Alter von 18 Monaten einem Normalbefund; eine Behandlung ist nicht erforderlich.
(D) Dehnung der Vorhaut durch vorsichtiges Zurückstreifen im warmen Bad ist angezeigt.
(E) Fehlbildung; Korrektur vor dem Schuleintritt ist angezeigt.

H91

1.34 Welche der folgenden Feststellungen bei einem 12 Monate alten Jungen weisen auf eine gestörte Entwicklung hin und bedürfen der Abklärung?

Er

(1) kann einen Würfel nicht von seiner einen in seine andere Hand geben
(2) kann nur mit Unterstützung stehen
(3) kann nicht mindestens 3 Sekunden frei sitzen
(4) kann außer „Mama“ und „Papa“ noch keine Wörter sinngemäß gebrauchen
(5) läßt sich bei der Aufnahme in eine Kinderklinik (zur Verhaltensbeobachtung) ohne Protest von seiner Mutter trennen

(A) nur 1, 2 und 3 sind richtig
(B) nur 1, 2 und 4 sind richtig
(C) nur 1, 3 und 5 sind richtig
(D) nur 2, 4 und 5 sind richtig
(E) nur 3, 4 und 5 sind richtig

1.30 (A) 1.31 (C) 1.32 (E) 1.33 (C) 1.34 (C)

H91

1.35 Ein 15 Jahre altes Mädchen kommt in Ihre Sprechstunde, da die Menarche bisher ausgeblieben ist. Die Brustentwicklung und Pubesbehaarung haben vor etwa 18 Monaten begonnen. Die Anamnese ist im übrigen unauffällig. Sie erheben folgenden Befund: Größe auf der 25. Altersperzentile, Brustentwicklung und Pubesbehaarung dem Stadium 4 nach Tanner entsprechend. Intern und neurologisch keine Auffälligkeiten. Genitale äußerlich o.B. Uterusgröße bei rektaler Untersuchung und sonographisch altersgemäß.

Welche Maßnahme ist am ehesten angezeigt?

(A) Information, daß die Menarche sehr wahrscheinlich innerhalb eines Jahres eintreten wird
(B) Ausschluß einer Systemerkrankung als Ursache einer primären Amenorrhoe
(C) Östriolbestimmung im Urin
(D) Chromosomenanalyse zum Ausschluß eines Ullrich-Turner-Syndroms
(E) Überweisung zur psychologischen Beratung

H00 !

1.36 Ein 11-jähriges Mädchen mit einer Größe an der 3. Perzentile der Altersnorm wird vorgestellt. Beginnende Brustdrüsenentwicklung (B 2) und Schambehaarung (PH 2 nach Tanner). Im vergangenen Jahr ist das Mädchen 5,5 cm gewachsen. Klinischer Befund ohne Auffälligkeiten. Knochenalter: 11 Jahre. Normale Körperproportionen.

Welche der folgenden Aussagen trifft am ehesten zu?

(A) Es handelt sich um ein Kind mit altersgerechter somatischer Entwicklung.
(B) Ein Ullrich-Turner-Syndrom ist Ursache der Mindergröße.
(C) Es handelt sich um eine konstitutionelle Verzögerung von Wachstum und Entwicklung.
(D) Ein Prader-Willi-Syndrom liegt vor.
(E) Eine unbehandelte Hypothyreose ist Ursache der Mindergröße.

F91 !!

1.37 Bei der Vorsorgeuntersuchung U6 (10.–12. Monat) soll ein gesundes Kind die folgenden Fähigkeiten haben:

Es

(1) sitzt frei und sicher
(2) geht einige Schrittchen sicher
(3) hockt sich zum Spielen hin und steht freihändig auf
(4) gebraucht „Mama“ und „Papa“ und mindestens fünf weitere Wörter sinngemäß
(5) unterscheidet zwischen vertrauten und fremden Personen

(A) nur 1 und 3 sind richtig
(B) nur 1 und 5 sind richtig
(C) nur 2, 3 und 4 sind richtig
(D) nur 2, 4 und 5 sind richtig
(E) 1–5 = alle sind richtig

H94

1.38 Welche Aussage trifft **nicht** zu?

Behandlungsbedürftige Formen des Maldescensus testis sind:

(A) Gleithoden
(B) Leistenhoden
(C) Pendelhoden
(D) Bauchhoden
(E) Hodenektopie

H92

1.39 Nach der Geburt eines dystrophen Neugeborenen (small for date) sind folgende anamnestische Fragen von vorrangiger Bedeutung:

(1) hypertensive Erkrankungen während der Schwangerschaft
(2) Alkohol-Abusus während der Schwangerschaft
(3) Zeitpunkt der ersten Kindsbewegungen
(4) Nikotin-Abusus während der Schwangerschaft

(A) nur 4 ist richtig
(B) nur 1 und 3 sind richtig
(C) nur 1 und 4 sind richtig
(D) nur 1, 2 und 4 sind richtig
(E) 1–4 = alle sind richtig

1.35 (A) 1.36 (A) 1.37 (B) 1.38 (C) 1.39 (D)

H92

1.40 Ein 10jähriges Mädchen wird vorgestellt, weil rechtsseitig ein Knoten im Bereich der Mamille aufgetreten ist, der bei Druck schmerzhaft empfunden wird. Linke Mamma nicht entwickelt. Keine Schambehaarung (PH1).

Welcher Rat ist zu geben?

(A) keine Maßnahmen sind erforderlich, da physiologischer Zustand vorliegt
(B) Probebiopsie machen
(C) Totalentfernung des Knotens mit histologischer Untersuchung
(D) zunächst beobachten, erst bei weiterem Wachstum des Knotens Biopsie vornehmen
(E) Blutsenkung, C-reaktives Protein und Blutbild anfertigen

H92

1.41 Anläßlich der Vorsorgeuntersuchung U4 wird Ihnen ein 4 Monate alter Säugling vorgestellt.

Welche Untersuchungsbefunde sind für das Alter normal?

(1) greift nicht nach entfernten Gegenständen (Flachzangengriff)
(2) kann sich nicht von der Rücken- in die Bauchlage drehen
(3) hat einen Schreitreflex beim Gehversuch
(4) hat beiderseits einen positiven Babinski-Reflex
(5) hebt in Bauchlage Kopf nicht an

(A) nur 2 und 4 sind richtig
(B) nur 1, 2 und 4 sind richtig
(C) nur 1, 3 und 5 sind richtig
(D) nur 2, 4 und 5 sind richtig
(E) nur 3, 4 und 5 sind richtig

2 Wachstumsstörungen

H93

2.1 Was unterscheidet die konstitutionelle Verzögerung von Wachstum und Pubertät (konstitutionelle Entwicklungsverzögerung) von dem familiären Kleinwuchs?

(1) proportionierte Körperstatur
(2) normale geistige Entwicklung
(3) verzögerte Skelettreifung
(4) verzögerte Pubertät
(5) familiäre Häufung

(A) nur 1 und 2 sind richtig
(B) nur 1 und 4 sind richtig
(C) nur 3 und 4 sind richtig
(D) nur 2, 3 und 5 sind richtig
(E) nur 3, 4 und 5 sind richtig

H96 **!**

2.2 Häufigste Ursache einer Pubertas tarda bei Mädchen ist

(A) das Ullrich-Turner-Syndrom (45,X0)
(B) die Anorexia nervosa
(C) der Panhypopituitarismus
(D) die konstitutionelle Verzögerung von Wachstum und Entwicklung
(E) die Mukoviszidose (zystische Fibrose)

H96

2.3 In der kinderärztlichen Sprechstunde stellt sich ein 15jähriges Mädchen wegen ausgebliebener Menarche vor. Beide Mammae sind gut entwickelt. Das äußere Genitale ist unauffällig. Jedoch findet sich weder Axillar- noch Schambehaarung. Größe 165 cm.

Welche Diagnose ist am wahrscheinlichsten?

(A) testikuläre Feminisierung
(B) Klinefelter-Syndrom
(C) adrenogenitales Syndrom
(D) konstitutionelle Entwicklungsverzögerung
(E) Ullrich-Turner-Syndrom

1.40 (A) 1.41 (B) 2.1 (C) 2.2 (D) 2.3 (A)

H96 !

2.4 Die konstitutionelle Entwicklungsverzögerung (KEV) ist gekennzeichnet durch:

(1) Eltern überdurchschnittlich klein
(2) verspäteter Eintritt der Pubertät
(3) Knochenalter entspricht dem Längenalter
(4) Erreichen normaler Endlänge

(A) nur 3 ist richtig
(B) nur 2 und 3 sind richtig
(C) nur 3 und 4 sind richtig
(D) nur 1, 2 und 4 sind richtig
(E) nur 2, 3 und 4 sind richtig

F94

2.5 Ein 13jähriger Knabe wird wegen eines proportionierten Kleinwuchses beim Kinderarzt vorgestellt. Er war schon immer kleiner als die altersgleichen Jungen. Seine Körperlänge, Gewicht und Knochenalter entsprechen einem etwa 10jährigen Knaben, eine Rekonstruktion der Wachstumskurve mit Hilfe früherer Längen-Daten ergab ein Längenwachstum knapp unterhalb, aber parallel zur 3. Altersperzentile. Er besucht eine 8. Klasse (Gymnasium).

Welche Diagnose ist am wahrscheinlichsten?

(A) Wachstumshormonmangel
(B) Cushing-Syndrom
(C) konstitutionelle Verzögerung von Wachstum und Entwicklung
(D) Hypothyreose
(E) Skelettdysplasie

F98

2.6 Welches der folgenden Symptome ist **nicht** charakteristisch für den Morbus Down (Trisomie 21)?

(A) Schrägstellung der Lidspalten
(B) Brachyzephalus
(C) Gaumenspalte
(D) fehlgeformte Ohrmuscheln
(E) Kleinwuchs

F98 !

2.7 Dem Hochwuchs eines 4jährigen Mädchens kann folgendes zugrunde liegen:

(1) unbehandeltes adrenogenitales Syndrom
(2) Marfan-Syndrom
(3) Wiedemann-Beckwith (EMG)-Syndrom
(4) Normvariante (große Eltern)
(5) echte Pubertas praecox

(A) nur 1 und 3 sind richtig
(B) nur 2, 3 und 5 sind richtig
(C) nur 1, 2 4 und 5 sind richtig
(D) nur 2, 3, 4 und 5 sind richtig
(E) 1–5 = alle sind richtig

H98

2.8 Welche Aussage trifft **nicht** zu?

Für das adrenogenitale Syndrom (AGS) mit 21-Hydroxylasedefekt gilt:

(A) Es kann pränatal diagnostiziert werden.
(B) Der Erbgang ist autosomal rezessiv.
(C) Die Konzentration von 17-OH-Progesteron im Serum ist erhöht.
(D) Unbehandelt besteht im Erwachsenenalter Hochwuchs.
(E) Es besteht eine enge genetische Koppelung zwischen dem 21-Hydroxylasedefekt und bestimmten HLA-Gewebetypen.

F99

2.9 Was ist **nicht** charakteristisch für den Morbus Down (Trisomie 21)?

(A) Kleinwuchs
(B) Herzfehler
(C) Hydrocephalus occlusus
(D) fehlgeformte Ohrmuscheln
(E) lateral ansteigende Lidachsen

2.4 (E) 2.5 (C) 2.6 (C) 2.7 (E) 2.8 (D) 2.9 (C)

H93

Folgende Angaben beziehen sich auf die Aufgaben Nr. 2.10 und Nr. 2.11.

Ein 9jähriges Mädchen wird Ihnen wegen Kleinwuchses vorgestellt. Die Körpergröße liegt 10 cm unter der 3. Altersperzentile. Sie erheben eine gezielte Anamnese.

2.10 Welche Angabe der Mutter enthält den wichtigsten diagnostischen Hinweis?

(A) Das Mädchen sei von Anfang an langsam gewachsen.
(B) Nach der Geburt seien vorübergehend ausgeprägte Schwellungen an Hand- und Fußrücken aufgefallen, deren Ursache nicht geklärt wurde.
(C) Die Schulleistungen seien zufriedenstellend.
(D) Eine Untersuchung der Schilddrüsenfunktion sei kürzlich normal ausgefallen.
(E) Beide Eltern und eine 11jährige Schwester seien durchschnittlich groß.

2.11 Welche diagnostische Maßnahme ist bei dem beschriebenen Mädchen aufgrund der Anamnese am ehesten erfolgversprechend?

(A) Handradiogramm zur Bestimmung des Knochenalters
(B) Bestimmung der STH-Konzentration im Blut während einer insulininduzierten Hypoglykämie
(C) Chromosomen-Analyse
(D) kraniale Computertomographie
(E) Überwachung der Wachstumsgeschwindigkeit während der nächsten 12 Monate

H99

2.12 Was trifft **nicht** zu?

Für die sog. einfache Adipositas gilt:

(A) normale, oft sogar überdurchschnittliche Körpergröße
(B) häufig familiäre Belastung
(C) Pubertätsentwicklung häufig verzögert
(D) Knochenalter normal oder akzeleriert
(E) Fastenkuren in der Mehrzahl der Fälle ohne anhaltenden Erfolg

F89

2.13 Welche Aussage zur konstitutionellen Entwicklungsverzögerung (idiopathische Pubertas tarda) trifft **nicht** zu?

(A) Körperliche Entwicklung und Beginn der Pubertät sind um 2 Jahre oder länger verzögert.
(B) Das Knochenalter entspricht nicht dem Längenalter, sondern dem chronologischen Alter.
(C) Die definitive Körpergröße wird später erreicht, liegt aber in der Regel im Normbereich.
(D) Auch vor der Pubertät sind schon verzögerte Entwicklungsdaten auffällig (z.B. Zahnwechsel).
(E) Oft hatte eines der Elternteile eine konstitutionelle Entwicklungsverzögerung.

F00

2.14 Ein 3-jähriges Mädchen wird wegen Krampfanfällen vorgestellt, welche schon in der Neugeborenen-Periode auftraten; jetzt vor allem morgens vor der ersten Nahrungsaufnahme. Dabei schwitzt das Kind. Die Größe liegt um 7 cm unter der 3. Perzentile (Geburtslänge 53 cm). Eine Plexuslähmung besteht seit der aus Steißlage erfolgten Geburt.

An welche Diagnose ist in erster Linie zu denken?

(A) familiärer Kleinwuchs
(B) rezidivierende Infektkrämpfe
(C) Ullrich-Turner-Syndrom
(D) Hypopituitarismus
(E) Medulloblastom

F95

2.15 Welche Aussage trifft **nicht** zu?

Zum Ullrich-Turner-Syndrom gehören typischerweise:

(A) Kleinwuchs
(B) primäre Amenorrhö
(C) fehlende Brustentwicklung
(D) Demenz
(E) im Serum Erhöhung der Gonadotropine

2.10 (B) 2.11 (C) 2.12 (C) 2.13 (B) 2.14 (D) 2.15 (D)

H97 F89

2.16 Welche der folgenden Aussagen trifft für das Prader-Willi-Syndrom bei einem Jungen zu?

(A) Hypogenitalismus
(B) Hochwuchs
(C) Hyperadrenocorticismus
(D) Retinitis pigmentosa
(E) autosomal dominanter Erbgang

F97

2.17 Bei einem Knaben fällt in den ersten Lebensjahren ein übermäßiges Wachstum auf. Als Ursachen dieses überschießenden Wachstums kommen in Frage:

(1) adrenogenitales Syndrom
(2) Pubertas praecox
(3) Marfan-Syndrom

(A) nur 1 ist richtig
(B) nur 2 ist richtig
(C) nur 3 ist richtig
(D) nur 2 und 3 sind richtig
(E) 1–3 = alle sind richtig

H89

2.18 Eine Wachstumsverzögerung mit Verzögerung der Skelettreifung ist zu finden bei:

(1) Hypothyreose
(2) adrenogenitalem Syndrom
(3) familiärer Mindergröße
(4) hypophysärem Minderwuchs
(5) konstitutioneller Entwicklungsverzögerung

(A) nur 1, 3 und 4 sind richtig
(B) nur 1, 4 und 5 sind richtig
(C) nur 2, 3 und 4 sind richtig
(D) nur 2, 3 und 5 sind richtig
(E) 1–5 = alle sind richtig

F90

2.19 Eine 16jährige Patientin kommt mit der Frage, ob ihr Minderwuchs (151 cm Größe) hormonell behandelt werden kann.

Welche anamnestischen Angaben und Befunde schließen die Indikation zur Wachstumshormonbehandlung aus?

(1) regelrechte Menstruation seit dem 11. Lebensjahr
(2) erhöhte Aktivität der alkalischen Serumphosphatase
(3) ein radiologisch ermitteltes Skelettalter von 17 Jahren

(A) nur 1 ist richtig
(B) nur 2 ist richtig
(C) nur 3 ist richtig
(D) nur 1 und 3 sind richtig
(E) nur 2 und 3 sind richtig

H90

2.20 Das erste Kind junger Eheleute hat eine freie Trisomie 21. Beide Eltern haben keine Chromosomenaberration. Es besteht der Wunsch nach einem gesunden Kind.

Welcher Rat sollte den Eltern gegeben werden?

(1) Wegen des hohen Wiederholungsrisikos ist von weiteren eigenen Kindern abzuraten, evtl. Adoption zu empfehlen.
(2) Das Wiederholungsrisiko ist so gering, daß zu erneuter Schwangerschaft ermutigt werden kann.
(3) Bei Eintritt erneuter Schwangerschaft ist eine pränatale Chromosomenanalyse indiziert.
(4) Eine pränatale Chromosomenanalyse ist nur dann indiziert, wenn die Frau älter als 35 Jahre wäre.

(A) nur 1 ist richtig
(B) nur 2 ist richtig
(C) nur 1 und 3 sind richtig
(D) nur 2 und 3 sind richtig
(E) nur 2 und 4 sind richtig

2.16 (A) 2.17 (E) 2.18 (B) 2.19 (D) 2.20 (D)

F00

2.21 Bei welcher der genannten Chromosomenaberrationen sind die Betroffenen im Säuglingsalter in der Regel klinisch so wenig auffällig, dass eine entsprechende Verdachtsdiagnose meist erst nach Jahren bis Jahrzehnten geäußert wird?

(A) Trisomie 21 (Down-Syndrom)
(B) Trisomie 13 (Pätau-Syndrom)
(C) Trisomie 18 (Edwards-Syndrom)
(D) Katzenschreisyndrom (Cri-du-chat-Syndrom)
(E) 47,XXY-Klinefelter-Syndrom

H00

2.22 Zu den numerischen Chromosomenstörungen (numerische Aberrationen) gehört **nicht**:

(A) Klinefelter-Syndrom
(B) Ullrich-Turner-Syndrom
(C) Katzenschrei-Syndrom
(D) Down-Syndrom
(E) Edwards-Syndrom

H00

2.23 Welche der folgenden Chromosomenaberrationen geht mit Hochwuchs einher?

(A) Down-Syndrom
(B) Trisomie 13
(C) Klinefelter-Syndrom
(D) Edwards-Syndrom
(E) Pätau-Syndrom

F94

2.24 Welche Aussage trifft **nicht** zu?

Charakteristische Zeichen beim Ullrich-Turner-Syndrom sind:

(A) Kleinwuchs
(B) subnormale Intelligenz
(C) lymphangiektatische Ödeme in der Neugeborenenperiode
(D) Pterygium colli
(E) primäre Amenorrhö

F93

2.25 Ein 10jähriger Knabe wird vorgestellt: er ist 148 cm groß (90. Perzentile) und wiegt 50 kg (Sollgewicht für diese Größe etwa 38 kg). Das Genitale erscheint auffallend klein, da Hodenvolumen beträgt 3 ml.

Folgende Aussage trifft zu:

(A) Die klinische Diagnose lautet: Morbus Fröhlich (Dystrophia adiposogenitalis).
(B) Es handelt sich um ein Cushing-Syndrom.
(C) Es handelt sich um ein adrenogenitales Syndrom.
(D) Es handelt sich um eine Fettstoffwechselstörung (z.B. Hyperlipidämie).
(E) Keine der Aussagen (A) – (D) trifft zu.

F93

2.26 Welche der genannten Fehlbildungen treten bei Patienten mit Trisomie 21 gehäuft auf?

(1) Lippenkiefergaumenspalte
(2) angeborene Herzfehler
(3) Polydaktylie
(4) Duodenalstenose
(5) Nierenaplasie

(A) nur 1 und 2 sind richtig
(B) nur 2 und 4 sind richtig
(C) nur 1, 3 und 5 sind richtig
(D) nur 3, 4 und 5 sind richtig
(E) 1–5 = alle sind richtig

H92

2.27 Ausgeprägte Ödeme an Hand- und Fußrükken weist ein neugeborenes, sonst unauffälliges Mädchen auf.

Es handelt sich am wahrscheinlichsten um:

(A) konnatale Nephrose
(B) Lymphangiome
(C) Herzinsuffizienz bei kongenitalem Herzfehler
(D) Geburtsgeschwulst bei Steißlage
(E) Chromosomenaberration

2.21 (E) 2.22 (C) 2.23 (C) 2.24 (B) 2.25 (E) 2.26 (B) 2.27 (E)

F94

2.28 Bei Jungen mit ausgeprägtem konstitutionellen (familiären) Hochwuchs läßt sich durch eine hochdosierte Testosteronbehandlung eine Wachstumshemmung erreichen,

weil

Testosteron in hohen Dosen bei Jungen über eine starke Akzeleration der Skelettreifung zu einem vorzeitigen Epiphysenschluß führt.

F92

2.29 Im Zusammenhang mit einem Ullrich-Turner-Syndrom ist zu beachten:

(1) Minderwüchsige Mädchen (unter der 3er Perzentile) sollten chromosomal untersucht werden.
(2) Die Östradiolbehandlung soll so früh wie möglich beginnen (5. Lebensjahr).
(3) Trotz Hormontherapie bleiben fast alle Frauen mit Ullrich-Turner-Syndrom steril.
(4) Endgröße mit Therapie um 170 cm.

(A) nur 1 und 3 sind richtig
(B) nur 2 und 3 sind richtig
(C) nur 2 und 4 sind richtig
(D) nur 1, 2 und 3 sind richtig
(E) nur 2, 3 und 4 sind richtig

F92

2.30 Ein 15jähriger Knabe wird wegen einer deutlichen Brustdrüsenschwellung vorgestellt:

Was spricht für ein Klinefelter-Syndrom?

(1) Kleinwuchs
(2) hohe FSH-Ausscheidung im Urin
(3) Hodenvolumen 20–25 ml
(4) spärliche Schambehaarung

(A) nur 3 ist richtig
(B) nur 1 und 2 sind richtig
(C) nur 1 und 3 sind richtig
(D) nur 2 und 4 sind richtig
(E) nur 2, 3 und 4 sind richtig

H97

2.31 Häufigste Ursache einer Pubertas tarda beim Jungen ist:

(A) das Klinefelter-Syndrom (47,XXY)
(B) eine Anorchie
(C) eine Hodenschädigung durch Chemotherapie
(D) eine konstitutionelle Verzögerung von Wachstum und Entwicklung (KEV)
(E) eine Mumps-Orchitis

F92

2.32 Merkmale der konstitutionellen Verzögerung von Wachstum und Pubertät (konstitutionelle Entwicklungsverzögerung) sind:

(1) proportionierter Minderwuchs
(2) aktuelle Körpergröße, bezogen auf das (um ca. 3 Jahre retardierte) Knochenalter, normal
(3) spätnormale Pubertätsentwicklung auch bei Vater und/oder Mutter
(4) Erwachsenengröße zumindest im unteren Normbereich
(5) geistige Entwicklung altersgemäß

(A) nur 1, 2 und 4 sind richtig
(B) nur 2, 3 und 4 sind richtig
(C) nur 2, 3 und 5 sind richtig
(D) nur 2, 4 und 5 sind richtig
(E) 1–5 = alle sind richtig

H94

2.33 Welche Aussage trifft **nicht** zu?

Das 45,X0-Ullrich-Turner-Syndrom

(A) kann mit einem Pterygium colli einhergehen
(B) ist klinisch durch Folgeerscheinungen der sog. testikulären Feminisierung gekennzeichnet
(C) kann im Neugeborenenalter durch lymphangiektotische Ödeme an den Extremitäten auffällig werden
(D) führt zu unterdurchschnittlicher Erwachsenen-Körperlänge
(E) zeigt eine Neigung zum Auftreten zahlreicher Pigmentnävi

2.28 (A) 2.29 (A) 2.30 (D) 2.31 (D) 2.32 (E) 2.33 (B)

H94

2.34 Welche Aussagen zum Down-Syndrom treffen zu?

(1) Beim Down-Syndrom ist die freie Trisomie 21 häufiger als eine Translokationstrisomie.
(2) Das zusätzliche Chromosomenmaterial beim Down-Syndrom ist meist väterlicher Herkunft.
(3) In der Mehrzahl der Fälle mit Down-Syndrom handelt es sich um ein Mosaik.

(A) nur 1 ist richtig
(B) nur 1 und 2 sind richtig
(C) nur 1 und 3 sind richtig
(D) nur 2 und 3 sind richtig
(E) 1–3 = alle sind richtig

F99 *!*

2.35 Welche Aussage trifft für die Pubertas praecox vera **am wenigsten** zu?

(A) vorzeitige Entwicklung sekundärer Geschlechtsmerkmale
(B) beschleunigte Knochenreifung
(C) Die Gonadotropinkonzentrationen im Serum sind supprimiert.
(D) Mädchen sind häufiger betroffen als Jungen.
(E) Zum Tumorausschluß ist eine Computertomographie oder Magnetresonanztomographie des Schädels notwendig.

3 Vorgeburtliche Schädigung der Leibesfrucht

H97 *!*

3.1 Starker mütterlicher Zigarettenkonsum kann

(1) durch präkonzeptionelle Gametenschädigung das Auftreten von kindlichen Fehlbildungen begünstigen
(2) während der Schwangerschaft zu Wachstumsverzögerungen der Frucht führen
(3) beim gestillten Neugeborenen Symptome wie Zittrigkeit hervorrufen
(4) beim disponierten Kleinkind asthmatische Beschwerden auslösen

(A) nur 1 und 2 sind richtig
(B) nur 3 und 4 sind richtig
(C) nur 1, 2 und 3 sind richtig
(D) nur 2, 3 und 4 sind richtig
(E) 1–4 = alle sind richtig

F00 *!*

3.2 Für Embryopathien mit Organfehlbildungen kommt ursächlich **am wenigsten** in Betracht:

(A) unbehandelte Phenylketonurie der Schwangeren
(B) Alkoholismus der Schwangeren
(C) Nikotinabusus der Schwangeren
(D) Valproinsäurebehandlung der Schwangeren
(E) Rötelninfektion der Schwangeren

F97 *!!*

3.3 Im Alter von 12 Stunden beginnt ein Mädchen mit Down-Syndrom gründlich zu erbrechen. Das Abdomen ist weich. Mekonium wurde abgesetzt.

Welche Maßnahme ist erforderlich?

(A) Beruhigung der Eltern, da Erbrechen in diesem Alter häufig eintritt und physiologisch ist
(B) Spülung mit NaCl-Lösung über eine Magensonde
(C) erneute Fütterung nach jedem Erbrechen, um die verlorene Menge zu ersetzen
(D) eine Röntgenübersichtsaufnahme des Abdomens anfordern
(E) Blut, Liquor und Urin bakteriell untersuchen

2.34 (A) 2.35 (C) 3.1 (D) 3.2 (C) 3.3 (D)

F98

3.4 Welche Aussage trifft **nicht** zu?

Befunde der konnatalen Toxoplasmose sind:

(A) Hydrozephalus
(B) zerebrale Verkalkungen
(C) Chorioretinitis
(D) Ventrikelseptumdefekt
(E) Hepatosplenomegalie

H98

3.5 Die Therapie mit schwefelhaltigen Thyreostatika (z.B. Propylthiouracil) während der Schwangerschaft ist generell abzulehnen,

weil

die Therapie mit Thyreostatika während der Schwangerschaft beim Feten zur Kropfbildung und zur Hypothyreose führen kann.

F94

3.6 Welche Aussage trifft **nicht** zu?

Kinder mit einem Marker-X-Syndrom (fragiles-X) haben in typischen Fällen folgende Merkmale:

(A) Es besteht eine geistige Behinderung.
(B) Die Kinder sind motorisch hyperaktiv und unkonzentriert.
(C) Es besteht eine Sprachbehinderung mit Artikulationsstörung.
(D) Die Kinder führen stereotype Bewegungen aus und vermeiden Blickkontakt.
(E) Die Symptomatik ist überwiegend bei Mädchen ausgeprägt.

F94

3.7 Zum typischen klinischen Bild des embryofetalen Alkoholsyndroms gehört **nicht:**

(A) Mikrozephalie
(B) kurzer Nasenrücken
(C) flaches Philtrum
(D) wulstige Lippen
(E) kurze, enge Lidspalten

H96 **!!**

3.8 Für das typische embryofetale Alkoholsyndrom trifft **nicht** zu:

(A) normales Geburtsgewicht
(B) häufigste exogene vorgeburtliche Entwicklungsstörung
(C) postnataler Kleinwuchs
(D) typische Fazies
(E) Mikrozephalie

H00

3.9 Zum typischen klinischen Bild des embryofetalen Alkoholsyndroms (Alkoholembryopathie) zählt man:

(A) Hydrocephalus occlusus
(B) kurze, enge Lidspalten
(C) Katarakt
(D) Taubheit
(E) wulstige Lippen

F91 **!**

3.10 Bei einem Neugeborenen fällt bei der Erstuntersuchung (U1) eine Mikrozephalie und eine Hepatosplenomegalie auf. Spätere Untersuchungen ergeben periventrikuläre Verkalkungen im Röntgenbild des Schädels sowie eine Chorioretinitis und Schwerhörigkeit.

Welche Erkrankung ist am wahrscheinlichsten?

(A) Röteln
(B) Listeriose
(C) Zytomegalie
(D) Lues
(E) Varizellen

3.4 (D) 3.5 (D) 3.6 (E) 3.7 (D) 3.8 (A) 3.9 (B) 3.10 (C)

H98 !

3.11 Für die Rötelninfektion einer Schwangeren gilt:

(1) Je später die Infektion in den ersten drei Schwangerschaftsmonaten erfolgt, desto größer ist das Ausmaß der embryonalen Fehlbildung.
(2) Rötelnbedingte Aborte treten gehäuft im 1. Schwangerschaftstrimenon auf.
(3) Bei Verdacht auf Erstinfektion sollte umgehend eine Simultanimpfung zur aktiven und passiven Immunisierung erfolgen.

(A) nur 1 ist richtig
(B) nur 2 ist richtig
(C) nur 3 ist richtig
(D) nur 1 und 3 sind richtig
(E) 1–3 = alle sind richtig

F89

3.12 Bei folgenden Anamnesen ist eine Indikation zur pränatalen Diagnostik gegeben (Chorionzottenbiopsie oder Amniozentese mit nachfolgender Chromosomendiagnostik):

(1) Mutter ist über 40 Jahre alt.
(2) Das erste Kind der Mutter wurde mit einer Rötelnembryopathie geboren.
(3) Ein Elternteil ist Träger einer balancierten Translokation.
(4) In der Familie sind Fälle von Epilepsie bekannt.
(5) Ein vorangegangenes Kind hat einen schweren pränatal diagnostizierbaren Stoffwechseldefekt.

(A) nur 1 ist richtig
(B) nur 2 und 4 sind richtig
(C) nur 1, 3 und 5 sind richtig
(D) nur 2, 3 und 5 sind richtig
(E) nur 1, 3, 4 und 5 sind richtig

F90 !!

3.13 Folgende Risikofaktoren sind für die Entstehung frühkindlicher Hörstörungen zu beachten:

(1) familiäre Hörschäden (Erblichkeit)
(2) Embryopathien
(3) Frühgeburtlichkeit (Gewicht unter 1500 g)
(4) Meningitis/Enzephalitis

(A) nur 1 und 2 sind richtig
(B) nur 1 und 3 sind richtig
(C) nur 2 und 4 sind richtig
(D) nur 1, 2 und 4 sind richtig
(E) 1–4 = alle sind richtig

H90 !

3.14 Bei einem Neugeborenen mit intrauteriner Dystrophie fällt bei der Erstuntersuchung (U_1) eine Mikrophthalmie mit Katarakt auf. Später werden zusätzlich ein Ventrikelseptumdefekt und eine Innenohrschwerhörigkeit festgestellt.

Es handelt sich am wahrscheinlichsten um einen Zustand nach intrauteriner Infektion an

(A) Röteln
(B) Toxoplasmose
(C) Zytomegalie
(D) Lues
(E) Varizellen

H90

3.15 Prüfen Sie bitte folgende Aussagen über die AB0-Erythroblastose:

(1) häufigste Blutgruppen-Konstellation: Kind 0, Mutter A
(2) Serumbilirubinwert erhöht
(3) meist nur leichte Anämie
(4) Coombstest stark positiv
(5) intrauteriner Fruchttod ist ungewöhnlich

(A) nur 2 und 4 sind richtig
(B) nur 1, 2 und 3 sind richtig
(C) nur 1, 4 und 5 sind richtig
(D) nur 2, 3 und 5 sind richtig
(E) 1–5 = alle sind richtig

3.11 (B) 3.12 (C) 3.13 (E) 3.14 (A) 3.15 (D)

H91 !

3.16 Welche der folgenden pränatalen Erkrankungen kommt jeweils nur in einer Schwangerschaft vor und ist beim nächstfolgenden Kind nicht zu erwarten?

(A) Toxoplasmose
(B) diabetogene Fetopathie
(C) Down-Syndrom
(D) Lues connata
(E) embryo-fetales Alkoholsyndrom

F92

3.17 Folgende Verhaltensweisen und/oder Erkrankungen der Mutter während einer Schwangerschaft können bei ihrem Kind zu einer pränatalen Dystrophie (Mangelgeborenes) führen:

(1) starkes Rauchen
(2) Alkoholabusus
(3) unbehandelte Phenylketonurie
(4) Rötelninfektion
(5) EPH-Gestose

(A) nur 1 und 5 sind richtig
(B) nur 1, 2 und 4 sind richtig
(C) nur 2, 3 und 4 sind richtig
(D) nur 1, 2, 3 und 5 sind richtig
(E) 1–5 = alle sind richtig

H94 !!

3.18 Folgende Symptome und Befunde finden sich häufiger bei Neugeborenen von Müttern mit schlecht kontrolliertem Diabetes mellitus als bei Neugeborenen gesunder Mütter:

(1) Makrosomie
(2) Herzfehler
(3) Skelettfehlbildungen
(4) Atemnotsyndrom (Surfactantmangel)

(A) nur 1 und 3 sind richtig
(B) nur 2 und 3 sind richtig
(C) nur 2 und 4 sind richtig
(D) nur 2, 3 und 4 sind richtig
(E) 1–4 = alle sind richtig

H99

3.19 Was ist bei Neugeborenen von Müttern mit unzureichend eingestelltem Diabetes mellitus **am wenigsten** zu erwarten?

(A) Makrosomie
(B) Innenohrschwerhörigkeit
(C) Skelettfehlbildungen
(D) Atemnotsyndrom (Surfactantmangel)
(E) Hypoglykämie

F95

3.20 Bei einem Neugeborenen fallen bei der Basisuntersuchung (U2) eine Mikrozephalie und eine Hepatosplenomegalie auf. Spätere Untersuchungen ergeben periventrikuläre Verkalkungen im Röntgenbild des Schädels sowie Chorioretinitis und Schwerhörigkeit.

Welche Erkrankung ist am wahrscheinlichsten?

(A) Röteln
(B) Listeriose
(C) Zytomegalie
(D) Lues
(E) Varizellen

H95 !!

3.21 Welche Fehlbildungen werden gehäuft bei Patienten mit Trisomie 21 (Morbus Down) gefunden?

(1) Hydrozephalus
(2) kompletter AV-Kanal (Canalis atrioventricularis communis)
(3) Duodenalstenose

(A) nur 1 ist richtig
(B) nur 2 ist richtig
(C) nur 3 ist richtig
(D) nur 2 und 3 sind richtig
(E) 1–3 = alle sind richtig

3.16 (A) 3.17 (E) 3.18 (E) 3.19 (B) 3.20 (C) 3.21 (D)

F96 !!

3.22 Eine Embryopathie kann verursacht sein durch Erkrankung der Schwangeren an

(1) Röteln
(2) Toxoplasmose
(3) Tuberkulose
(4) Listeriose
(5) Lues

(A) nur 1 ist richtig
(B) nur 1 und 3 sind richtig
(C) nur 2 und 3 sind richtig
(D) nur 1, 2 und 3 sind richtig
(E) 1–5 = alle sind richtig

H99

3.23 Welche Aussage über die angeborene Toxoplasmose trifft **am wenigsten** zu?

(A) durch Protozoen verursacht
(B) höchstes Risiko für das Ungeborene bei Infektion während der Embryonalperiode
(C) klinische Zeichen der generalisierten Infektion: Hepatomegalie, Ikterus
(D) klinische Zeichen des Befalls des Zentralnervensystems: intrazerebrale Verkalkungen
(E) klinisch-ophthalmologisches Symptom: Chorioretinitis

F99 !!

3.24 Welche Aussage trifft am ehesten **nicht** zu?

Symptome des embryofetalen Alkoholsyndroms (Alkoholembryofetopathie) sind:

(A) pränatale Dystrophie
(B) typische Facies (schmales Oberlippenrot, kurze Lidspalten, Nasenrücken verkürzt, flaches Philtrum)
(C) Mikrozepahlie
(D) Katarakt
(E) Kleinwuchs

F99 !

3.25 Nikotinabusus der Schwangeren stellt eine erhebliche Gefährdung für das Ungeborene dar.

Welche Gefahr besteht **am wenigsten?**

(A) gehäuftes Auftreten einer pränatalen Dystrophie
(B) erhöhte Spontanabortrate
(C) erhöhte perinatale Sterblichkeit
(D) erhöhte Fehlbildungsrate
(E) erhöhte Frühgeburtshäufigkeit

4 Geburtsabhängige Besonderheiten und spezielle Erkrankungen des Neu- und Frühgeborenen

F98 !!

4.1 Der Blutfarbstoff des Neugeborenen enthält fetales Hämoglobin (HbF) in einer Größenordnung von etwa

(A) 2 %
(B) 5 %
(C) 10 %
(D) 40 %
(E) 70 %

H93 !!

4.2 Welche Aussage trifft für die Trimenonreduktion **nicht** zu?

(A) Drosselung der Erythropoese im Knochenmark
(B) Abfall des Hämoglobingehaltes auf etwa 115 g/l im Alter von 8–10 Wochen
(C) Abfall der Retikulozytenzahl auf 10–0 %
(D) ausgeprägte Hypochromie der Erythrozyten
(E) regelmäßiges Vorkommen bei allen gesunden Säuglingen

3.22 (A) 3.23 (B) 3.24 (D) 3.25 (D) 4.1 (E) 4.2 (D)

F00 !

4.3 Welches Kriterium wird zur Beurteilung des Neugeborenen nach dem Apgar-Schema **nicht** herangezogen?

(A) sog. Reifezeichen (z. B. Lanugobehaarung, Festigkeit des Ohrknorpels)
(B) Reflexe (Grimassieren auf Stimulation)
(C) Atmung
(D) Hautfarbe
(E) Muskeltonus

F94 !!

4.4 Für welche Kinder besteht ein erhöhtes Risiko, an einem plötzlichen Kindstod (sudden infant death = SID) zu versterben?

(1) Geschwister eines an SID verstorbenen Kindes
(2) Kinder mit pränataler Dystrophie
(3) seit Geburt ausschließlich künstlich ernährte Kinder
(4) nicht gegen Pertussis geimpfte Kinder

(A) nur 1 und 2 sind richtig
(B) nur 1 und 3 sind richtig
(C) nur 2 und 3 sind richtig
(D) nur 2 und 4 sind richtig
(E) 1–4 = alle sind richtig

H92 !

4.5 Körperliche Merkmale der Übertragung bei einem Neugeborenen sind:

(1) geringe oder fehlende Vernix caseosa
(2) kräftig ausgebildetes subkutanes Fettgewebe
(3) sogenannte Waschfrauenhände
(4) starker postnataler Gewichtsabfall

(A) nur 2 ist richtig
(B) nur 1 und 3 sind richtig
(C) nur 2 und 4 sind richtig
(D) nur 1, 3 und 4 sind richtig
(E) 1–4 = alle sind richtig

F93 H87

4.6 Das toxische Erythem eines Neugeborenen muß mit Breitbandantibiotika behandelt werden,

weil

das Erythema toxicum neonatorum als Beginn einer Neugeborenen-Sepsis anzusehen ist.

F93

4.7 Ein 10 Tage altes Mädchen wird vorgestellt, weil der Nabel näßt und die Umgebung des Nabels gerötet ist. Sonstiger Befund: unauffällig.

Es handelt sich am wahrscheinlichsten um

(A) den physiologischen Zustand nach Abfall des Nabelschnurrestes
(B) einen Hautnabel
(C) den Zustand nach Verletzung des Nabels beim Unterbinden der Nabelschnur
(D) eine Nabelinfektion
(E) einen Nabelbruch

F98

4.8 Ein Säugling erkrankt mit Trinkunlust und Temperaturerhöhung. Er ist unruhig und wirft den Kopf hin und her. Der Rachenring ist gerötet, die Fontanelle nicht vorgewölbt. Bei Druck auf den Tragus schreit der Säugling auf.

Am ehesten ist zu denken an:

(A) Meningitis
(B) Sinusitis
(C) Tonsillitis
(D) Otitis media
(E) Subduralerguß

H96

4.9 Bei einem Säugling mit einer subduralen Blutung werden frische Blutungen am Augenhintergrund festgestellt.

Welche der angeführten Ursachen ist am wahrscheinlichsten?

(A) Hämophilie
(B) Thrombozytopenie
(C) Purpura Schoenlein-Henoch
(D) Mißhandlung
(E) renaler Hochdruck

4.3 (A) 4.4 (A) 4.5 (B) 4.6 (E) 4.7 (D) 4.8 (D) 4.9 (D)

H96

4.10 Eine Brustdrüsenschwellung im Neugeborenenalter

(A) ist eine physiologische Erscheinung
(B) tritt nur bei Mädchen auf
(C) deutet auf Pubertas praecox hin
(D) wird nicht durch Entzündungen kompliziert
(E) beruht auf Hyperprolaktinämie

H96

4.11 Zur Senkung des Bilirubinspiegels im Plasma bei Neu- und Frühgeborenen mit Hyperbilirubinämie findet u.a. die Phototherapie Anwendung.

Welche Aussage zur Phototherapie trifft zu?

(A) Wirksamer Teil sind die UV A-Strahlen.
(B) Die Phototherapie wird nur zur Senkung des direkt reagierenden Bilirubins verwendet.
(C) Die Phototherapie beschleunigt die Kopplung des Bilirubins an Glucuronsäure.
(D) Wegen der Gefahr unerwünschter Nebenwirkungen dürfen nur kleine Hautareale bestrahlt werden.
(E) Unter der Phototherapie muß eine Abdekkung der Augen sowie eine Erhöhung der Flüssigkeitszufuhr erfolgen.

H96

4.12 Welche Aussagen zum Pemphigus neonatorum treffen zu?

(1) typische Effloreszenzen: große Blasen
(2) Blaseninhalt: massenhaft Staphylokokken
(3) Blaseninhalt: steril
(4) Prädilektionsstellen: Handflächen und Fußsohlen

(A) nur 1 ist richtig
(B) nur 4 ist richtig
(C) nur 1 und 2 sind richtig
(D) nur 1 und 3 sind richtig
(E) nur 1, 2 und 4 sind richtig

F97

4.13 Ein 10 Tage alter männlicher Säugling erkrankt mit Erbrechen und Exsikkose. Laborchemisch findet sich eine metabolische Azidose, Hyponatriämie und Hyperkaliämie.

Die wahrscheinlichste Diagnose ist:

(A) Duodenalstenose
(B) Galaktosämie
(C) hypertrophische Pylorusstenose
(D) adrenogenitales Salzverlustsyndrom
(E) Gallengangatresie

F97

4.14 Die prämature Kraniosynostose ist in der Pädiatrie definiert als

(A) die Bildung von Stirnhöckern bei Frühgeborenenrachitis
(B) der vorzeitige Verschluß von Schädelnähten
(C) die beschleunigte Verkleinerung speziell der großen Fontanelle bei Frühgeborenen
(D) der Verschluß der zunächst offenen Frontalnaht bei Frühgeborenen
(E) der Verschluß der multiplen okzipitalen Schädelnähte in der Neonatalperiode

H99

4.15 Die angeborene Laryngomalazie

(1) beruht auf einer abnormen Weichheit von Knorpelgewebe
(2) verursacht inspiratorischen Stridor
(3) tritt in Bauchlage typischerweise deutlicher in Erscheinung als in Rückenlage
(4) erfordert in der Regel eine Intubation des Neugeborenen
(5) bildet sich überwiegend während der ersten beiden Lebensjahre vollständig zurück

(A) nur 1, 2 und 3 sind richtig
(B) nur 1, 2 und 5 sind richtig
(C) nur 1, 4 und 5 sind richtig
(D) nur 2, 3 und 4 sind richtig
(E) nur 3, 4 und 5 sind richtig

4.10 (A) 4.11 (E) 4.12 (C) 4.13 (D) 4.14 (B) 4.15 (B)

F98

4.16 Welche Aussage trifft **nicht** zu?

Beim Frühgeborenen unterhalb der 32. Schwangerschaftswoche ist im besonderen Maße mit folgenden Komplikationen zu rechnen:

(A) bronchopulmonale Dysplasie
(B) Hypoglykämie
(C) nekrotisierende Enterokolitis
(D) Dünndarm-Invagination
(E) periventrikuläre Leukomalazie

F98

4.17 Welches Symptom paßt **nicht** zur konnatalen intrahepatischen Gallengangsatresie?

(A) Gallenblasenhydrops
(B) Erhöhung der alkalischen Serum-Phosphatase-Aktivität
(C) Erhöhung der Gamma-GT-Aktivität im Serum
(D) Hepatomegalie
(E) acholischer Stuhl

F98

4.18 Welche Aussage trifft für die Darminvagination im Säuglingsalter **nicht** zu?

(A) Nur selten läßt sich ein Anlaß für die Entstehung der Invagination feststellen.
(B) Initiales Symptom ist oft ein schrilles Schreien, verbunden mit Anziehen der Beine.
(C) Therapie der Wahl ist die sofortige Operation.
(D) Am häufigsten ist ein Einstülpen des Ileums in das Zäkum und/oder das Colon ascendens.
(E) Im Ultraschall erkennt man das Invaginat an seiner kokardenartigen Doppelkontur.

F98

4.19 Mit dem labordiagnostischen Screening-Programm im Neugeborenenalter, das in den ersten Lebenstagen durchgeführt wird, werden folgende Erkrankungen erfaßt:

(1) Hypothyreose
(2) Zöliakie
(3) Phenylketonurie
(4) Galaktosämie

(A) nur 1 und 2 sind richtig
(B) nur 2 und 3 sind richtig
(C) nur 3 und 4 sind richtig
(D) nur 1, 2 und 3 sind richtig
(E) nur 1, 3 und 4 sind richtig

F00

4.20 In der Bundesrepublik Deutschland ist für alle Neugeborenen eine Untersuchung auf folgende Erkrankungen vorgeschrieben (sog. Neugeborenen-Screening):

(1) Galaktosämie
(2) progressive Muskeldystrophie
(3) Hypothyreose
(4) Kuhmilchallergie
(5) Phenylketonurie

(A) nur 1, 2 und 4 sind richtig
(B) nur 1, 2 und 5 sind richtig
(C) nur 1, 3 und 5 sind richtig
(D) nur 2, 3 und 4 sind richtig
(E) nur 3, 4 und 5 sind richtig

H98

4.21 Welche ist die häufigste Ursache eines inspiratorischen Stridors beim Neugeborenen?

(A) doppelter Aortenbogen
(B) Struma connata
(C) Thymushyperplasie
(D) weicher Kehlkopf und Kehldeckel (Laryngomalazie)
(E) Kehlkopfzysten

4.16 (D) 4.17 (A) 4.18 (C) 4.19 (E) 4.20 (C) 4.21 (D)

F97 **!!**

4.22 Welche Aussage zu Blutbildveränderungen im Säuglings- und Kindesalter trifft **nicht** zu?

(A) Atypische Lymphozytenzahlen treten bei der infektiösen Mononukleose auf.
(B) Erhöhte Lymphozytenzahlen findet man bei Pertussis.
(C) Der Abfall des Hb-Wertes im Rahmen der Trimenonreduktion beruht auf einem kongenitalen Vitamin-B12-Mangel.
(D) Beim Exanthema subitum kommt es zu einer Leukopenie mit Lymphozytose bei Exanthemausbruch.
(E) Eosinophilie findet sich unter anderem bei allergischen Erkrankungen.

H99

4.23 Was trifft **nicht** zu?

Fetale Erythrozyten unterscheiden sich von adulten Erythrozyten eines älteren Säuglings durch

(A) hohen Gehalt an HbF
(B) Mikrozytose
(C) verkürzte Lebensdauer
(D) erhöhte Sauerstoffaffinität
(E) höheren Gehalt von γ-Polypeptidketten

H92 **!**

4.24 Generalisierte Zyanose kommt beim Neugeborenen als typisches Symptom vor bei:

(1) fetomaternaler Transfusion
(2) Transposition der großen Gefäße
(3) schwerer Aspirationspneumonie
(4) Vorhofseptumdefekt
(5) isolierter Pulmonalstenose

(A) nur 3 ist richtig
(B) nur 1 und 2 sind richtig
(C) nur 2 und 3 sind richtig
(D) nur 2, 4 und 5 sind richtig
(E) 1–5 = alle sind richtig

F99 **!**

4.25 Welches Kriterium wird bei der unmittelbaren postnatalen Beurteilung des Neugeborenen nach dem Apgar-Schema bewertet?

(A) Lanugobehaarung
(B) Körpertemperatur
(C) pH-Wert aus der Nabelarterie
(D) Reflexe beim Absaugen
(E) Größe der Fontanellen

F99 **!!**

4.26 Die niedrigsten Hämoglobin-Konzentrationen im Blut finden sich normalerweise

(A) in den ersten Lebenstagen
(B) im Alter von etwa vier Wochen
(C) im Alter von etwa einem Vierteljahr
(D) im Alter von etwa einem Jahr
(E) im Alter von etwa vier Jahren

H00 **!**

4.27 Nach einer schwierigen Geburtsentwicklung aus Beckenendlage bewegt ein Neugeborenes Hand und Finger einer Extremität nicht mehr, der Greifreflex fehlt hier, die aktive Beweglichkeit im Schultergelenk ist dagegen erhalten.

Welche ist die wahrscheinlichste Diagnose?

(A) Klavikulafraktur
(B) Epiphysenlösung des Humerus
(C) Parrot-Scheinlähmung (Lues)
(D) untere Plexuslähmung (Klumpke)
(E) obere Plexuslähmung (Erb)

4.22 (C) 4.23 (B) 4.24 (C) 4.25 (D) 4.26 (C) 4.27 (D)

H00

4.28 Ein nach Ende der 27. Schwangerschaftswoche geborenes Kind (1280 g/42 cm) weist eine auffallende Muskelhypotonie auf. Im Serum wird eine Konzentrationserhöhung der langkettigen Fettsäuren und der Pipecolin-Säure festgestellt. Daraufhin wurde die Diagnose Zellweger-Syndrom gestellt.

Welche Aussage trifft für diese Erkrankung **nicht** zu?

(A) Sie wird autosomal-rezessiv vererbt.
(B) Sie ist eine peroxisomale Störung.
(C) Es entwickelt sich eine Hepatomegalie.
(D) Es kommt zu einer zerebralen Schädigung.
(E) Die Erkrankung heilt nach dem ersten Lebensjahr aus.

F89

4.29 Bei einem Neugeborenen wird wegen zunehmender Atemnot mit Zyanose ein Röntgenbild (siehe Abbildung Nr. 1 des Bildanhangs) angefertigt.

Es handelt sich um

(A) einen Spannungspneumothorax
(B) einen Mediastinaltumor
(C) eine Ösophagusatresie mit ösophago-bronchialer Fistel
(D) eine Zwerchfellhernie mit Enterothorax
(E) keines der genannten Krankheitsbilder

H99 **!**

4.30 Eine linksseitige Zwerchfellhernie mit Verlagerung von Bauchorganen in die Thoraxhöhle wurde bereits pränatal durch Sonographie erkannt.

Welche der genannten Maßnahmen ist bei der unmittelbar postnatalen Vorsorgung des Neugeborenen kontraindiziert?

(A) Maskenbeatmung
(B) Intubationsbeatmung
(C) Legen einer Magensonde
(D) Lagerung auf die betreffende Seite
(E) Anlegen eines venösen Zugangs

F99 **!**

4.31 Welche der folgenden Kombinationen von Wirkung und zugrundeliegender Ursache trifft zu?

(A) Mekonium-Aspiration aufgrund zystischer Fibrose
(B) Aspirationspneumonie aufgrund Ösophago-Trachealfistel
(C) Makroglossie aufgrund Lippen-Kiefer-Spalte
(D) bronchopulmonale Dysplasie aufgrund intrazerebraler Hämorrhagie
(E) Anämie aufgrund Sinustachykardie

F99

4.32 Anläßlich der Vorsorgeuntersuchung U4 wird Ihnen ein 4 Monate alter Säugling vorgestellt. Welcher Untersuchungsbefund ist auffällig?

Der Säugling

(A) verfolgt Gegenstände, die in seinem Gesichtsfeld bewegt werden, durch Augenbewegung und Drehung des Kopfes
(B) hält den Kopf in Bauchlage einige Zeit hoch
(C) kann sich nicht von der Rücken- in die Bauchlage drehen
(D) hat einen Schreitreflex beim Gehversuch
(E) reagiert auf Schallreize mit Kopfdrehen

F99

4.33 Welche Aussage trifft für die AB0-Erythroblastose **am wenigsten** zu?

(A) Frühgeborene erkranken nur selten.
(B) Der direkte Coombs-Test fällt beim Kind meist negativ aus.
(C) Die Mütter haben fast immer die Blutgruppe 0.
(D) Die von der Mutter gebildeten Anti-A- oder Anti-B-IgG-Antikörper sind plazentagängig.
(E) Bei einer Blutaustausch-Transfusion verwendet man Spender-Erythrozyten der Blutgruppe AB.

4.28 (E) 4.29 (D) 4.30 (A) 4.31 (B) 4.32 (D) 4.33 (E)

F99 !

4.34 Welche Aussage trifft **am wenigsten** zu?

Eine geburtstraumatische Läsion der Nervenwurzeln C_4 bis C_6 einer Seite kann zur Folge haben eine Parese des

(A) Lidhebers (Ptosis) mit Miosis
(B) M. deltoideus
(C) M. brachioradialis
(D) Zwerchfells
(E) M. brachialis und des M. biceps brachii

F99

4.35 Das Pierre-Robin-Syndrom (Pierre-Robin-Sequenz) ist außer durch Mikroretrogenie gekennzeichnet durch:

(1) Polyhydramnion
(2) Speichelfluß
(3) Glossoptose
(4) Gaumenspalte

(A) nur 1 und 2 sind richtig
(B) nur 1 und 4 sind richtig
(C) nur 2 und 3 sind richtig
(D) nur 2 und 4 sind richtig
(E) nur 3 und 4 sind richtig

H98

4.36 Welche Aussage trifft **nicht** zu?

Das Auftreten einer Polyglobulie beim Neugeborenen wird begünstigt durch

(A) Übertragung
(B) Diabetes mellitus der Mutter
(C) maternofetale Transfusion
(D) chronische fetale Hypoxie
(E) Sofortabnabelung

H89

4.37 Für die akute hämatogene Osteomyelitis im Säuglingsalter gilt:

(1) Neben dem bevorzugten Befall der langen Röhrenknochen sind Gelenkeinbrüche möglich.
(2) Erreger sind überwiegend Streptokokken.
(3) Bei Erkrankungsbeginn können im Röntgenbild typische Veränderungen (Periostreaktionen) nachgewiesen werden.

(A) nur 1 ist richtig
(B) nur 2 ist richtig
(C) nur 3 ist richtig
(D) nur 1 und 3 sind richtig
(E) 1–3 = alle sind richtig

F90 !!

4.38 Welche ist in Anlehnung an eine Empfehlung der Weltgesundheitsorganisation die heute gültige Definition eines Frühgeborenen?

Ein Neugeborenes mit

(A) einem Geburtsgewicht unter 2500 g
(B) einem Geburtsgewicht unter 2500 g und einer Länge von weniger als 48 cm
(C) einer Gestationsdauer von weniger als 37 beendeten Wochen, gerechnet vom 1. Tag der letzten Regel der Mutter
(D) fehlenden Reifezeichen
(E) einem Geburtsgewicht von weniger als 2500 g und fehlenden Reifezeichen

F90 !

4.39 Normale Befunde bei einem 6 Stunden alten, reifen Neugeborenen sind:

(1) Atemfrequenz in Ruhe 40/min
(2) Herzfrequenz 85/min
(3) Hämoglobingehalt 135 g/l, davon 80 % fetales Hämoglobin (Hb F)
(4) Leukozytenzahl 20 000 × 10^6/l, davon 30 % Lymphozyten
(5) Kopfumfang 35 cm

(A) nur 1, 2 und 5 sind richtig
(B) nur 1, 3 und 4 sind richtig
(C) nur 1, 4 und 5 sind richtig
(D) nur 2, 3 und 4 sind richtig
(E) nur 2, 3 und 5 sind richtig

4.34 (A) 4.35 (E) 4.36 (E) 4.37 (A) 4.38 (C) 4.39 (C)

H99 !

4.40 Sie untersuchen ein reifes Neugeborenes 2 Minuten nach der Geburt. Bei sonst rosiger Haut weisen die – leicht gebeugt gehaltenen – Gliedmaßen eine deutlich bläuliche Verfärbung auf. Das nur schwach wimmernde Kind zeigt zeitweise Schnappatmung und verzieht beim Absaugen der oberen Atemwege lediglich das Gesicht. Die Pulsfrequenz beträgt 88/min.

Welche Apgar-Zahl ist zu vergeben?

(A) 1
(B) 3
(C) 5
(D) 7
(E) 9

H97

4.41 Welche Aussage trifft **nicht** zu?

Bei einem reifen Neugeborenen sind folgende postnatale Vorgänge physiologisch:

(A) Absinken des pulmonalen Gefäßwiderstandes
(B) Absinken des Blutdruckes im kleinen Kreislauf
(C) funktioneller Verschluß des Ductus arteriosus Botalli
(D) Abnahme des extrazellulären Wasseranteiles am Gesamtkörpervolumen
(E) Abnahme der Konzentrationsfähigkeit der Nieren

H90

4.42 Welche Aussage trifft **nicht** zu?

Neugeborene von Müttern mit einem schlecht eingestellten Diabetes mellitus (IDDM) haben häufiger als ausgetragene Neugeborene gesunder Mütter

(A) Atemnotsyndrome
(B) niedrige Blutzuckerwerte für 2–3 Wochen
(C) hohe Insulinwerte am ersten Lebenstag
(D) Übergewicht
(E) Mißbildungen

H90

Folgende Angaben beziehen sich auf die Aufgaben 4.43 und 4.44.

Ein wenige Tage zuvor mit Schnupfen und zunehmendem Husten erkrankter 4 Monate alter Säugling wird in schwerkrankem Zustand hochfiebernd in die Klinik eingeliefert. Es besteht eine generalisierte mäßige Zyanose, Tachypnoe und Dyspnoe mit exspiratorischer Atembehinderung des Thorax. Auskultatorisch abgeschwächtes Atemgeräusch und einzelne feinblasige Rasselgeräusche. Röntgenologisch Überblähung der Lunge mit kleineren atelektatischen Bezirken.

4.43 Welche Diagnose kommt am ehesten in Betracht?

(A) Bronchiolitis
(B) abszedierende Pneumonie
(C) stenosierende Laryngitis (sog. Krupp-Syndrom)
(D) Aspirationspneumonie
(E) Bronchopneumonie

4.44 Welcher Erreger kommt am ehesten in Betracht?

(A) Neisseria pneumoniae
(B) Staphylococcus aureus
(C) Mykoplasma pneumoniae
(D) Chlamydia trachomatis
(E) Respiratory-syncytial (RS)-Virus

H90 !!

4.45 Gesunde Neugeborene nehmen in der ersten Lebenswoche an Gewicht ab.

Die Gewichtsabnahme beträgt

(A) bis 1 % des Geburtsgewichts
(B) bis 10 % des Geburtsgewichts
(C) bis 30 % des Geburtsgewichts
(D) über 500 g
(E) Bei sofortigem Anlegen an die Brust kommt es nicht zur Gewichtsabnahme.

4.40 (C) 4.41 (E) 4.42 (B) 4.43 (A) 4.44 (E) 4.45 (B)

H90

4.46 Ein 3 Monate alter Säugling erkrankt akut mit Husten, schwerer Dyspnoe und hohem Fieber und macht einen schwerkranken Eindruck. Die Röntgenaufnahme der Lunge zeigt rechts konfluierende Herde und einen lateralen Pleurastreifen.

Welche Aussage zur wahrscheinlichsten Erkrankung trifft **nicht** zu?

(A) Die Erkrankung wird vorwiegend durch Staphylokokken hervorgerufen.
(B) Die Entwicklung eines Pleuraempyems ist möglich.
(C) Als Spätkomplikation gilt das Auftreten von Pneumatozelen.
(D) Nach Ausheilung des akuten Schubes ist jahrelange Nachbehandlung (Nebelzelt, Abklopfen) notwendig.
(E) Akute Gefahr kann durch Entwicklung eines Spannungspneumothorax eintreten.

H90

4.47 Als Screeningverfahren werden am 5. Lebenstag generell durchgeführt die Untersuchungen auf:

(1) Phenylketonurie
(2) adrenogenitales Syndrom
(3) Hypothyreose
(4) Galaktosämie
(5) Histidinämie

(A) nur 1 und 4 sind richtig
(B) nur 1, 3 und 4 sind richtig
(C) nur 3, 4 und 5 sind richtig
(D) nur 1, 2, 3 und 4 sind richtig
(E) 1–5 = alle sind richtig

F97 !!

4.48 Folgende Aussagen über Atempausen bei Frühgeborenen treffen zu:

(1) Etwa ein Viertel aller Frühgeborenen haben Atempausen von mehr als 30 Sekunden Dauer.
(2) Deutliche Abfälle der Sauerstoffspannung im Blut sind von Bradykardien, Reflex- und Muskeltonusverlust begleitet.
(3) Hypoglykämie und Anämie verstärken die Neigung zu apnoischen Phasen.

(A) nur 1 ist richtig
(B) nur 2 ist richtig
(C) nur 3 ist richtig
(D) nur 2 und 3 sind richtig
(E) 1–3 = alle sind richtig

H90

4.49 Welche Aussagen über Kraniostenosen treffen zu?

(1) Eine prämature Synostose der Sagittalnaht führt zum Brachycephalus (Kurzschädel).
(2) Prämature Nahtsynostosen können zur Erblindung führen.
(3) Operative Druckentlastung ist durch Ventrikeldrainage (z. B. ventrikulo-peritonealer Shunt) möglich.

(A) nur 1 ist richtig
(B) nur 2 ist richtig
(C) nur 3 ist richtig
(D) nur 2 und 3 sind richtig
(E) 1–3 = alle sind richtig

H91

4.50 Bei mangelgeborenen, reifen Neugeborenen treten gehäuft auf:

(1) Hypoglykämie
(2) Hypothermie
(3) erhöhte Anfälligkeit für Infektionen
(4) hyaline Membranen
(5) retrolentale Fibroplasie

(A) nur 1 ist richtig
(B) nur 4 und 5 sind richtig
(C) nur 1, 2 und 3 sind richtig
(D) nur 1, 2, 3 und 4 sind richtig
(E) 1–5 = alle sind richtig

4.46 (D) 4.47 (B) 4.48 (E) 4.49 (B) 4.50 (C)

H00

4.51 Die Nabelhernie des Säuglings

(A) wird überwiegend in Kombination mit Leistenhernie beobachtet
(B) tritt manchmal nur beim schreienden Kind deutlich hervor
(C) neigt mehr als die Leistenhernie zur Inkarzeration
(D) ist Folge eines offenen Processus vaginalis
(E) sollte auch in unkomplizierten Fällen spätestens im 3. Lebensmonat operativ versorgt werden

F91

4.52 Bei Frühgeborenen treten gehäuft auf:

(1) Hypoglykämie
(2) Hypothermie
(3) erhöhte Anfälligkeit für Infektionen
(4) Krankheit der hyalinen Membranen
(5) retrolentale Fibroplasie

(A) nur 1 und 2 sind richtig
(B) nur 2 und 5 sind richtig
(C) nur 1, 3 und 4 sind richtig
(D) nur 2, 3, 4 und 5 sind richtig
(E) 1–5 = alle sind richtig

H97

4.53 Welche Aussage trifft für intrakranielle Blutungen Frühgeborener **nicht** zu?

(A) Die Häufigkeit ist abhängig vom Gestationsalter.
(B) Leichte Blutungen (Grad I–II) haben eine gute Prognose.
(C) Die Möglichkeiten einer Behandlung der Blutung sind gering.
(D) Es handelt sich meist um eine Subduralblutung.
(E) Ursächlich sind Hypoxie und Hyperkapnie bedeutsam.

H97 H90 **!**

4.54 Ein Neugeborenes, welches direkt nach Geburt kräftig geschrien hatte (Apgar 10), wird dann zunehmend zyanotisch, macht angestrengte Atemexkursionen, man hört aber kein Atemgeräusch über den Lungen. Schließlich beginnt es wieder zu schreien und wird danach wieder rosig. So geht es ihm Wechsel weiter.

Was liegt am wahrscheinlichsten vor?

(A) Surfactant-Mangel
(B) doppelseitige Choanal-Atresie
(C) Ösophagus-Atresie mit unterer Magenfistel
(D) Lungenagenesie
(E) große Zwerchfellhernie

F94

4.55 Bei Neugeborenen von diabetischen Müttern

(1) ist die Fehlbildungsrate erhöht
(2) besteht unmittelbar post partum meist Hyperglykämie
(3) tritt gehäuft ein Atemnotsyndrom auf
(4) entwickelt sich gehäuft eine Nierenvenenthrombose

(A) nur 2 ist richtig
(B) nur 3 ist richtig
(C) nur 1, 2 und 3 sind richtig
(D) nur 1, 3 und 4 sind richtig
(E) 1–4 = alle sind richtig

F00 **!**

4.56 Welches Symptom bzw. welcher Befund findet sich **nicht** gehäuft bei Neugeborenen von Müttern mit unzureichend eingestelltem Diabetes mellitus Typ I?

(A) Hypoglykämie
(B) Hypokalzämie
(C) Atemnotsyndrom
(D) Herzfehler
(E) Mikrozephalus

4.51 (B) 4.52 (E) 4.53 (D) 4.54 (B) 4.55 (D) 4.56 (E)

F00 !

4.57 Bei einem makrosomen Neugeborenen mit einer Polyglobulie und Trinkschwierigkeiten fällt am 10. Lebenstag eine Makrohämaturie auf. Die Mutter ist Diabetikerin.

Wodurch ist die Makrohämaturie am wahrscheinlichsten bedingt?

(A) Fehlbildung der ableitenden Harnwege
(B) Pyelonephritis
(C) Nierenvenenthrombose
(D) persistierender Urachus
(E) akute Glomerulonephritis

F93

4.58 Für den plötzlichen Kindstod (sudden infant death = SID) gilt:

(1) tödlicher Herz- und Atemstillstand, meist während des Schlafens
(2) Auftreten vorwiegend im 1. Lebensjahr
(3) gehört zu den häufigsten Todesursachen im 1. Lebensjahr nach der Neonatalperiode
(4) Geschwister eines an SID gestorbenen Kindes sind überdurchschnittlich häufig betroffen.
(5) Frühgeborene sind überdurchschnittlich häufig betroffen.

(A) nur 1, 2 und 4 sind richtig
(B) nur 1, 3 und 5 sind richtig
(C) nur 2, 3 und 4 sind richtig
(D) nur 2, 4 und 5 sind richtig
(E) 1–5 = alle sind richtig

F93 !!

4.59 Welche der folgenden Aussagen zum Morbus haemolyticus neonatorum trifft **nicht** zu?

(A) Der Morbus haemolyticus neonatorum ist die Folge einer Reaktion zwischen mütterlichen Antikörpern und kindlichen Erythrozytenantigenen.
(B) Der Morbus haemolyticus neonatorum ist durch plazentagängige IgG-Antikörper verursacht.
(C) Die zum Morbus haemolyticus neonatorum führende Immunisierung kann durch Thrombozytenpräparate, hergestellt aus Vollblutkonserven, induziert werden.
(D) Das Risiko eines Morbus haemolyticus neonatorum kann durch Anti-D-Prophylaxe verringert werden.
(E) Ein Morbus haemolyticus neonatorum durch AB0-Inkompatibilität verläuft in der Regel schwerer als ein solcher durch Rhesusunverträglichkeit.

H00 !

4.60 Der Morbus haemorrhagicus neonatorum

(A) ist auf Eisenmangel der Mutter während der Schwangerschaft zurückzuführen
(B) beruht auf einem Vitamin-K-Defizit
(C) ist die häufigste Ursache eines Kephalhämatoms
(D) wird bei Neugeborenen, die auf Kuhmilchbasis künstlich ernährt werden, etwa doppelt so häufig beobachtet wie bei voll gestillten Neugeborenen
(E) manifestiert sich vorwiegend in der 2. Lebenswoche

H92

4.61 Welche Aussage trifft **nicht** zu?

Apnoen beim Neugeborenen sind kurze oder länger dauernde Atemstillstände, die

(A) häufig mit Tonusverlust der Skelettmuskulatur einhergehen
(B) gehäuft bei Hypoglykämie auftreten
(C) bei Neugeborenen führendes Symptom eines zerebralen Krampfanfalles sein können
(D) bevorzugt bei Frühgeborenen auftreten
(E) häufig mit einer Tachykardie einhergehen

4.57 (C) 4.58 (E) 4.59 (E) 4.60 (B) 4.61 (E)

F92

4.62 Anläßlich der Untersuchung eines Neugeborenen (U2) wird eine kleine fluktuierende Schwellung über dem linken Os parietale bemerkt. Das Kind ist sonst unauffällig und hat bereits an Gewicht zugenommen.

Welche Maßnahmen ergreifen Sie?

(A) Probepunktion, um eine bakteriologische Kultur anzulegen
(B) vollständige Entleerung durch Punktion
(C) Suche nach einer Fraktur mittels Röntgenaufnahme
(D) Entlassung aufschieben, damit das Kind weiter beobachtet werden kann
(E) Entlassung des Kindes ohne weitere Maßnahmen, aber Aufklärung der Mutter zu deren Beruhigung

F92

4.63 Ein neugeborener Knabe erkrankt innerhalb der ersten Lebenswoche mit unstillbarem Erbrechen. Es besteht eine Hyponatriämie und Hyperkaliämie.

Welche der folgenden Diagnosen ist die wahrscheinlichste?

(A) Pylorusstenose
(B) adrenogenitales Syndrom
(C) Hiatushernie
(D) Duodenalatresie
(E) Mekoniumileus

F92 **!**

4.64 Welche Aussage trifft **nicht** zu?

Zeichen der Reife eines Neugeborenen unmittelbar post partum sind:

(A) geringe Lanugohaare mit haarlosen Bezirken
(B) feste Ohrmuschel mit eindeutigem Knorpel bis zur Peripherie
(C) dunkelrote Hautfarbe
(D) mindestens ein Hoden vollständig deszendiert
(E) Plantarlinien reichen über das vordere Drittel der Fußsohle hinaus

F92

4.65 Welche Aussage trifft **nicht** zu?

Als Ursachen eines Subduralergusses im Säuglingsalter kommen in Frage:

(A) Geburtstrauma
(B) Meningitis
(C) Sturz vom Wickeltisch
(D) Mißhandlung
(E) Sturge-Weber-Syndrom

F00 **!**

4.66 Die obere Plexuslähmung des Neugeborenen (Typ ERB) beruht meist auf einer geburtstraumatischen Läsion von Nervenfasern der Segmente

(A) C1 und C2
(B) C3 und C4
(C) C5 und C6
(D) C7 und C8
(E) C8 und Th1

F92

4.67 Am 4.–5. Lebenstag werden auf folgende Erkrankungen Screening-Tests durchgeführt:

(1) Hypothyreose – Bestimmung von TSH
(2) Thalassämie – Hämoglobinelektrophorese
(3) Phenylketonurie – Guthrietest
(4) Fruktose-Intoleranz – Guthrietest
(5) progressive Muskeldystrophie – CK-Bestimmung

(A) nur 3 ist richtig
(B) nur 1 und 3 sind richtig
(C) nur 2 und 5 sind richtig
(D) nur 2, 4 und 5 sind richtig
(E) nur 1, 2, 3 und 4 sind richtig

F92

4.68 Bei der Vorsorgeuntersuchung U7 verfügt ein gesundes Kind über folgende Leistungen:

Es

(1) spricht Zweiwortsätze
(2) kann auf einem Bein hüpfen
(3) kann zwei Punkte mit einer Linie verbinden
(4) kann seine Schuhe ausziehen
(5) kann Treppen steigen

(A) nur 2 und 3 sind richtig
(B) nur 3 und 4 sind richtig
(C) nur 4 und 5 sind richtig
(D) nur 1, 4 und 5 sind richtig
(E) 1–5 = alle sind richtig

H94

4.69 Die Geburtsgeschwulst im Gegensatz zum Kephalhämatom

(A) ist eine ödematöse Schwellung
(B) ist durch die Schädelnähte begrenzt
(C) hinterläßt oft Knochenwülste am Schädel
(D) bildet sich sehr langsam (in mehreren Wochen) zurück
(E) Keine der Aussagen (A) – (D) trifft zu.

H94

4.70 Welche Aussage trifft **nicht** zu?

Folgende Befunde sind bei 6 Stunden alten reifen Neugeborenen normal:

(A) Atemfrequenz 40/min
(B) Herzfrequenz 120/min
(C) Hämoglobinkonzentration im Blut 180 g/l
(D) Serumkonzentration von indirekt reagierendem Bilirubin 190 µmol/l (110 mg/l)
(E) Blutglukosekonzentration 2,66 mmol/l (0,48 g/l)

F95

4.71 Die vermehrte Entstehung von indirekt reagierendem Bilirubin bei Hydrops congenitus universalis ist für den Fetus ungefährlich,

weil

die Plazenta indirekt reagierendes Bilirubin über die Mutter eliminiert.

F95

4.72 Das führende Symptom des Hydrocephalus occlusivus im Säuglingsalter ist der Makrozephalus mit vorgewölbter und gespannter Fontanelle,

weil

der Säuglingsschädel beim Hydrocephalus occlusivus dem erhöhten intrakraniellen Druck nachgibt.

F95

4.73 Zu den typischen Allgemeinsymptomen und Befunden einer neonatalen Infektion zählen:

(1) Leukozytose
(2) Leukopenie
(3) Hyperthermie
(4) Hypothermie
(5) metabolische Azidose

(A) nur 1 und 3 sind richtig
(B) nur 2 und 3 sind richtig
(C) nur 1, 2 und 3 sind richtig
(D) nur 1, 2, 3 und 5 sind richtig
(E) 1–5 = alle sind richtig

F96

4.74 Für ein gesundes Neugeborenes gilt:

(A) Am 1. Lebenstag benötigt es keine Flüssigkeit.
(B) Die physiologische Gewichtsabnahme in den ersten Lebenstagen beträgt 1 % des Geburtsgewichtes.
(C) Das Gesamtkörperwasser macht etwa 75 % des Gesamtgewichtes aus.
(D) Es hat einen hohen Vorrat an Vitamin K.
(E) Ein Sichelfuß ist physiologisch.

F96

4.75 Welche Aussage trifft **nicht** zu?

Bei Neugeborenen mit AB0-Erythroblastose sind häufig:

(A) Hämolyse mit geringgradiger Anämie
(B) Kugelzellen im Blutausstrich
(C) Retikulozytose
(D) schwach positiver oder negativer direkter Coombs-Test
(E) Hydrops fetalis

4.68 (D) 4.69 (A) 4.70 (D) 4.71 (A) 4.72 (A) 4.73 (E) 4.74 (C) 4.75 (E)

5 Nahrungsbedarf und Ernährung

F91 **!!**

5.1 Welche Aussage trifft **nicht** zu?

(A) Der Proteingehalt der Kuhmilch ist mehr als doppelt so hoch wie bei Frauenmilch.
(B) Der Fettgehalt von Frauenmilch und Kuhmilch ist etwa gleich.
(C) Kuhmilchfett hat weniger ungesättigte Fettsäuren als Frauenmilch.
(D) Der Kalzium- und Phosphatgehalt von Kuhmilch ist höher als der von Frauenmilch.
(E) Bei Frauenmilch-Ernährung ist die Stuhlreaktion des Säuglings alkalisch, bei Kuhmilch-Ernährung sauer.

F97 **!!**

5.2 Welche Hypovitaminose liegt bei einem Kind mit rauher Haut, Xerophthalmie und Keratomalazie vor?

(A) Vitamin-A-Mangel
(B) Vitamin-B6-Mangel
(C) Folsäure-Mangel
(D) Vitamin-E-Mangel
(E) Biotin-Mangel

H96

5.3 Welche Aussagen über die Zusammensetzung der reifen Frauenmilch treffen zu?

(1) weniger Eiweiß als in Kuhmilch
(2) weniger Fett als in Kuhmilch
(3) mehr Kohlenhydrate als in Kuhmilch
(4) mehr NaCl als in Kuhmilch
(5) mehr antibakterielle Faktoren als in Kuhmilch

(A) nur 1, 2 und 3 sind richtig
(B) nur 1, 3 und 5 sind richtig
(C) nur 1, 4 und 5 sind richtig
(D) nur 2, 3 und 4 sind richtig
(E) nur 2, 4 und 5 sind richtig

H93

5.4 Welche Aussagen können als positive Argumente für das Stillen gegenüber der „künstlichen Ernährung" benannt werden?

Frauenmilch

(1) hat einen höheren Energiegehalt
(2) hat einen höheren Gehalt an sekretorischem IgA
(3) ermöglicht bessere Ausnutzung des angebotenen Fetts
(4) hat einen höheren Gehalt an Lysozym und Makrophagen
(5) enthält weniger Schadstoffe

(A) nur 1 und 2 sind richtig
(B) nur 2 und 5 sind richtig
(C) nur 1, 3 und 5 sind richtig
(D) nur 2, 3 und 4 sind richtig
(E) nur 2, 3, 4 und 5 sind richtig

H97 **!**

5.5 Welche Aussage trifft **nicht** zu?

Vorteile des Stillens gegenüber der Ernährung eines Säuglings in den ersten Lebensmonaten mit einer industriell hergestellten Säuglingsmilchnahrung sind:

(A) verminderte Infektanfälligkeit des Kindes
(B) geringere Anforderung an die Verdauungsleistung des Kindes
(C) höherer Energiegehalt der Frauenmilch
(D) günstigere Fettversorgung des Kindes
(E) Begünstigung eines besonders engen emotionalen Kontaktes zwischen Mutter und Kind

F97

5.6 Säuglinge sollen neben einer altersgerechten Kost täglich zusätzlich Vitamin D3 und Fluorid erhalten.

Die Tabletten zur kombinierten Rachitis- und Kariesprophylaxe enthalten als Tagesdosis üblicherweise:

(A) 50 IE Vitamin D3, 0,1 mg Fluorid
(B) 500 IE Vitamin D3, 0,25 mg Fluorid
(C) 1500 IE Vitamin D3, 1,0 mg Fluorid
(D) 2000 IE Vitamin D3, 1,5 mg Fluorid
(E) 2500 IE Vitamin D3, 2,0 mg Fluorid

5.1 (E) 5.2 (A) 5.3 (B) 5.4 (D) 5.5 (C) 5.6 (B)

H98

5.7 Untergewichtige Neugeborene (einschließlich der Frühgeborenen) sollten zumindest zeitweise während des 1. Lebensjahres eine medikamentöse Eisenzufuhr erhalten,

weil

bei untergewichtigen bzw. unreifen Neugeborenen die Eisenmitgift (Hämoglobineisen) niedriger ist als bei normalgewichtigen und reifgeborenen Kindern.

H98 *!*

5.8 In der Europäischen Union wird bei den flüssigen künstlichen Säuglingsnahrungen zwischen Säuglingsanfangsnahrungen und Folgenahrungen unterschieden.

Welche Aussagen treffen für alle Säuglingsanfangsnahrungen zu?

(1) Der Gesamteiweißgehalt orientiert sich an einer wäßrigen 50%igen Kuhmilchverdünnung.
(2) Das Kuhmilchkasein ist vollständig gegen Lactalbumin (Molkenprotein) ausgetauscht.
(3) Sie enthalten als einziges Kohlenhydrat Lactose.
(4) Der Energiegehalt entspricht etwa dem der Frauenmilch.

(A) nur 1 und 2 sind richtig
(B) nur 1 und 4 sind richtig
(C) nur 2 und 3 sind richtig
(D) nur 2 und 4 sind richtig
(E) nur 3 und 4 sind richtig

F99

5.9 Welche Aussage zur intestinalen Kuhmilchproteinintoleranz des Säuglings trifft am wenigsten zu?

(A) Ursache: genetisch bedingter Proteasedefekt der Dünndarmmukosa
(B) Manifestation im 1. Lebensjahr
(C) Symptomatik: Diarrhö
(D) Therapie: Elimination von Kuhmilch aus der Nahrung
(E) Therapiedauer: meist 12–18 Monate ausreichend

F00 *!*

5.10 Welche Aussage trifft für die Kuhmilchproteinintoleranz **nicht** zu?

(A) Es kommt zu rezidivierenden Durchfällen im frühen Säuglingsalter.
(B) Es besteht eine immunologische Reaktion gegen Kuhmilchprotein.
(C) Nach ein- bis zweijähriger entsprechender Diät wird Kuhmilch gut vertragen.
(D) Die Stühle sind teilweise blutig.
(E) Antikörper gegen Kuhmilchproteine müssen zur Diagnosestellung nachweisbar sein.

F96

5.11 Nimmt ein gestillter Säugling zu wenig an Gewicht zu, so veranlaßt man Stillproben,

weil

die durch Stillproben ermittelte Milchmenge Hinweise darauf geben kann, ob der Tagesbedarf des Kindes gedeckt wird.

F95

5.12 Es ist jeweils ein Vitamin der entsprechenden Vitaminmangelkrankheit zugeordnet.

Welche Zuordnung trifft **nicht** zu?

(A) Biotin – Rachitis
(B) Vitamin C – Scorbut (Müller-Barlow-Krankheit)
(C) Vitamin K – Morbus haemorrhagicus neonatorum
(D) Folsäure – Megaloblastäre Anämie
(E) Nicotinsäureamid – Pellagra

5.7 (A) 5.8 (B) 5.9 (A) 5.10 (E) 5.11 (A) 5.12 (A)

F90 !!

5.13 Prüfen Sie die folgenden Aussagen über das Stillen eines Säuglings:

(1) In den ersten Lebenstagen muß zur Deckung des Energiebedarfs ein Kuhmilch-Präparat, am besten eine industriell hergestellte adaptierte Milchnahrung, zugefüttert werden.
(2) Ab der 2. Lebenswoche sollen die Vitamine A und C, am besten in Form von Obstsäften, zusätzlich zur Muttermilch zugeführt werden.
(3) Wegen des hohen Gehaltes der Muttermilch an Schadstoffen, z.B. Pestiziden, polychlorierten Biphenylen (PCB), darf ein Säugling nicht länger als 6 Wochen ausschließlich gestillt werden.
(4) Während der ersten 3 Lebensmonate benötigt ein reif geborener, gesunder, voll gestillter Säugling keine zusätzlichen Eisengaben in Form von Beikost oder Medikamenten.

(A) nur 1 ist richtig
(B) nur 4 ist richtig
(C) nur 1 und 3 sind richtig
(D) nur 2 und 4 sind richtig
(E) 1–4 = alle sind richtig

F00

5.14 Für welchen Nahrungsbestandteil ist bei streng vegetarischer (sog. veganischer) Ernährung von Säuglingen und Kleinkindern die Gefahr einer unzureichenden Versorgung **am wenigsten** zu erwarten?

(A) Eisen
(B) Vitamin B_{12}
(C) Calcium
(D) Vitamin D
(E) Kohlenhydrate

F94

5.15 Reife Frauenmilch enthält im Vergleich zu Kuhmilch weniger

(1) Eiweiß
(2) Laktose
(3) Mineralien
(4) Pestizide (chlorierte Kohlenwasserstoffe)
(5) Joule

(A) nur 1 und 3 sind richtig
(B) nur 2 und 4 sind richtig
(C) nur 1, 2 und 5 sind richtig
(D) nur 2, 4 und 5 sind richtig
(E) nur 3, 4 und 5 sind richtig

F93 !

5.16 Welche Aussage über die Zusammensetzung der Frauenmilch trifft **nicht** zu?

Sie enthält

(A) weniger Eiweiß als Kuhmilch
(B) weniger Kohlenhydrate als Kuhmilch
(C) mehr ungesättigte Fettsäuren als Kuhmilch
(D) spezifische Immunglobuline (z.B. sekretorisches IgA)
(E) etwa 70 kcal/dl (0,3 MJ/dl)

F93

5.17 Welche Aussage trifft **nicht** zu?

Prüfen Sie die angegebenen Aussagen über eine Vitamin-D_3- und Fluoridprophylaxe im Säuglingsalter.

(A) Der Bedarf an Vitamin D_3 im 1. Lebensjahr beträgt 300–500 IE/d.
(B) Eine während der Zahnentwicklung regelmäßig durchgeführte Fluoridgabe hemmt die Kariesentwicklung in späteren Jahren.
(C) Die kombinierte Gabe verdreifacht die Prophylaxe.
(D) Eine Vitamin-D_3-Prophylaxe ist unangebracht, wenn die verwendeten Milchpräparate einen Vitamin-D_3-Zusatz enthalten.
(E) Eine langdauernde Überdosierung von Vitamin D_3 führt zu Gewichtsverlust, Inappetenz und Hypercalciurie.

5.13 (B) 5.14 (E) 5.15 (A) 5.16 (B) 5.17 (D)

F93

5.18 Welche Aussage trifft für die Kuhmilchproteinintoleranz **nicht** zu?

(A) chronische Durchfälle schon im frühen Säuglingsalter
(B) Sensibilisierung gegen Kuhmilchprotein
(C) Die Krankheit verschwindet meist nach dem 2. Lebensjahr.
(D) Die Dünndarm-Mukosa kann abgeflacht sein.
(E) Fehlender Antikörpernachweis gegen Kuhmilcheiweiß schließt die Erkrankung aus.

H94 **!**

5.19 Ein voll gestillter Säugling in der 6. Lebenswoche (Geburtsgewicht 3350 g) wiegt 4400 g und hat in der letzten Woche 200 g an Gewicht zugenommen. Er hat nur alle 2–3 Tage Stuhlgang.

Das ist anzusehen als

(A) Ausdruck mangelnder Milchmenge der Mutter
(B) Zeichen eines zu geringen Flüssigkeitsangebotes bei fehlender Teezufütterung
(C) ein ernst zu nehmender Hinweis auf das Vorliegen einer Hypothyreose
(D) ein nicht krankhafter Befund
(E) Folge einseitiger Ernährung der Mutter

6 Stoffwechel

H93

6.1 Welche der folgenden Nahrungsstoffe sind fur einen Säugling mit Galaktosämie kontraindiziert?

(1) Saccharose
(2) Frauenmilch
(3) Apfelmus
(4) Kuhmilch
(5) Quark

(A) nur 2 und 4 sind richtig
(B) nur 4 und 5 sind richtig
(C) nur 1, 2 und 3 sind richtig
(D) nur 2, 4 und 5 sind richtig
(E) nur 1, 2, 4 und 5 sind richtig

F98

6.2 Ordnen Sie die folgenden Erbkrankheiten absteigend nach ihrer Häufigkeit!

(1) Mukoviszidose (zystische Fibrose = CF)
(2) Phenylketonurie
(3) Galaktosämie

(A) 1 – 2 – 3
(B) 1 – 3 – 2
(C) 2 – 3 – 1
(D) 2 – 1 – 3
(E) 3 – 1 – 2

F93 F85

6.3 Welche Aussage trifft **nicht** zu?

Als Ursache rezidivierender Hypoglykämien im Säuglingsalter kommen folgende Erkrankungen in Betracht:

(A) hereditäre Fruktoseintoleranz
(B) Glykogenspeicherkrankheit Typ I (Glucose-6-Phosphatase-Mangel)
(C) adrenogenitales Syndrom
(D) Hypophysenvorderlappeninsuffizienz
(E) Inselzellhyperplasie

F93 F92 H85 **!**

6.4 Bei Kindern tritt eine Hypoglykämie auf bei folgenden Stoffwechselerkrankungen:

(1) Phenylketonurie
(2) Galaktosämie
(3) Glykogenose Typ I (v. Gierke)
(4) Fruktoseintoleranz
(5) Mukopolysaccharidose Typ I (Hurler)

(A) nur 1 und 2 sind richtig
(B) nur 2 und 4 sind richtig
(C) nur 1, 3 und 5 sind richtig
(D) nur 2, 3 und 4 sind richtig
(E) nur 2, 3, 4 und 5 sind richtig

5.18 (E) 5.19 (D) 6.1 (D) 6.2 (A) 6.3 (C) 6.4 (D)

F98

6.5 Was trifft für das Shwachman-Diamond-Syndrom **nicht** zu?

(A) exokrine Pankreasinsuffizienz
(B) autosomal rezessiver Erbgang
(C) Neutropenie
(D) NaCl-Gehalt im Schweiß signifikant erhöht
(E) metaphysäre Ossifikationsdefekte

F98

6.6 Welcher Befund paßt **nicht** zur Vitamin-D-Mangel-Rachitis?

(A) Normokalzämie
(B) Hypokalzurie
(C) erhöhte alkalische Serum-Phosphatase-Konzentration
(D) erhöhte Serum-Parathormon-Konzentration
(E) Hyperphosphatämie

H99 **!**

6.7 Was trifft **nicht** zu?
Beurteilen Sie die Zuordnungen von Vitamin und der entsprechenden Vitaminmangelkrankheit!

(A) Vitamin D – Rachitis
(B) Vitamin C – Skorbut (Möller-Barlow-Krankheit)
(C) Vitamin K – Morbus haemorrhagicus neonatorum
(D) Folsäure – Megaloblastäre Anämie
(E) Biotin – Pellagra

F00

6.8 Für das Lesch-Nyhan-Syndrom trifft **nicht** zu:

(A) Bei frühzeitiger Behandlung mit Allopurinol bleiben Betroffene klinisch unauffällig.
(B) Die Erkrankung betrifft Knaben häufiger als Mädchen.
(C) Im Urin wird vermehrt Harnsäure ausgeschieden.
(D) Klinische Zeichen sind Spastik und geistige Retardierung.
(E) Es handelt sich um eine X-chromosomal vererbte Erkrankung.

H98 **!**

6.9 Ein voll gestillter, 2 Wochen alter Säugling wird mit Trinkschwäche, Erbrechen und Ikterus vorgestellt. Laborchemisch finden sich eine Hyperaminoazidurie und eine stark positive Reduktionsprobe des Urins.

Welche ist die wahrscheinlichste Diagnose?

(A) Glykogenose Typ I
(B) Zöliakie
(C) hereditäre Fruktoseintoleranz
(D) Galaktosämie
(E) Mukopolysaccharidose Typ I

F97

6.10 Der Glucose-6-phosphat-Dehydrogenase-Mangel

(1) kommt besonders häufig in Malariagebieten vor
(2) manifestiert sich manchmal kritisch nach Einnahme bestimmter Medikamente
(3) wird X-chromosomal-gebunden vererbt
(4) erfordert die regelmäßige Infusion von Desferrioxamin

(A) nur 2 ist richtig
(B) nur 1 und 4 sind richtig
(C) nur 2 und 3 sind richtig
(D) nur 1, 2 und 3 sind richtig
(E) 1–4 = alle sind richtig

H98

6.11 Was paßt **nicht** zu einer hypertonen Dehydratation?

(A) Natriumkonzentration im Serum oberhalb der Norm
(B) H_2O-Verlust größer als Natrium-Verlust
(C) Volumen des Intrazellulärraumes erhöht
(D) Volumen des Extrazellulärraumes vermindert
(E) verminderter Hautturgor

6.5 (D) 6.6 (E) 6.7 (E) 6.8 (A) 6.9 (D) 6.10 (D) 6.11 (C)

F94

6.12 Welche Aussagen über die „klassische“ Phenylketonurie treffen zu?

(1) Die Krankheit betrifft in der Bundesrepublik etwa 1 von 10 000 Neugeborenen.
(2) Der Erbgang ist autosomal dominant.
(3) Die betroffenen Kinder werden bereits in der ersten Lebenswoche durch den Nachweis eines erhöhten Phenylalaningehaltes im Blut auffällig.
(4) Die erfolgreiche Behandlung besteht in einer phenylalaninfreien Diät.
(5) Eine pränatale Diagnose ist mit Hilfe molekulargenetischer Methoden (Restriktionsfragmentlängenpolymorphismus) möglich.

(A) nur 1, 2 und 5 sind richtig
(B) nur 1, 3 und 4 sind richtig
(C) nur 1, 3 und 5 sind richtig
(D) nur 2, 3 und 4 sind richtig
(E) nur 2, 4 und 5 sind richtig

H96

6.13 Welche Aussage über die „klassische“ Phenylketonurie trifft **nicht** zu?

(A) Der Erbgang ist autosomal rezessiv.
(B) Die betroffenen Kinder werden bereits in der ersten Lebenswoche im Rahmen des generellen Neugeborenen-Screenings (Guthrie-Test) erkannt.
(C) Die betroffenen Kinder werden bereits in der zweiten Lebenswoche durch eine verzögerte motorische Entwicklung und durch Trinkschwäche klinisch auffällig.
(D) Die Dauerbehandlung besteht in einer phenylalaninarmen Diät.
(E) Eine pränatale Diagnose ist mit Hilfe molekulargenetischer Methoden möglich.

F99 **!!**

6.14 Welche Aussage trifft für die klassische Phenylketonurie **am wenigsten** zu?

(A) autosomal rezessiv erblicher Enzymdefekt
(B) führt unbehandelt zu geistigem Entwicklungsrückstand, Krampfanfällen und ekzematoiden Hautveränderungen
(C) Die Langzeitbehandlung besteht in einer phenylalaninarmen Kost.
(D) Bundesweit wird ein Neugeborenen-Screening mit dem mikrobiologischen Guthrie-Test am 1. Lebenstag durchgeführt.
(E) Neugeborene von Müttern mit unzureichend behandelter Phenylketonurie haben gehäuft Hirnschäden, Herzfehlbildungen und Dystrophie.

F99 **!!**

6.15 Welche der folgenden Erkrankungen kommt als Ursache einer im Kindesalter auftretenden Leberzirrhose **am wenigsten** in Betracht?

(A) Alpha-1-Antitrypsin-Mangel
(B) Galaktosämie
(C) Hepatitis B
(D) Fruktose-Intoleranz
(E) Glykogenose Typ I

H98

6.16 Bei welcher der folgenden Erkrankungen ist unbehandelt eine Leberzirrhose **am wenigsten** zu erwarten?

(A) Hepatitis B
(B) Galaktosämie
(C) Morbus Wilson
(D) Phenylketonurie
(E) Fruktoseintoleranz

F90

6.17 Bei welchen der folgenden Stoffwechselerkrankungen ist mit einer Leberschädigung **nicht** zu rechnen?

(A) Alpha-1-Antitrypsinmangel
(B) Fruktoseintoleranz
(C) Morbus Wilson
(D) Galaktosämie
(E) Galaktokinasemangel

6.12 (C) 6.13 (C) 6.14 (D) 6.15 (E) 6.16 (D)

H92 F90

6.18 Prüfen Sie folgende Aussagen zum Diabetes mellitus Typ I (IDDM):

(1) Der Diabetes mellitus Typ I manifestiert sich bei ca. 20 % der betroffenen Kinder und Jugendlichen mit einer ketoazidotischen Stoffwechselentgleisung.
(2) Eine temporäre Remission für Wochen bis Monate (honeymoon) wird sehr häufig (ca. 80 %) beobachtet.
(3) Die Zeitspanne vom Auftreten der ersten Symptome bis zur Diagnosestellung ist wegen der charakteristischen Symptomatik bei jüngeren Kindern meist kürzer als ein Monat.

(A) nur 1 ist richtig
(B) nur 2 ist richtig
(C) nur 3 ist richtig
(D) nur 1 und 2 sind richtig
(E) 1–3 = alle sind richtig

F90

6.19 Welche klinische Zeichen sind für das unbehandelte adrenogenitale Syndrom beim Mädchen kennzeichnend?

(1) Klitorishypertrophie
(2) vorzeitige Brustdrüsenentwicklung
(3) ausgeprägte Sekundärbehaarung und tiefe Stimme
(4) beschleunigtes Wachstum
(5) vorzeitige Menstruation durch erhöhte Gonadotropinsekretion

(A) nur 2 und 5 sind richtig
(B) nur 1, 3 und 4 sind richtig
(C) nur 2, 3 und 4 sind richtig
(D) nur 1, 2, 3 und 4 sind richtig
(E) 1–5 = alle sind richtig

H90

6.20 Welche Aussage trifft **nicht** zu?

Zu den Neurolipidosen im Kindesalter gehören:

(A) infantile amaurotische Idiotie (Tay-Sachs)
(B) Niemann-Picksche Erkrankung
(C) Morbus Gaucher
(D) hepato-lenticuläre Degeneration (M. Wilson)
(E) metachromatische Leukodystrophie

H90

6.21 Besteht bei einem jungen Säugling ein Saccharase-Isomaltase-Mangel, so führt die Fütterung einer adaptierten Säuglingsnahrung zu wäßrigen Durchfällen,

weil

bei einem jungen Säugling mit Saccharase-Isomaltase-Mangel eine Unverträglichkeit gegenüber Saccharose besteht.

H97

6.22 Bei hereditärer Fruktoseintoleranz manifestieren sich die typischen klinischen Symptome nach Zufuhr von Fruktose oder von

(1) Laktose
(2) Galaktose
(3) Sorbit
(4) Mannit
(5) Saccharose

(A) nur 1 ist richtig
(B) nur 1 und 2 sind richtig
(C) nur 3 und 5 sind richtig
(D) nur 4 und 5 sind richtig
(E) nur 1, 3 und 5 sind richtig

F00

6.23 Was trifft für die hereditäre Fructoseintoleranz **nicht** zu?

(A) Sie beruht auf einem Defekt der Fructose-1-Phosphat-Aldolase.
(B) Fructosezufuhr führt zu schweren Hypoglykämien.
(C) Neben Fructose ist auch Sorbit unverträglich.
(D) Unbehandelt kommt es zu einer Hepatomegalie.
(E) Sie wird diätetisch durch den Austausch von Fructose gegen Saccharose behandelt.

6.17 (E) 6.18 (E) 6.19 (B) 6.20 (D) 6.21 (D) 6.22 (C) 6.23 (E)

H93

Ein 3 Wochen alter Säugling wird wegen rezidivierenden Erbrechens vorgestellt.

Ordnen Sie den in Frage kommenden Erkrankungen der Liste 1 den passenden Befund (Liste 2) zu!

Liste 1

6.24 kongenitales adrenogenitales Syndrom (21-Hydroxylase-Mangel)

6.25 hypertrophe Pylorusstenose

Liste 2

(A) Hypernatriämie
(B) Hyperkaliämie
(C) metabolische Alkalose
(D) Hyperglykämie
(E) Blutdruckerhöhung

F93

6.26 Welche der folgenden Aussagen über das kongenitale adrenogenitale Syndrom trifft **nicht** zu?

(A) Häufigste Form ist der 21-Hydroxylase-Defekt.
(B) Es erkranken nur Mädchen.
(C) Eine pränatale Diagnostik ist möglich.
(D) Cortisol-Substitution muß lebenslang erfolgen.
(E) Eine Operation der vergrößerten Nebennieren ist kontraindiziert.

H99

6.27 Was trifft **nicht** zu?

Folgende Symptome weisen bei einem Knaben auf das Vorliegen eines unkomplizierten adrenogenitalen Syndroms hin:

(A) Hyperpigmentierung des Skrotums
(B) beschleunigtes Längenwachstum mit akzeleriertem Knochenalter
(C) frühzeitige Schambehaarung
(D) Salzverlustkrisen
(E) Vergrößerung des Phallus

H94

6.28 Ein 27 Tage alter Knabe erbricht seit mehreren Tagen und zeigt einen Zustand von Exsikkose, Hyponatriämie, Hyperkaliämie und Azidose.

Die wahrscheinlichste Diagnose ist:

(A) Pylorusstenose
(B) Duodenalatresie
(C) Hiatushernie
(D) adrenogenitales Syndrom (mit Salzverlust)
(E) Morbus Cushing

F95

6.29 Welche Aussage trifft **nicht** zu?

Bei der Glykogenose Typ I (von Gierke) sind folgende Befunde zu finden:

(A) Hyperlaktatämie
(B) Hypoglykämie
(C) Hypertriglyceridämie
(D) Hyperurikämie
(E) Hyperinsulinämie

F95

6.30 Laktasemangel

(1) entsteht bei Überfütterung zunächst gesunder Säuglinge mit Milch oder Milchprodukten
(2) ist bei einem erheblichen Teil der erwachsenen Weltbevölkerung ohne klinische Erscheinungen nachzuweisen
(3) führt in seiner primären (kongenitalen) Form zu Diarrhö bereits nach der ersten Milchfütterung
(4) wird in seiner sekundären Form häufig bei Zöliakie, Gastroenteritis und Kuhmilchintoleranz beobachtet

(A) nur 1 und 2 sind richtig
(B) nur 3 und 4 sind richtig
(C) nur 1, 3 und 4 sind richtig
(D) nur 2, 3 und 4 sind richtig
(E) 1–4 = alle sind richtig

6.24 (B) 6.25 (C) 6.26 (B) 6.27 (D) 6.28 (D) 6.29 (E) 6.30 (D)

F96

6.31 Welche Aussage über den zentralen Diabetes insipidus (Diabetes insipidus neurohormonalis) trifft **nicht** zu?

(A) Leitsymptome sind Polydipsie und Polyurie.
(B) Differentialdiagnosen sind Diabetes insipidus renalis, Diabetes mellitus, Niereninsuffizienz und psychogene Polydipsie.
(C) Die Urinosmolalität steigt nach Gabe des ADH-Analogons DDAVP an.
(D) Mögliche Ursachen sind intrakranielle Tumoren, Residuen nach Enzephalitis oder Meningitis und Langerhans-Zell-Histiozytose.
(E) Fieber, Gewichtsverlust und Hyperelektrolytämie sind Zeichen einer Überdosierung von DDAVP.

F96

6.32 Welche Aussage trifft für die klassische Phenylketonurie **nicht** zu?

(A) Es handelt sich um einen autosomal rezessiv erblichen Enzymdefekt.
(B) Die Dauerbehandlung besteht in einer phenylalaninfreien Kost.
(C) Sie führt unbehandelt zu geistiger Entwicklungsverzögerung, Krampfanfällen und ekzematoiden Hautveränderungen.
(D) Bundesweit wird ein Neugeborenen-Screening mit dem mikrobiologischen Guthrie-Test durchgeführt.
(E) Unbehandelte Mütter mit Phenylketonurie gebären häufiger als gesunde Mütter Kinder mit Hirnschäden und Herzfehlbildungen.

F97

6.33 Welche Aussage trifft **nicht** zu?

Zu den vererbbaren Stoffwechselstörungen gehören:

(A) Phenylketonurie
(B) Homozystinurie
(C) Zöliakie
(D) Glykogenose
(E) Hyperlipoproteinämie Typ II

H00

6.34 Was ist für die infantil-nephropathische Zystinose **am wenigsten** typisch?

(A) Hypokaliämie
(B) Azidose
(C) Harnsteinbildung
(D) Polyurie
(E) Wachstumsverzögerung

H99

6.35 Was trifft **nicht** zu?

Typische Symptome und Befunde bei der Mukopolysaccharidose Typ I (Pfaundler-Hurler-Krankheit) sind:

(A) ausgeprägte Skelettveränderungen („Dysostosis multiplex“)
(B) typische Facies: vergröberte Gesichtszüge, eingesunkene Nasenwurzel, Makroglossie mit offenem Mund, Korneatrübung
(C) Hepatomegalie
(D) Hochwuchs
(E) erhöhte Mukopolysaccharidausscheidung im Urin

H00

6.36 Was zählt **nicht** zu den Symptomen/Befunden der Pfaundler-Hurler-Krankheit (Mukopolysaccharidose Typ I)?

(A) Minderwuchs
(B) geistige Retardierung
(C) grobe Gesichtszüge, eingesunkene Nasenwurzel und Makroglossie
(D) Atrioventrikularseptumdefekt
(E) Kontrakturen der Gelenke

6.31 (E) 6.32 (B) 6.33 (C) 6.34 (A) 6.35 (D) 6.36 (D)

7 Erkrankungen der endokrinen Drüsen

F98

7.1 Ein 6jähriges Kind wird vorgestellt, bei dem durch Neugeborenenscreening eine konnatale Hypothyreose festgestellt worden war. Das Kind erhält seit der 2. Lebenswoche 50 µg Thyroxin täglich.
Es ist lebhaft, Pulsfrequenz 80/min. Größe und Gewicht auf der 50. Perzentile. Serumkonzentrationen: Gesamt-Thyroxin 540 (Norm: 650–1350) µg/l, TSH basal 25 (Norm: 0,3–5,5) mU/l.

Für das weitere Vorgehen empfiehlt sich am ehesten:

(A) Therapie absetzen
(B) Therapie auf Iodid umsetzen
(C) Dosis erhöhen
(D) Dosis reduzieren
(E) Dosis unverändert beibehalten

H98

7.2 Welche Aussage über die angeborene primäre Hypothyreose bei Neugeborenen trifft zu?

(A) TSH-Konzentration im Kapillarblut erhöht
(B) Häufigkeit ca. 1 : 80 000
(C) Leitsymptom in ca. 95 % der Fälle: angeborene Struma
(D) Prävention: Iodsubstitution der Mutter während der Schwangerschaft
(E) Therapie: Iodsubstitution baldmöglichst nach Geburt

F00

7.3 Anhaltende Untertemperatur und Bradykardie bei einem Säugling sollten den Verdacht vorrangig lenken auf

(A) adrenogenitales Syndrom
(B) Hypothyreose
(C) Phenylketonurie
(D) Vitamin-D-Mangelrachitis
(E) Zöliakie

F99 *!*

7.4 Welche Aussage über den zentralen Diabetes insipidus (Diabetes insipidus neurohormonalis) trifft **am wenigsten** zu?

(A) Leitsymptome sind Polydipsie und Polyurie.
(B) Wichtige Differentialdiagnosen sind Diabetes insipidus renalis, Diabetes mellitus, Niereninsuffizienz und psychogene Polydipsie.
(C) Die Urin-Osmolalität bleibt nach therapeutischer Gabe des ADH-Analogons DDAVP unter 280 mosm/kg.
(D) Ursachen sind intrakranielle Tumoren, Residuen nach Enzephalitis oder Meningitis und Histiozytosis X.
(E) Fieber, Gewichtsverlust und Hyperelektrolytämie sind Zeichen einer negativen Wasserbilanz.

F99 *!*

7.5 Welche Aussage trifft **nicht** zu?

Eine metabolische Alkalose kann bedingt sein durch

(A) anhaltend rekurrierendes Erbrechen infolge hypertropher Pylorusstenose
(B) erheblichen chronischen Kaliummangel
(C) Hyperaldosteronismus
(D) Coma diabeticum
(E) forcierte Behandlung mit einem Schleifendiuretikum

F97

7.6 Welches der folgenden Symptome paßt **nicht** zur konnatalen Hypothyreose?

(A) Ikterus prolongatus
(B) Obstipation
(C) Nabelhernie
(D) Muskelhypertonie
(E) psychomotorische Retardierung

H95

7.7 Eine blande Struma im Kindes- und Adoleszentenalter wird am häufigsten verursacht durch

(A) Zufuhr strumigener Substanzen
(B) Thyreoiditis
(C) Morbus Basedow
(D) alimentären Iodmangel
(E) Schilddrüsentumor

7.1 (C) 7.2 (A) 7.3 (B) 7.4 (C) 7.5 (D) 7.6 (D) 7.7 (D)

H00 !

7.8 Häufigste Ursache einer Struma im Kindesalter ist

(A) die präpubertäre Bildung multipler Adenome
(B) ein hereditärer Enzymdefekt der Schilddrüsenhormon-Biosynthese (sog. Iodfehlverwertungen)
(C) die autoimmunologisch bedingte Thyreoiditis
(D) der alimentäre Iodmangel
(E) die chronische Einnahme strumigener Substanzen

F91 F88

7.9 Für die testikuläre Feminisierung trifft zu:

(A) echte Pubertas praecox
(B) Pseudohermaphroditismus masculinus
(C) primärer (hypergonadotroper) Hypogonadismus
(D) erhöhte Androgenproduktion der Nebennierenrinde
(E) Ursache: Chromosomenaberration

F95

7.10 Was trifft für die testikuläre Feminisierung (komplette Androgenresistenz) **nicht** zu?

(A) Karyotyp 46,XY
(B) X-chromsomal rezessiver Erbgang
(C) weibliche Brustdrüsenentwicklung
(D) unauffällige Uterusentwicklung
(E) fehlende oder spärliche Sexualbehaarung

H94

7.11 Welche Aussage über die angeborene primäre Hypothyreose trifft **nicht** zu?

(A) Die Konzentration von TSH im Kapillarblut ist beim Neugeborenen erhöht.
(B) Die Häufigkeit beträgt etwa 1 auf 3000 bis 4000 Lebendgeborene.
(C) Das klinische Leitsymptom ist die angeborene Struma.
(D) Die Therapie sollte möglichst in den ersten Lebenswochen beginnen.
(E) Zu den Folgen einer fehlenden Behandlung gehört eine gestörte geistige Entwicklung.
(F)

F89

7.12 Ein Schulkind wird vorgestellt, weil es viel trinkt, wenig Appetit hat und nachts häufig einnäßt. Die Osmolalität im Urin liegt unter der Serumosmolalität, sie steigt nach Flüssigkeitsentzug nicht an. Eine Röntgenaufnahme des Schädels zeigt eine normal große Sella und osteolytische Herde in der Kalotte.

Es handelt sich vermutlich um eine(n)

(A) Diabetes mellitus
(B) Diabetes insipidus neurohormonalis
(C) Diabetes insipidus renalis
(D) okkulten Diabetes insipidus
(E) psychogene Polydipsie

H91

7.13 Bei einer diabetischen Ketoazidose mit starker Blutzuckererhöhung erhält das Kind Normalinsulin (Altinsulin). Um eine mittlere Blutzuckersenkung sowie einen langsamen Azidoseausgleich zu erzielen, werden folgende Insulindosen benötigt (regelmäßige Laborkontrollen):

(1) 0,5 Einheiten pro kg Körpergewicht im Bolus (i.v.)
(2) 0,1 Einheiten pro kg Körpergewicht im Bolus (i.v.)
(3) 1,0 Einheiten/Std. pro kg Körpergewicht nach einem Bolus als intravenöse Dauerinfusion
(4) 0,1 Einheiten/Std. pro kg Körpergewicht nach einem Bolus als intravenöse Dauerinfusion
(5) einmalige Verabreichung von 1,0 Einheiten pro kg Körpergewicht s.c.

(A) nur 5 ist richtig
(B) nur 1 und 3 sind richtig
(C) nur 1 und 4 sind richtig
(D) nur 2 und 3 sind richtig
(E) nur 2 und 4 sind richtig

7.8 (D) 7.9 (B) 7.10 (D) 7.11 (C) 7.12 (B) 7.13 (E)

F91

7.14 Nach Beginn der Insulinbehandlung eines Typ I-Diabetes (IDDM) bei einem dreijährigen Kind normalisiert sich der Blutzucker, die Glukosurie verschwindet und der Insulinbedarf vermindert sich auf weniger als 0,5 Einheiten pro kg Körpergewicht.

Folgende Auskunft sollte den Eltern gegeben werden:

(A) Es ist zur Heilung gekommen.
(B) Es ist eine partielle Remission eingetreten.
(C) Grundsätzlich muß Insulin abgesetzt werden.
(D) Es wird auf ein orales Antidiabetikum umgestellt.
(E) Der Patient erhält statt Insulin lebenslang eine kohlenhydratreduzierte Ernährung.

H93

7.15 Bei Neugeborenen diabetischer Mütter tritt in den ersten Lebenstagen häufig eine transitorische Hyperglykämie auf,

weil

bei Neugeborenen diabetischer Mütter in den ersten Lebenstagen häufig ein transitorischer Insulinmangel besteht.

H93

7.16 Welche Aussagen über die konnatale Hypothyreose treffen zu?

(1) gehört zu den häufigsten Endokrinopathien im Kindesalter
(2) häufigste Ursache: meist hereditärer Enzymdefekt der Schilddrüsenhormon-Biosynthese
(3) Die Mehrzahl der Betroffenen ist bereits in der 1. Lebenswoche auffällig.
(4) TSH-Erhöhung und Verminderung von freiem T_4 im Serum sind diagnostisch entscheidend.

(A) nur 4 ist richtig
(B) nur 1 und 2 sind richtig
(C) nur 1 und 4 sind richtig
(D) nur 1, 3 und 4 sind richtig
(E) 1–4 = alle sind richtig

H97

7.17 Für ein Neugeborenes mit konnataler Hypothyreose gilt:

(1) Die Diagnose erfolgt heute meist im Rahmen des Neugeborenen-Screenings.
(2) In der Regel liegt ein Defekt der Schilddrüsenhormonsynthese vor.
(3) Ein verlängerter Ikterus kommt vor.

(A) nur 1 ist richtig
(B) nur 1 und 2 sind richtig
(C) nur 1 und 3 sind richtig
(D) nur 2 und 3 sind richtig
(E) 1–3 = alle sind richtig

H99

7.18 Was trifft **nicht** zu?

Für die angeborene primäre Hypothyreose gilt:

(A) Die Häufigkeit beträgt etwa 1 zu 3 000 bis 4 000 Neugeborene.
(B) Hinweiszeichen im neonatalen Alter sind: Icterus prolongatus, Trinkfaulheit, offene (über 5 mm) kleine Fontanelle.
(C) Die Therapie mit L-Thyroxin muß in den ersten Lebenswochen eingeleitet werden.
(D) Die TSH-Konzentration im Kapillarblut des Neugeborenen ist stark vermindert.
(E) Ohne rechtzeitige Therapie kommt es zu geistiger Retardierung und Kleinwuchs.

F94

7.19 Symptome einer kompletten testikulären Feminisierung eines 15 Jahre alten Kindes sind:

(1) blind endende Vagina
(2) tastbare Gonaden in der Leiste
(3) tiefe, männliche Stimmlage
(4) fehlende Geschlechtsidentifikation
(5) mangelnde Brustentwicklung

(A) nur 3 ist richtig
(B) nur 1 und 2 sind richtig
(C) nur 1, 4 und 5 sind richtig
(D) nur 2, 4 und 5 sind richtig
(E) 1–5 = alle sind richtig

7.14 (B) 7.15 (E) 7.16 (C) 7.17 (C) 7.18 (D) 7.19 (B)

H92

Folgende Angaben beziehen sich auf die Aufgaben Nr. **7.20** und Nr. **7.21**.

Ein 10jähriges Mädchen wird wegen einer auffälligen Genitalentwicklung vorgestellt (siehe Abbildung Nr. 2 des Bildanhangs). Bereits bei Geburt war die Anomalie in geringerer Ausprägung vorhanden. Gonaden waren nie tastbar. Die Körpergröße liegt über der 97. Perzentile. Eine Sonographie läßt einen Uterus und kleine Ovarien erkennen.

7.20 Welche diagnostischen Maßnahmen sollten zur Sicherung der vermuteten Diagnose ergriffen werden?

(1) Laparoskopie
(2) Röntgen-Aufnahmen der ableitenden Harnwege
(3) Bestimmung von Testosteron
(4) Bestimmung von 17 α-Hydroxyprogesteron

(A) nur 3 ist richtig
(B) nur 4 ist richtig
(C) nur 1 und 2 sind richtig
(D) nur 2 und 3 sind richtig
(E) nur 2, 3 und 4 sind richtig

7.21 An welche Diagnose ist zu denken?

(A) Adrenogenitales Syndrom
(B) Syndrom der persistierenden Müllerschen Gänge
(C) Ullrich-Turner-Syndrom
(D) Testikuläre Feminisierung
(E) Hypospadie

H96

7.22 Die Tendenz zur Hypernatriämie ist zu beobachten bei

(1) Diabetes insipidus neurohormonalis
(2) Diabetes insipidus renalis
(3) inadäquat gesteigerter ADH-Sekretion (Schwartz-Bartter-Syndrom)
(4) primärem Hyperaldosteronismus (Conn-Syndrom)
(5) Mukoviszidose

(A) nur 3 und 5 sind richtig
(B) nur 1, 2 und 4 sind richtig
(C) nur 1, 3 und 4 sind richtig
(D) nur 2, 3, 4 und 5 sind richtig
(E) 1–5 = alle sind richtig

H94

7.23 Bei einem Kleinkind mit vermindertem Längenwachstum und Beinverkrümmungen ergeben sich folgende Laborbefunde:
Serumkonzentration von Calcium: normal
Serumkonzentration von Phosphat: erniedrigt
Serumkonzentration von Parathormon: normal
Aktivität der Alkalischen Phosphatase im Serum: erhöht
Kreatinin-Clearance: normal
Aminosäurenausscheidung mit dem Urin: normal

Es handelt sich am wahrscheinlichsten um:

(A) Pseudo-Vitamin-D-Mangel-Rachitis Typ I (Vitamin-D-abhängige Rachitis Typ I)
(B) Hypophosphatasie
(C) Vitamin-D-Mangel-Rachitis
(D) Phosphatdiabetes (familiäre Hypophosophatämie)
(E) Calcitonin-Mangel

F95

7.24 Welche Aussage trifft **nicht** zu?

Für ein Neugeborenes mit konnataler Hypothyreose gilt:

(A) Die Diagnose erfolgt meist im Rahmen des Neugeborenen-Screenings.
(B) Klinische Auffälligkeiten sind in der ersten Lebenswoche eher die Ausnahme.
(C) Alle Fälle werden durch das TSH-Screening erfaßt.
(D) Eine Therapie mit Schilddrüsenhormon wird vor dem Auftreten von Symptomen eingesetzt.
(E) Ein verlängerter Ikterus kann das erste Symptom sein.

H99

7.25 Was trifft **nicht** zu?

Eine Hyperkalzämie im Kindesalter kommt vor bei:

(A) primärem Hyperparathyreoidismus
(B) Zufuhr erhöhter Vitamin-D-Dosen
(C) Pseudohypoparathyreoidismus
(D) Leukämie
(E) Knochenmetastasen

7.20 (B) 7.21 (A) 7.22 (B) 7.23 (D) 7.24 (C) 7.25 (C)

8 Infektionskrankheiten

H93

8.1 Welche der nachfolgenden Komplikationen ist beim Exanthema subitum am häufigsten?

(A) Enzephalitis
(B) Meningitis
(C) Nephritis
(D) Infektkrampf
(E) Hepatitis

H97 !

8.2 Ein Kleinkind erkrankt akut mit Fieber um 40 °C ohne faßbare Infektzeichen. Mit schlagartigem Fieberabfall tritt ein makulopapulöses Exanthem auf, das sich über den ganzen Körper, weniger im Gesicht, ausbreitet.

Welche Aussage paßt **nicht** zu der vorliegenden Erkrankung?

(A) Erreger: humanes Herpes-simplex-Virus Typ 6 (HHV 6)
(B) initialer Krampfanfall überzufällig häufig
(C) während des Fiebers öfters ausgeprägte Leukozytose
(D) bei Exanthemausbruch Leukopenie
(E) hohe Kontagiosität

F98

8.3 Das Erythema infectiosum (Ringelröteln) wird verursacht durch

(A) Herpes simplex-Virus Typ 1
(B) Herpes-simplex-Virus Typ 2
(C) humanes Parvovirus B 19
(D) Coxsackie-Virus B 5
(E) Zytomegalievirus

F98

8.4 Welches Symptom ist für Scharlach **nicht** typisch?

(A) feinfleckiges Exanthem
(B) Tonsillitis
(C) Konjunktivitis
(D) „Himbeerzunge"
(E) Hautschuppung

F97

8.5 Welche Aussage trifft für die Mykoplasmen-Pneumonie **nicht** zu?

(A) häufiges Auftreten im Säuglingsalter
(B) trockener Husten
(C) Kälteagglutinationsprobe positiv
(D) röntgenologisch „atypische", aber auch segmentale und lobäre Verschattungen
(E) Zahl der Blutleukozyten meist normal oder nur gering erhöht

F98 !

8.6 Ein Kleinkind erkrankt mit leichtem Fieber, mittelfleckigem, nicht konfluierendem makulopapulösem Exanthem und Schwellung der zervikalen und okzipitalen Lymphknoten. Im Blutbild besteht eine Leukozytopenie mit relativer Lymphozytose.

Welche Diagnose trifft am ehesten zu?

(A) Masern
(B) Röteln
(C) Erythema infectiosum
(D) Exanthema subitum
(E) Scharlach

F98

8.7 Welche Aussage zum mukokutanen Lymphknotensyndrom (Kawasaki-Syndrom) trifft **nicht** zu?

(A) Über 5 Tage dauerndes, antibiotikaresistentes Fieber ist vorhanden.
(B) Ursache ist eine Streptokokkeninfektion.
(C) Eine Konjunktivitis ist häufig.
(D) Es droht ein Koronar-Arterien-Aneurysma.
(E) Myokardinfarkte werden beobachtet.

H93

8.8 Welche Aussage trifft für die bakterielle Meningitis **nicht** zu?

(A) Liquor-Zellzahl meist über $1000 \times 10^6/l$
(B) Liquor-Zucker im akuten Stadium meist vermindert
(C) Beginn der Antibiotika-Behandlung nach Eintreffen des Liquor-Kultur-Ergebnisses
(D) Liquor-Eiweißgehalt meist über 1 g/l
(E) Bei jungen Säuglingen können meningitische Zeichen fehlen.

8.1 (D) 8.2 (E) 8.3 (C) 8.4 (C) 8.5 (A) 8.6 (B) 8.7 (B) 8.8 (C)

F97

8.9 Infektkrämpfe (Fieberkrämpfe)

(1) kommen im Säuglingsalter vor
(2) können im Kleinkindalter bei Infekten wiederholt auftreten
(3) bedürfen stets der längerfristigen antikonvulsiven Behandlung
(4) können akut mit Diazepam rektal behandelt werden

(A) nur 4 ist richtig
(B) nur 1 und 2 sind richtig
(C) nur 1 und 3 sind richtig
(D) nur 2 und 4 sind richtig
(E) 1–4 = alle sind richtig

H98

8.10 Mit Rezidiven trotz vorangegangener antibiotischer Therapie muß am ehesten bei einer Meningitis gerechnet werden, die bedingt ist durch

(A) Meningokokken
(B) Pneumokokken
(C) Haemophilus influenzae
(D) Salmonellen
(E) Streptokokken

H96

8.11 Welche der angegebenen Infektionskrankheiten geht **nicht** mit Blasenbildung (Vesikel, Pustel) an der Haut/Schleimhaut einher?

(A) Varizellen
(B) Herpes genitalis
(C) Herpangina
(D) Impetigo contagiosa
(E) Exanthema subitum

H98

8.12 Das Masernexanthem

(A) ist mit Juckreiz verbunden
(B) neigt nicht zur Konfluenz
(C) beginnt am Stamm
(D) ist makulopapulös
(E) heilt häufig narbig ab

H96

8.13 Schwer verlaufende RS-Virusinfektionen

(1) betreffen vorwiegend den oberen Respirationstrakt
(2) werden durch Tröpfcheninfektion übertragen
(3) treten bei Säuglingen und Kleinkindern häufiger auf als bei Schulkindern
(4) haben ihre Häufigkeitsgipfel in den Sommermonaten

(A) nur 1 und 3 sind richtig
(B) nur 1 und 4 sind richtig
(C) nur 2 und 3 sind richtig
(D) nur 2 und 4 sind richtig
(E) nur 2, 3 und 4 sind richtig

H96

8.14 Eine prophylaktische passive Immunisierung ist möglich bei Infektionsgefährdung durch

(1) Masern
(2) Varizellen
(3) Hepatitis A
(4) Frühsommer-Meningoenzephalitis (FSME)

(A) nur 1 und 2 sind richtig
(B) nur 2 und 3 sind richtig
(C) nur 3 und 4 sind richtig
(D) nur 1, 2 und 4 sind richtig
(E) nur 1–4 sind richtig

H99

8.15 Was trifft **nicht** zu?

Für die Hepatitis A im Kindesalter gilt:

(A) Diagnose der akuten Infektion durch Nachweis von Antikörpern (Anti-HAV) der IgM-Klasse
(B) Dauer der ikterischen Phase etwa 10–12 Wochen
(C) meist folgenlose Ausheilung
(D) Bettruhe und Diät in der Regel ohne entscheidenden Einfluß auf den Krankheitsverlauf
(E) wirksame Prophylaxe durch aktive Immunisierung

8.9 (D) 8.10 (B) 8.11 (E) 8.12 (D) 8.13 (C) 8.14 (E) 8.15 (B)

H98

8.16 Welche der aufgeführten Zuordnungen von Erkrankung zu Krankheitserreger trifft **nicht** zu?

(A) Scharlach → Beta-hämolysierende Streptokokken der Gruppe A
(B) Herpangina → Herpes-simplex-Virus Typ I
(C) Exanthema subitum → humanes Herpesvirus Typ 6
(D) Lyme-Krankheit → Borrelia burgdorferi
(E) Erythema infectiosum → humanes Parvovirus B 19

H98

8.17 Welche Aussage trifft **nicht** zu?

Für das Exanthema subitum gilt:

(A) Beginn mit steilem Fieberanstieg ohne wesentliche Prodromi
(B) Neigung zu initialem Fieberkrampf
(C) deutliche Temperaturerhöhung über 3 bis etwa 6 Tage
(D) Auftreten eines kleinfleckigen, blaßrötlichen Exanthems unter Entfieberung
(E) ausgeprägte Leukozytose während der Phase des Exanthems

H98

8.18 Gegen welche der folgenden Infektionskrankheiten gibt es **keine** aktive Immunisierung durch Impfung?

(A) Hepatitis A
(B) Hepatitis B
(C) Varizellen
(D) Scharlach
(E) Pertussis

F99 *!*

8.19 Welche Regelimpfung soll erstmals im 2. Lebensjahr erfolgen?

Impfung gegen

(A) Haemophilus influenzae Typ B
(B) Poliomyelitis
(C) Röteln
(D) Keuchhusten
(E) Diphtherie

F99 *!*

8.20 Welche Aussage über Windpocken trifft **am wenigsten** zu?

(A) Die Kontagiosität ist hoch.
(B) Die Primärinfektion hinterläßt in der Regel eine lebenslange Immunität.
(C) Die Inkubationszeit beträgt meist 2–3 Wochen.
(D) Die Infektiosität beginnt ca. 1–2 Tage vor Exanthemausbruch.
(E) Die Krankheit wird vorwiegend durch Zwischenträger oder Gegenstände übertragen.

H99

8.21 Was trifft für Windpocken **nicht** zu?

(A) Inkubationszeit etwa 2–3 Wochen
(B) schubweise Entwicklung des Exanthems
(C) kein Befall des behaarten Kopfes
(D) schwere Verläufe bei immunsupprimierten Patienten
(E) Juckreiz

F99 *!*

8.22 Welche Aussage trifft **am wenigsten** zu?

Die Mykoplasmen-Pneumonie

(A) betrifft besonders häufig Neugeborene
(B) zeigt oft nur einen geringen Perkussions- und Auskultationsbefund
(C) zeigt radiologisch ein vielfältiges Bild mit bronchopneumonischen Infiltrationen, peribronchialer Streifenzeichnung und milchglasartigen Eintrübungen in den betroffenen Gebieten
(D) läßt sich mittels spezifischer IgM-Antikörper schon in den ersten Tagen der Erkrankung diagnostizieren
(E) kann mit Makroliden behandelt werden

8.16 (B) 8.17 (E) 8.18 (D) 8.19 (C) 8.20 (E) 8.21 (C) 8.22 (A)

F96

8.23 Für Neugeborene HB_sAg-positiver Mütter treffen die folgenden Aussagen zu:

(1) Etwa 1 % der Kinder werden vertikal infiziert.
(2) Die meisten Kinder erkranken – wenn keine Prophylaxe erfolgt – im Alter von einigen Wochen bis Monaten klinisch an Hepatitis B.
(3) Passive Immunprophylaxe mit Hepatitis-B-Hyperimmunserum innerhalb der ersten 24 Lebensstunden kann die Ausbildung des HB_sAg-Träger-Status verhindern.
(4) Zusätzliche aktive Hepatitis-B-Impfung ist frühestens ab dem Alter von 3 Monaten sinnvoll.

(A) nur 3 ist richtig
(B) nur 2 und 4 sind richtig
(C) nur 1 und 3 sind richtig
(D) nur 1 und 4 sind richtig
(E) 1–4 = alle sind richtig

F96

8.24 Welche Aussage trifft **nicht** zu?

Eine Infektion mit Herpes-simplex-Virus im Kindesalter kann folgende unterschiedliche Verläufe nehmen:

(A) inapparenter Verlauf
(B) Auftreten einer Vulvovaginitis sowie einer Hautmanifestation mit bis zu linsengroßen Bläschen
(C) Entwicklung einer Herpangina
(D) Entwicklung einer Keratokonjunktivitis
(E) Entwicklung einer Enzephalitis

H96

8.25 Welche Aussage trifft **nicht** zu?

Für Pertussis gilt:

(A) Der Erreger wird durch Tröpfcheninfektion übertragen und ist hochinfektiös.
(B) Die Ansteckungsfähigkeit ist im Stadium catarrhale am größten.
(C) Typisch, jedoch nicht immer vorhanden, ist eine ausgeprägte Leukozytose mit Lymphozytose.
(D) Besonders gefährdet durch das Auftreten schwerer Komplikationen sind Säuglinge und Kleinkinder.
(E) Neugeborene sind durch transplazentar erworbene Immunität geschützt.

F96

8.26 Welche Aussage trifft **nicht** zu?

Die prophylaktische Anwendung spezieller Immunglobuline ist bei folgenden Erkrankungen wirksam:

(A) Hepatitis B
(B) Diphtherie
(C) Varizellen, Zoster
(D) Tollwut
(E) Scharlach

F97

8.27 Bei welcher Schutzimpfung werden attenuierte, vermehrungsfähige Erreger injiziert (sog. Lebendimpfstoff):

(A) Pertussisschutzimpfung
(B) Varizellenschutzimpfung
(C) Haemophilus-influenzae (HIB)-Impfung
(D) Hepatitis-A-Schutzimpfung
(E) Schutzimpfung gegen Frühsommer-Meningoenzephalitis (FSME)

F97 *!!*

8.28 Ein 4jähriger Junge hat durch einen Radunfall Schürfwunden an beiden Knien. Die Grundimmunisierung gegen Tetanus im 1. und 2. Lebensjahr ist lege artis durchgeführt worden.

Was benötigt das Kind?

(A) Tetanusboosterung mit Tetanol®
(B) Tetanol® und Wiederholung nach 10 Tagen
(C) Tetanus-Immunserum (z.B. Tetagam®)
(D) Tetagam® und Tetanol®
(E) keine Impfung

F96

8.29 Die Ringelröteln (Erythema infectiosum) werden verursacht durch

(A) Coxsackie-Virus B 15
(B) Herpes-simplex-Virus Typ 1
(C) Varicella-Zoster-Virus
(D) Parvovirus B 19
(E) humanes Herpes-simplex-Virus Typ 6

8.23 (A) 8.24 (C) 8.25 (E) 8.26 (E) 8.27 (B) 8.28 (E) 8.29 (D)

H93

8.30 Welche Aussage über Windpocken trifft **nicht** zu?

Die

(A) Kontagiosität ist hoch
(B) Primärinfektion hinterläßt eine lebenslange Immunität
(C) Inkubationszeit beträgt 2–3 Wochen
(D) Infektiosität beginnt 2 Tage nach Exanthemausbruch
(E) Erreger persistieren lebenslang im Organismus

F89

8.31 Der Befund (siehe Abbildung Nr.3 des Bildanhangs) ist innerhalb der letzten 24 Stunden bei einem 7jährigen Mädchen auf dem linken Handrücken aufgetreten. Keine sonstigen Hautveränderungen.

Was trifft im Zusammenhang mit dem gezeigten Befund zu?

(1) Die Hauterscheinung zeigt das Merkmal der herpetiformen Gruppierung von Effloreszenzen.
(2) Herpes-simplex-Viren können derartige Hauterscheinungen hervorrufen.
(3) Die Manifestation auf dem Handrücken schließt eine Herpes-simplex-Virus-Infektion aus.
(4) Die Manifestation im Kindesalter schließt eine Herpes-simplex-Virus-Infektion aus.

(A) nur 4 ist richtig
(B) nur 1 und 2 sind richtig
(C) nur 1 und 3 sind richtig
(D) nur 1 und 4 sind richtig
(E) nur 3 und 4 sind richtig

H95

Ordnen Sie den in Liste 1 genannten Erregern die von ihnen verursachten Erkrankungen (Liste 2) zu!

Liste 1

8.32 β-hämolysierende Streptokokken der Gruppe A

8.33 Coxsackie-A-Viren

Liste 2

(A) Angina lacunaris
(B) Scharlachangina
(C) Monozytenangina
(D) Angina Plaut-Vincenti
(E) Herpangina

F97

8.34 Welche Erkrankung ist bei einer Infektion mit Borrelia burgdorferi **am wenigsten** zu erwarten?

(A) Erythema chronicum migrans
(B) Lymphadenosis cutis benigna
(C) akute periphere Fazialisparese
(D) Arthritis
(E) eitrige Meningitis

H95

8.35 Welche Aussage trifft **nicht** zu?

Zu den Komplikationen des Pertussis gehören:

(A) Pneumonie
(B) Apnoen
(C) Nephropathie
(D) Enzephalopathie
(E) subkonjunktivale Blutung

H96

8.36 Welche bakterielle Meningitis ist eine seröse Meningitis?

(A) Haemophilus-influenzae-Meningitis
(B) Pneumokokkenmeningitis
(C) Borrelienmeningitis
(D) Meningokokkenmeningitis
(E) Streptokokkenmeningitis

8.30 (D) 8.31 (B) 8.32 (***) 8.33 (E) 8.34 (E) 8.35 (C) 8.36 (C)

H89

8.37 Nach einer Splenektomie bei Kindern und jüngeren Erwachsenen besteht vor allem ein erhöhtes Risiko für

(A) Pneumokokken-Infektionen
(B) Herpes zoster
(C) Hepatitis B
(D) Pseudomonas-Infektionen
(E) Pneumocystis-Infektionen

H95

8.38 Welche Aussage trifft **nicht** zu?

Typische Prodromi bei Masern sind:

(A) Schnupfen
(B) Husten
(C) Konjunktivitis
(D) „kalkspritzerartige" weiße Flecken an der Wangenschleimhaut
(E) Schwellung der retroaurikulären Lymphknoten

H95

8.39 Eine 20jährige Erstgravida im 3. Schwangerschaftsmonat, die angibt, nie Röteln gehabt zu haben und nicht gegen Röteln geimpft ist, hat gestern Kontakt mit einem frisch an Röteln erkrankten Kind gehabt.

Welches Vorgehen ist am zweckmäßigsten?

(A) sofortige aktive Impfung gegen Röteln
(B) sofortige Blutentnahme zur Röteln-Antikörperbestimmung und Gabe von Röteln-Immunglobulin
(C) sofortige Gabe von normalem Gammaglobulin, Antikörperbestimmung (IgM) in 2–3 Wochen
(D) abwarten und Antikörperbestimmung (IgM) in 2–3 Wochen
(E) Rat zum Schwangerschaftsabbruch

F90

8.40 Welche sind die häufigsten Erreger einer akuten Säuglingsenteritis in Westeuropa?

(A) enteropathogene E. coli (Dyspepsie-Coli)
(B) Salmonellen
(C) Campylobacter
(D) Viren
(E) Staphylokokken

F90 **!!**

8.41 Eine lymphozytäre Meningitis im Kindesalter macht den Einsatz von Antibiotika erforderlich, wenn folgende Information vorliegt:

(A) Das Kind hat vor einer Woche Mumps gehabt.
(B) Das Kind hat sich im Epidemiegebiet einer Frühsommermeningoenzephalitis aufgehalten.
(C) Das Kind hatte vor ca. zwei Monaten ein Erythema migrans.
(D) Vier Wochen vor Krankenhausaufnahme wurde eine Pertussisimpfung durchgeführt.
(E) Es besteht gleichzeitig eine Herpangina.

H00

8.42 Was ist **keine** typische Erkrankung durch β-hämolysierende Streptokokken der serologischen Gruppe A?

(A) Scharlach
(B) Erysipel
(C) Angina lacunaris
(D) Impetigo contagiosa
(E) eitrige Parotitis

H00 **!**

8.43 Ein Kleinkind erkrankt akut mit Fieber um 40 °C, feinfleckigem Exanthem und Angina tonsillaris. Es handelt sich am wahrscheinlichsten um:

(A) Röteln
(B) Exanthema subitum
(C) Scharlach
(D) Masern
(E) Erythema infectiosum

H99

8.44 Welches Symptom ist typisch für Scharlach?

(A) Schnupfen
(B) Husten
(C) Konjunktivitis
(D) „kalkspritzerartige" weiße Flecken an der Wangenschleimhaut
(E) hochrote papillentragende „Himbeerzunge"

8.37 (A) 8.38 (E) 8.39 (B) 8.40 (D) 8.41 (C) 8.42 (***) 8.43 (C) 8.44 (E)

F90

Ordnen Sie den in Liste 1 genannten bakteriellen Infektionen im Neugeborenenalter die entsprechenden typischen Erreger (Liste 2) zu!

Liste 1

8.45 Neonatale Osteomyelitis

8.46 Impetigo bullosa (Pemphigus neonatorum)

Liste 2

(A) Staphylokokken
(B) B-Streptokokken
(C) Chlamydien
(D) Proteus mirabilis
(E) Pseudomonas aeruginosa

H90

8.47 Folgende Erreger können sub partu von der Mutter auf das Kind übertragen werden:

(1) Human Immunodeficiency-Virus (HIV)
(2) Hepatitis B-Virus
(3) Herpes simplex-Virus (Typ II)
(4) hämolysierende Streptokokken der Gruppen B
(5) Chlamydien (Chlamydia trachomatis)

(A) nur 1 und 3 sind richtig
(B) nur 2, 3 und 4 sind richtig
(C) nur 1, 2, 3 und 5 sind richtig
(D) nur 1,2, 4 und 5 sind richtig
(E) 1–5 = alle sind richtig

F00 **!**

8.48 Für Pertussis (Erreger Bordetella pertussis) gilt **nicht:**

(A) Die Erkrankung hinterlässt eine lebenslange Immunität.
(B) Schon Neugeborene können erkranken.
(C) Die Inkubationszeit beträgt etwa zwischen 1 und 2 Wochen.
(D) Im Stadium convulsivum kommt es zu besonders nachts auftretenden schweren Hustenanfällen mit Schleimerbrechen, evtl. Zyanose und nachfolgendem hörbaren Inspirium.
(E) Typisch, jedoch nicht immer vorhanden, ist eine ausgeprägte Leukozytose mit Lymphozytose.

H90

8.49 Bei einem 10jährigen Jungen trat etwa 14 Tage nach dem Biß einer Zecke ein juckendes Erythem auf, welches sich handtellergroß und zum Rand hin stärker ausgeprägt entwickelte.

(1) Es handelt sich um eine Erkrankung durch Borrelien.
(2) Es handelt sich um eine allergische Reaktion auf Zeckengifte.
(3) Im späteren Verlauf der Erkrankung können Gelenkschwellungen auftreten.
(4) Durch eine Impfung gegen die durch Zecken übertragene FSME kann die vorliegende Erkrankung verhindert werden.
(5) Eine antibiotische Therapie muß zur Vermeidung von Komplikationen durchgeführt werden.

(A) nur 4 ist richtig
(B) nur 1 und 4 sind richtig
(C) nur 2 und 3 sind richtig
(D) nur 3 und 5 sind richtig
(E) nur 1, 3 und 5 sind richtig

H90

8.50 Welche Aussage über die HIV-Infektion bei Kindern trifft **nicht** zu?

(A) Neugeborene sind meist von der Mutter diaplazentar bzw. peripartal infiziert.
(B) Infizierte Neugeborene sind relativ unauffällig, das Vollbild der Erkrankung äußert sich meist erst nach 3–24 Monaten.
(C) Hauptmanifestationen des klinischen Vollbildes sind Gedeihstörungen, mentale und statomotorische Entwicklungsverzögerung, Leber-, Milz- und Lymphknotenschwellungen.
(D) Die immunologischen Störungen ähneln denen bei einem Di-George-Syndrom.
(E) Es besteht eine hohe Tendenz zur Selbstheilung.

8.45 (A) 8.46 (A) 8.47 (E) 8.48 (A) 8.49 (E) 8.50 (E)

H90

8.51 Welche Aussage trifft **nicht** zu?

Prüfen Sie folgende Aussagen über Varizellen:

(A) Charakteristisch ist die schubweise Ausbreitung der Hautveränderungen.
(B) Der behaarte Kopf bleibt frei.
(C) Nach Abheilung der Effloreszenzen bleiben in einem Teil der Fälle Narben zurück.
(D) Als Komplikation kann eine akute Zerebellitis auftreten.
(E) Besondere Gefährdung für Neugeborene besteht bei Erkrankung der Mutter wenige Tage vor oder unter der Geburt.

H90

8.52 Für die Masern-Lebendimpfung gelten folgende Kontraindikationen:

(1) schwerer Herzfehler
(2) immunsuppressive Therapie
(3) Erkrankung an Mukoviszidose
(4) HIV-infiziertes Kind
(5) zerebrale Anfallsleiden

(A) Keine der Aussagen 1–5 ist richtig.
(B) nur 2 und 4 sind richtig
(C) nur 2 und 5 sind richtig
(D) nur 1, 2, 4 und 5 sind richtig
(E) 1–5 = alle sind richtig

H90

8.53 Prüfen Sie bitte folgende Aussagen über Mumps im Kindesalter:

(1) Die Mumps-Meningo-Enzephalitis betrifft überwiegend Mädchen.
(2) Die Orchitis ist die zweithäufigste Organmanifestation nach der Parotitis.
(3) Mumps hinterläßt Immunität.
(4) Die Mumps-Pankreatitis ist eine lebensgefährliche Komplikation.
(5) Von der Mutter übertragene Antikörper verleihen dem jungen Säugling Schutz vor der Erkrankung.

(A) nur 3 und 5 sind richtig
(B) nur 1, 2 und 4 sind richtig
(C) nur 1, 2 und 5 sind richtig
(D) nur 2, 3 und 4 sind richtig
(E) 1–5 = alle sind richtig

H97

8.54 Welche Aussage trifft **nicht** zu?

Folgende Komplikationen können bei Mumps auftreten:

(A) Meningitis
(B) Orchitis ab der Pubertät in 20–30 % der Fälle, mit Gefahr der Sterilität
(C) Pankreatitis
(D) Schädigung von Hirnnerven, z.B. N. VIII mit Gefahr der Schwerhörigkeit oder Taubheit
(E) besonders schwere Verlaufsformen bei Patienten unter immunsuppressiver Therapie

H90

8.55 Bei der Untersuchung eines 8jährigen Knaben während eines Infektes stellte der Hausarzt einen niedrigen Eisenspiegel von 3,6 µmol/l (0,2 mg/l) fest. Sie werden nach Abklingen der Infektion zur Stellungnahme gebeten. Der Eisenspiegel ist jetzt 14,7 µmol/l (0,82 mg/l), Eisenbindungskapazität 60,2 µmol/l (3,36 mg/l), Hb 124 g/l, Hk 0,4, Eryhtrozyten 4,6 × 10^2/l.

Folgende Beurteilung ist richtig:

(A) Eine Eisengabe ist erforderlich, um einen latenten Eisenmangel zu beheben.
(B) Es liegt kein Eisenmangel, wohl aber ein Folsäure-Mangel vor.
(C) Es handelt sich um eine perniziöse Anämie.
(D) Eine hämolytische Anämie muß noch ausgeschlossen werden.
(E) Es sind keine weiteren Maßnahmen erforderlich.

H91

8.56 Das Erythema nodosum kann im Zusammenhang mit folgenden Erkrankungen auftreten:

(1) Scharlach
(2) Tuberkulose
(3) Colitis ulcerosa
(4) Morbus Crohn
(5) Yersiniose

(A) nur 2 ist richtig
(B) nur 3 und 4 sind richtig
(C) nur 3 und 5 sind richtig
(D) nur 1, 2 und 4 sind richtig
(E) 1–5 = alle sind richtig

8.51 (B) 8.52 (B) 8.53 (A) 8.54 (***) 8.55 (E) 8.56 (E)

H91

8.57 Die drei typischen Komplikationen bei Masern sind:

(1) Nephritis
(2) Otitis media
(3) Pneumonie
(4) Enzephalitis
(5) Myokarditis

(A) nur 1, 2 und 5 sind richtig
(B) nur 1, 3 und 4 sind richtig
(C) nur 1, 4 und 5 sind richtig
(D) nur 2, 3 und 4 sind richtig
(E) nur 2, 3 und 5 sind richtig

H91

8.58 Welche Aussage trifft für die Rotavirus-Infektion bei Kindern **nicht** zu?

(A) Rotaviren sind die häufigsten Erreger von Durchfallerkrankungen im Säuglings- und Kleinkindalter.
(B) Es kommt zu Fieber, Erbrechen und Durchfall.
(C) Infektionszeichen der oberen Luftwege können als Begleitsymptome auftreten.
(D) Die Infektion verursacht eine bleibende Immunität.
(E) Asymptomatische Virusausscheider kommen als Infektionsquelle in Betracht.

H91

8.59 Welche Aussage trifft **nicht** zu?

Für das Varizellenexanthem gilt:

(A) Die bläschenförmigen Effloreszenzen entwickeln sich aus einer Hautrötung über eine Papel.
(B) Die Effloreszenzen treten schubartig auf.
(C) Auch nicht aufgekratzte Effloreszenzen können narbig abheilen.
(D) Die Schleimhäute zeigen keine Effloreszenzen.
(E) Der behaarte Kopf ist mitbefallen.

F91

8.60 Die aktive Rötelnimpfung, die simultan mit den Impfungen gegen Masern und Mumps durchgeführt werden kann, wird nicht nur für Mädchen, sondern auch für Knaben nach dem 15. Lebensmonat empfohlen,

weil

eine Rötelnerkrankung bei einem von etwa 1000 Betroffenen mit einer schweren Enzephalitis einhergeht.

H95

8.61 Ein bisher gesundes 5jähriges Kind erkrankt nach einem Infekt der oberen Luftwege und gastrointestinalen Symptomen akut mit heftigem Erbrechen, Krämpfen und Koma. Die Transaminasen sind stark erhöht, der Blutzucker ist erniedrigt. Trotz aller Intensivmaßnahmen stirbt das Kind. Autoptisch findet sich eine massive Verfettung der Leber.

Es handelt sich am wahrscheinlichsten um:

(A) chronisch-aktive Hepatitis
(B) Fruktoseintoleranz
(C) Galaktosämie
(D) Reye-Syndrom
(E) Enzymdefekt im Harnstoffzyklus

F91

8.62 Bei welchen der hier aufgeführten Impfstoffe handelt es sich um Lebendimpfstoffe?

Impfstoffe gegen Erkrankung an:

(1) Diphtherie
(2) Tetanus
(3) Masern
(4) Hepatitis B
(5) Mumps
(6) Frühsommer-Meningoenzephalitis
(7) Tuberkulose

(A) nur 3 und 5 sind richtig
(B) nur 1, 4 und 5 sind richtig
(C) nur 2, 4 und 6 sind richtig
(D) nur 3, 5 und 7 sind richtig
(E) nur 1, 2, 3, 5 und 6 sind richtig

8.57 (D) 8.58 (D) 8.59 (D) 8.60 (C) 8.61 (D) 8.62 (D)

H93 !

8.63 Bei dem Kind einer HIV-positiven Mutter wird im Alter von 3 Monaten ein positiver HIV-Antikörper-Titer festgestellt. Klinisch ist das Kind gesund.

Welche Aussage trifft für den Säugling zu?

(A) Der Säugling hat AIDS.
(B) Der positive HIV-Antikörper-Titer kann durch übertragene mütterliche Antikörper bedingt sein.
(C) Zusätzliche immunologische Untersuchungen ermöglichen es, die Diagnose AIDS zu stellen oder auszuschließen.
(D) Die mütterlichen Antikörper schützen den Säugling in den folgenden Monaten vor der Erkrankung.
(E) Es sollten sofort Immunglobuline verabreicht werden.

F94 !

8.64 Ein Kleinkind erkrankt akut mit Fieber um 40 °C ohne faßbare Infektzeichen. Mit kritischem Fieberabfall tritt ein makulopapulöses Exanthem auf, das sich über den ganzen Körper, weniger im Gesicht ausbreitet.

Es handelt sich am wahrscheinlichsten um

(A) Röteln
(B) Masern
(C) Exanthema subitum
(D) Erythema infectiosum
(E) Scharlach

F00 !

8.65 Welche der angegebenen Infektionskrankheiten geht **nicht** mit Blasenbildung (Vesikel, Pustel) an der Haut/Schleimhaut einher?

(A) Varizellen
(B) Herpes genitalis
(C) Herpangina
(D) Impetigo contagiosa
(E) Exanthema subitum

F94

8.66 Welches ist die Behandlung der Wahl einer Mykoplasmenpneumonie bei Kleinkindern?

(A) Penicillin
(B) Erythromycin
(C) Co-Trimoxazol
(D) Ampicillin
(E) Amphotericin B

H00 !

8.67 Welche der folgenden Aussagen zur Pneumonie im Kindesalter trifft zu?

(A) Im Säuglings- und frühen Kleinkindesalter sind Bronchopneumonien häufiger als Lobärpneumonien.
(B) Der charakteristische Auskultationsbefund bei akuter Pneumonie im Kleinkindesalter ist inspiratorisches Giemen.
(C) Vor Einleitung der antibiotischen Therapie einer Pneumonie im Kindesalter muss stets entweder die bakteriologische oder die serologische Identifizierung des Erregers abgewartet werden.
(D) Eine Pilzpneumonie wird im Kindesalter am häufigsten durch Mycoplasma pneumoniae hervorgerufen.
(E) Die Entstehung von Pneumatozelen ist im Kindesalter überwiegend auf eine Infektion mit Pneumokokken zurückzuführen.

H97 F94

8.68 Welche der folgenden Impfungen soll erst nach dem ersten Lebensjahr durchgeführt werden?

Impfung gegen Erkrankung an:

(A) Tetanus
(B) Diphtherie
(C) Keuchhusten
(D) Hämophilus-influenzae-B-Infektion
(E) Röteln

8.63 (B) 8.64 (C) 8.65 (E) 8.66 (B) 8.67 (A) 8.68 (E)

F94

8.69 Welche Aussage trifft für Windpocken **nicht** zu?

(A) Kontagiosität besteht bis zum Eintrocknen der Bläschen.
(B) Die Inkubationszeit dauert 2–3 Wochen.
(C) Das Exanthem ist juckend.
(D) Die Schleimhäute bleiben frei.
(E) Schwere Verläufe werden bei immunsupprimierten Patienten beobachtet.

F94

8.70 Womit ist bei einer Erkrankung an Mumps **nicht** zu rechnen?

(A) Orchitis
(B) Ovariitis
(C) Pankreatitis
(D) Lobärpneumonie
(E) Meningoenzephalitis

H00 *!*

8.71 Was ist als Komplikation einer Mumps-Erkrankung **am wenigsten** zu erwarten?

(A) Pankreatitis
(B) Meningitis
(C) Otitis media
(D) Orchitis
(E) Thyreoiditis

F94 *!*

8.72 Prüfen Sie folgende Aussagen über Masern:

(1) hochkontagiöse exanthematische Infektionskrankheit
(2) bleibende Entfieberung mit Exanthemausbruch
(3) klinisch manifeste Enzephalitis bei ca. 1 ‰ der Erkrankten
(4) Prophylaxe durch Masern-Lebendimpfung
(5) Frühzeitige Behandlung mit Aciclovir (Zovirax®) ist bei Verdacht auf Masern-Enzephalitis indiziert.

(A) nur 1 und 4 sind richtig
(B) nur 1, 3 und 4 sind richtig
(C) nur 1, 3 und 5 sind richtig
(D) nur 2, 3, 4 und 5 sind richtig
(E) 1–5 = alle sind richtig

F94 *!*

8.73 Die Hämophilus-influenzae-Impfung (HIB-Impfung) soll in den ersten Lebensjahren vor folgenden Erkrankungen schützen:

(1) eitrige Meningitis
(2) akute Epiglottitis
(3) akute stenosierende Laryngitis

(A) nur 1 ist richtig
(B) nur 2 ist richtig
(C) nur 1 und 2 sind richtig
(D) nur 2 und 3 sind richtig
(E) 1–3 = alle sind richtig

F93

8.74 Eine Schutzimpfung gegen Hämophilus influenzae ist bei Kindern jenseits des 5. Lebensjahres nicht mehr erforderlich,

weil

es bei Kindern nach dem 5. Lebensjahr keine Hämophilus-influenzae-Infektionen mehr gibt.

F93

8.75 Das morbilliforme Exanthem

(A) ist makulo-papulös
(B) neigt nicht zu Konfluenz
(C) heilt häufig narbig ab
(D) ist kleinfleckig
(E) zeigt nach Abklingen eine groblamelläre Schuppung der Haut

F00 *!!*

8.76 Welche Impfungen werden in der Bundesrepublik Deutschland im 1. Lebensjahr allgemein empfohlen?

Schutzimpfung gegen

(1) Pertussis
(2) Haemophilus influenzae Typ b
(3) Diphtherie
(4) Tuberkulose
(5) Röteln

(A) nur 1, 2 und 3 sind richtig
(B) nur 1, 2 und 4 sind richtig
(C) nur 1, 3 und 5 sind richtig
(D) nur 2, 3 und 4 sind richtig
(E) nur 3, 4 und 5 sind richtig

8.69 (D) 8.70 (D) 8.71 (C) 8.72 (B) 8.73 (C) 8.74 (C) 8.75 (A) 8.76 (A)

F93 !

8.77 Für Keuchhusten (Pertussis) gelten folgende Feststellungen:

(1) Typisch sind stakkatoartige Hustenattacken.
(2) Junge Säuglinge sind durch transplazentar erworbene Immunität vor einer Infektion geschützt.
(3) Eine Chemoprophylaxe gefährdeter Kinder ist mit Erythromycin möglich.
(4) Die aktive Immunisierung ist risikolos und garantiert einen sicheren Impfschutz.

(A) nur 1 und 3 sind richtig
(B) nur 1 und 4 sind richtig
(C) nur 2 und 3 sind richtig
(D) nur 2 und 4 sind richtig
(E) nur 1, 2 und 4 sind richtig

H92 !

8.78 Für perinatal HIV-infizierte Säuglinge gilt:

(1) Ein fehlender Nachweis von HIV-Antikörpern mittels ELISA-Test post partum schließt Infektion nicht aus.
(2) Der Nachweis intrazerebraler Verkalkungen stützt die Verdachtsdiagnose.
(3) Die Latenzzeit bis zur klinischen Manifestation von typischen Symptomen ist kürzer als bei Erwachsenen.
(4) Die ersten, zunächst uncharakteristischen Symptome können vor manifester Erkrankung der Mutter auftreten.

(A) nur 1 und 2 sind richtig
(B) nur 2 und 3 sind richtig
(C) nur 3 und 4 sind richtig
(D) nur 1, 2 und 3 sind richtig
(E) 1–4 = alle sind richtig

H92

8.79 Ein 5jähriges Kind wird vorgestellt, weil es beidseits am Hals entlang des M. sternocleidomastoideus kirschkerngroße Lymphknoten aufweist. Diese Lymphknotenschwellungen sind bereits einige Monate lang unverändert vorhanden. Darüber hinaus weist das Kind keine Krankheitssymptome auf.

Welche Feststellungen treffen Sie?

(1) Rezidivierende Infekte im Rachenbereich sind häufig Ursachen dieses Befundes.
(2) Eine Toxoplasmose kann Ursache sein.
(3) Es besteht begründeter Verdacht auf einen M. Hodgkin.
(4) Es handelt sich um eine Erkrankung an Röteln.

(A) nur 2 ist richtig
(B) nur 3 ist richtig
(C) nur 4 ist richtig
(D) nur 1 und 2 sind richtig
(E) nur 1 und 3 sind richtig

F92 !

8.80 Ein 6 Monate alter Säugling hat einige Tage 40 °C Fieber, ist hyperexzitabel und hat eine gespannte Fontanelle. Die am 3. Tag durchgeführte Lumbalpunktion ergab einen normalen Befund. Am 4. Tag tritt ein kleinfleckiges, hellrotes Exanthem im Gesicht und am Rumpf auf, dabei Entfieberung.

Die richtige Diagnose lautet:

(A) Masern
(B) Röteln
(C) Exanthema subitum
(D) Coxsackievirus-Infektion und Meningitis
(E) Scharlach

8.77 (A) 8.78 (E) 8.79 (D) 8.80 (C)

F92

8.81 Ein 1jähriges Kind ist akut erkrankt mit Bauchschmerzen, zeitweisem Erbrechen, Nahrungsverweigerung und Fieber. Bei der Untersuchung finden sich: hochrote Gaumenbögen mit Bläschen, weicher, druckempfindlicher Bauch, Temperatur 39 °C.

Die wahrscheinlichste Diagnose ist:

(A) bakterielle Gastroenteritis
(B) Appendizitis
(C) Coxsackievirus-Infektion
(D) Angina follicularis
(E) Herpes-simplex-Infektion

F92 **!**

8.82 Welche Aussage trifft **nicht** zu?

Für Pertussis (Erreger: Bordetella pertussis) gilt:

(A) Schon Neugeborene können erkranken.
(B) Im Stadium convulsivum kommt es zu überwiegend nachts auftretenden schweren Hustenanfällen mit Schleimerbrechen, evtl. Zyanose und nachfolgendem hörbaren Inspirium.
(C) Nach einer Impfung besteht lebenslange Immunität.
(D) Die Krankheitsdauer beträgt im Regelfall 6–12 Wochen.
(E) Differentialdiagnostisch ist zu beachten, daß die typischen Hustenattacken bei Kleinkindern auch durch eine Infektion mit Adenoviren hervorgerufen werden können.

F00

8.83 Welche Aussage trifft für die Herpesenzephalitis **nicht** zu?

(A) Es handelt sich um eine nekrotisierende Entzündung.
(B) Symptome sind zunehmende Somnolenz sowie fokale Anfälle.
(C) Im CT und MRT werden Dichteminderung und Kontrastmittelaustritt besonders temporal beobachtet.
(D) Das EEG zeigt in der Regel Herdveränderungen.
(E) Bei begründetem Verdacht ist sofort eine hochdosierte intravenöse Immunglobulinbehandlung durchzuführen.

H00

8.84 Beim Waterhouse-Friderichsen-Syndrom findet man als charakteristischen Befund in den Nebennieren

(A) Adenome
(B) hämorrhagische Nekrosen
(C) eine Thrombose der Vv. suprarenales
(D) entzündliche Infiltrate
(E) eine Hyperplasie der Zona glomerulosa

H99 **!**

8.85 Was ist der häufigste Erreger einer Lobärpneumonie im Kindesalter?

(A) Pneumokokken
(B) Streptokokken Typ B
(C) Staphylokokken
(D) Pneumocystis carinii
(E) Mykoplasmen

H94

8.86 Nach dem Spaziergang im Stadtwald einer norddeutschen Stadt geht die Mutter mit ihrem 4jährigen Kind zum Arzt, weil es eine Zecke (Zekkenbiß) hat.

Welche Maßnahme ist nach den aktuellen offiziellen Empfehlungen erforderlich?

(A) Impfung gegen Borreliose
(B) Gabe von Immunglobulin
(C) antibiotische Behandlung
(D) FSME-Impfung
(E) Keine der Aussagen (A) – (D) trifft zu.

H94

8.87 Ein 5jähriges Kind wird vorgestellt, weil es innerhalb von 5 Monaten nach Eintritt in den Kindergarten zum 3. Mal mit Fieber, Husten und Appetitlosigkeit erkrankt ist. Der Rachenring ist gerötet, Temperatur 38,2 °C. Tonsillen überragen das Tonsillarbett um 1 cm, keine Beläge sichtbar.

Welche Diagnose ist am wahrscheinlichsten?

(A) rezidivierende virale Infekte
(B) Immundefekt vom common variable-Typ
(C) chronische Tonsillitis
(D) Primärtuberkulose
(E) Sinubronchitis

8.81 (C) 8.82 (C) 8.83 (E) 8.84 (B) 8.85 (A) 8.86 (E) 8.87 (A)

H94 !

8.88 Welche Aussage zum Varizellenexanthem trifft **nicht** zu?

(A) typische Effloreszenzen: oberflächliche Bläschen mit dünner Decke
(B) schubweise Entwicklung des Exanthems, dadurch verschiedene Stadien nebeneinander („Sternenhimmel")
(C) Befall nur unbehaarter Regionen
(D) Mitbefall der Schleimhäute
(E) Körperstamm meist stärker betroffen als Extremitäten

H94

8.89 Mit welchem der folgenden Symptome bzw. Befunde ist **am wenigsten** zu rechnen, wenn ein 6jähriger Junge an Mumps erkrankt?

(A) Parotitis
(B) Fieber
(C) Orchitis
(D) Meningitis
(E) Serumamylaseerhöhung

F00 !

8.90 Prüfen Sie folgende Aussagen über Masern auf ihre Richtigkeit!

(1) Prophylaxe durch Impfung möglich
(2) Komplikationen sind Otitis media, Bronchopneumonie und Enzephalitis
(3) mit Exanthemausbruch bleibende Entfieberung
(4) Inkubationszeit 2–5 Tage

(A) nur 1 und 2 sind richtig
(B) nur 1 und 4 sind richtig
(C) nur 2 und 3 sind richtig
(D) nur 2 und 4 sind richtig
(E) nur 3 und 4 sind richtig

H94

Ordnen Sie jedem der in Liste 1 genannten charakteristischen Symptome die entsprechende Infektionskrankheit aus Liste 2 zu:

Liste 1

8.91 Koplik-Flecken

8.92 Stomatitis aphthosa

Liste 2

(A) Masern
(B) Mumps
(C) Scharlach
(D) Röteln
(E) Herpes-simplex-Virus-Infektion

F95

8.93 Ein 12jähriges Kind wird mit folgender Symptomatik vorgestellt: hohes Fieber, generalisierte Lymphknotenschwellung, Angina mit pseudomembranösen Belägen, rubeoliformes Exanthem, geringgradiger Ikterus und Splenomegalie.

Sie denken vordringlich an

(A) Diphtherie
(B) infektiöse Mononukleose
(C) Scharlach
(D) Herpangina
(E) Kawasaki-Syndrom

F00 !

8.94 Ein 12-jähriges Mädchen weist folgende Symptomatik auf: hohes Fieber seit Tagen; leichte Hepatosplenomegalie mit Sklerenikterus, generalisierte Lymphknotenschwellung besonders deutlich zervikal; ausgeprägte Tonsillitis mit pseudomembranösen Belägen, Leukozytose (18 000 Zellen/µl).

Welche Diagnose ist am wahrscheinlichsten?

(A) Diphtherie
(B) Leukämie
(C) Scharlach
(D) infektiöse Mononukleose
(E) mukokutanes Lymphknotensyndrom (Kawasaki)

8.88 (C) 8.89 (C) 8.90 (A) 8.91 (A) 8.92 (E) 8.93 (B) 8.94 (D)

F95

8.95 Eine Erhöhung von spezifisch gegen Röteln gerichtetem IgM im Nabelschnurblut weist auf eine Rötelninfektion des Feten hin,

weil

IgM im Blut der Mutter bei unkomplizierter Schwangerschaft die Plazentaschranke nicht überwindet.

F95 !!

8.96 Welche der folgenden Aussagen über Masern treffen zu?

(1) Koplikschе Flecken sind pathognomonisch.
(2) Die Kontagiosität im Verlaufe der Erkrankung ist nur während des typischen Exanthems hoch.
(3) In 1 von 100 Erkrankungen kommt es zur Masernenzephalitis.
(4) Die einmalige aktive Impfung (Lebendimpfstoff) verleiht langjährigen Schutz.
(5) Die Enzephalitis nach Masernimpfung ist erheblich seltener als die Enzephalitis nach Infektion mit dem Wildvirus.

(A) nur 1, 2 und 3 sind richtig
(B) nur 1, 3 und 5 sind richtig
(C) nur 1, 4 und 5 sind richtig
(D) nur 2, 3 und 4 sind richtig
(E) nur 2, 4 und 5 sind richtig

F95

8.97 Pertussis

(1) tritt im frühen Säuglingsalter wegen möglicher diaplazentarer Übertragung der spezifischen Immunität selten auf
(2) befällt Knaben häufiger und meist schwerer als Mädchen
(3) geht typischerweise mit relativer Lymphozytose bei Leukopenie einher
(4) stellt für junge Säuglinge eine stärkere Gefährdung dar als für Schulkinder
(5) kann durch Enzephalopathie kompliziert werden

(A) nur 1 und 2 sind richtig
(B) nur 4 und 5 sind richtig
(C) nur 1, 2 und 3 sind richtig
(D) nur 2, 3 und 5 sind richtig
(E) nur 3, 4 und 5 sind richtig

F00 !

8.98 Was trifft für die bakterielle Meningitis eines etwa 5 Monate alten Säuglings **nicht** zu?

(A) Nackensteifigkeit als klassisches Meningitiszeichen kann fehlen.
(B) häufig verminderter Glucosegehalt des Liquors
(A) Liquor-Zellzahl meist über 1000/μL
(D) Häufigste Erreger sind B-Streptokokken.
(E) Beginn einer antibiotischen Behandlung bereits vor Eintreffen des Liquor-Kultur-Ergebnisses erforderlich

H95

8.99 Für die spinale Kinderlähmung (Poliomyelitis) trifft zu:

(1) Etwa 20 % der Infizierten erkranken mit Lähmungen.
(2) Die Lähmungen sind in der Regel symmetrisch.
(3) Dem akuten Lähmungsstadium geht ein meningitisches Stadium voraus.
(4) Die schlaffen Lähmungen sind Ausdruck des Befalls der motorischen Vorderhornzellen des Rückenmarkes.
(5) Enzephalitische Verlaufsformen mit schweren Bewußtseinsstörungen und Krämpfen kommen vor.

(A) nur 1 und 2 sind richtig
(B) nur 3 und 4 sind richtig
(C) nur 3, 4 und 5 sind richtig
(D) nur 1, 3, 4 und 5 sind richtig
(E) 1–5 = alle sind richtig

H00 !

8.100 Bei welcher der folgenden bakteriellen Erkrankungen bzw. Toxinkrankheiten ist durch Totimpfstoffe **kein** wirksamer Schutz erreichbar?

(A) Tetanus
(B) Diphtherie
(C) Tuberkulose
(D) Haemophilus-influenzae-Meningitis
(E) Meningokokkenmeningitis (Gruppen A und C)

8.95 (A) 8.96 (C) 8.97 (B) 8.98 (D) 8.99 (C) 8.100 (C)

H00 !

8.101 Welche der folgenden Impfungen soll nach den Empfehlungen der ständigen Impfkommission (STIKO) erstmals im 2. Lebensjahr durchgeführt werden?

(A) Diphtherie
(B) Haemophilus-influenzae Typ b
(C) Pertussis
(D) Masern
(E) Poliomyelitis

F00 !

8.102 Ein 10-jähriger Knabe erkrankt mit Abgeschlagenheit, hohem Fieber und Husten. Bei Auskultation der Lunge finden sich rechtsseitig ohrnahe, feinblasige Rasselgeräusche. Röntgenologisch besteht eine Lobärpneumonie rechts. Die BSG ist stark erhöht und es ist eine Leukozytose mit Linksverschiebung nachweisbar.

Welche ist die wahrscheinlichste Diagnose?

(A) Pneumokokken-Pneumonie
(B) Staphylokokken-Pneumonie
(C) Mykoplasma-Pneumonie
(D) Masern-Pneumonie
(E) interstitielle plasmazelluläre Pneumonie

9 Immunologie, Immunpathologie, rheumatische Erkrankungen

H93

9.1 Welche Symptome sind charakteristisch für das akute rheumatische Fieber im Kindesalter?

(1) Monarthritis
(2) Rheumafaktoren im Serum positiv
(3) Erythema marginatum (anulare)
(4) Karditis
(5) Noduli rheumatici (subkutane Rheumaknötchen)

(A) nur 1, 2 und 3 sind richtig
(B) nur 1, 2 und 4 sind richtig
(C) nur 1, 3 und 5 sind richtig
(D) nur 2, 4 und 5 sind richtig
(E) nur 3, 4 und 5 sind richtig

F97

9.2 Welche Aussage trifft **nicht** zu?

Hauptkriterien (nach Jones) des akuten rheumatischen Fiebers sind:

(A) Karditis
(B) Polyarthritis
(C) Chorea minor
(D) Erythema migrans
(E) Noduli rheumatici

F97

9.3 Was zählt **nicht** zu den klinischen Hauptsymptomen des Kawasaki-Syndroms?

(A) Fieber
(B) Hautschuppung
(C) Uveitis
(D) hochrote Lippen
(E) Vergrößerung der Halslymphknoten

8.101 (D) 8.102 (A) 9.1 (E) 9.2 (D) 9.3 (C)

H98 **!**

9.4 Welches der genannten Symptome ist **nicht** charakteristisch für das Kawasaki-Syndrom?

(A) Fieber von mindestens 5tägiger Dauer
(B) Konjunktivitis
(C) hochrote Lippen (Lacklippen)
(D) thrombozytopenische Hautblutungen
(E) Schuppung der Haut an Händen und Füßen

F94 **!**

9.5 Welches der genannten Symptome ist **nicht** charakteristisch für das Kawasaki Syndrom?

(A) Fieber unbekannter Ursache von mindestens 5tägiger Dauer
(B) Konjunktivitis
(C) Lacklippen
(D) thrombozytopenische Hautblutungen
(E) Schuppung der Haut an Händen und Füßen

H99

9.6 Ein 1jähriges Kind erkrankt mit hohem Fieber, Konjunktivitis, Glossitis (erdbeerartige Zunge), Rötung der Palmarflächen, Exanthem sowie nuchalen Lymphknotenschwellungen. Trotz Penicillingabe persistiert das Fieber über 5–6 Tage. Nach dieser Zeit kommt es zur Schuppung der Haut an Händen und Füßen.

Welche Diagnose ist am wahrscheinlichsten?

(A) Masern
(B) Röteln
(C) Scharlach
(D) Kawasaki-Syndrom
(E) Purpura Schoenlein-Henoch

F97

9.7 Bei welcher Erkrankung kommt eine Thrombozytopenie im Kindesalter **nicht** vor?

(A) ausgedehnter Naevus flammeus
(B) Riesenhämangiom
(C) akute lymphoblastische Leukämie
(D) Wiskott-Aldrich-Syndrom
(E) M. Werlhof

F98

9.8 Welche Aussage über die juvenile chronische Arthritis trifft **nicht** zu?

(A) Der Rheumafaktor ist meist positiv.
(B) Eine chronische Iridozyklitis tritt gehäuft auf.
(C) Die systemische Form (Morbus Still) ist durch intermittierendes hohes Fieber und Exanthem charakterisiert.
(D) Eine Ruhigstellung der betroffenen Gelenke sollte, wenn überhaupt, nur möglichst kurzfristig erfolgen.
(E) Therapeutisch sind Salicylate oder andere nicht-steroidale entzündungshemmende Medikamente Mittel der Wahl.

H98 **!**

9.9 Welche Aussage trifft **nicht** zu?

Das Still-Syndrom (systemische juvenile chronische Arthritis) ist charakterisiert durch folgende Symptome/Befunde:

(A) Hepatosplenomegalie
(B) Polyserositis
(C) intermittierendes Fieber
(D) antinukleäre Antikörper (ANA) erhöht
(E) Lymphknotenschwellungen

F99 **!**

9.10 Welche Aussage trifft für die juvenile chronische Arthritis **am wenigsten** zu?

(A) Der Rheumafaktor ist meist positiv.
(B) Eine begleitende chronische Iridozyklitis findet sich gehäuft bei der oligoartikulären Form.
(C) Die systemische Form (Morbus Still) ist durch Fieberschübe und fleckiges Exanthem charakterisiert.
(D) Krankengymnastik ist eine wesentliche therapeutische Säule.
(E) Therapeutisch sind nicht-steroiodale entzündungshemmende Medikamente Mittel der Wahl.

9.4 (D) 9.5 (D) 9.6 (D) 9.7 (A) 9.8 (A) 9.9 (D) 9.10 (A)

F96

9.11 Für den systemischen Lupus erythematodes treffen zu:

(1) Die Manifestation erfolgt häufig im Kleinkindesalter.
(2) Er tritt häufiger bei Mädchen auf.
(3) Er kann zu einer Immunkomplexnephritis führen.
(4) Er kann durch verschiedene Arzneimittel ausgelöst werden.
(5) Eine Remission kann auch durch konsequente Therapie nur selten erzielt werden.

(A) nur 1 und 5 sind richtig
(B) nur 2 und 4 sind richtig
(C) nur 1, 3 und 4 sind richtig
(D) nur 2, 3 und 4 sind richtig
(E) 1–5 = alle sind richtig

H97

9.12 Welche der genannten Chemotherapeutika kommen zur Therapie eines akuten rheumatischen Fiebers mit einem 6jährigen Kind in Frage?

(1) Penicillin G
(2) Erythromycin
(3) Penicillin V
(4) Ofloxacin

(A) nur 3 ist richtig
(B) nur 1 und 3 sind richtig
(C) nur 2 und 4 sind richtig
(D) nur 1, 2 und 3 sind richtig
(E) 1–4 = alle sind richtig

H95

Ordnen Sie den allergischen Reaktionstypen der Liste 1 die Erkrankungen der Liste 2 zu!

Liste 1

9.13 Anaphylaktische Reaktion (IgE-vermittelter Typ I)

9.14 Immunkomplexreaktion (Arthus-Phänomen, Typ III)

Liste 2

(A) Tuberkulinreaktion, Kontaktekzem
(B) Serumkrankheit, Vaskulitis
(C) M. haemolyticus neonatorum
(D) Asthma bronchiale, Schock
(E) Immunthyreoiditis

F00 **!**

9.15 Was beruht auf einer Allergie Typ III (Immunkomplexreaktion)?

(A) Tuberkulinreaktion
(B) Serumkrankheit
(C) M. haemolyticus neonatorum
(D) Asthma bronchiale
(E) Immunthyreoiditis

F93

9.16 Hinweise auf ein Antikörpermangelsyndrom jenseits des 6. Lebensmonats sind:

(1) gehäufte bakterielle Infektionen des Respirationstraktes
(2) häufig rezidivierende Virusinfektionen
(3) rezidivierende gastrointestinale Infektionen mit Malabsorption
(4) schwere Tbc-Verläufe
(5) septikämische Manifestationen (z.B. Osteomyelitis)

(A) nur 1 und 2 sind richtig
(B) nur 2 und 3 sind richtig
(C) nur 4 und 5 sind richtig
(D) nur 1, 3 und 5 sind richtig
(E) 1–5 = alle sind richtig

F90

9.17 Welche Aussage trifft **nicht** zu?

Der selektive IgA-Mangel gilt als häufigster angeborener Immundefekt und ist durch folgende Symptome gekennzeichnete:

(A) Disposition zu Allergien
(B) Disposition zu Autoimmunerkrankungen
(C) Zöliakie-ähnliche Symptome
(D) rezidivierende virale und bakterielle Infekte der oberen Luftwege
(E) septische Erkrankungen durch Pneumokokken und Haemophilus influenzae

9.11 (D) 9.12 (D) 9.13 (D) 9.14 (B) 9.15 (B) 9.16 (D) 9.17 (E)

F90

9.18 Charakteristische Phänomene beim Reye-Syndrom sind:

(1) metabolische Alkalose
(2) Ammoniak im Serum erhöht
(3) Hirnödem
(4) diffuse feintropfige Verfettung der Leber
(5) gutes Ansprechen auf Heparin-Therapie

(A) nur 1, 2 und 5 sind richtig
(B) nur 1, 3 und 4 sind richtig
(C) nur 1, 4 und 5 sind richtig
(D) nur 2, 3 und 4 sind richtig
(E) nur 2, 3 und 5 sind richtig

F94 F91

9.19 Bei einem 4jährigen Kind mußte wegen einer schweren hereditären Sphärozytose (Kugelzellenanämie) eine Milzexstirpation erfolgen.

Durch welchen Erreger ist das Kind am stärksten gefährdet?

(A) Masern-Virus
(B) Borrelia burgdorferi
(C) Bordetella pertussis
(D) Streptococcus pneumoniae
(E) Haemophilus influenzae

H90

9.20 Folgende Aussagen über die systemische Form der juvenilen rheumatoiden Arthritis (Still-Syndrom) treffen zu:

(1) Der Gelenkbefall kann initial sehr diskret sein.
(2) Septische Fieberschübe mit flüchtigem Exanthem sind typisch.
(3) Antinukleäre Antikörper sind in den meisten Fällen nachweisbar.
(4) Salicylattherapie ist wegen möglicher Komplikationen (z.B. Reye-Syndrom) kontraindiziert.

(A) nur 1 und 2 sind richtig
(B) nur 1 und 3 sind richtig
(C) nur 2 und 4 sind richtig
(D) nur 1, 2 und 3 sind richtig
(E) 1–4 = alle sind richtig

H91

9.21 Welche Aussage zum selektiven IgA-Mangel im Kindesalter trifft **nicht** zu?

(A) Er ist der häufigste humorale Immundefekt.
(B) Er kann sekundär durch Pharmaka (z.B. Phenytoin) ausgelöst werden.
(C) Er kann mit häufig rezidivierenden Infekten der Luftwege einhergehen.
(D) Wiederholte Bluttransfusionen können anaphylaktische Reaktionen auslösen.
(E) Die Masernlebendimpfung ist kontraindiziert.

H93

9.22 Für die systemische Form der juvenilen rheumatoiden (chronischen) Arthritis, sog. Morbus Still, ist folgende Hautveränderung charakteristisch:

(A) Erythema anulare
(B) Granuloma anulare
(C) Erythema exsudativum multiforme
(D) Noduli rheumatici
(E) rezidivierendes flüchtiges, meist blaßrötliches, kleinfleckiges Exanthem

F94 H92

9.23 Welche Aussage trifft **nicht** zu?

Zur systemischen Form der juvenilen chronischen Arthritis gehören:

(A) Splenomegalie
(B) Oligo- oder Polyarthritis
(C) Endokarditis
(D) Antibiotika-resistentes Fieber
(E) Lymphadenopathie

F94

9.24 Welche Aussagen zur serologischen Diagnostik bei der systemischen Form der juvenilen chronischen Arthritis (Morbus Still) treffen zu?

(1) Rheumafaktor meist positiv
(2) antinukleäre Antikörper meist positiv
(3) HLA-B27 meist positiv

(A) Keine der Aussagen 1–3 ist richtig.
(B) nur 1 und 2 sind richtig
(C) nur 1 und 3 sind richtig
(D) nur 2 und 3 sind richtig
(E) 1–3 = alle sind richtig

9.18 (D) 9.19 (D) 9.20 (A) 9.21 (E) 9.22 (E) 9.23 (C) 9.24 (A)

F94

9.25 Für das rheumatische Fieber gilt:

(1) Reaktion auf Infektion mit β-hämolysierenden Streptokokken der Gruppe A
(2) Der IgM-Rheumafaktor ist bei Mädchen im Adoleszentenalter oft positiv.
(3) Typische Hautveränderung ist das Erythema nodosum.
(4) Die betroffenen Gelenke können permanent geschädigt werden.
(5) Die Therapie besteht in der Gabe von Penicillin und Salicylaten, bei Karditis zusätzlich von Glucocorticoiden.

(A) nur 1 und 3 sind richtig
(B) nur 1 und 5 sind richtig
(C) nur 1, 2 und 5 sind richtig
(D) nur 2, 4 und 5 sind richtig
(E) 1–5 = alle sind richtig

H97

9.26 Welche Aussage trifft **nicht** zu?

Für die juvenile rheumatoide Arthritis (juvenile chronische Arthritis) gilt:

(A) Monarthritis kommt vor.
(B) Herzbeteiligung ist ausgeschlossen.
(C) Chronische Iridozyklitis kommt vor.
(D) Der IgM-Rheumafaktor ist meist negativ.
(E) Sakroiliitis mit Übergang in einen Morbus Bechterew kommt vor.

H92

9.27 Welche Aussage trifft **nicht** zu?

Beim Kawasaki-Syndrom sind folgende Befunde zu erwarten bzw. Komplikationen zu befürchten:

(A) Antibiotika-resistentes Fieber
(B) zervikale Lymphadenitis
(C) varizelliformes Exanthem
(D) Konjunktivitis
(E) Gefäßaneurysmen

H97

9.28 Symptome der Purpura Schoenlein-Henoch sind:

(1) Bauchschmerzen
(2) Gelenkbeschwerden
(3) Hämaturie

(A) nur 2 ist richtig
(B) nur 3 ist richtig
(C) nur 1 und 2 sind richtig
(D) nur 2 und 3 sind richtig
(E) 1–3 = alle sind richtig

F00 **!**

9.29 Welche der folgenden Maßnahmen ist zur Behandlung einer systemischen juvenilen chronischen Arthritis (Still-Syndrom) **nicht** geeignet?

(A) krankengymnastische Behandlung
(B) Behandlung mit Naproxen
(C) Behandlung mit Glucocorticoiden
(D) Antibiotikatherapie (Penicillin)
(E) Behandlung mit Methotrexat

F92

9.30 Zur Diagnose akutes rheumatisches Fieber im Kindesalter paßt **am wenigsten:**

(A) Polyarthritis
(B) Endokarditis
(C) Myokarditis
(D) Iridozyklitis
(E) Chorea minor (Sydenham)

F92

9.31 Welche Aussage für den systemischen Lupus erythematodes trifft **nicht** zu?

(A) bei Mädchen häufiger als bei Knaben
(B) Manifestation oft in der Pubertät
(C) Ätiologie gesichert: Antikörperbildung gegen virale DNS bei genetisch fixierter Disposition
(D) fibrinoide Degeneration kollagener Fasern im Gewebe
(E) Hauterytheme im Gesicht

9.25 (B) 9.26 (B) 9.27 (C) 9.28 (E) 9.29 (D) 9.30 (D) 9.31 (C)

H94

9.32 Welche Aussage trifft **nicht** zu?

Folgende klinische Manifestationen zählen zu den Hauptkriterien nach Jones zur Diagnosestellung des rheumatischen Fiebers:

(A) Karditis
(B) Fieber
(C) Chorea minor
(D) Erythema marginatum (anulare)
(E) Noduli rheumatici

H94

9.33 Die akute idiopathische thrombozytopenische Purpura des Kindes

(A) weist im Knochenmark eine Verminderung der Megakaryozyten auf
(B) ist durch Vorhandensein einer großen Anzahl von Fragmentozyten im Blutbild charakterisiert
(C) manifestiert sich häufig im Anschluß an einen viralen Infekt
(D) ist mit hoher Sterblichkeit belastet
(E) geht typischerweise mit einer deutlichen Serumkomplementverminderung zu Beginn der Erkrankung einher

F95

9.34 Zu den Hauptkriterien nach Jones zur Diagnosestellung des rheumatischen Fiebers gehören:

(1) Karditis
(2) erhöhtes C-reaktives Protein
(3) Erythema marginatum (anulare)
(4) hoher Antistreptolysin-Titer
(5) Polyarthritis

(A) nur 1 und 4 sind richtig
(B) nur 1 und 5 sind richtig
(C) nur 1, 3 und 5 sind richtig
(D) nur 2, 4 und 5 sind richtig
(E) 1–5 = alle sind richtig

H99

9.35 Die Chorea minor im Kindesalter

(A) gilt als Spätmanifestation des rheumatischen Fiebers
(B) ist meist erstes Symptom einer Epilepsie
(C) wird durch Fieber akut ausgelöst
(D) wird auch als West-Syndrom bezeichnet
(E) weist im EEG einen typischen Befund mit 3/Sekunde Spitze-Welle-Komplex auf

10 Erkrankungen des Blutes, der blutbildenden Organe, bösartige Tumoren

H00 **!!**

10.1 Welche ist die häufigste maligne Erkrankung im Kindesalter?

(A) Neuroblastom
(B) Leukämie
(C) ZNS-Tumoren
(D) Nephroblastom
(E) Osteosarkom

F98

10.2 Bei welcher Anämieform ist die freie Eisenbindungskapazität im Serum erhöht?

(A) aplastische Anämie
(B) hämolytische Anämie
(C) Eisenmangelanämie
(D) sideroachrestische Anämie
(E) perniziöse Anämie

9.32 (B) 9.33 (C) 9.34 (C) 9.35 (A) 10.1 (B) 10.2 (C)

F98 !

10.3 Welche Aussage über das Nephroblastom (Wilms-Tumor) im Kindesalter trifft zu?

(A) Es tritt vorwiegend im Schulalter auf.
(B) Meistens wird der Tumor erst aufgrund einer Makrohämaturie entdeckt.
(C) Röntgenologisch und im Computertomogramm sieht man typische Verkalkungen.
(D) Es metastasiert früh in das Skelettsystem.
(E) Bei adäquater Therapie wird die Mehrzahl aller betroffenen Kinder dauerhaft geheilt.

H96

10.4 Für die klassische Haemophilie A (Faktor-VIII-Mangel) gelten folgende Aussagen:

(1) partielle Thromboplastinzeit (PTT) verlängert
(2) Prothrombinzeit (Quick-Wert) herabgesetzt
(3) Blutungszeit normal
(4) typisch sind Muskel- und Gelenkblutungen
(5) autosomal-dominanter Erbgang
(6) etwa 30 % der Fälle sind Folgen einer Neumutation

(A) nur 1, 2 und 5 sind richtig
(B) nur 2, 4 und 5 sind richtig
(C) nur 2, 4 und 6 sind richtig
(D) nur 1, 3, 4 und 6 sind richtig
(E) 1–6 = alle sind richtig

H98

10.5 Ein 12 Jahre alter Knabe erkrankt mit folgenden Symptomen: Fieber, intermittierende Schmerzen in der rechten Hüfte, Druckschmerz. Die Röntgenaufnahme zeigt fleckige Osteolysen in der Corticalis des Femurs, am Periost schichtweisen Knochenneubau (zwiebelschalenartig).

Welche Erkrankung liegt am wahrscheinlichsten vor?

(A) fibröse Dysplasie (Jaffé-Lichtenstein)
(B) Myxochondrosarkom
(C) Ewing-Sarkom
(D) eosinophiles Granulom
(E) akute Osteomyelitis

H93

10.6 Welche Aussage trifft **nicht** zu?

Für die homozygote β-Thalassämie (Thalassaemia major, Cooley-Anämie) gilt:

(A) ausgeprägte Hypochromie und Mikrozytose
(B) HbF deutlich erhöht
(C) im Blutausstrich Targetzellen
(D) im Serum Eisen normal oder erhöht
(E) im Serum Ferritin erniedrigt

H97 !

10.7 Welche Aussage trifft für Leukämien im Kindesalter **nicht** zu?

(A) Sie sind die häufigste maligne Krankheitsgruppe im Kindesalter.
(B) Akute lymphatische Leukämien überwiegen bei weitem gegenüber akuten und chronischen myeloischen Leukämien.
(C) Die Diagnose wird durch Untersuchung des Blutbildes und des Knochenmarks gestellt.
(D) Unter adäquater Therapie beträgt die 5-Jahres-Überlebenswahrscheinlichkeit für die Kinder mit akuter lymphatischer Leukämie 55 %.
(E) Eine Knochenmarkstransplantation ist in erster Remission nur bei Hochrisikopatienten indiziert.

H91

10.8 Das Neuroblastom im Kindesalter

(1) kann häufig über eine erhöhte Ausscheidung von Katecholaminen und deren Abbauprodukten im Urin diagnostiziert werden
(2) kann außer vom Grenzstrang auch vom Nebennierenmark ausgehen
(3) hat eine günstige Prognose, da intensive zytostatische Therapie in etwa 90 % zur Heilung führt
(4) führt häufig zur Metastasierung im Skelett
(5) im Säuglingsalter sind Spontanremissionen möglich

(A) nur 2 und 3 sind richtig
(B) nur 3 und 5 sind richtig
(C) nur 1, 2 und 4 sind richtig
(D) nur 1, 3 und 5 sind richtig
(E) nur 1, 2, 4 und 5 sind richtig

10.3 (E) 10.4 (D) 10.5 (C) 10.6 (E) 10.7 (D) 10.8 (E)

H98 !

10.9 Welche Aussage trifft **nicht** zu?

Für die akute lymphoblastische Leukämie (ALL) im Kindesalter gilt:

(A) Sie ist die häufigste Leukämie bei Kindern.
(B) Knochenschmerzen können das erste Symptom sein.
(C) Das Blutbild zeigt meist eine Polyglobulie mit Leukozytose.
(D) Prädilektionsalter ist das Kleinkindalter.
(E) Die Differenzierung der ALL in verschiedene Subtypen ist prognostisch bedeutsam.

F99 !!

10.10 Ein 4jähriger Junge hat petechiale Hautblutungen, Nasenbluten, eine Anämie (Hb 70 g/l bei geringer Retikulozytenzahl), Knochenschmerzen und Fieber.

Welche ist die wahrscheinlichste Diagnose?

(A) Louis-Bar-Syndrom
(B) akute lymphoblastische Leukämie
(C) Purpura Schoenlein-Henoch
(D) idiopathische thrombozytopenische Purpura
(E) v. Willebrand-Jürgens-Syndrom

F99 !

10.11 Welche Aussage zum Neuroblastom trifft **am wenigsten** zu?

(A) Es handelt sich um einen embryonalen, malignen Tumor des autonomen Nervensystems.
(B) Spontanremissionen kommen bei Säuglingen vor.
(C) Der Primärtumor ist in der Niere lokalisiert.
(D) Im Harn ist die Ausscheidung von Katecholaminmetaboliten erhöht.
(E) Fieber und Schmerzen sind mögliche Symptome.

F96

10.12 Welche Aussage trifft für das Nephroblastom (Wilms-Tumor) **nicht** zu?

(A) Ein Teil der Erkrankungen wird zufällig anläßlich von Vorsorgeuntersuchungen entdeckt.
(B) Leitsymptome können Erbrechen und Obstipation sein.
(C) Hämaturie kann ein Leitsymptom sein.
(D) Die Heilungsquote liegt bei 15 %.
(E) Bei einigen Kindern besteht ein arterieller Hypertonus.

F96

10.13 Die Diagnose einer Thalassaemia minor bei einem 5jährigen Kind wird durch folgenden Laborbefund gesichert:

(A) Serum-Eisenkonzentration erhöht
(B) Serum-Ferritinkonzentration normal
(C) Hypoplasie des Knochenmarkes
(D) HbA_2-Konzentration signifikant erhöht
(E) normochrome Anämie

H95 F93 F91

10.14 Welche Tumoren im Kindesalter metastasieren in die Lunge?

(1) Rhabdomyosarkom
(2) Osteosarkom
(3) Wilms-Tumor
(4) Ewing-Sarkom

(A) nur 3 ist richtig
(B) nur 4 ist richtig
(C) nur 1 und 2 sind richtig
(D) nur 2, 3 und 4 sind richtig
(E) 1–4 = alle sind richtig

10.9 (C) 10.10 (B) 10.11 (C) 10.12 (D) 10.13 (D) 10.14 (E)

H95

10.15 Für die Thalassaemia major treffen folgende Angaben zu:

(1) Enzymdefekt
(2) primärer Membrandefekt
(3) Target-Zellen im Blutbild
(4) mikrozytäre hypochrome Anämie

(A) nur 1 ist richtig
(B) nur 2 ist richtig
(C) nur 2 und 4 sind richtig
(D) nur 3 und 4 sind richtig
(E) nur 2, 3 und 4 sind richtig

H95

10.16 Welche Aussage trifft **nicht** zu?

Für die akute lymphoblastische Leukämie im Kindesalter gilt:

(A) Sie ist die häufigste Leukämieform.
(B) Sie hat eine ungeklärte Ätiologie.
(C) Diagnostisch entscheidend ist die Knochenmarkspunktion.
(D) Nach Stellung der Diagnose ist eine Lumbalpunktion notwendig zur Feststellung eines fraglichen ZNS-Befalls.
(E) Die Heilungsrate liegt bei etwa 30 %.

H95

10.17 Welche Aussage trifft für die Hämophilie A **nicht** zu?

(A) Der Erbgang ist X-chromosomal rezessiv und tritt auch sporadisch auf.
(B) Im Schulalter treten häufig Gelenkblutungen auf.
(C) Laborchemisch findet sich ein verminderter Quick-Wert (Prothrombinzeit) bei normaler partieller Thromboplastinzeit (PTT).
(D) Das Fehlen des Faktors VIII führt zu einer Störung der Fibrinbildung.
(E) Bei Neugeborenen manifestiert sich die Erkrankung nur selten.

H95

10.18 Ein 2jähriges Mädchen wird wegen Fieber, Blässe und Gewichtsabnahme beim Kinderarzt vorgestellt. Dieser tastet einen höckerigen derben, die Mittellinie überschreitenden Bauchtumor links und veranlaßt die Klinikeinweisung. Röntgenologisch fallen im intravenösen Pyelogramm ein nach unten außen verdrängtes, kaum deformiertes Nierenbeckenkelchsystem und eine große Verschattung am oberen linken Nierenpol auf. Eine Röntgenaufnahme des Schädels zeigt mottenfraßartige Herde.

Was liegt am wahrscheinlichsten vor?

(A) Nephroblastom (Wilms-Tumor)
(B) Hepatoblastom
(C) Neuroblastom
(D) Nierenzellkarzinom
(E) Hodgkin-Lymphom

F95

10.19 Beurteilen Sie folgende Aussagen über das hämolytisch-urämische Syndrom (HUS) auf ihre Richtigkeit:

(1) Das HUS kommt überwiegend bei Säuglingen und Kleinkindern vor.
(2) Es setzt typischerweise 5–10 Tage nach einer Prodromalphase, meist einer gastrointestinalen Erkrankung, ein.
(3) Diagnostisch wegweisend ist eine weitere intravasale Hämolyse mit Bildung charakteristischer Erythrozytenfragmente.

(A) nur 1 ist richtig
(B) nur 2 ist richtig
(C) nur 1 und 2 sind richtig
(D) nur 2 und 3 sind richtig
(E) 1–3 = alle sind richtig

10.15 (D) 10.16 (E) 10.17 (C) 10.18 (C) 10.19 (E)

H97

10.20 Beim Waterhouse-Friderichsen-Syndrom findet man als charakteristischen Befund in den Nebennieren

(A) Adenome
(B) eine hämorrhagische Infarzierung
(C) eine Thrombose der Vv. suprarenales
(D) entzündliche Infiltrate
(E) flohstichartige Blutungen

F95 **!**

10.21 Welche Aussagen treffen für die akute lymphoblastische Leukämie im Kindesalter zu?

(1) Ca. 70 % der Patienten sind heilbar.
(2) Haut- und Schleimhautblutungen treten bei Thrombopenie auf.
(3) In den leukämischen Zellen finden sich Auer-Stäbchen.
(4) Die Symptomatik ist oft unspezifisch mit Blässe, Mattigkeit, Gewichtsabnahme, Fieber, Knochen- und Gelenkschmerzen.
(5) Die Leukozytenzahl im Blut ist regelmäßig erhöht, eine Anämie ist selten.

(A) nur 1 ist richtig
(B) nur 1 und 2 sind richtig
(C) nur 2 und 4 sind richtig
(D) nur 1, 2 und 4 sind richtig
(E) nur 2, 3 und 5 sind richtig

F92 H89

10.22 Welche Aussage trifft **nicht** zu?

Zu einer unkomplizierten Eisenmangel-Anämie bei einem 2jährigen Kind passen:

(A) Mikrozytose
(B) Anisozytose
(C) erniedrigtes Serumeisen mit erhöhter Eisenbindungskapazität
(D) systolisches Herzgeräusch
(E) Milzvergrößerung
(F)

F95

10.23 Welche Aussage trifft **nicht** zu?

Typisch für eine angeborene Kugelzellanämie (hereditäre Sphärozytose) sind:

(A) mehrheitlich dominanter Erbgang
(B) aplastische Krisen
(C) Splenomegalie
(D) erhöhtes MCV
(E) verminderte osmotische Resistenz der Erythrozyten

F97

10.24 Welche Aussagen treffen für die hereditäre Sphärozytose (Kugelzellanämie) zu?

(1) X-chromosomal dominante Vererbung
(2) häufigste angeborene hämolytische Anämie in Nord- und Mitteleuropa
(3) beruht auf einem Defekt der Zellmembran
(4) Therapie der Wahl ist die Knochenmarkstransplantation

(A) nur 1 ist richtig
(B) nur 1 und 3 sind richtig
(C) nur 2 und 3 sind richtig
(D) nur 2, 3 und 4 sind richtig
(E) 1–4 = alle sind richtig

H99

10.25 Für die angeborene Kugelzellanämie (hereditäre Sphärozytose) trifft **nicht** zu:

(A) schwere Hyperbilirubinämie bei Neugeborenen
(B) neben hämolytischen auch aplastische Krisen
(C) Splenomegalie
(D) vermindertes mittleres Erythrozytenvolumen
(E) erhöhte osmotische Fragilität der Erythrozyten

10.20 (B) 10.21 (D) 10.22 (E) 10.23 (D) 10.24 (C) 10.25 (***)

F95

10.26 Bei einem 5 Jahre alten, bisher unauffälligen Kind entwickeln sich innerhalb von 2–4 Wochen eine Abduzensparese, eine Ataxie mit Dysmetrie, ein Nystagmus, morgendliches Erbrechen und Kopfschmerzen.

Welche ist die wahrscheinlichste Diagnose?

(A) eine Stammhirnenzephalitis
(B) eine Friedreichsche Ataxie
(C) ein otogener Hirnabszeß
(D) ein Medulloblastom des Kleinhirns
(E) ein supraselläres Kraniopharyngeom

F90

10.27 Das Retinoblastom ist:

(1) ein neurogener Tumor
(2) histologisch dem Neuroblastom sehr ähnlich
(3) am häufigsten im Erwachsenenalter
(4) strahlenresistent
(5) niedrigmaligne

(A) nur 1 und 2 sind richtig
(B) nur 1, 3 und 4 sind richtig
(C) nur 1, 4 und 5 sind richtig
(D) nur 2, 3, 4 und 5 sind richtig
(E) 1–5 = alle sind richtig

H99 **!**

10.28 Was ist als Folge eines Kraniopharyngeoms **am wenigsten** zu erwarten?

(A) Kleinwuchs
(B) BNS-Anfälle
(C) Kopfschmerzen
(D) Sehstörungen
(E) Diabetes insipidus centralis

H97

10.29 Das Kraniopharyngeom

(1) manifestiert sich gelegentlich durch Sehstörungen
(2) kann die Ursache eines Diabetes mellitus sein
(3) verursacht oft eine Erweiterung der Sella turcica

(A) nur 1 ist richtig
(B) nur 2 ist richtig
(C) nur 3 ist richtig
(D) nur 1 und 3 sind richtig
(E) nur 2 und 3 sind richtig

F00 **!**

10.30 Was ist bei der Thalassaemia major **am wenigsten** zu erwarten?

(A) hypochrome mikrozytäre Anämie
(B) verstärkte Hämolyse
(C) Hepatosplenomegalie
(D) im Blutausstrich Schistozyten (Eierschalenform)
(E) Hämosiderose, insbesondere als Folge erhöhten Eisenanfalls durch Transfusionen

10.26 (D) 10.27 (A) 10.28 (B) 10.29 (D) 10.30 (D)

F91

Folgende Angaben beziehen sich auf die Aufgaben Nr. 10.31 und Nr. 10.32.

Ihnen wird ein 9 Monate alter, weiblicher, türkischer Säugling wegen ausgeprägter Blässe vorgestellt. Die Familie lebt seit Jahren gut integriert unter befriedigenden sozialen Bedingungen (Vater Facharbeiter) in der Bundesrepublik Deutschland. Der Säugling wirkt unbeeinträchtigt. Haut und sichtbare Schleimhäute sind blaß, Leber 3 cm und Milz 2 cm unter dem Rippenbogen tastbar. Sonst kein auffälliger Befund. Körpermaße im unteren Normbereich.

Wesentliche Laborbefunde: Hämoglobin 58 g/l, Erythrozyten 3 × 1012/l, Hämatokrit 0,20, MCV 67 fl, MCH 20,0 pg, Retikulozyten 70 %; weißes Blutbild und Thrombozytenzahl normal. Im Blutausstrich hochgradige Anisozytose, Poikilozytose, Polychromasie und Hypochromie, vereinzelt sog. Targetzellen. Im Serum Eisen- und Ferritingehalt mäßig erhöht.

10.31 Welche Verdachtsdiagnose trifft am ehesten zu?

(A) hereditäre Sphärozytose (Kugelzellenanämie)
(B) Glukose-6-Phosphatdehydrogenase-Mangel
(C) homozygote β-Thalassaemia (Thalassaemia major)
(D) Infektanämie
(E) akute aregeneratorische Anämie (akute transitorische Erythroblastopenie)

10.32 Welche zusätzliche Untersuchung führt am ehesten zur Sicherung der richtigen Verdachtsdiagnose?

(A) Bestimmung der osmotischen Resistenz der Erythrozyten
(B) Coombs-Test (direkt und indirekt)
(C) Bestimmung von Haptoglobin im Serum
(D) Hämoglobinelektrophorese
(E) Nachweis des Enzymdefektes in Erythrozyten

H91

Ordnen Sie den in Liste 1 genannten Diagnosen den Befund aus Liste 2 zu, der zur Abgrenzung gegenüber der jeweils anderen Diagnose charakteristisch ist!

Liste 1

10.33 Kindesmißhandlung

10.34 v. Willebrand-(Jürgens-)Syndrom

Liste 2

(A) Thrombozytenzahl erniedrigt
(B) Blutungszeit verlängert, Faktor VIII-assoziiertes Antigen vermindert
(C) ausschließlich petechiale Hautblutungen an Gesäß und Streckseiten der unteren Extremitäten
(D) vorwiegend petechiale Hautblutungen und Ekchymosen an Stamm und Extremitäten
(E) Sugillationen, subdurales Hämatom und periostale Blutungen

H93

10.35 Welche Aussage trifft für die akute idiopathische thrombozytopenische Purpura (ITP) **nicht** zu?

(A) Sie tritt vorwiegend bei Kleinkindern auf.
(B) Vorherrschender Blutungstyp sind Petechien und Ekchymosen.
(C) Intrakranielle Blutungen können auftreten.
(D) Im Knochenmark findet sich eine herabgesetzte Thrombozytopoese.
(E) Die Gabe von Immunglobulinen führt oft zum Wiederanstieg der Thrombozyten.

H96

10.36 Zu den erblichen Krankheitszuständen mit chronischer Thrombozytopenie zählen:

(1) Wiskott-Aldrich-Syndrom
(2) Morbus Werlhof
(3) Fanconi-Anämie
(4) Thrombozytopenie-Radiusaplasie-Syndrom
(5) v. Willebrandt-Jürgens-Syndrom

(A) nur 1 und 5 sind richtig
(B) nur 3 und 4 sind richtig
(C) nur 1, 3 und 4 sind richtig
(D) nur 2, 3 und 4 sind richtig
(E) 1–5 = alle sind richtig

10.31 (C) 10.32 (D) 10.33 (E) 10.34 (B) 10.35 (D) 10.36 (C)

F94

10.37 Ein 12 Jahre alter Knabe erkrankt mit folgenden Symptomen: Fieber, intermittierende Schmerzen in der rechten Hüfte, Druckschmerz. Die Röntgenaufnahme zeigt fleckige Osteolysen in der Corticalis des Femur, am Periost schichtweisen Knochenneubau (zwiebelschalenartig).

Welche Erkrankung liegt am wahrscheinlichsten vor?

(A) fibröse Dysplasie (Jaffé-Lichtenstein)
(B) Myxochondrosarkom
(C) Ewing-Sarkom
(D) eosinophiles Granulom
(E) akute Osteomyelitis

F94

10.38 Welche Aussage trifft für die Purpura Schönlein-Henoch **nicht** zu?

(A) Sie befällt vorwiegend Kinder im Alter zwischen 2 und 5 Jahren.
(B) Sie basiert auf einer generalisierten Vaskulitis der kleinen Gefäße.
(C) Die charakteristischen Hautsymptome sind flächenhafte subkutane Blutungen (Sugillationen, Suffusionen).
(D) Kennzeichnend ist die Kombination von Haut-, Darm-, Gelenk- und Nieren-Symptomen.
(E) Schubweiser Verlauf ist charakteristisch.

F93

10.39 Welche Aussage trifft **nicht** zu?

Für die Purpura Schönlein-Henoch (Schönlein-Henoch-Syndrom) gilt:

(A) symmetrische petechiale Hautblutungen, bevorzugt an den unteren Extremitäten
(B) bisweilen heftige kolikartige Bauchschmerzen
(C) häufig Nephritis mit Hämaturie und Proteinurie
(D) Auftreten einer Invagination möglich
(E) Nach kurzzeitiger Prednisonbehandlung sistiert die Blutungsneigung.

F93

10.40 Welche Aussage trifft **nicht** zu?

Als Folge eines Kraniopharyngeoms können auftreten:

(A) Kleinwuchs
(B) Sehstörungen
(C) sekundäre Hypothyreose
(D) Virilisierung
(E) primäre Amenorrhoe

F93 **!**

10.41 Bei einem 15 Monate alten Kleinkind treten wenige Tage nach einer akuten Durchfallerkrankung auf:
Anämie, Thrombozytopenie, Oligurie und Blutdruckerhöhung. Im Blutausstrich finden sich bizarr fragmentierte Erythrozyten.

Es handelt sich am ehesten um:

(A) Glomerulonephritis
(B) Sepsis
(C) hämolytisch-urämisches Syndrom
(D) Salmonellen
(E) Kawasaki-Syndrom

F00 F93 **!**

10.42 Ein 2-jähriges Mädchen wird wegen Fieber, Blässe und Gewichtsabnahme beim Kinderarzt vorgestellt. Dieser tastet einen höckerigen derben, die Mittellinie überschreitenden Bauchtumor links und veranlasst die Klinikeinweisung. Röntgenologisch fallen im intravenösen Pyelogramm ein nach unten außen verdrängtes, kaum deformiertes Nierenbeckenkelchsystem und eine große Verschattung am oberen linken Nierenpol auf. Eine Röntgenaufnahme des Schädels zeigt mottenfraßartige Herde.

Was liegt am wahrscheinlichsten vor?

(A) Nephroblastom (Wilms-Tumor)
(B) Hepatoblastom
(C) Neuroblastom
(D) Nierenzellkarzinom
(E) Hodgkin-Lymphom

10.37 (C) 10.38 (C) 10.39 (E) 10.40 (D) 10.41 (C) 10.42 (C)

F00 !!

10.43 Welche der genannten Tumoren im Kindesalter metastasieren in die Lunge?

(1) Rhabdomyosarkom
(2) Osteosarkom
(3) Wilms-Tumor
(4) Ewing-Sarkom

(A) nur 3 ist richtig
(B) nur 4 ist richtig
(C) nur 1 und 2 sind richtig
(D) nur 2, 3 und 4 sind richtig
(E) 1–4 = alle sind richtig

H99

10.44 Was trifft für das Nephroblastom (Wilms-Tumor) im Kindesalter **nicht** zu?

(A) Es wird vorwiegend im Kindesalter diagnostiziert.
(B) Meist wird es durch eine plötzlich einsetzende Makrohämaturie auffällig.
(C) Es metastasiert hämatogen bevorzugt in die Lunge.
(D) Diagnose durch bildgebende Verfahren und Histologie
(E) Bei lokaler Begrenzung ohne Nachweis von Metastasen wird die Mehrzahl aller betroffenen Kinder dauerhaft geheilt.

F92

10.45 Bei einem erworbenen, bei Kindern nach einem Virusinfekt aufgetretenen akuten hämolytischen Ikterus findet man folgende Symptome:

(1) Erhöhung des direkten Bilirubins im Serum
(2) normochrome oder leicht hyperchrome Anämie
(3) Erniedrigung des Serum-Ferritins
(4) Erniedrigung des Serum-Haptoglobins
(5) Sichelzellen im Blutausstrich

(A) nur 1 und 3 sind richtig
(B) nur 2 und 4 sind richtig
(C) nur 1, 4 und 5 sind richtig
(D) nur 2, 3 und 5 sind richtig
(E) 1–5 = alle sind richtig

H94

10.46 Ein 4jähriger Junge hat petechiale Hautblutungen, Nasenbluten, eine Anämie (Hb 70 g/l bei geringer Retikulozytenzahl), Knochenschmerzen und Fieber.

Welche ist die wahrscheinlichste Diagnose?

(A) Hämophilie A
(B) akute lymphoblastische Leukämie
(C) Purpura Schoenlein-Henoch
(D) idiopathische thrombozytopenische Purpura
(E) v. Willebrand-Jürgens-Syndrom

H94

10.47 Welche Aussage trifft **nicht** zu?

Als Folgen eines Kraniopharyngeoms werden betrachtet:

(A) Kleinwuchs
(B) Sehstörungen
(C) Amenorrhö
(D) Hypothyreose
(E) Akromegalie

H94

10.48 Medulloblastome

(1) treten bevorzugt im Kleinhirn auf
(2) manifestieren sich bevorzugt bei Kindern und Jugendlichen
(3) wachsen im allgemeinen relativ langsam

(A) nur 1 ist richtig
(B) nur 3 ist richtig
(C) nur 1 und 2 sind richtig
(D) nur 2 und 3 sind richtig
(E) 1–3 = alle sind richtig

10.43 (E) 10.44 (B) 10.45 (B) 10.46 (B) 10.47 (E) 10.48 (C)

H94

10.49 Für das Ewing-Sarkom trifft zu:

(1) bevorzugtes Auftreten nach der Pubertät
(2) lange Röhrenknochen häufig befallen
(3) Metastasierung vor allem in Leber und Zentralnervensystem
(4) klinische Symptome: intermittierende Schmerzen, Fieber, lokale Schwellung
(5) röntgenologisch Verwechslung mit Osteomyelitis möglich

(A) nur 1 und 3 sind richtig
(B) nur 1, 2 und 3 sind richtig
(C) nur 2, 3 und 4 sind richtig
(D) nur 2, 4 und 5 sind richtig
(E) 1–5 = alle sind richtig

F95

10.50 Ein 3jähriges Kind mit Makrohämaturie und Anämie hat einen einseitigen palpablen abdominellen Tumor.

Welche Diagnose ist am wahrscheinlichsten?

(A) Wilms-Tumor
(B) Neuroblastom
(C) Rhabdomyosarkom
(D) Keimzelltumor (Teratom)
(E) Hydronephrose

11 Herz- und Kreislauferkrankungen

F93 *!*

11.1 Welche Befunde sprechen **gegen** die Diagnose: Postduktale Isthmusstenose der Aorta bei einem 6jährigen Jungen?

(1) normale körperliche Entwicklung
(2) EKG: Linkshypertrophie
(3) RR an beiden Armen 100/65 mm Hg
(4) Leisten- und Fußpulse regelrecht tastbar
(5) Röntgenaufnahme des Thorax: Rippenusuren nicht vorhanden

(A) nur 1 und 3 sind richtig
(B) nur 3 und 4 sind richtig
(C) nur 1, 4 und 5 sind richtig
(D) nur 2, 3 und 4 sind richtig
(E) nur 1, 2, 3 und 5 sind richtig

F94

11.2 Ein 1 Tag altes Neugeborenes hat eine zentrale Zyanose und Dyspnoe bei einem unauffälligen Auskultationsbefund. Im p.a. Röntgenbild ist ein großes Herz mit vermehrter Lungendurchblutung und ein schmales Gefäßband, im EKG sind Rechtshypertrophiezeichen zu erkennen.

Welcher Herzfehler paßt am besten zu den geschilderten Symptomen und Befunden?

(A) Fallotsche Tetralogie
(B) Transposition der großen Gefäße
(C) Ventrikelseptumdefekt
(D) Vorhofseptumdefekt
(E) Ductus arteriosus apertus

10.49 (D) 10.50 (A) 11.1 (B) 11.2 (B)

H93 **!!**

11.3 Welche Aussage trifft für die Fallot-Tetralogie **nicht** zu?

(A) Sie ist der häufigste angeborene zyanotische Herzfehler ab dem 2. Lebensjahr.
(B) Die Größe des Rechts-Links-Shunts wird in erster Linie durch den Grad der Dextroposition der Aorta bestimmt.
(C) Es besteht ein hochsitzender Ventrikelseptumdefekt.
(D) Sie kann beim jungen Säugling azyanotisch sein.
(E) Im rechten Ventrikel ist der Druck erhöht.

H93 **!**

11.4 Welche Aussage trifft für die valvuläre isolierte Pulmonalstenose des Kindes **nicht** zu?

(A) Bei hochgradiger Stenose kann bereits im frühen Säuglingsalter eine Dekompensation auftreten.
(B) Es besteht eine zentrale Zyanose.
(C) Es kommt zur Druckerhöhung in der rechten Herzkammer.
(D) Das EKG zeigt einen Rechtstyp.
(E) Im Röntgenbild ist häufig eine poststenotische Dilatation der A. pulmonalis zu erkennen.

H93

11.5 Welche Aussage trifft **nicht** zu?

Beim Vorhofseptumdefekt werden in der Regel beobachtet:

(A) eine Erweiterung der zentralen Pulmonalarterien
(B) eine Erweiterung des linken Vorhofs
(C) eine normal weite oder schmale Aorta
(D) eine Einengung des Retrosternalraumes
(E) verstärkte Hiluspulsationen

F94 **!**

Folgende Angaben beziehen sich auf die Aufgaben Nr. 11.6 und Nr. 11.7.

Ihnen wird ein 12 Jahre alter Junge vorgestellt, weil er immer wieder einmal Nasenbluten hat.

11.6 Welche der folgenden anamnestischen Angaben bringt Sie der wahrscheinlichen Verdachtsdiagnose einer Aortenisthmusstenose näher?

(1) Schmerzen in beiden Waden bei Laufbelastung
(2) häufige Kopfschmerzen
(3) körperliche Leistungsfähigkeit nicht eingeschränkt
(4) bekommt beim Baden im Freibad nach ca. 15 Minuten blaue Lippen
(5) hat 3–5mal pro Jahr Schnupfen

(A) nur 4 ist richtig
(B) nur 1 und 2 sind richtig
(C) nur 1, 2 und 4 sind richtig
(D) nur 2, 4 und 5 sind richtig
(E) 1–5 = alle sind richtig

11.7 Bei welchen Untersuchungen können Sie wahrscheinlich auffällige Befunde erwarten?

(1) Gerinnungsstatus
(2) Röntgen-Übersichtsaufnahmen des Thorax
(3) Blutdruckmessung
(4) Tasten der Pulse

(A) nur 1 ist richtig
(B) nur 1 und 2 sind richtig
(C) nur 2 und 3 sind richtig
(D) nur 2, 3 und 4 sind richtig
(E) 1–4 = alle sind richtig

F98

11.8 Welche Aussage trifft **nicht** zu?

Bei der Fallot-Tetralogie findet man

(A) ein rauhes Systolikum links parasternal
(B) im Röntgenthoraxbild ein eher kleines Herz mit angehobener Herzspitze
(C) im EKG einen Rechtstyp mit Zeichen einer Rechtshypertrophie
(D) eine vermehrte Lungendurchblutung
(E) eine erhöhte Druckbelastung des rechten Ventrikels

11.3 (B) 11.4 (B) 11.5 (B) 11.6 (B) 11.7 (D) 11.8 (D)

F00 !!

11.9 Welcher angeborene Herzfehler ist bei folgenden Befunden am wahrscheinlichsten?

Lautes rauhes systolisches Geräusch mit p. m. über dem 3. bis 4. ICR links parasternal, tastbares Schwirren, gespaltener 2. Herzton, röntgenologisch leichte Herzvergrößerung, vermehrte Lungengefäßzeichnung.

(A) Ventrikelseptumdefekt
(B) Ductus arteriosus persistens
(C) Mitralinsuffizienz
(D) Transposition der großen Gefäße
(E) Pulmonalstenose

H98 !

11.10 Für den Ventrikelseptumdefekt im Kindesalter trifft **nicht** zu:

(A) Ein Schwirren kann zu tasten sein.
(B) Nach Shunt-Umkehr (Eisenmenger-Reaktion) ist ein operativer Verschluss notwendig.
(C) Er ist der häufigste angeborene Herzfehler.
(D) Auskultatorisch findet man ein Systolikum mit einem Punctum maximum links parasternal.
(E) Es besteht eine erhöhte Endokarditisgefährdung.

H99 !

11.11 Bei einem nicht zyanotischen Säugling sind folgende Befunde erhoben worden:
IV/VI° lautes Systolikum mit p.m. im 3.–4. ICR links parasternal, gespaltener 2. Herzton und tastbares Schwirren; im Röntgenbild leichte Herzvergrößerung und vermehrte Hilusgefäßzeichnung.

Welcher angeborene Herzfehler ist am wahrscheinlichsten?

(A) Vorhofseptumdefekt
(B) Ductus arteriosus persistens
(C) Ventrikelseptumdefekt
(D) Pulmonalstenose
(E) Transposition der großen Gefäße

F94 H91 !

11.12 Für den hämodynamisch wirksamen Vorhofseptumdefekt vom Sekundumtyp gilt:

(1) Systolikum im 2. ICR links parasternal
(2) Rechtsherzbelastung mit Rechtshypertrophie
(3) linker Vorhof vergrößert
(4) im Röntgenbild vermehrte Lungengefäßzeichnung
(5) operative Korrektur in der Regel im 10.–14. Lebensjahr

(A) nur 1, 2 und 3 sind richtig
(B) nur 1, 2 und 4 sind richtig
(C) nur 1, 3 und 5 sind richtig
(D) nur 2, 3 und 4 sind richtig
(E) nur 3, 4 und 5 sind richtig

H94

11.13 Nennen Sie die beiden häufigsten Erreger der infektiösen Endokarditis (natürliche Herzklappen)!

(1) Pneumokokken
(2) Staphylokokken
(3) Streptokokken der Viridansgruppe
(4) Colibakterien
(5) Pilze

(A) nur 1 und 3 sind richtig
(B) nur 2 und 3 sind richtig
(C) nur 2 und 4 sind richtig
(D) nur 3 und 4 sind richtig
(E) nur 3 und 5 sind richtig

F99 !!

11.14 Welche Aussagen zur Fallot-Tetralogie treffen zu?

(1) Die Lungenperfusion ist vermindert.
(2) Die Größe des Rechts-Links-Shunts wird wesentlich vom Grad der Pulmonalstenose bestimmt.
(3) Es besteht eine den Ventrikelseptumdefekt überreitende Pulmonalklappe.
(4) Im EKG findet sich ein Linkstyp der elektrischen Herzachse.

(A) nur 1 und 2 sind richtig
(B) nur 1 und 3 sind richtig
(C) nur 2 und 3 sind richtig
(D) nur 2 und 4 sind richtig
(E) nur 3 und 4 sind richtig

11.9 (A) 11.10 (B) 11.11 (C) 11.12 (B) 11.13 (B) 11.14 (A)

F96

11.15 Welche Aussage über angeborene Herzfehler trifft zu?

(A) Alle angeborenen Herzfehler gehen mit einer Mehrarbeit des linken Herzens einher.
(B) Die Fallotsche Tetralogie ist die häufigste kardiale Fehlbildung.
(C) Die Aortenisthmusstenose tritt beim Ullrich-Turner-Syndrom gehäuft auf.
(D) Die isolierte Pulmonalstenose führt zur Zyanose.
(E) Beim Ventrikelseptumdefekt ohne Eisenmenger-Reaktion ist die Lungenzeichnung auf dem Röntgenbild vermindert.

H95

11.16 Welcher der angeborenen Herzfehler geht **nicht** mit einer Zyanose einher und hat keinen Shunt?

(A) Pulmonalklappenstenose mit VSD
(B) Transposition der großen Gefäße
(C) isolierte Pulmonalstenose
(D) Ductus Botalli apertus
(E) totale Lungenvenenfehlmündung

H90 !

11.17 Welche Aussage trifft **nicht** zu?

Bei einem Säugling sind als Folge einer Herzinsuffizienz zu finden:

(A) pertussiforme Hustenanfälle
(B) Trinkschwierigkeiten
(C) Vergrößerung der Leber
(D) Ödeme
(E) erhöhte Atemfrequenz

H00 !

11.18 Welches der folgenden angeborenen Herz-/Gefäßvitien ist im pädiatrischen Krankengut am häufigsten?

(A) Fallot-Tetralogie
(B) Aortenisthmusstenose
(C) offener AV-Kanal
(D) Ventrikelseptumdefekt
(E) hypoplastisches Linksherz
(F)

F91

11.19 Zeichen einer Herzinsuffizienz im Säuglingsalter sind:

(1) Nahrungsverweigerung
(2) Dyspnoe mit thorakalen Einziehungen
(3) Tachykardie
(4) Hepatomegalie
(5) Lidödeme

(A) nur 1, 2 und 3 sind richtig
(B) nur 1, 4 und 5 sind richtig
(C) nur 2, 3 und 4 sind richtig
(D) nur 3, 4 und 5 sind richtig
(E) 1–5 = alle sind richtig

H97 F91

11.20 Für den persistierenden Ductus arteriosus Botalli gilt:

(1) typischer Auskultationsbefund: systolisches Decrescendo- und diastolisches Crescendogeräusch im 2. ICR parasternal rechts
(2) Volumenbelastung der linken Kammer
(3) pulmonale Hypertonie möglich
(4) Anstieg des Sauerstoffpartialdruckes in der Arteria pulmonalis
(5) Indikation zum operativen Verschluß bei Eintritt einer Zyanose (Eisenmenger-Reaktion)

(A) nur 1, 2 und 4 sind richtig
(B) nur 1, 2 und 5 sind richtig
(C) nur 1, 3 und 5 sind richtig
(D) nur 2, 3 und 4 sind richtig
(E) nur 3, 4 und 5 sind richtig

11.15 (C) 11.16 (C) 11.17 (A) 11.18 (D) 11.19 (E) 11.20 (D)

H91

11.21 Die in der Präpubertät gehäuft zu beobachtende orthostatische Dysregulation ist durch folgende Symptome charakterisiert:

(1) Bei längerem Stehen tritt Schwindel auf.
(2) Im Stehversuch sinkt die Pulsfrequenz, der systolische Druck steigt an.
(3) Im Stehversuch steigt die Pulsfrequenz, die Blutdruckamplitude verkleinert sich.
(4) Im Stehversuch sinkt die Pulsfrequenz mit Anstieg des systolischen und diastolischen Drucks.

(A) nur 1 ist richtig
(B) nur 2 ist richtig
(C) nur 3 ist richtig
(D) nur 1 und 3 sind richtig
(E) nur 1 und 4 sind richtig

H00 **!**

11.22 Was trifft für die so genannten akzidentellen Herzgeräusche im Kindesalter zu?

(A) Sie sind fast immer systolisch.
(B) Typischerweise liegt ihr p. m. an der Herzspitze.
(C) Nach dem Aufrichten werden sie meist lauter gehört.
(D) Regelmäßig werden sie deutlich hörbar zum Rücken fortgeleitet.
(E) Ein palpables Schwirren ist für sie charakteristisch.

F93

11.23 Welche Aussage trifft für den Ventrikelseptumdefekt (mittelgroßen Defekt) **nicht** zu?

(A) häufigster angeborener Herzfehler
(B) systolisches Geräusch
(C) im EKG Volumenbelastung des linken Ventrikels
(D) im Thorax-Röntgenbild vermehrte Lungendurchblutung
(E) operativer Verschluß erst bei Shunt-Umkehr (Rechts-Links-Shunt) erforderlich

H92

11.24 Welcher Befund ist bei der postduktalen (adulten) Form der Aortenisthmusstenose **am wenigsten** zu erwarten?

(A) fehlende oder stark abgeschwächte Femoralispulse
(B) Blutdruck an den Armen höher als an den Beinen
(C) systolisches Geräusch mit Punctum maximum zwischen Wirbelsäule und linker Scapula
(D) pathologische Rechtsherzhypertrophie im EKG
(E) Rippenusuren durch vergrößerte Kollateralgefäße

F92

11.25 Welcher Befund ist bei der präduktalen (infantilen) Form der Aortenisthmusstenose **am wenigsten** zu erwarten?

(A) unterschiedliche Hautfärbungen der oberen und unteren Körperhälfte
(B) Zeichen der Herzinsuffizienz bereits im Säuglingsalter
(C) Rippenusuren durch vergrößerte Kollateralgefäße (Interkostalarterien)
(D) pathologische Rechtsherzhypertrophie im EKG
(E) offener Ductus arteriosus

F92 **!**

11.26 Welche angeborenen Herzfehler außer der Fallotschen Tetralogie gehen mit einer primären Zyanose einher?

(1) Transposition der großen Arterien
(2) Canalis atrioventricularis communis (AV-Kanal)
(3) Truncus arteriosus communis
(4) Trikuspidalatresie

(A) nur 1 und 3 sind richtig
(B) nur 2 und 3 sind richtig
(C) nur 3 und 4 sind richtig
(D) nur 1, 3 und 4 sind richtig
(E) 1–4 = alle sind richtig

11.21 (D) 11.22 (A) 11.23 (E) 11.24 (D) 11.25 (C) 11.26 (D)

H94

11.27 Welche Aussage trifft **nicht** zu?

Für das Krankheitsbild der supraventrikulären paroxysmalen Tachykardie im Säuglingsalter gilt:

(A) Häufigkeit geringer als die der ventrikulären paroxysmalen Tachykardie
(B) atemunabhängige Herzfrequenz von 180–300 Schlägen/min
(C) oft akut lebensbedrohliche Situation
(D) im Intervall möglicher EKG-Befund: PQ-Verkürzung, QRS-Verbreiterung durch Delta-Welle
(E) Therapie der Wahl: Digitalis (Digoxin) hochdosiert intravenös oder Elektrokardioversion

12 Erkrankungen der Atmungsorgane

F00 **!**

12.1 Was ist als Folge einer „Adenoiden Vegetation" **am wenigsten** zu erwarten?

(A) nächtliches Schnarchen
(B) Heiserkeit
(C) „nasale" Sprache
(D) rezidivierende Otitiden
(E) bevorzugte Mundatmung

H93

12.2 Eine Mutter stellt Ihnen ihre 3jährige Tochter vor, da diese seit Monaten nachts regelmäßig schnarche. Auch tagsüber halte sie dauernd den Mund offen und scheine schlechter als früher zu hören. Ihnen fallen eine stark behinderte Nasenatmung sowie eine Schleimstraße an der Rachenhinterwand auf.

Welche der folgenden Ursachen kommt am ehesten in Betracht?

(A) Hyperplasie der Rachenmandel (adenoide Vegetation)
(B) Rhinopathia vasomotorica (allergica)
(C) Nasenpolypen
(D) Septumdeviation
(E) Hyperplasie der Gaumenmandeln

H00 **!**

12.3 Eine Mutter stellt Ihnen ihre 3-jährige Tochter vor, da diese seit Monaten nachts regelmäßig schnarche. Auch tagsüber halte sie dauernd den Mund offen und scheine schlechter als früher zu hören. Ihnen fallen eine stark behinderte Nasenatmung sowie eine Schleimstraße an der Rachenhinterwand auf.

Welche der folgenden Ursachen kommt am ehesten in Betracht?

(A) Hyperplasie der Rachenmandel (adenoide Vegetation)
(B) Rhinopathia vasomotorica (allergica)
(C) Sinusitis maxillaris
(D) Septumdeviation
(E) Hyperplasie der Gaumenmandeln

F97

12.4 Zum typischen Bild der „adenoiden Vegetationen" beim Kleinkind gehören:

(1) nächtliches Schnarchen
(2) ausgeprägte Hyperplasie der Gaumenmandeln (Tonsillae palatinae)
(3) häufige Infektion der Atemwege
(4) rezidivierende Otitiden

(A) nur 1 und 2 sind richtig
(B) nur 2 und 3 sind richtig
(C) nur 3 und 4 sind richtig
(D) nur 1, 3 und 4 sind richtig
(E) 1–4 = alle sind richtig

H97

12.5 Eine Sinusitis frontalis ist häufige Ursache von Stirnkopfschmerzen bei Kindern im Alter von 2–3 Jahren,

weil

virale Infekte der Luftwege im Kleinkindalter häufig zu einer Rhinitis führen.

11.27 (A) 12.1 (B) 12.2 (A) 12.3 (A) 12.4 (D) 12.5 (D)

F98

12.6 Die akute Bronchiolitis des Säuglings- und Kleinkindesalters

(1) wird durch RS-Viren hervorgerufen
(2) geht typischerweise mit obstruktiver (asthmoider) Dyspnoe einher
(3) führt zu einer Dämpfung des Klopfschalles
(4) weist auskultatorisch feinblasige Rasselgeräusche auf

(A) nur 1 und 3 sind richtig
(B) nur 2 und 3 sind richtig
(C) nur 1, 2 und 4 sind richtig
(D) nur 2, 3 und 4 sind richtig
(E) 1–4 = alle sind richtig

F98 !

12.7 Welche therapeutischen Maßnahmen sind bei der akuten exogen-allergischen Alveolitis neben Allergenkarenz indiziert?

(1) Gabe von nicht-steroidalen Antiphlogistika, z.B. Acetylsalicylsäure
(2) Gabe von Glucocorticoiden
(3) antibiotische Behandlung (Ampicillin)

(A) nur 1 ist richtig
(B) nur 2 ist richtig
(C) nur 3 ist richtig
(D) nur 1 und 3 sind richtig
(E) nur 2 und 3 sind richtig

H98

12.8 Für die Bronchiolitis im Kindesalter gilt:

(A) bevorzugtes Alter: 3.–6. Lebensjahr
(B) häufigster Erreger: Chlamydien
(C) typisches Symptom: schwere Dyspnoe
(D) typisches Symptom: pertussiformer Husten
(E) Therapie: Chinolone (Gyrasehemmer)

F00 !

Ordnen Sie den Krankheitsbezeichnungen der Liste 1 die jeweils am besten zutreffende Aussage der Liste 2 zu!

Liste 1

12.9 subglottische (stenosierende) Laryngitis

12.10 akute Epiglottitis

Liste 2

(A) häufigster auslösender Erreger: humanes Herpesvirus Typ 6 (HHV 6)
(B) charakteristisches Symptom: bellender Husten
(C) Prophylaxe: HIB-Impfung
(D) bevorzugtes Alter: 1. Lebenshalbjahr
(E) Therapie der 1. Wahl: Inhalation von Aciclovir

H98 !

12.11 Welche Aussage trifft **nicht** zu?

Für die subglottische Laryngitis gilt:

(A) Am häufigsten wird sie durch Parainfluenzaviren hervorgerufen.
(B) In seltenen Fällen ist eine Intubation erforderlich.
(C) In der Therapie kann vernebeltes Epinephrin eingesetzt werden.
(D) Die Erkrankung wird durch frühzeitige Impfungen verhindert.
(E) Als Komplikation kann nach eventuell erforderlicher Intubation eine narbige Stenose resultieren.

12.6 (C) 12.7 (B) 12.8 (C) 12.9 (B) 12.10 (C) 12.11 (D)

F99 !

12.12 Bei einem bisher unauffälligen 3 Jahre alten Kleinkind finden sich folgende Symptome:

Plötzlich einsetzende Atemnot, Hustenreiz. Hypersonorer Klopfschall über der rechten Lunge, Giemen und verlängertes Exspirium. Normale Leukozytenzahl im peripheren Blutbild. Im Röntgenbild keine größeren Verschattungen, Zwerchfelltiefstand rechts und Verlagerungen des Herzens nach links.

Welche Diagnose ist am wahrscheinlichsten?

(A) Fremdkörperaspiration
(B) Spontanpneumothorax
(C) akuter Asthmaanfall
(D) akute stenosierende Laryngitis
(E) Bronchiolitis

F96

12.13 Was paßt bei einem 4jährigen Kind **nicht** zum Krankheitsbild einer akuten Epiglottitis (supraglottische Laryngitis)?

(A) bellender Husten
(B) kloßige Sprache
(C) Dysphagie
(D) Hyperpyrexie
(E) Leukozytose

F96

12.14 Welche Aussage trifft **nicht** zu?

Folgende therapeutische Maßnahmen sind bei einem schweren Asthmaanfall bei einem 13jährigen Mädchen indiziert:

(A) Gabe von Beta-2-Sympathomimetika
(B) Gabe von Theophyllinpräparaten
(C) Sekretolyse
(D) Einschränkung der Flüssigkeitszufuhr
(E) Gabe von Glucocorticoiden

F96

12.15 Welche Aussagen zur allergischen Alveolitis beim Kind treffen zu?

(1) Es besteht eine allergische Reaktion vom Typ II.
(2) Die Entzündung betrifft vorwiegend das Lungeninterstitium.
(3) Sie kann durch Actinomyceten ausgelöst werden.
(4) Durch Desensibilisierung ist eine Besserung des Krankheitsbildes zu erzielen.
(5) Im akuten Stadium ist eine Behandlung mit Glucocorticoiden sinnvoll.

(A) nur 1 und 5 sind richtig
(B) nur 3 und 4 sind richtig
(C) nur 2, 3 und 4 sind richtig
(D) nur 2, 3 und 5 sind richtig
(E) 1–5 = alle sind richtig

F96

12.16 Welche Erreger verursachen am häufigsten die akute Bronchiolitis des Säuglings?

(A) Respiratory syncytial-Viren (RS-Viren)
(B) Mycoplasma pneumoniae
(C) Influenza-A/B-Viren
(D) Parainfluenza-Viren
(E) Chlamydien

F88

12.17 Das juvenile Nasenrachenfibrom

(A) ist ein häufiger, bösartiger Tumor
(B) tritt gehäuft bei Mädchen auf
(C) findet sich gehäuft zwischen dem 30. und 40. Lebensjahr
(D) fällt bei Jungen in der Pubertät meistens durch behinderte Nasenatmung und Epistaxis auf
(E) ist nicht operationsbedürftig, da nach einem Jahr Spontanremission eintritt

12.12 (A) 12.13 (A) 12.14 (D) 12.15 (D) 12.16 (A) 12.17 (D)

H97

12.18 Für die akute exogen-allergische Alveolitis bei Kindern gilt:

(1) Allergenquellen: Wellensittiche, Tauben, Papageien, verschimmeltes Heu
(2) Fieber
(3) röntgenologisch lobäre oder segmentale Infiltrate
(4) medikamentöse Therapie: Glucocorticoide

(A) nur 1 und 3 sind richtig
(B) nur 3 und 4 sind richtig
(C) nur 1, 2 und 4 sind richtig
(D) nur 1, 3 und 4 sind richtig
(E) 1–4 = alle sind richtig

H00

12.19 Welche der folgenden Aussagen über die akute exogen-allergische Alveolitis bei Kindern trifft **am wenigsten** zu?

(A) häufigste Allergenquelle: Wellensittiche, Tauben, Papageien, Schimmelpilze
(B) klinische Symptome: trockener Husten und Dyspnoe
(C) Lungenfunktionstest: vorherrschend obstruktive Ventilationsstörung
(D) Röntgen-Thorax: feinfleckige und feinretikuläre Zeichnung mit milchglasartiger Eintrübung
(E) medikamentöse Therapie: Glucocorticoide

H95

12.20 Für welche der folgenden Krankheiten im Kindesalter ist die Bestimmung der Schweißelektrolyte das richtige diagnostische Mittel?

(A) Lungentuberkulose
(B) Mukopolysaccharidosen
(C) Mukoviszidose
(D) Zöliakie
(E) adrenogenitales Salzverlustsyndrom

H00 *!!*

12.21 Welche Aussage trifft für die Mukoviszidose **nicht** zu?

(A) Sie ist eine Erkrankung der exokrinen Drüsen.
(B) Sie manifestiert sich vorwiegend an Lungen, im Pankreas, im Darm und in den ableitenden Gallenwegen.
(C) Sie wird autosomal-rezessiv vererbt.
(D) Charakteristisch ist ein erhöhter NaCl-Gehalt des Schweißes.
(E) Auch unter optimaler Therapie werden die Patienten nur in Ausnahmefällen älter als 18 Jahre.

H96

Folgende Angaben beziehen sich auf die Aufgaben 12.22 und 12.23.

Sie werden um 21 Uhr zu einem 4jährigen Kind gerufen. Die Eltern berichten, daß das Kind morgens über Halsschmerzen klagte und die Nahrung verweigerte. Das Kind sitzt schwerkrank im Bett, atmet angestrengt, hustet jedoch nicht und antwortet mit kloßiger Sprache. Sie bemerken Speichelfluß. Temperatur axillar 39,5 °C.

12.22 Welche Diagnose ist am wahrscheinlichsten?

(A) Fremdkörperaspiration
(B) Bronchiolitis
(C) viraler Infekt der oberen Luftwege
(D) akute Epiglottitis
(E) subglottische stenosierende Laryngotracheitis

12.23 Sie veranlassen

(A) Transport in eine Kinderklinik durch die Eltern
(B) Bettruhe, Antipyretika, flüssige Nahrung
(C) Blutabnahme, Antipyretika, erneuter Hausbesuch am nächsten Tag
(D) hochdosierte Antibiotikagabe oral, Vorstellung in Ihrer Praxis am kommenden Tag
(E) sofortigen Transport des sitzenden Kindes im Notarztwagen in die vorinformierte Klinik

12.18 (C) 12.19 (C) 12.20 (C) 12.21 (E) 12.22 (D) 12.23 (E)

H95

12.24 Ein 1½jähriges Kind ist vor 2 Tagen an einer fieberhaften Rhinopharyngitis erkrankt. Seit der letzten Nacht bestehen inspiratorischer Stridor, Heiserkeit und bellender Husten. Bei Klinikaufnahme wird folgender Befund erhoben: Temperatur 38,9 °C. Schwere inspiratorische Einziehungen an Jugulum, Sternum und in den Flanken, Atemfrequenz 64/min, Puls kaum zu tasten. Herzfrequenz 172/min, Zyanose, Sopor.

Welche Maßnahme ist als erste indiziert?

(A) Paracetamol rektal
(B) Prednison i.v.
(C) Diazepam i.v.
(D) Sauerstoffmaske und Beruhigung des Kindes
(E) Intubation und Beatmung

H97

12.25 Zur Erkennung einer Mukoviszidose (zystische Fibrose = CF) ist am zuverlässigsten der Nachweis einer/s

(A) subtotalen Zottenatrophie des Dünndarmes
(B) erhöhten Kochsalzgehaltes des Schweißes
(C) verminderten Chymotrypsingehaltes des Stuhles
(D) erhöhten Proteingehaltes des Mekoniums
(E) verminderten Trypsingehaltes des Serums

F97

12.26 Für die Mukoviszidose (zystische Fibrose) gilt:

(1) Sie wird autosomal rezessiv vererbt.
(2) Zur Basistherapie gehören Antitussiva.
(3) Wichtige Hinweise sind Durchfälle, Gedeihstörung und rezidivierende Bronchitiden.
(4) Die Diagnose wird durch eine Dünndarmbiopsie gestellt.

(A) nur 1 und 3 sind richtig
(B) nur 1 und 4 sind richtig
(C) nur 2 und 4 sind richtig
(D) nur 1, 2 und 4 sind richtig
(E) 1–4 = alle sind richtig

F90

Folgende Angaben beziehen sich auf die Aufgaben Nr. 12.27 und Nr. 12.28.

Ein 10 Jahre altes Mädchen muß in der Turnstunde nach einem Dauerlauf von 3 Minuten heftig husten. Sie klagt danach über Atemnot. Aufgrund des Perkussions- und Auskultationsbefundes wird eine Röntgenaufnahme der Lunge angefertigt (siehe Abbildung Nr. 4 des Bildanhangs).

12.27 Welche Perkussionsbefunde passen am besten zum Röntgenbild?

(1) normaler Klopfschall rechts
(2) normaler Klopfschall links
(3) Klopfschall links hypersonor
(4) Klopfschall rechts abgeschwächt
(5) Atemverschieblichkeit rechts besser als links

(A) nur 1 und 2 sind richtig
(B) nur 1 und 5 sind richtig
(C) nur 2 und 4 sind richtig
(D) nur 1, 3 und 5 sind richtig
(E) nur 3, 4 und 5 sind richtig

12.28 Welche Auskultationsbefunde passen am besten zum Röntgenbefund?

(1) Atemgeräusche rechts unauffällig
(2) Atemgeräusche links unauffällig
(3) Bronchialatmen rechts unten
(4) Atemgeräusch links abgeschwächt
(5) exspiratorisches Giemen, Brummen, Pfeifen beiderseits

(A) nur 1 ist richtig
(B) nur 5 ist richtig
(C) nur 1 und 4 sind richtig
(D) nur 2 und 3 sind richtig
(E) nur 1, 3 und 4 sind richtig

12.24 (E) 12.25 (B) 12.26 (A) 12.27 (D) 12.28 (C)

F91

Ordnen Sie den Krankheiten der Liste 1 die jeweils am ehesten zutreffende Aussage der Liste 2 zu!

Liste 1

12.29 subglottische (stenosierende) Laryngitis

12.30 akute Epiglottis

Liste 2

(A) häufig auslösender Erreger: Parainfluenza-Virus Typ 1
(B) Leitsymptom: verlängertes Exspirium
(C) häufig frühzeitige Intubation oder Tracheotomie erforderlich
(D) bevorzugtes Alter: 1. Lebenshalbjahr
(E) prädisponierende Grundkrankheit: Mukoviszidose

H91

12.31 Zur akuten phlegmonösen Epiglottitis gehören:

(1) Heiserkeit bis Aphonie
(2) Schluckstörungen und Speichelfluß
(3) hohes Fieber
(4) typischer Erreger: Hämophilus influenzae

(A) nur 1 und 4 sind richtig
(B) nur 2 und 3 sind richtig
(C) nur 2 und 4 sind richtig
(D) nur 2, 3 und 4 sind richtig
(E) 1–4 = alle sind richtig

H91

12.32 Folgende Aussagen über das Asthma bronchiale im Kindesalter treffen zu:

(1) wichtigster ätiologischer Faktor: psychische Konflikte
(2) häufig anfallsauslösend: Virusinfekte
(3) Pathomechanismen der Obstruktion: Spasmus der glatten Bronchialmuskulatur, Schleimhautödem, vermehrte Bildung zähen, glasigen Schleims
(4) in der Regel Ausheilung während der Pubertät

(A) nur 1 und 4 sind richtig
(B) nur 2 und 3 sind richtig
(C) nur 2 und 4 sind richtig
(D) nur 1, 2 und 3 sind richtig
(E) nur 1, 3 und 4 sind richtig

F97

12.33 Welche Medikation ist beim Asthma bronchiale des Kindes kontraindiziert?

(A) Inhalation von Glucocorticosteroiden
(B) Inhalation von Dinatriumcromoglicicum
(C) orale Gabe von Theophyllin
(D) Inhalation von Ipratropiumbromid
(E) orale Gabe eines β-Blockers

H91

12.34 Bei einem bisher unauffälligen 3 Jahre alten Kleinkind finden sich folgende Symptome:

Plötzlich einsetzende Atemnot, Hustenreiz, hypersonorer Klopfschall über der rechten Lunge, Giemen und verlängertes Exspirium. Normale Leukozytenzahl im peripheren Blutbild. Im Röntgenbild keine größeren Verschattungen, Zwerchfelltiefstand rechts und Verlagerungen des Herzens nach links.

Welche Diagnose ist am wahrscheinlichsten?

(A) Fremdkörperaspiration
(B) Spontanpneumothorax
(C) akuter Asthmaanfall
(D) akute stenosierende Laryngitis
(E) Bronchiolitis

12.29 (A) 12.30 (C) 12.31 (D) 12.32 (B) 12.33 (E) 12.34 (A)

H90

12.35 Welche ist die häufigste Ursache eines inspiratorischen Stridors beim Neugeborenen?

(A) doppelter Aortenbogen
(B) Struma connata
(C) Thymushyperplasie
(D) weicher Kehlkopf und Kehldeckel (Laryngomalazie)
(E) Kehlkopfzysten

H93

12.36 Als Ursachen einer chronischen Bronchitis, häufig mit Obstruktion, kommen bei Kindern folgende Faktoren und Krankheiten in Betracht:

(1) bronchopulmonale Dysplasie
(2) immotiles Ziliensyndrom (Kartagener-Syndrom)
(3) gastroösophagealer Reflux bei Säuglingen
(4) angeborene Herzfehler mit Links-Rechtsshunt
(5) Passivrauchen

(A) nur 1 und 2 sind richtig
(B) nur 2 und 4 sind richtig
(C) nur 3 und 5 sind richtig
(D) nur 1, 2, 4 und 5 sind richtig
(E) 1–5 = alle sind richtig

H93

12.37 Folgende Aussagen über Infektionen der Atemwege bei Kindern treffen zu:

(1) Häufigster Erreger der akuten Epiglottitis ist Haemophilus influenzae.
(2) Antibiotikum der ersten Wahl bei Pneumonien durch Mycoplasma pneumoniae ist Amoxicillin.
(3) Eine durch RS-Viren hervorgerufene akute Bronchiolitis betrifft hauptsächlich Kinder in den ersten beiden Lebensjahren.
(4) Eine Lobärpneumonie ist typisch für eine Beteiligung der unteren Luftwege bei Masern.

(A) nur 1 ist richtig
(B) nur 2 ist richtig
(C) nur 1 und 3 sind richtig
(D) nur 2 und 4 sind richtig
(E) 1–4 = alle sind richtig

F94

12.38 Welche Aussage trifft für die Mukoviszidose **nicht** zu?

Sie

(A) verursacht bei einem Teil der Neugeborenen einen Ileus
(B) ist die häufigste schwere angeborene Stoffwechselstörung im Kindesalter
(C) wird autosomal rezessiv vererbt
(D) geht in der Mehrzahl der Fälle mit chronischer Pneumopathie einher
(E) führt bei Säuglingen infolge Vitamin-K-Mangels zu Melaena

F94

12.39 Welche Aussage trifft für die Bronchiolitis **nicht** zu?

(A) bevorzugtes Alter: 1. und 2. Lebensjahr
(B) häufigster Erreger: RS-Viren
(C) schwere exspiratorische Dyspnoe
(D) ausgeprägter exspiratorischer Stridor
(E) Röntgen-Thoraxaufnahme: ausgeprägte Lungenüberblähung

F93

12.40 Ein 5 Monate alter Säugling erkrankt akut mit hohem Fieber, exspiratorischer Dyspnoe, Nasenflügeln und Zyanose. Auskultatorisch feinblasige Rasselgeräusche und verlängertes Exspirium. Röntgenologisch Überblähung der Lungenperipherie mit Verdacht auf kleinere atelektatische Bezirke. Gabe von Theophyllin ohne jeden Effekt.

Welche Diagnose kommt am ehesten in Betracht?

(A) Bronchopneumonie
(B) Epiglottis acutissima
(C) Asthma bronchiale
(D) Bronchiolitis
(E) stenosierende Laryngitis

12.35 (D) 12.36 (E) 12.37 (C) 12.38 (E) 12.39 (D) 12.40 (D)

F93

12.41 Sie werden zu einem vor ca. 3 Stunden akut schwer erkrankten 3jährigen Kind mit hohem Fieber, Speichelfluß, Schluckbeschwerden, Halsschmerzen, kloßiger Sprache und vorwiegend inspiratorischem Stridor gerufen. Es besteht kein Husten.

Welche Diagnose ist am wahrscheinlichsten?

(A) Fremdkörperaspiration mit sekundärer Pneumonie
(B) Infekt-Krupp
(C) akute Epiglottitis
(D) Angina tonsillaris
(E) akute Pharyngitis

H00 *!!*

12.42 Sie werden zu einem 2 Jahre alten Kind mit Schnupfen, Unruhe, Heiserkeit, bellendem Husten und inspiratorischem Stridor gerufen.

Welche ist die wahrscheinlichste Diagnose?

(A) akute Epiglottitis
(B) Infektkrupp (Pseudokrupp)
(C) akute Pharyngitis
(D) Fremdkörperaspiration
(E) Angina tonsillaris

H92

12.43 Für die Bronchiolitis im Kindesalter gilt:

(1) häufigster Erreger: Haemophilus influenzae Typ B
(2) Prädilektionsalter: 1. und 2. Lebensjahr
(3) charakteristische Symptomatik: ausgeprägte exspiratorische Dyspnoe
(4) typische Differentialdiagnose: akute Epiglottitis
(5) Therapie der Wahl: Ampicillin

(A) nur 1 und 2 sind richtig
(B) nur 1 und 4 sind richtig
(C) nur 2 und 3 sind richtig
(D) nur 1, 2 und 5 sind richtig
(E) nur 2, 3 und 5 sind richtig

H97

12.44 Für die Bronchiolitis im Kindesalter gilt:

(1) häufigster Erreger: RS-Viren
(2) Altersgipfel der Erkrankung: Säuglingsalter
(3) Symptomatik: ausgeprägte exspiratorische Dyspnoe, Nasenflügeln, Tachypnoe
(4) Therapie der Wahl: Aciclovir

(A) nur 1 und 3 sind richtig
(B) nur 2 und 4 sind richtig
(C) nur 3 und 4 sind richtig
(D) nur 1, 2 und 3 sind richtig
(E) 1–4 = alle sind richtig

F92

Ordnen Sie den Krankheiten (bei Kindern) der Liste 1 die jeweils am ehesten zutreffende Aussage der Liste 2 zu!

Liste 1

12.45 subglottische (stenosierende) Laryngitis

12.46 Bronchiolitis

Liste 2

(A) häufigster auslösender Erreger: RS-Viren
(B) kloßige Stimme mit Speichelfluß
(C) septische Temperaturen
(D) bellender Husten
(E) bevorzugtes Alter: 6–8 Jahre

H94

12.47 Welche Aussage trifft **nicht** zu?

Für das Asthma bronchiale im Kindesalter gilt:

(A) etwa 5 % aller Kinder erkranken bis zum 16. Lebensjahr an Asthma bronchiale
(B) Anfallsauslösung durch Pollen und tierische Antigene möglich
(C) inspiratorischer Stridor als vorherrschendes Symptom
(D) erhöhter Gesamt-IgE-Titer bei asthmakranken Kindern häufig nachweisbar
(E) Im Asthmaanfall ist auf ausreichende Flüssigkeitszufuhr zu achten.

12.41 (C) 12.42 (B) 12.43 (C) 12.44 (D) 12.45 (D) 12.46 (A) 12.47 (C)

F95

12.48 Welche Aussage trifft **nicht** zu?

Für die Mukoviszidose gilt:

(A) Sie ist eine Erkrankung vorwiegend der exokrinen Drüsen.
(B) Sie manifestiert sich vorwiegend in Lunge, Pankreas, Darm und den ableitenden Gallenwegen.
(C) Es handelt sich um ein X-chromosomal dominantes Erbleiden.
(D) Charakteristisch ist der erhöhte NaCl-Gehalt im Schweiß.
(E) Die Lebenserwartung bleibt trotz Therapie herabgesetzt.

F95

12.49 Welche Aussage trifft **nicht** zu?

Für die akute Epiglottitis gilt:

(A) Die Sprache ist kloßig.
(B) Als Erreger findet man meist Haemophilus influenzae Typ B.
(C) Es besteht Speichelfluß.
(D) Es besteht ein bellender Husten.
(E) Der Altersgipfel liegt zwischen dem 2. und 6. Lebensjahr.

13 Erkrankungen des Verdauungstraktes

H98 *!*

13.1 Das Megacolon congenitum (Morbus Hirschsprung)

(A) geht mit Dilatation derjenigen Darmabschnitte einher, die von einem Defekt ihrer intramuralen Nervenplexus betroffen sind
(B) läßt histochemisch in Biopsaten aus den dilatierten Darmabschnitten eine erhöhte Acetylcholinesterase-Aktivität erkennen
(C) kann nur durch Resektion des ektatischen Darmabschnitts definitiv geheilt werden
(D) bietet bei der digitalen Untersuchung gewöhnlich ein stuhlfreies Rektum
(E) wird häufiger bei Mädchen als bei Knaben beobachtet

F00 *!*

13.2 Welche Befunde sind beim Megacolon congenitum (Morbus Hirschsprung) typisch?

(1) Das Rektum erweist sich bei der digitalen Untersuchung mit Stuhl gefüllt und weit.
(2) Bei der intrarektalen Elektromanometrie fehlt der Relaxationsreflex auf rektale Dehnung.
(3) Im Kolonkontrasteinlauf ist ein Kalibersprung vom weiten proximalen Darmabschnitt zum engen distalen Segment sichtbar.
(4) In der Schleimhautbiopsie zeigt sich eine deutliche Vermehrung von Ganglienzellen und Verminderung parasympathischer (Acetylcholinesterase-positiver) Fasern.

(A) nur 1 und 2 sind richtig
(B) nur 1 und 4 sind richtig
(C) nur 2 und 3 sind richtig
(D) nur 2 und 4 sind richtig
(E) nur 3 und 4 sind richtig

H98 *!!*

13.3 Welche Aussage trifft für die Invagination **nicht** zu?

(A) Sie ist neben der inkarzerierten Hernie die häufigste Ursache einer erworbenen intestinalen Obstruktion im Säuglingsalter.
(B) Die häufigste Form ist ileocoecal oder ileocolisch.
(C) Der überwiegende Teil der Fälle tritt in den ersten beiden Lebensjahren auf.
(D) Es stülpt sich ein distales Darmsegment in einen proximal gelegenen Darmabschnitt.
(E) Eine wirksame Frühbehandlung stellt die Röntgenkontrastfüllung des Kolons dar.

H00

13.4 Wobei ist **am wenigsten** mit der Entstehung einer Darminvagination zu rechnen?

Bei

(A) einer Rotavirus-Enteritis
(B) einem Meckel-Divertikel
(C) einer Purpura Schoenlein-Henoch (Purpura abdominalis)
(D) einer zystischen Fibrose
(E) einem Megacolon congenitum (Morbus Hirschsprung)

12.48 (C) 12.49 (D) 13.1 (D) 13.2 (C) 13.3 (D) 13.4 (E)

F99 !

13.5 Zunehmende Atemnot und eine trotz technisch korrekter Maskenbeatmung kaum zu beeinflussende Zyanose bei einem Neugeborenen, das einen seitendifferenten pulmonalen Auskultationsbefund sowie ein eingefallenes Abdomen aufweist, sprechen in erster Linie für:

(A) Atemnotsyndrom aufgrund eines Surfactant-Mangels
(B) Hämatothorax
(C) Aspiration
(D) Ventrikelseptumdefekt
(E) Zwerchfellaplasie

H96 !

13.6 Was trifft für die Zöliakie des Kindes **nicht** zu?

(A) Gliadininduzierte Enteropathie
(B) Es handelt sich um eine Erkrankung des Dickdarms.
(C) autosomal rezessive Vererbung
(D) Symptome sind Gewichtsstillstand, Dystrophie und Mißlaunigkeit.
(E) Die Stühle sind übelriechend, fetthaltig und glänzendbreiig.

H95 !

13.7 Welche Aussage trifft für die Invagination im Säuglingsalter **nicht** zu?

(A) Am häufigsten ist die Einstülpung des Ileums in das Zaekum und das Kolon aszendens.
(B) Charakteristisch ist ein Verlauf in drei Phasen mit akutem peritonealen Schock, symptomlosem Intervall und mechanischem Ileus.
(C) Bei der rektalen Untersuchung nachweisbarer blutig gefärbter Schleim am untersuchenden Finger spricht für eine Invagination.
(D) Der Kontrasteinlauf ist innerhalb der ersten drei Tage nach Auftreten der Invagination Therapie der Wahl.
(E) Nur selten läßt sich ein Anlaß für die Entstehung der Invagination finden.

F99 !

13.8 Methode der Wahl zur Erkennung einer Zöliakie (glutensensitive Enteropathie) ist der Nachweis

(A) des molekularen Gendefekts auf Chromosom 7
(B) eines erhöhten Kochsalzgehaltes des Schweißes
(C) einer erhöhten Fettausscheidung im Stuhl
(D) eines erniedrigten Chymotrypsingehaltes des Stuhles
(E) einer subtotalen Zottenatrophie im Dünndarm

F94 !

13.9 Ein Neugeborenes hat bereits in den ersten Lebensstunden weißen blasig-schaumigen Speichel vor dem Mund. Dabei hustet das Kind gelegentlich, wird blau, erholt sich jeweils schnell wieder. Atemfrequenz 40 pro Minute. Über der Lunge wie über der Trachea hört man grobblasige Rasselgeräusche.
Welche Diagnose ist am wahrscheinlichsten?

(A) Ösophagusatresie
(B) Mukoviszidose
(C) Lungenödem
(D) angeborener Herzfehler
(E) massive Fruchtwasseraspiration

F99 !!

13.10 Welches Symptom ist bei einer hypertrophischen Pylorusstenose des Kindes **am wenigsten** zu erwarten?

(A) peristaltische Wellen im Bereich des Magens beim Teeversuch
(B) schwallartiges Erbrechen
(C) galliges Erbrechen
(D) Gewichtsabnahme
(E) Pseudoobstipation

13.5 (E) 13.6 (C) 13.7 (D) 13.8 (E) 13.9 (A) 13.10 (C)

H93 | F91

13.11 Welche Aussage trifft für die Leistenhernie im Kindesalter **nicht** zu?

(A) Bis zu 5% aller Kinder erkranken an einer Leistenhernie.
(B) Knaben sind überwiegend betroffen.
(C) Im Gegensatz zum Erwachsenen handelt es sich fast immer um eine direkte Leistenhernie.
(D) Inkarzerationsgefahr besteht besonders bei Säuglingen.
(E) Der Bruchsack wird durch den offenen Processus vaginalis peritonei gebildet.

H95

13.12 Welche Aussage trifft **nicht** zu?

Als Ursache einer im Kindesalter auftretenden Leberzirrhose kommen in Frage:

(A) Alpha-I-Antitrypsin-Mangel
(B) Galaktosämie
(C) Hepatitis A
(D) Fruktoseintoleranz
(E) Mukoviszidose

H93 **!**

13.13 Wodurch wird eine Invagination in den ersten Lebensjahren begünstigt?

(1) akute Gastroenteritis
(2) hypertrophische Pylorusstenose
(3) Meckelsches Divertikel
(4) Megacolon congenitum (Morbus Hirschsprung)
(5) anaphylaktoide Purpura (Purpura Schönlein-Henoch)

(A) nur 3 ist richtig
(B) nur 2 und 3 sind richtig
(C) nur 1, 3 und 5 sind richtig
(D) nur 1, 4 und 5 sind richtig
(E) nur 2, 3 und 4 sind richtig

F96

13.14 Welche Aussage trifft für die Invagination **nicht** zu?

(A) Sie ist neben der inkarzerierten Hernie die häufigste Ursache einer erworbenen intestinalen Obstruktion im Säuglingsalter.
(B) Die häufigste Form ist ileocoecal oder ileocolisch.
(C) Der überwiegende Teil der Fälle tritt in den ersten beiden Lebensjahren auf.
(D) Es stülpt sich ein distales Darmsegment in einen proximal gelegenen Darmabschnitt.
(E) Eine wirksame Frühbehandlung stellt die Röntgenkontrastfüllung des Kolons dar.

H97

13.15 Welche Aussage trifft **nicht** zu?

Die hypertrophische Pylorusstenose des Säuglings läßt sich klinisch vermuten durch:

(A) galliges Erbrechen nach Nahrungsaufnahme
(B) sichtbare peristaltische Wellen über der Magengegend
(C) gieriges Trinken
(D) seltene Stuhlentleerung (Pseudoopstipation)
(E) tastbaren olivengroßen Tumor rechts oberhalb des Nabels

F91

13.16 Welche Aussage trifft **nicht** zu?

Klinische Symptome bei einer schweren Dehydratation im Rahmen einer Gastroenteritis bei Säuglingen sind:

(A) Somnolenz
(B) oberflächliche, verlangsamte Atmung
(C) eingesunkene große Fontanelle
(D) schneller, kaum tastbarer Puls
(E) verminderte oder eingestellte Urinproduktion

13.11 (C) 13.12 (C) 13.13 (C) 13.14 (D) 13.15 (A) 13.16 (B)

F96

13.17 Welche Aussage trifft für Melaena bzw. Hämatochezie im Kindesalter **nicht** zu?

(A) Hellrotes, dem Stuhl aufgelagertes Blut spricht für eine Blutungsquelle im unteren Darmtrakt.
(B) Okkulte Blutungen können Ausdruck einer Kuhmilchprotein-Intoleranz sein.
(C) Eine hellrote Blutung mit heftigen Leibschmerzen ist charakteristisch für eine Mekkel-Divertikel-Blutung.
(D) Im Gegensatz zum Erwachsenen ist ein maligner Tumor äußerst selten Ursache einer Blutung bei Kindern.
(E) Beim Neugeborenen kommt eine Melaena ohne Krankheitswert vor.

F96

13.18 Bereits innerhalb der ersten 24 Lebensstunden erbricht ein Knabe gallig. Das Körpergewicht betrug bei Geburt 4020 g, nach 24 Stunden 3500 g. Bei Geburt war ein Polyhydramnion aufgefallen. Bei Geburt Abgang von Mekonium.

In erster Linie denken Sie an:

(A) Pylorushypertrophie
(B) Duodenalatresie
(C) Mekonium-Ileus
(D) Analatresie
(E) adrenogenitales Syndrom

H95

13.19 Ein 3 Wochen alter Knabe wird vorgestellt, weil er zunehmend erbricht und nach Gewichtsstillstand jetzt an Gewicht abgenommen hat. Stuhlgang anfangs normal, jetzt Obstipation.

Differentialdiagnostisch kommen in Frage:

(1) Duodenalatresie
(2) Pylorushypertrophie
(3) adrenogenitales Syndrom
(4) Mekonium-Ileus

(A) nur 1 und 3 sind richtig
(B) nur 2 und 3 sind richtig
(C) nur 2 und 4 sind richtig
(D) nur 1, 2 und 4 sind richtig
(E) nur 2, 3 und 4 sind richtig

F90

Folgende Angaben beziehen sich auf die Aufgaben Nr. 13.20 und 13.21.

Ein 10jähriger Junge klagt akut über Bauchschmerzen, erbricht zweimal und ißt seit einem Tag kaum noch. Wegen eines Druckschmerzes im rechten Oberbauch mit leichter Abwehrspannung wird er stationär eingewiesen. Bei der Aufnahme im Krankenhaus gibt die Mutter an, daß vielleicht auch mit der Niere etwas nicht in Ordnung sei, weil das Kind in der letzten Zeit nachts einnässe und viel trinken müsse. In der Schule sei er auffällig müde. Temperatur rektal 38,5 °C, Hb 150 g/l, Leukozyten 18 000 × 106/l. Auskultation von Herz und Lunge ohne pathologischen Befund.

13.20 Welche der folgenden Diagnosen kommt **nicht** in Frage?

(A) Appendizitis
(B) Pyelonephritis
(C) urämische Gastroenteritis bei chronischer Nierenerkrankung
(D) Diabetes mellitus
(E) Lymphadenitis mesenterialis

13.21 Aufgrund des abdominellen Tastbefundes wird eine akute Appendizitis vermutet.

Welche weitere Untersuchung ist vor einer etwaigen Laparotomie bei diesem Kind unbedingt noch erforderlich?

(A) Urinstatus
(B) EKG
(C) Röntgen-Thorax
(D) Serumkreatinin
(E) Serumharnstoff

H00

13.22 Enteritiden im Säuglingsalter werden von den genannten Erregern am häufigsten hervorgerufen durch:

(A) Enteroviren
(B) Adenoviren
(C) Rotaviren
(D) Salmonellen
(E) Shigellen

13.17 (C) 13.18 (B) 13.19 (B) 13.20 (C) 13.21 (A) 13.22 (C)

H96 **!**

13.23 Welche Aussagen treffen für ein Meckel-Divertikel zu?

(1) Bei Ulkusbildung ist eine schmerzlose Darmblutung typisch.
(2) Die Diagnose wird koloskopisch gestellt.
(3) Das Auftreten von Invagination und Volvulus wird begünstigt.

(A) nur 1 ist richtig
(B) nur 3 ist richtig
(C) nur 1 und 2 sind richtig
(D) nur 1 und 3 sind richtig
(E) nur 2 und 3 sind richtig

H91

13.24 Die Röntgen-Übersichtsaufnahmen (siehe Abbildungen Nr.5 und Nr.6 des Bildanhangs) eines 2 Tage alten Säuglings, welcher seit dem 1. Lebenstag erbricht, sprechen für:

(A) Pylorushypertrophie
(B) Duodenalatresie
(C) Ösophagusatresie
(D) Kardia-Insuffizienz
(E) Dünndarmileus

H93

Folgende Angaben beziehen sich auf die Aufgaben Nr. 13.25 und Nr. 13.26.

Es wird Ihnen ein 6jähriger Junge von seiner Mutter vorgestellt, der seit einigen Wochen unter heftigem Juckreiz in der Analregion, besonders nachts, leidet. Sein Befinden ist im übrigen völlig unbeeinträchtigt. Normales Stuhlverhalten. Sie finden eine intensive, etwa 3 cm breite Rötung der Analregion mit Kratzeffekten. Das übrige Integument ist frei, auch sonst erheben Sie bei der klinischen Untersuchung keinen auffälligen Befund.

Bei der Mutter des Jungen bestehen übrigens seit einigen Tagen ähnliche Beschwerden.

13.25 Welche Diagnose kommt am ehesten in Betracht?

(A) atopische Dermatitis
(B) Morbus Crohn
(C) Oxyuriasis
(D) Askaridiasis
(E) Nahrungsmittelallergie

13.26 Sie teilen der Mutter Ihre Verdachtsdiagnose mit. Welche weiteren Informationen sind richtig?

(1) Zur Sicherung der Diagnose soll nachts ein Klebestreifen auf die Perianalregion aufgebracht werden.
(2) Nach Sicherung der Diagnose besteht die Behandlung in der Gabe von Pyriviniumembonat (Molevac®) oder Pyrantelembonat (Helmex®).
(3) Außer dem Patienten sollten sich auch alle Mitglieder der Wohngemeinschaft der Behandlung unterziehen.
(4) Vor der Behandlung muß durch Blutuntersuchungen die Leber- und Nierenfunktion überprüft werden.
(5) Eine probatorische Lokalbehandlung mit einer steroidhaltigen Haftsalbe ist indiziert.

(A) nur 1 und 5 sind richtig
(B) nur 2 und 4 sind richtig
(C) nur 1, 2 und 3 sind richtig
(D) nur 2, 3 und 4 sind richtig
(E) nur 3, 4 und 5 sind richtig

F93

13.27 Welche der folgenden Kriterien treffen für die Zöliakie zu?

(1) typische Symptomatik: chronische Durchfälle, Dystrophie, total flache Dünndarm-Mukosa
(2) klinische Besserung auf glutenfreie Ernährung
(3) normale Dünndarm-Mukosa unter glutenfreier Diät
(4) Schädigung der Dünndarm-Mukosa nach erneuter Glutenbelastung
(5) Die Erkrankung kann sich klinisch als isolierte Wachstumsstörung zeigen.

(A) nur 1 und 2 sind richtig
(B) nur 1 und 4 sind richtig
(C) nur 1, 3 und 4 sind richtig
(D) nur 1, 3 und 5 sind richtig
(E) 1–5 = alle sind richtig

13.23 (D) 13.24 (B) 13.25 (C) 13.26 (C) 13.27 (E)

F00 !

13.28 Wodurch werden in der Bundesrepublik Deutschland infektiöse akute Säuglingsenteritiden am häufigsten verursacht?

(A) enteropathogene E. coli (Dyspepsie-Coli)
(B) Salmonellen
(C) Campylobacter
(D) Rotaviren
(E) Staphylokokken

F00 H97 !

13.29 Zu den typischen Zeichen einer längerdauernden schweren Durchfallserkrankung beim Säugling gehört **nicht:**

(A) seltener Lidschlag
(B) schwacher Saugreflex
(C) eingesunkene Fontanelle
(D) Oligurie
(E) oberflächliche Atmung (Hypoventilation)

H97

13.30 Ein 4 Monate alter Säugling erkrankt an einer unkompliziert verlaufenden Gastroenteritis.

Welche Empfehlungen sind indiziert?

(1) Fortsetzung der Muttermilchzufuhr, falls der Säugling gestillt wird
(2) Bei nicht gestillten Säuglingen sollte die industriell hergestellte Säuglingsmilchnahrung mit einer Glucose-Elektrolyt-Lösung verdünnt werden.
(3) laktosefreie Milchzufuhr
(4) Behandlung mit Loperamid (z.B. Imodium®)

(A) nur 1 und 2 sind richtig
(B) nur 1 und 3 sind richtig
(C) nur 2 und 4 sind richtig
(D) nur 3 und 4 sind richtig
(E) 1–4 = alle sind richtig

H92 !

13.31 Folgende Aussagen sind richtig beim typischen Megacolon congenitum des Kleinkindes:

(1) enge Rektumampulle bei rektaler Untersuchung
(2) sogen. „Lumensprung" beim Röntgen-Kontrasteinlauf
(3) Plötzlich auftretende Diarrhoen schließen die Diagnose aus.
(4) Der diagnostische Beweis wird aufgrund einer Rektumbiopsie geführt.

(A) nur 2 ist richtig
(B) nur 2 und 3 sind richtig
(C) nur 1, 2 und 4 sind richtig
(D) nur 2, 3 und 4 sind richtig
(E) 1–4 = alle sind richtig

F92

13.32 Eine Therapie mit Pankreas-Enzymen kommt bei folgender Erkrankung in Frage:

(A) Zöliakie
(B) Mukoviszidose
(C) hereditärer Disaccharidase-Mangel
(D) regionale Enteritis (M. Crohn)
(E) Acrodermatitis enteropathica

H96

13.33 Welche Aussagen treffen für den Morbus Hirschsprung zu?

(1) Fehlende oder verzögerte Mekoniumpassage bei Neugeborenen, gefolgt von Verstopfung und Leibblähung.
(2) Gelegentlich erbricht der junge Säugling, trinkt und gedeiht schlecht.
(3) Bei der digitalen Untersuchung ist das Rektum in der Regel leer und eng.
(4) Die Diagnose wird durch Rektummanometrie, Schleimhautbiopsien und Röntgendarstellung (Kolonkontrasteinlauf) gestellt.

(A) nur 1 und 4 sind richtig
(B) nur 3 und 4 sind richtig
(C) nur 1, 2 und 3 sind richtig
(D) nur 2, 3 und 4 sind richtig
(E) 1–4 = alle sind richtig

13.28 (D) 13.29 (E) 13.30 (A) 13.31 (C) 13.32 (B) 13.33 (E)

F97

13.34 Welche Aussage trifft **nicht** zu?

Bei folgenden Erkrankungen besteht die Gefahr einer späteren Leberzirrhose:

(A) Hepatitis A
(B) Wilson-Krankheit
(C) hereditäre Fruktoseintoleranz
(D) Gallengangsatresie
(E) chronische aktive Hepatitis

H94

13.35 Die kongenitale hypertrophische Pylorusstenose

(A) manifestiert sich typischerweise zwischen der 2. und 4. Lebenswoche
(B) betrifft Mädchen häufiger als Knaben
(C) führt frühzeitig zu Trinkunlust
(D) führt zu einer Hyperchlorämie
(E) bildet sich nach Atropingabe rasch zurück (Therapie der Wahl)

H99 !

13.36 Ein bisher unauffälliger, 5 Wochen alter Knabe erbricht schwallartig zunehmend nach jeder Malzeit. Das Erbrochene ist nicht gallig, weist jedoch Hämatin auf. Zusätzliche Symptome: deutliche Gewichtsabnahme, Dehydratation und seltener Stuhlgang.

Am ehesten kommt als Diagnose in Frage:

(A) nekrotisierende Enterokolitis
(B) Mekoniumileus
(C) Duodenalstenose
(D) hypertrophische Pylorusstenose
(E) Kardiainsuffizienz

H94

13.37 Welche Aussage trifft **nicht** zu?

Für die nekrotisierende Enterokolitis gilt:

(A) Sie tritt besonders bei Frühgeborenen auf.
(B) Die wichtigste Ursache ist eine ileocolische Invagination.
(C) Die Nekrose kann lange Strecken des Dünn- oder Dickdarmes betreffen.
(D) Röntgenologische Hinweise sind eine Erweiterung der Darmschlingen und -wandverdickung, später eine Pneumatosis intestinii.
(E) Die Therapie besteht in der Gabe von Antibiotika und Entlastung des Darmes durch parenterale Ernährung, bei Perforation Laparotomie.

F95

13.38 Ein bis dahin gesunder 6 Monate alter Säugling beginnt plötzlich, scheinbar unmotiviert, zu schreien und erbricht. Nach kurzer Pause wiederholt sich die Symptomatik, der Säugling ist blaß-kollaptisch, schwitzt und wirkt ängstlich. Im Abdomen läßt sich ein walzenförmiger Tumor tasten. Bei der rektalen Untersuchung findet sich blutiger Schleim am Finger.

Welche Diagnose kommt am ehesten in Betracht?

(A) Leistenhernie
(B) Invagination
(C) akute Gastroenteritis
(D) akute Appendizitis
(E) abdominelles Non-Hodgkin-Lymphom

H99 !

13.39 Bei einem Mekoniumileus ist in erster Linie zu denken an:

(A) Hypothyreose
(B) Vitamin-K-Mangel
(C) Gallengangsatresie
(D) Mukoviszidose
(E) Zöliakie

13.34 (A) 13.35 (A) 13.36 (D) 13.37 (B) 13.38 (B) 13.39 (D)

H99

13.40 Was ist bei einer Colitis ulcerosa **am wenigsten** zu erwarten?

(A) blutige Durchfälle
(B) Arthralgien
(C) enterokutane Fistelbildung
(D) kontinuierlicher Befall der Mukosa des Kolons
(E) Verkürzung des Kolons

14 Erkrankungen der Nieren, der ableitenden Harnwege und der äußeren Geschlechtsorgane

H97

14.1 Folgende Aussagen zu Nierenfehlbildungen im Kindesalter treffen zu:

(1) Hufeisennieren sind gehäuft beim Ullrich-Turner-Syndrom zu finden.
(2) Bei einer Doppelniere mit Ureter duplex mündet der Ureter der unteren Niere meist ektop (unterhalb des Trigonums der Blase)
(3) Eine Ureterabgangsstenose prädisponiert zur Hydronephrose.

(A) nur 1 ist richtig
(B) nur 2 ist richtig
(C) nur 3 ist richtig
(D) nur 1 und 3 sind richtig
(E) nur 2 und 3 sind richtig

F94 **!**

14.2 Welche der folgenden Maßnahmen ist bei einem 18 Monate alten Knaben mit beidseitigem Leistenhoden zu treffen?

(A) HCG-Behandlung
(B) Hodenbiopsie
(C) Abwarten des spontanen Deszensus
(D) Testosteron-Behandlung
(E) LH-RH-Test
(F)

H93

14.3 Welche Aussagen über die akute Harnwegsinfektion im ersten Lebensjahr treffen zu?

(1) Bei Neugeborenen handelt es sich meist um eine hämatogene Infektion.
(2) Typische Symptome beim Säugling sind Pollakisurie und Dysurie.
(3) Ein vesikoureteraler Reflux kommt vor.

(A) Keine der Aussagen 1–3 ist richtig.
(B) nur 1 und 2 sind richtig
(C) nur 1 und 3 sind richtig
(D) nur 2 und 3 sind richtig
(E) 1–3 = alle sind richtig

F98

14.4 Ein 4 Jahre altes Kind, bei dem seit 5 Tagen eine z.T. blutige Diarrhö besteht, fällt durch plötzliche Blässe, Oligurie und arteriellen Hypertonus auf. Im Blut ist das Hämoglobin auf eine Konzentration von 98 g/l abgefallen, die Kreatininkonzentration im Serum ist deutlich erhöht.

Welche Erreger kommen am ehesten in Betracht?

(A) Clostridium perfringens
(B) Yersinia enterocolitica
(C) Rota-Viren
(D) Leptospiren
(E) verotoxinbildende E. coli (O 157)

F98

14.5 Welche Aussage trifft für die postinfektiöse akute Glomerulonephritis im Kindesalter **nicht** zu?

(A) Sie tritt 1–3 Wochen nach akuter Infektion, vorwiegend durch Streptokokken, auf.
(B) Der Komplement C3-Serumspiegel ist erhöht.
(C) Kardinalsymptome sind Hämaturie und Proteinurie.
(D) Der Erkrankungsgipfel liegt zwischen dem 2. und 12. Lebensjahr.
(E) Eine Erythrozyturie kann noch für Monate nach Beginn der Erkrankung nachweisbar sein.

13.40 (C) 14.1 (D) 14.2 (A) 14.3 (C) 14.4 (E) 14.5 (B)

H99

14.31 Mittels sonographischer Screeninguntersuchung wird bei einem Neugeborenen gesunder Eltern einseitig eine vollkommen mit zahlreichen zystenartigen Hohlräumen durchsetzte Niere festgestellt. Im Isotopennephrogramm zeigt sich die betroffene Niere funktionslos.

Am ehesten handelt es sich um eine

(A) autosomal-rezessiv vererbte polyzystische Nierendysplasie
(B) autosomal-dominant vererbte polyzystische Nierendysplasie
(C) multizystische Nierendysplasie
(D) ausgeprägte Hydronephrose bei subpelviner Stenose
(E) Nierenvenenthrombose

15 Erkrankungen der Knochen und Gelenke

F98

Ordnen Sie den Krankheiten in Liste 1 die entsprechenden Vererbungsmodi aus Liste 2 zu!

Liste 1

15.1 Neurofibromatose Typ I

15.2 progressive Muskeldystrophie (Typ Duchenne)

Liste 2

(A) autosomal dominante Vererbung
(B) autosomal rezessive Vererbung
(C) X-chromosomal rezessive Vererbung
(D) X-chromosomal dominante Vererbung
(E) Y-chromosomale Vererbung

F94

15.3 Welche Aussage trifft für die progressive Muskeldystrophie (Typ Duchenne) **nicht** zu?

(A) Es handelt sich um ein X-chromosomal rezessiv vererbtes Leiden.
(B) Die Erkrankung manifestiert sich mit Muskelschwäche im Beckengürtel- und Oberschenkel-Bereich zwischen dem 2. und 4. Lebensmonat.
(C) Die Mehrzahl der Patienten zeigt fehlende oder stark verminderte Dystrophin-Bildung.
(D) Die Serum-Kreatinkinase ist bereits im präklinischen Stadium deutlich erhöht.
(E) Die meisten Patienten sterben bis zum 20. Lebensjahr.

F98

15.4 Symptome bzw. Befunde einer beginnenden akuten Osteomyelitis bei Kleinkindern sind:

(1) lokaler Schmerz
(2) Fieber
(3) im Röntgenbild Zeichen von Spongiosaveränderungen
(4) Leukozytose

(A) nur 1 und 3 sind richtig
(B) nur 2 und 4 sind richtig
(C) nur 3 und 4 sind richtig
(D) nur 1, 2 und 4 sind richtig
(E) 1-4 = alle sind richtig

H98 **!**

15.5 Bei isolierter prämaturer Synostose der Sagittalnaht entwickelt sich folgende abnorme Schädelform:

(A) Brachyzephalus
(B) Plagiozephalus
(C) Dolichozephalus, Skaphozephalus
(D) Trigonozephalus
(E) Oxyzephalus, Akrozephalus

14.31 (C) 15.1 (A) 15.2 (C) 15.3 (B) 15.4 (D) 15.5 (C)

F91 !

15.6 Ein 12 Jahre alter Knabe erkrankt mit folgenden Symptomen:
Fieber, intermittierende Schmerzen in der rechten Hüfte, Druckschmerz. Die Röntgenaufnahme zeigt fleckige Osteolysen in der Corticalis des Femur, am Periost schichtweisen Knochenneubau (zwiebelschalenartig).

Welche Erkrankung liegt am wahrscheinlichsten vor?

(A) fibröse Dysplasie (Jaffé-Lichtenstein)
(B) Myxochondrosarkom
(C) Ewing-Sarkom
(D) eosinophiles Granulom
(E) akute Osteomyelitis

F99 !!

15.7 Welche Aussage zur angeborenen Hüftgelenksdysplasie trifft **am wenigsten** zu?

(A) Etwa 2–4 von 100 Neugeborenen weisen eine Dysplasie auf.
(B) Das Pfannendach ist hypoplastisch und steil stehend.
(C) Mädchen sind häufiger betroffen als Knaben.
(D) Bei Neugeborenen ist eine Hüftgelenksdysplasie ohne Luxation klinisch (Faltenasymmetrie, Abspreizhemmung) äußerst unsicher erkennbar.
(E) Methode der Wahl zur bildgebenden Diagnostik ist bei Verdacht auf Hüftgelenksdysplasie beim Neugeborenen die Röntgenuntersuchung.

H95

15.8 Welche Aussage trifft **nicht** zu?

Beim generellen Neugeborenen-Screening werden folgende Erkrankungen erfaßt:

(A) progressive Muskeldystrophie (Typ Duchenne)
(B) Hypothyreose
(C) Ahornsirupkrankheit
(D) Phenylketonurie
(E) Galaktosämie

H96

15.9 Für den Morbus Perthes sind folgende Merkmale bzw. Symptome charakteristisch:

(1) vorwiegend erkranken Mädchen
(2) Erkrankungsalter etwa 3. bis 10. Lebensjahr
(3) Nekrose überwiegend der Hüftpfannen
(4) als frühes Röntgensymptom erscheint der Gelenkspalt verbreitert

(A) nur 4 ist richtig
(B) nur 1 und 2 sind richtig
(C) nur 2 und 4 sind richtig
(D) nur 1, 2 und 4 sind richtig
(E) nur 1, 3 und 4 sind richtig

F90

15.10 Ein minderwüchsiger Säugling zeigt verkürzte Extremitäten, einen großen Kopf mit weit offenen Schädelnähten und großer Fontanelle. Auf dem Röntgenbild des Thorax fallen alte Frakturen der Rippen auf.

Es handelt sich am wahrscheinlichsten um:

(A) Hydrozephalus internus
(B) geburtstraumatische Schäden
(C) Kindesmißhandlung
(D) Achondroplasie
(E) Osteogenesis imperfecta

F90

15.11 Die Beckenübersichtsaufnahme mit einer zeitlichen Differenz von 22 Monaten und die aktuelle axiale Hüftgelenksaufnahme (nach Lauenstein) eines 8jährigen Knaben zeigen den dargestellten Befund (siehe Abbildungen Nr. 10, Nr. 11 und Nr. 12 des Bildanhangs).

Die wahrscheinlichste Diagnose ist:

(A) tuberkulöse Coxitis
(B) ischämische Femurkopfnekrose (M. Perthes)
(C) Epiphyseolysis capitis femoris
(D) Ewing-Sarkom
(E) Coxa vara rachitica

15.6 (C) 15.7 (E) 15.8 (A) 15.9 (C) 15.10 (E) 15.11 (B)

H90

15.12 Welche Aussagen über die floride Vitamin D-Mangel-Rachitis treffen zu?

(1) Röntgenbefund: ungenügende Mineralisierung mit verminderter Knochendichte
(2) Röntgenbefund: becherförmig verbreiterte und unscharf begrenzte Metaphysenregionen
(3) Röntgenbefund: sichtbare Periostabhebung infolge subperiostaler Blutungen
(4) Serum-Aktivität der alkalischen Phosphatase normal oder erniedrigt

(A) nur 1 und 2 sind richtig
(B) nur 1 und 4 sind richtig
(C) nur 3 und 4 sind richtig
(D) nur 2, 3 und 4 sind richtig
(E) 1–4 = alle sind richtig

H90 **!**

15.13 Für eine klassische (hereditäre) Vitamin-D-resistente Rachitis (Phosphatdiabetes) gelten folgende Feststellungen:

(1) vermehrte Aminosäurenausscheidung im Urin
(2) Serumphosphat erniedrigt
(3) sekundärer Hyperparathyreoidismus
(4) Serumkalzium erniedrigt
(5) alkalische Phosphatase erhöht
(6) X-chromosomal dominanter Vererbungsgang

(A) nur 1, 3 und 4 sind richtig
(B) nur 2, 4 und 5 sind richtig
(C) nur 2, 5 und 6 sind richtig
(D) nur 3, 4 und 5 sind richtig
(E) nur 2, 3, 4 und 6 sind richtig

H91

15.14 Welche Aussage trifft **nicht** zu?

Für die Hackenfußstellung des Neugeborenen gilt:

(A) Es handelt sich um eine Haltungsanomalie.
(B) Es besteht eine extreme Dorsalflexion des Fußes.
(C) Gipsverband ist erforderlich, wenn im Alter von 1–2 Wochen keine Normalisierung eingetreten ist.
(D) Massierende Redression trägt zur Befundnormalisierung bei.
(E) Der Arzt darf den Eltern schon im ersten Gespräch gleich nach der Geburt des Kindes sagen, daß sie Befundnormalisierung erwarten dürfen.

H92

15.15 Welche der folgenden Aussagen über den angeborenen Klumpfuß (Pes equinovarus) trifft **nicht** zu?

(A) Er kann zusammen mit einer Hüftgelenkdysplasie auftreten.
(B) Der Klumpfuß ist eine Deformität.
(C) Bei Arthrogryposis multiplex ist der Klumpfuß häufiges Teilsymptom.
(D) Erst, wenn unterstützt durch massierende Redression, innerhalb von 3–4 Wochen keine spontane Besserung eingetreten ist, ist ein Gipsverband indiziert.
(E) Redressierende Ruhigstellung durch häufig zu erneuernde Gipsverbände muß kontinuierlich über Monate durchgeführt werden.

F94 **!**

15.16 Welche Aussage trifft **nicht** zu?

Typische Zeichen der Rachitis bei einem 6 Monate alten Säugling sind:

(A) Kraniotabes
(B) Genua valga
(C) Harrison-Furche
(D) Muskelschlaffheit
(E) erhöhte alkalische Phosphatase (S)

H95

15.17 Bei einem 15jährigen Mädchen findet sich eine Muskelschwäche der Beine trotz Vorhandensein einer deutlichen Kontur der Wadenmuskulatur. Die Kreatinkinase im Serum ist stark erhöht. Die Mutter berichtet, daß das Kind seit dem 10. Lebensjahr Schwierigkeiten beim Treppensteigen hatte.

Es handelt sich am wahrscheinlichsten um:

(A) kongenitale Muskelatrophie Typ Werdnig-Hoffmann
(B) Duchenne-Muskeldystrophie (X-chromosomal)
(C) Gliedergürtel-Muskeldystrophie Typ Leyden (autosomal)
(D) Polyneuroradikulitis (Guillain-Barré)
(E) durch Coxsackieviren bedingte Myositis (M. Bornholm)

15.12 (A) 15.13 (C) 15.14 (C) 15.15 (D) 15.16 (B) 15.17 (C)

16 Pädiatrisch wichtige Hauterkrankungen

F98

16.1 Eine ausgesprochen groblamellöse Hautschuppung findet sich typischerweise bei

(A) atopischer Dermatitis
(B) Sklerodermie
(C) Masern
(D) Erythema anulare
(E) Ichthyosis congenita gravis

H98

16.2 Die Rötung im Wangenbereich rechts (siehe Abbildung Nr. 13 des Bildanhangs) besteht im wesentlichen unverändert seit Geburt.

Ein derartiger Befund spricht für:

(A) Pityriasis rosea
(B) kavernöses Hämangiom
(C) Sturge-Weber-Syndrom
(D) Erysipel
(E) Morbus Bourneville-Pringle

H97

16.3 Welche der folgenden Erkrankungen im Kindesalter ist eine bakteriell bedingte Hautinfektion?

(A) Molluscum contagiosum
(B) Impetigo contagiosa
(C) Hand-Fuß-Mund-Krankheit
(D) Pedikulose
(E) Skabies

F96 F91 F85

16.4 Ein Erythema nodosum im Kindesalter kommt vor bei

(1) Tuberkulose
(2) Streptokokkenerkrankungen
(3) Sulfonamidtherapie
(4) Purpura Schoenlein-Henoch
(5) Diabetes mellitus

(A) nur 1 ist richtig
(B) nur 1 und 2 sind richtig
(C) nur 1, 2 und 3 sind richtig
(D) nur 2, 3 und 4 sind richtig
(E) nur 2, 3 und 5 sind richtig

H93

16.5 Ein Kind wird im Alter von 10 Jahren vorgestellt, weil seit einigen Monaten über der Nasenwurzel und den Wangen in schmetterlingsförmiger Ausdehnung dunkelrote Papeln auftreten. Das Kind hatte als Säugling BNS-Krämpfe und ist geistig behindert.

Bei der weiteren Untersuchung fällt auf, daß das Kind in der Bauchhaut zwei ovale, weiße Flecken hat.

Wie lautet die wahrscheinlichste Diagnose?

(A) Tuberöse Hirnsklerose
(B) Lupus erythematodes
(C) Präpubertäts-Akne mit Vitiligoflecken bei geistig behindertem Kind infolge frühkindlichen Hirnschadens
(D) Cerebro-cutane Angiomatose (Sturge-Weber-Syndrom)
(E) Neurofibromatose

F99 **!**

16.6 Welche Aussage über die Neurofibromatose von Recklinghausen Typ 1 trifft **nicht** zu?

(A) autosomal dominantes Erbleiden; aber auch Neumutationen
(B) häufig Herzklappenfehler
(C) Leitsymptome: Café-au-lait-Flecken, periphere Neurofibrome
(D) gehäuft subnormale geistige Begabung
(E) Neigung zur Entwicklung einer Skoliose

16.1 (E) 16.2 (C) 16.3 (B) 16.4 (C) 16.5 (A) 16.6 (B)

F90 F86

16.7 Welche der genannten Hauterkrankungen werden bei Kindern vorwiegend durch Streptokokken oder Staphylokokken verursacht?

(1) Epidermolysis bullosa hereditaria
(2) Erythema exsudativum multiforme
(3) Impetigo contagiosa
(4) Dermatitis exfoliativa neonatorum
(5) Pemphigoid des frühen Säuglingsalters

(A) nur 1 und 4 sind richtig
(B) nur 2 und 3 sind richtig
(C) nur 2, 3 und 5 sind richtig
(D) nur 3, 4 und 5 sind richtig
(E) 1–5 = alle sind richtig

F93 !

16.8 Welche Aussage über die Dermatitis seborrhoides infantum trifft **nicht** zu?

(A) Die Ätiologie ist unbekannt.
(B) Die Erkrankung kommt vorwiegend in den ersten 3 Lebensmonaten vor.
(C) Es besteht ein intensiver Juckreiz.
(D) Typisch sind Rötung und dicke Auflagerungen von groben, fettigen, gelblichen Schuppen.
(E) Bei Befall im Kopfbereich spricht man von Gneis.

F00 !

16.9 Für die seborrhoische Dermatitis des Säuglings treffen folgende Aussagen zu:

(1) allergische Reaktion auf Kuhmilchprotein
(2) Beginn meist im ersten Trimenon
(3) typische Lokalisation am behaarten Kopf
(4) scharf begrenztes Erythem mit fettigen, gelblichen Schuppen
(5) starker, quälender Juckreiz

(A) nur 1, 2 und 3 sind richtig
(B) nur 1, 2 und 5 sind richtig
(C) nur 1, 4 und 5 sind richtig
(D) nur 2, 3 und 4 sind richtig
(E) nur 3, 4 und 5 sind richtig

F96

16.10 Welche der folgenden Angaben ist ein typisches Merkmal der tuberösen Hirnsklerose Bourneville-Pringle?

(A) Naevus flammeus im Gesichtsbereich
(B) epileptische Anfälle
(C) Café-au-lait-Flecken
(D) Katarakt
(E) X-chromosomal rezessiver Erbgang

F00 !

16.11 Frühes Zeichen einer tuberösen Sklerose ist/sind

(A) Glaukom
(B) Naevus flammeus
(C) Depigmentierungen der Haut (white spots)
(D) Angiomatose der Retina
(E) Teleangiektasien in der Konjunktiva

F96

16.12 Das Exanthema subitum

(A) wird im Rahmen einer allergischen Typ-II-Reaktion beobachtet
(B) ist durch Infektion mit humanem Herpesvirus Typ 6 bedingt
(C) betrifft überwiegend Säuglinge des 1. Trimenons
(D) geht mit Hypokomplementämie einher
(E) tritt vorwiegend an der Streckseite der Unterschenkel auf

16.7 (D) 16.8 (C) 16.9 (D) 16.10 (B) 16.11 (C) 16.12 (B)

F96

16.13 Bei einem Säugling ist die Haut trocken und rissig, z.T. rötlich verfärbt. Es besteht eine starke Hyperkeratose. Die Gelenkbeugen sind ebenfalls betroffen.

Vermutlich handelt es sich um eine

(A) Ichthyosis congenita
(B) Erythrodermia desquamativa Leiner
(C) Dermatitis seborrhoica
(D) Neurodermitis
(E) Sklerodermie

H97 **!**

16.14 Die Windeldermatitis

(A) wird häufig durch Candida albicans verstärkt
(B) wird mit Okklusivverbänden behandelt
(C) erfordert eine lokale Antibiotikatherapie
(D) ist Zeichen der Immunschwäche eines Kindes
(E) tritt bei Mädchen häufiger auf als bei Knaben

F87

16.15 Der teilweise ausdrückbare Tumor über dem rechten Auge (siehe Abbildung Nr. 14 des Bildanhangs) des Kindes ist einige Tage nach der Geburt entstanden und in den ersten Lebenswochen zur vollen Größe herangewachsen.

Hinsichtlich dieses Krankheitsbildes bzw. des Patienten gilt:

(A) Wegen der Schwellung über dem Auge muß bei dem Kind nach intrakraniellen Verkalkungen gefahndet werden.
(B) Eine wesentliche spontane Rückbildung der Veränderung ist äußerst unwahrscheinlich.
(C) Es handelt sich bei der Veränderung um ein Haemangioma cavernosum.
(D) Maligne Entartung derartiger Veränderungen kommt häufig vor.
(E) Keine der Aussagen (A) – (D) trifft zu.

H95 **!**

16.16 Der M. Recklinghausen (Neurofibromatose I) im Kindesalter zeigt als typische Befunde:

(1) Café-au-lait-Flecke
(2) Klitorishypertrophie bei Mädchen
(3) Retinopathia pigmentosa

(A) nur 1 ist richtig
(B) nur 1 und 2 sind richtig
(C) nur 1 und 3 sind richtig
(D) nur 2 und 3 sind richtig
(E) 1–3 = alle sind richtig

H94

16.17 Bei einem 5 Tage alten Neugeborenen treten innerhalb von zwei Tagen am Hals Blasen auf, die kurze Zeit prall erscheinen und sich dann zu den in der Abbildung Nr. 15 des Bildanhangs im Hauptteil dargestellten Hautveränderungen entwickeln.

Folgende Feststellungen über die Erkrankung treffen zu:

(1) Es handelt sich um eine Infektion.
(2) Es liegt eine allergische Reaktion vor.
(3) Es handelt sich um eine Schwangerschaftsreaktion, deren Natur unbekannt ist.
(4) Die Erkrankung ist kontagiös.

(A) nur 1 ist richtig
(B) nur 2 ist richtig
(C) nur 3 ist richtig
(D) nur 4 ist richtig
(E) nur 1 und 4 sind richtig

16.13 (A) 16.14 (A) 16.15 (C) 16.16 (A) 16.17 (E)

H94

16.18 Welche Aussage trifft **nicht** zu?

Für das Krankheitsbild der Urticaria pigmentosa im Kindesalter gilt:

(A) Die Hauteffloreszenz imponiert als rotbraune Papel.
(B) Histologisch findet man eine Anhäufung von Mastzellen in der Haut.
(C) Nach mechanischer Irritation der Herde kommt es zur Quaddelbildung.
(D) Abrupte Temperaturänderungen (heißes Bad) oder Medikamente (z.B. Acetylsalicylsäure) können zu Kreislaufsymptomen infolge Histaminfreisetzung führen.
(E) Nach Abheilung bleiben depigmentierte Areale zurück; die Tendenz zu maligner Entartung ist dabei hoch.

H99

16.19 Welche Aussage trifft für die Urticaria pigmentosa im Kindesalter zu?

(A) Die Erkrankung zählt zu den allergischen Hauterkrankungen.
(B) Ihre Entstehung wird durch Kuhmilchprotein-Intoleranz begünstigt.
(C) Das Payr-Zeichen ist positiv.
(D) Die Effloreszenzen sind reich an Mastzellen.
(E) Die Effloreszenzen werden durch die Einwirkung von UVA-Strahlen verstärkt.

F97

16.20 Welche Aussagen zur Dermatitis exfoliativa Ritter von Rittershain treffen zu?

(1) Erreger: Staphylokokken
(2) typische Effloreszenzen: große Blasen (Nikolski-Phänomen)
(3) Blaseninhalt: massenhaft Staphylokokken
(4) Blaseninhalt: steril
(5) Prädilektionsalter: 2. Lebensjahr

(A) nur 1 und 3 sind richtig
(B) nur 1, 2 und 3 sind richtig
(C) nur 1, 2 und 4 sind richtig
(D) nur 2, 3 und 5 sind richtig
(E) nur 1, 2, 3 und 5 sind richtig

F91

16.21 Welche Aussagen sind für das Lyell-Syndrom im Kindesalter zutreffend?

(1) Es besteht ein Erythem mit großflächiger Ablösung der Haut.
(2) Bei älteren Kindern liegt im Regelfall eine schwerwiegende Arzneimittelreaktion zugrunde.
(3) Beim jungen Säugling kommen Staphylokokken als Ursache in Frage.
(4) Häufig ähnelt das Bild anfänglich einem Erythema exsudativum multiforme.

(A) nur 1 und 2 sind richtig
(B) nur 1 und 3 sind richtig
(C) nur 2 und 3 sind richtig
(D) nur 2 und 4 sind richtig
(E) 1–4 = alle sind richtig

F91

16.22 Bei einem Kind treten die in der Abbildung Nr. 16 des Bildanhangs dargestellten Hautveränderungen auf.

Es handelt sich am wahrscheinlichsten um eine Erkrankung an:

(A) Varizellen
(B) Impetigo contagiosa
(C) Erysipel
(D) Scharlach
(E) Erythema infectiosum

H00 **!**

16.23 Impetigo contagiosa ist eine Hautveränderung, die

(A) durch Herpesviren hervorgerufen wird
(B) vornehmlich im frühen Säuglingsalter beobachtet wird
(C) sich in Gestalt dickwandiger gekammerter Blasen und Bläschen darstellt
(D) auch am behaarten Kopf auftreten kann
(E) das Munddreieck stets ausgespart lässt

16.18 (E) 16.19 (D) 16.20 (C) 16.21 (E) 16.22 (B) 16.23 (D)

F94

16.24 Für das endogene Ekzem (atopische Dermatitis) des Säuglings gilt:

(1) bevorzugtes Auftreten nach dem 3. Lebensmonat
(2) flächenhafte fettige Schuppung am behaarten Kopf („Gneis")
(3) exsudativ-krustöse Effloreszenzen im Gesicht („Milchschorf")
(4) häufige Ursache: Kuhmilchallergie
(5) ernste Komplikation: Ekzema herpeticatum

(A) nur 1, 2 und 3 sind richtig
(B) nur 1, 3 und 5 sind richtig
(C) nur 2, 3 und 4 sind richtig
(D) nur 2, 4 und 5 sind richtig
(E) 1–5 = alle sind richtig

F93

16.25 Welche Aussage trifft **nicht** zu?

Stomatitis aphthosa

(A) ist die Folge einer Infektion mit Varicella-Zoster-Virus
(B) verursacht schmerzhafte oberflächliche Schleimhautdefekte im Mund
(C) führt oft zur regionalen Lymphknotenschwellung
(D) ist innerhalb der Familie auf andere Kinder leicht übertragbar
(E) beeinträchtigt das Allgemeinbefinden von Kleinkindern stark

H92

Ordnen Sie jeder der in Liste 1 genannten Phakomatosen die am häufigsten zutreffende Aussage (Liste 2) zu!

Liste 1

16.26 Sturge-Weber-Krabbe-Syndrom (enzephalotrigeminale Angiomatose)

16.27 tuberöse Sklerose

Liste 2

(A) Glaukom
(B) Café-au-lait-Flecken der Haut
(C) Depigmentierungen der Haut (white spots)
(D) Angiomatose der Retina
(E) Teleangiektasien in der Konjunktiva

H99 **!**

16.28 Phakomatosen

(1) sind durch Pharmaka ausgelöste Erkrankungen
(2) können sowohl Hyper- wie auch Depigmentierungen aufweisen
(3) stellen Gewebsdysplasien dar

(A) nur 1 ist richtig
(B) nur 3 ist richtig
(C) nur 1 und 2 sind richtig
(D) nur 2 und 3 sind richtig
(E) 1–3 = alle sind richtig

F97 **!**

16.29 Ein ohne Prodromi und ohne Fieber mit schmetterlingsförmigem Aspekt im Gesicht beginnendes, nach 1–2 Tagen auf die Streckseite der Extremitäten girlandenförmig sich ausdehnendes, nicht juckendes, 8 Tage sichtbares Exanthem bei einem Kleinkind spricht für

(A) Erythema exsudativum multiforme
(B) Lupus erythematodes
(C) Erythema anulare
(D) Scharlach
(E) Ringelröteln

F97

16.30 Welche Aussage trifft für die atopische Dermatitis (Neurodermitis) **nicht** zu?

(A) häufig chronischer bzw. rezidivierender Verlauf
(B) Manifestation im Säuglingsalter als Milchschorf
(C) typische betroffene Körperstellen sind Kniekehlen, Armbeugen, Hand- und Fußgelenke
(D) bestehender quälender Juckreiz
(E) manifestiert sich im Neugeborenenalter durch fettige Schuppung am Kopf (Kopfgneis)

16.24 (B) 16.25 (A) 16.26 (A) 16.27 (C) 16.28 (D) 16.29 (E) 16.30 (E)

17 Erkrankungen des Nervensystems

F98

17.1 Ein 6 Jahre alter Junge erkrankt mit distal beginnenden symmetrischen schlaffen Paresen beider Beine. Die Muskulatur ist hypoton, Muskeleigenreflexe sind nicht auslösbar. Es bestehen beidseits strumpfförmige Sensibilitätsstörungen. In der Lumbalpunktion findet man eine ausgeprägte Eiweißvermehrung mit nur gering vermehrter Zellzahl.

Wie lautet die Vermutungsdiagnose?

(A) Poliomyelitis
(B) Mysthenia gravis
(C) Polyradikuloneuritis (Guillain-Barré)
(D) Meningitis
(E) Myopathie

F98

17.2 Für die spinale Kinderlähmung (Poliomyelitis) trifft **nicht** zu:

(A) Etwa 20 % der Infizierten erkranken mit Lähmungen.
(B) Die Lähmungen sind unregelmäßig (asymmetrisch) verteilt.
(C) Dem akuten Lähmungsstadium geht ein meningitisches Stadium voraus.
(D) Die schlaffen Lähmungen sind Ausdruck des Befalls der motorischen Vorderhornzellen des Rückenmarkes.
(E) Enzephalitische Verlaufsformen mit schweren Bewußtseinsstörungen und Krämpfen kommen vor.

H00

17.3 Welche Aussage zur periventrikulären Leukomalazie trifft **nicht** zu?

(A) Ursache ist eine zerebrale Minderperfusion.
(B) Es bestehen Nekrosen im Bereich der periventrikulär gelegenen weißen Substanz.
(C) Zur Risikogruppe zählen sehr kleine Frühgeborene.
(D) Eine typische klinische Folge ist die spastische Diplegie.
(E) Zur Prophylaxe erfolgt bei Frühgeborenen die maschinelle Hyperventilation.

H98

17.4 Welche Aussage trifft **nicht** zu?

Für die Polyradikuloneuritis (Guillain-Barré) im Kindesalter gilt:

(A) Es findet sich ein hoher Eiweißgehalt des Liquors bei normaler bis gering erhöhter Zellzahl.
(B) Eine gefürchtete Komplikation ist eine Atemlähmung.
(C) Eine Impfung gegen Poliomyelitis schützt vor der Erkrankung.
(D) Therapeutisch wird eine Plasmapherese eingesetzt oder i.v. Immunglobulin verabreicht.
(E) Die überwiegende Zahl der Fälle heilt ohne wesentliche Residuen aus.

H98

17.5 Welche Aussage trifft **nicht** zu?

In einigen Fällen signalisieren Fieberkrämpfe den Beginn einer Epilepsie. Dieses Risiko besteht insbesondere bei Vorliegen folgender Faktoren, sog. Risikofaktoren:

(A) erster Fieberkrampf schon vor dem 6. Lebensmonat
(B) Fieberkrämpfe auch bei einem oder mehreren Verwandten ersten Grades (Mutter, Vater, Geschwister)
(C) Zeichen einer zerebralen Vorschädigung
(D) fokal-neurologische Symptome im oder nach dem Anfall
(E) im anfallsfreien Intervall konstant nachweisbare hypersynchrone Aktivität im EEG

17.1 (C) 17.2 (A) 17.3 (E) 17.4 (C) 17.5 (B)

F99

17.6 Welche Aussage über die akute infantile Form der spinalen Muskelatrophie (Morbus Werdnig-Hoffmann) trifft **am wenigsten** zu?

(A) autosomal rezessives Erbleiden mit progredientem Untergang der motorischen Vorderhornzellen
(B) häufig pränataler Beginn der Symptomatik mit verminderten Kindsbewegungen
(C) pathologisches Elektromyogramm mit gelichtetem Interferenzbild und hochamplitudigen, breiten Aktionspotentialen
(D) Verschwinden der Eigenreflexe
(E) Erhöhung der Aktivitäten von Transaminasen und Kreatininkinase im Serum

F96

17.7 Welche Aussage trifft **nicht** zu?

Eine traumatische Hirnschädigung kann ursächlich sein für

(A) zerebrale Bewegungsstörungen
(B) Intelligenzminderungen
(C) exogene Psychosen
(D) zerebrale Anfälle
(E) Konversionssyndrome

F96

17.8 Ursachen von Aphasien im Kindesalter sind:

(1) Schädel-Hirntraumen
(2) psychosoziale Benachteiligung
(3) Hirntumoren
(4) geistige Behinderungen

(A) nur 1 ist richtig
(B) nur 1 und 3 sind richtig
(C) nur 2 und 3 sind richtig
(D) nur 3 und 4 sind richtig
(E) 1–4 = alle sind richtig

F96

17.9 Welche der folgenden Symptome sprechen für die Lokalisation eines raumfordernden Prozesses im Bereich der hinteren Schädelgrube?

(1) Ataxie
(2) Intentionstremor
(3) motorische Herdanfälle
(4) Nystagmus
(5) Gesichtsfeldausfälle

(A) nur 3 und 5 sind richtig
(B) nur 1, 2 und 4 sind richtig
(C) nur 1, 3 und 5 sind richtig
(D) nur 2, 3 und 4 sind richtig
(E) nur 1, 2, 4 und 5 sind richtig

H88

17.10 Für die spinale Kinderlähmung (Poliomyelitis) trifft zu:

(1) Etwa 20 % der Infizierten erkranken mit Lähmungen.
(2) Die Lähmungen sind in der Regel symmetrisch.
(3) Dem akuten Lähmungsstadium geht ein meningitisches Stadium voraus.
(4) Die schlaffen Lähmungen sind Ausdruck des Befalls der motorischen Vorderhornzellen des Rückenmarkes.
(5) Enzephalitische Verlaufsformen mit schweren Bewußtseinsstörungen und Krämpfen kommen vor.

(A) nur 1 und 2 sind richtig
(B) nur 3 und 4 sind richtig
(C) nur 3, 4 und 5 sind richtig
(D) nur 1, 3, 4 und 5 sind richtig
(E) 1–5 = alle sind richtig

17.6 (E) 17.7 (E) 17.8 (B) 17.9 (B) 17.10 (C)

F96

17.11 Zu den sogenannten gutartigen Herdepilepsien gehört die Rolando-Epilepsie, die folgende Symptome und Charakteristika aufweist:

(1) Sie beginnt vorwiegend im Alter von 2–12 Jahren.
(2) Die Anfälle treten vorwiegend am Tage auf.
(3) Meist sind es mastikatorische, pharyngolaryngeale Krämpfe mit erhaltenem Bewußtsein.
(4) Es kommt niemals zu einer Generalisation.
(5) Im EEG sind meist zentrotemporal lokalisierte, steile Wellen vorhanden.

(A) nur 1 und 5 sind richtig
(B) nur 2 und 3 sind richtig
(C) nur 2 und 4 sind richtig
(D) nur 3 und 4 sind richtig
(E) nur 1, 3 und 5 sind richtig

F96

17.12 Die subakute sklerosierende Panenzephalitis (SSPE) ist anzusehen als eine

(A) hereditäre degenerative Erkrankung
(B) nichthereditäre degenerative Erkrankung unbekannter Ätiologie
(C) Zecken-Enzephalitis
(D) slow-virus-Infektion
(E) chronische Verlaufsform einer Herpes-Enzephalitis

H96

17.13 Die tuberöse Hirnsklerose

(A) kann als Spätstadium einer pränatalen Infektion mit ZNS-Beteiligung verstanden werden
(B) zählt zu den sogenannten Phakomatosen mit Tendenz zu multiplem Tumorwachstum
(C) gibt sich histologisch als Teratom zu erkennen
(D) manifestiert sich mehrheitlich mit einem Naevus flammeus
(E) folgt einem autosomal rezessiven Erbgang

H95

17.14 Welche Aussage trifft **nicht** zu?

Für fokale epileptische Anfälle mit psychomotorischen Symptomen („psychomotorische Anfälle") gilt:

(A) Der Anfall beginnt häufig mit einer Aura.
(B) Charakteristisch ist die Kombination von Automatismen mit vegetativen Symptomen.
(C) Die Durchführung einer Computer- oder Magnet-Resonanz-Tomographie des Schädels ist obligat in der Diagnostik.
(D) Der typische EEG-Befund ist das generalisierte 3/Sekunden-Spike-wave-Muster.
(E) Genetische Faktoren spielen eine untergeordnete Rolle.

F89

Folgende Angaben beziehen sich auf die Aufgaben Nr. 17.15 und Nr. 17.16.

Ihnen wird ein 2½jähriges Mädchen in der Praxis vorgestellt. Vor etwa 2 Monaten war den Eltern ohne erkennbare Ursache erstmals eine leichte Gangunsicherheit und verstärkte Fallneigung aufgefallen. Die Symptome hätten seither allmählich zugenommen, jetzt sei Gehen ohne Unterstützung kaum noch möglich. Auch das Greifen sei unsicher geworden. Das Mädchen sei weit weniger lebhaft als früher, weine oft, reibe sich auffallend häufig die Augen. In den letzten Tagen habe es wiederholt morgens gleich nach dem Aufwachen erbrochen. Fieber habe nie bestanden.

Sie erheben folgenden auffälligen Befund:

Gedrückte Stimmungslage, ausgeprägte Ataxie, Intentionstremor, Dysmetrie, Nystagmus; mäßige allgemeine Muskelhypotonie bei normalen Muskeldehnungsreflexen und fehlenden Pyramidenbahnzeichen. Kopfumfang auf der 97. Altersperzentile, Länge und Gewicht auf der 50. Altersperzentile, Stauungspapille bds. (2 dptr.). Röntgenologisch deutliche Dehiszenz der Schädelnnähte.

17.15 Welche der folgenden Diagnosen kommt am ehesten in Betracht?

(A) Kleinhirntumor (z.B. Medulloblastom)
(B) Chorea minor (Sydenham)
(C) subakute sklerosierende Panenzephalitis (SSPE)
(D) erbliche spinozerebelläre Ataxie (Friedreich)
(E) progressive Muskeldystrophie Typ Duchenne

17.16 Welche Unterstützung ist zur Klärung der Diagnose am ehesten indiziert?

(A) Elektroenzephalographie (EEG)
(B) kraniale Computertomographie/Kernspintomographie
(C) Lumbalpunktion
(D) Elektromyographie
(E) Bestimmung der Nervenleitgeschwindigkeit

F95

17.17 Ein 10jähriger Knabe stürzt plötzlich ohne Aura bewußtlos zu Boden. Danach setzen generalisierte, zunächst tonische, später klonische Krämpfe ein. Anschließend schläft das Kind.

Welche Anfallsform ist am wahrscheinlichsten?

(A) generalisierte Anfälle fokaler Genese
(B) komplexer Partialanfall (psychomotorischer Anfall)
(C) Anfall bei benigner Partialepilepsie (Rolando-Epilepsie)
(D) motorischer Herdanfall
(E) primär generalisierter großer Anfall

F97

17.18 Welche Aussage zur akuten peripheren Fazialisparese trifft **nicht** zu?

(A) Sie kann mit Geschmacksstörungen auf der gleichseitigen Zungenhälfte einhergehen.
(B) Sie tritt zumeist als beidseitige Lähmung der unteren Fazialisäste auf.
(C) Sie kann durch Borrelien-Infektion verursacht werden.
(D) Sie kann durch Ausfall der motorischen Fazialiskerne im Hirnstamm auftreten.
(E) Sie kann Folge einer eitrigen Otitis mit Beteiligung des Felsenbeines sein.

H96

17.19 Welche Aussage zum West-Syndrom (BNS-Anfälle) trifft **nicht** zu?

(A) Manifestationsgipfel im Säuglingsalter
(B) meist idiopathisch
(C) psychomotorische Entwicklung vor dem Auftreten der Anfälle in aller Regel bereits gestört
(D) Hypsarrythmie im EEG
(E) Prognose ungünstig

17.15 (A) 17.16 (B) 17.17 (E) 17.18 (B) 17.19 (B)

F97

17.20 Unter maligner Hyperthermie versteht man

(A) eine durch zerebralen Krampfanfall komplizierte Fieberreaktion
(B) die phasenweise Erhöhung der Körpertemperatur bei Morbus Hodgkin (Lymphogranulomatose)
(C) eine meist plötzlich einsetzende Steigerung der Körpertemperatur bei Hirntumor
(D) erbliche anfallsartig auftretende Fieberschübe mit Bewußtseinstrübung und Koma
(E) ein intra- oder postoperatives lebensbedrohliches Zustandsbild aufgrund einer erblichen Myopathie

F00 !

17.21 Welche Aussage trifft für die sogenannte maligne Hyperthermie **nicht** zu?

(A) Sie ist eine Myopathie.
(B) Sie ist erblich.
(C) Sie führt zu einem Aktivitätsanstieg der CK (Kreatinkinase) im Serum.
(D) Sie ist ein allgemeines Organversagen infolge exogener Überwärmung.
(E) Sie führt zu einer potentiell letalen Narkose-Komplikation bei Einsatz von Halothan.

F94 H90 !

17.22 Welche Aussage trifft **nicht** zu?

Respiratorische Affektkrämpfe

(A) gehen mit Bewußtlosigkeit einher
(B) lassen sich allein durch Beobachtung diagnostizieren
(C) treten selten vor dem 4. Lebensjahr auf
(D) sind Ausdruck kindlichen Trotzes
(E) können von klonischen Zuckungen begleitet sein

F91 !

17.23 Kennzeichen der infantilen Zerebralparese sind:

(1) obligate Intelligenzminderung
(2) spastische Lähmungen
(3) progredienter Verlauf
(4) Reversibilität von Lähmungen durch Beginn der Physiotherapie im 1. Lebensjahr
(5) Ataxie und Athetosen

(A) nur 1 und 2 sind richtig
(B) nur 1 und 3 sind richtig
(C) nur 2 und 5 sind richtig
(D) nur 4 und 5 sind richtig
(E) nur 1, 2 und 5 sind richtig

H97

17.24 Bei einem 14 Jahre alten Jungen werden blitzartig einsetzende symmetrische Muskelzuckungen im Bereich des Schultergürtels und der Arme beobachtet, die so heftig sind, daß der Patient zu Boden stürzt.

Die wahrscheinlichste Diagnose ist:

(A) Impulsiv – Petit mal (juvenile myoklonische Epilepsie)
(B) Blitz-Nick-Salaam-Anfälle (West-Syndrom)
(C) Narkolepsie
(D) primär generalisierter Grand-mal
(E) Grand-mal fokaler Genese

H00

17.25 Was trifft für das West-Syndrom (BNS-Anfälle) **am wenigsten** zu?

(A) günstige Prognose mit in aller Regel normaler geistiger und körperlicher Entwicklung
(B) Manifestationsgipfel im 1. Lebensjahr
(C) blitzartiges Zusammenzucken des Kindes, Kopfnicken und Anziehen der Beine
(D) Anfälle oft in Serien
(E) im EEG Nachweis einer Hypsarrhythmie

17.20 (E) 17.21 (D) 17.22 (C) 17.23 (C) 17.24 (A) 17.25 (A)

F94

17.26 Welche Aussage trifft für Infektkrämpfe **nicht** zu?

(A) Disponierend ist eine familiäre Bereitschaft zu Krampfanfällen.
(B) Es handelt sich meist um generalisierte tonisch-klonische Anfälle.
(C) Bei etwa 4 % der Kinder mit „einfachen" Infektkrämpfen entwickelt sich eine Epilepsie.
(D) Der Krampfanfall muß zur Vermeidung postiktaler Dauerschäden rasch unterbrochen werden.
(E) Das Auftreten im Alter von 1–14 Jahren ist prognostisch ungünstig.

F94 !

17.27 Der unten abgebildete EEG-Befund eines Kindes ist typisch für

(A) Fieberkrämpfe (Infektkrämpfe)
(B) pyknoleptische Absencen
(C) Blitz-Nick-Salaam-Krämpfe
(D) psychomotorische Anfälle
(E) motorische Herdanfälle (z.B. Jackson-Anfälle)

F92

17.28 Welche Aussage trifft **nicht** zu?

Bei folgenden Angaben und Symptomen besteht für sogenannte Fieberkrämpfe ein erhöhtes Risiko, in eine Epilepsie überzugehen:

(A) fieberassoziierte Anfälle im 1. Lebensjahr
(B) bei 25 % der engeren Familienangehörigen bestehen oder bestanden Fieberkrämpfe
(C) konstante Herdveränderungen im EEG
(D) familiäre Epilepsiebelastung
(E) Auftreten von Fieberkrämpfen nach dem 5. Geburtstag

F00

17.29 Welches Arzneimittel sollte bei einem gleichzeitig bestehenden Tourette-Syndrom **nicht** angewendet werden?

(A) Methylphenidat
(B) Diazepam
(C) Pimozid
(D) Haloperidol
(E) Triaprid

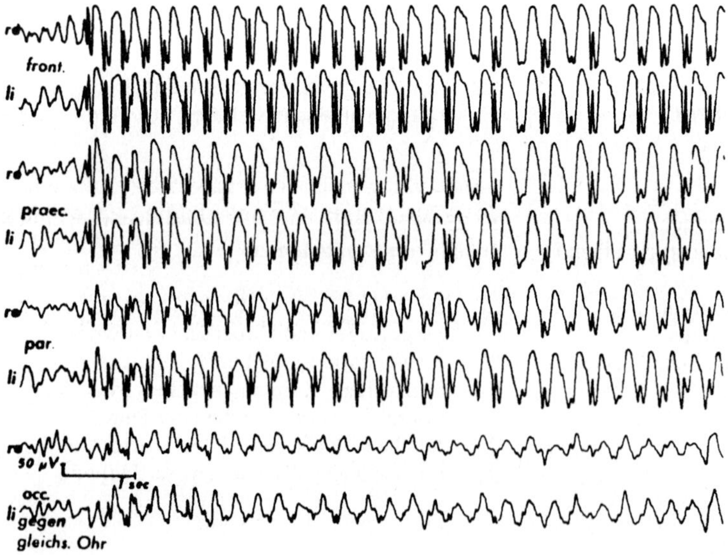

H99

17.30 Ein 8jähriges Mädchen stürzt plötzlich ohne Aura bewußtlos zu Boden. Danach setzen generalisierte tonisch-klonische Krämpfe ein. Anschließend schläft das Kind.

Welche Anfallsform ist am wahrscheinlichsten?

(A) psychomotorischer Anfall (komplexer Partialanfall)
(B) primär generalisierter großer Anfall
(C) Anfall bei benigner Partialepilepsie (Rolando-Epilepsie)
(D) Jackson-Anfall
(E) sekundär generalisierter Anfall fokaler Genese

H99

17.31 Bei welchen der folgenden neuromuskulären Erkrankungen ist regelmäßig die Serum-Kreatinkinase-Aktivität (CK) erhöht?

(1) spinale Muskelatrophie (Kugelberg-Welander)
(2) juvenile gutartige Muskeldystrophie Becker
(3) Polymyositis

(A) nur 1 ist richtig
(B) nur 2 ist richtig
(C) nur 3 ist richtig
(D) nur 1 und 2 sind richtig
(E) nur 2 und 3 sind richtig

18 Sozialpädiatrie

H93

Folgende Angaben beziehen sich auf die Aufgaben Nr. 18.1 und Nr. 18.2.

Ein 13jähriger Junge verweigert seit 3 Wochen den Schulbesuch. Er klagt morgens über Übelkeit und Schwindelgefühle. In der Sprechstunde lässt sich beobachten, dass der ängstliche und bedrückt wirkende Patient nicht von der Seite seiner Mutter weicht, die von häufigen erfolglosen ärztlichen Konsultationen für ihren Sohn berichtet. Er leide seit vielen Jahren unter Kreislaufbeschwerden. Die Mutter selbst hinterlässt den Eindruck der übermäßiger Besorgtheit. Ähnliche Symptome mit massiver Verweigerung des Schulbesuches waren schon einmal im ersten Schuljahr aufgetreten. In der Klassengemeinschaft ist der Junge weitgehend isoliert. Der Organbefund des Jungen ist unauffällig.

18.1 Die wahrscheinlichste Diagnose lautet:

(A) Schulangst
(B) Münchhausen-Syndrom
(C) Folie à deux
(D) Schulphobie
(E) Schulschwänzen

18.2 Die Behandlung des dargestellten Falles setzt folgende Schwerpunkte:

(1) Verschreibung niederpotenter Neuroleptika
(2) Einleitung von Gruppenaktivitäten in der Freizeit
(3) verhaltenstherapeutischer Aufbau eines regelmäßigen Schulbesuchs
(4) Psychotherapie der überengen Mutter-Kind-Beziehung

(A) nur 1 ist richtig
(B) nur 1 und 2 sind richtig
(C) nur 2 und 4 sind richtig
(D) nur 3 und 4 sind richtig
(E) nur 1, 2 und 3 sind richtig

H98

18.3 Welche Aussage trifft **nicht** zu?

Bindungsstörungen im Kindesalter mit Enthemmung sind gekennzeichnet durch

(A) Diffusität im selektiven Bindungsverhalten während der ersten 5 Lebensjahre
(B) allgemeines Anklammerungsverhalten
(C) Schwierigkeiten beim Aufbau enger vertrauensvoller Beziehungen zu Gleichaltrigen
(D) mögliche begleitende emotionale Störungen
(E) elektiven Mutismus

F99

18.4 Welche Aussage zur Enuresis trifft **am wenigsten** zu?

Bei der Enuresis sind folgende Merkmale vorhanden:

(A) Die Enuresis diurna ist bei Mädchen häufiger als bei Knaben.
(B) Die Enuresis nocturna ist bei Knaben häufiger als bei Mädchen.
(C) Die Mehrzahl der betroffenen Kinder leidet an einer primären Enuresis.
(D) Die Enuresis nocturna ist häufiger als die Enuresis diurna.
(E) Die meisten Kinder mit Enuresis haben eine erniedrigte ADH-Sekretion.

H99

18.5 Was trifft **nicht** zu?

Bei der Enkopresis bestehen folgende Merkmale:

(A) Die Enkopresis ist meist sekundär.
(B) Die tagsüber auftretende Form ist am häufigsten.
(C) Vielfach bestehen bei betroffenen Kindern psychische Auffälligkeiten.
(D) Jungen sind häufiger betroffen als Mädchen.
(E) Die psychosoziale Familienkonstellation ist in aller Regel unauffällig.

H97 **!**

18.6 Bei einem Säugling finden sich Frakturen am Schädel, an den Rippen und Extremitäten; das Kind ist außerdem untergewichtig und hat Hauthämatome unterschiedlichen Alters.

Welche Ursache ist am wahrscheinlichsten?

(A) Kindesmißhandlung
(B) Osteogenesis imperfecta
(C) Moeller-Barlow-Krankheit
(D) Sturz vom Wickeltisch
(E) Keine der Aussagen (A) – (D) trifft zu.

H99

18.7 Welche der nachfolgenden Befunde sind auf Kindesmißhandlung verdächtig?

(1) petechiale Blutungen an Rumpf und Extremitäten
(2) subperiostale Verkalkungen und metaphysäre Absprengungen an den langen Röhrenknochen
(3) Gelenkblutungen
(4) multiple Frakturen unterschiedlichen Alters
(5) subdurale Hämatome bei Säuglingen

(A) nur 1, 2 und 3 sind richtig
(B) nur 1, 4 und 5 sind richtig
(C) nur 2, 3 und 4 sind richtig
(D) nur 2, 4 und 5 sind richtig
(E) nur 3, 4 und 5 sind richtig

H00 **!**

18.8 Bei einem Säugling finden sich Frakturen am Schädel, an den Rippen und Extremitäten; das Kind ist außerdem untergewichtig und hat Hauthämatome unterschiedlichen Alters.

Welche Ursache ist am wahrscheinlichsten?

(A) Osteopetrosis
(B) Osteogenesis imperfecta
(C) Moeller-Barlow-Krankheit
(D) Sturz vom Wickeltisch
(E) Kindesmisshandlung

18.3 (E) 18.4 (E) 18.5 (E) 18.6 (A) 18.7 (D) 18.8 (E)

H92 H87

18.9 Welche der nachfolgenden Symptome sind auf Kindesmißhandlung verdächtig?

(1) petechiale Blutungen an Rumpf und Extremitäten
(2) subperiostale Verkalkungen und metaphysäre Absprengungen an den langen Röhrenknochen
(3) Gelenkblutungen
(4) multiple Frakturen unterschiedlichen Alters
(5) subdurale Hämatome bei Säuglingen

(A) nur 4 und 5 sind richtig
(B) nur 1, 3 und 4 sind richtig
(C) nur 1, 3 und 5 sind richtig
(D) nur 2, 3 und 4 sind richtig
(E) nur 2, 4 und 5 sind richtig

F99 **!!**

18.10 Welche Aussage zu Mißhandlung und Mißbrauch von Kindern trifft **am wenigsten** zu?

(A) Sie haben eine hohe Dunkelziffer, ein hohes Wiederholungsrisiko und kommen in allen Gesellschaftsschichten vor.
(B) Besonders schwere körperliche Mißhandlungen ereignen sich vor dem Schulalter.
(C) Die Täter sexueller Mißhandlungen stammen in der Mehrzahl der Fälle aus dem unmittelbaren Umkreis des Kindes.
(D) Viele mißhandelnde Eltern waren selber mißhandelte Kinder.
(E) Die Schweigepflicht des Arztes verhindert, daß dieser zur Aufklärung der Straftaten beitragen kann.

F97

18.11 Folgende Angaben über die psychopharmakologische Behandlung des hyperkinetischen Syndroms mit Methylphenidat (Ritalin®) treffen zu:

(1) individuelle Dosisgestaltung erforderlich
(2) Kontrollen von Größe und Gewicht erforderlich
(3) Kontrollen von Puls und Blutdruck erforderlich
(4) Besserung von Tic-Störungen zu erwarten

(A) nur 1 ist richtig
(B) nur 1 und 4 sind richtig
(C) nur 2 und 3 sind richtig
(D) nur 1, 2 und 3 sind richtig
(E) 1–4 = alle sind richtig

F89

18.12 Anläßlich der Vorsorgeuntersuchung U_4 wird Ihnen ein 4 Monate alter Säugling vorgestellt. Welcher Untersuchungsbefund ist auffällig?

Der Säugling

(A) kann vorgehaltenen Gegenständen mit Augen und Kopfdrehung folgen
(B) hält den Kopf in Bauchlage einige Zeit hoch
(C) kann sich nicht von der Rücken- in die Bauchlage drehen
(D) hat einen Schreitreflex beim Gehversuch
(E) reagiert auf Schallreize mit Kopfstehen

H91

18.13 Welches der folgenden Merkmale gestattet beim Kind eine sichere Differenzierung zwischen Stottern und Mutismus?

(A) Sprechangst
(B) prämorbide Sprachentwicklungsverzögerung
(C) Sprechverweigerung
(D) familiäre Sprachschwäche
(E) traumatisierendes Erlebnis

H97

18.14 Bei der Differentialdiagnose des frühkindlichen Autismus müssen folgende Erkrankungen ausgeschlossen werden:

(1) elektiver Mutismus
(2) desintegrative Psychose
(3) Oligophrenie
(4) Hörstummheit
(5) Deprivationsschäden

(A) nur 1, 2 und 5 sind richtig
(B) nur 1, 3 und 5 sind richtig
(C) nur 2, 4 und 5 sind richtig
(D) nur 1, 2, 3 und 4 sind richtig
(E) 1–5 = alle sind richtig

18.9 (E) 18.10 (E) 18.11 (D) 18.12 (D) 18.13 (C) 18.14 (E)

F92

Folgende Angaben beziehen sich auf die Aufgaben Nr. 18.15 und Nr. 18.16.

Ein 9jähriger Junge wird wegen folgender Symptomatik zur Untersuchung vorgestellt: Er stiehlt Gegenstände seiner Schulkameraden, hat Schwierigkeiten mit dem Lesen und Schreiben, hat in der Toilette einen Brand gelegt und ist ein Einzelgänger.

18.15 Welche Untersuchungen sind erforderlich?

(1) Wegen des Verdachts auf eine Hirnschädigung ist die Durchführung eines Computertomogramms vordringlich.
(2) Die Abklärung einer Legasthenie ist geboten.
(3) Die Familienanamnese sollte dringlichst hinsichtlich einer Belastung mit Kriminalität erfaßt werden.
(4) Die kinderpsychiatrische Exploration des Jungen und seiner Eltern sollte veranlaßt werden.

(A) nur 1 ist richtig
(B) nur 3 ist richtig
(C) nur 1 und 4 sind richtig
(D) nur 2 und 3 sind richtig
(E) nur 2 und 4 sind richtig

18.16 Welche Überlegung ist für die Therapie leitend?

(A) Der Junge stellt eine Gefahr für seine Mitschüler dar und muß daher in eine Sonderschule für Verhaltensgestörte umgeschult werden.
(B) Eine sorgfältige Abklärung des sozialen Umfeldes (Familie, Schule) ist wegweisend und macht Untersuchungen des Jungen verzichtbar.
(C) Die Symptomatik bildet sich in diesem Alter in der Regel spontan zurück, so daß abgewartet werden kann.
(D) Es liegt eine behandlungsbedürftige Störung vor, die allein mit Psychotherapie erfolgreich behandelt werden kann.
(E) Der Junge braucht Psychotherapie und pädagogische Hilfe (z.B. Leserechtschreibtraining).

H96

18.17 Welche Aussage trifft **nicht** zu?

Bei Kindern mit einer Schulphobie besteht

(A) eine ausgeprägte Angst, von zu Hause wegzugehen
(B) eine ausgeprägte Lernstörung
(C) eine starke Somatisierung
(D) ein überprotektives Elternverhalten
(E) eine normale Lernmotivation

H95

18.18 Die vordringliche diagnostische Maßnahme bei einer sekundären Enkopresis bei Knaben im Alter zwischen 8 und 10 Jahren ist die Manometrie,

weil

die sekundäre Enkopresis bei Knaben im Alter zwischen 8 und 10 Jahren im Regelfall auf einer muskulären Sphinkterschwäche beruht.

19 Kinder- und Jugendpsychiatrie

F98 **!**

19.1 Als Pavor nocturnus bezeichnet man

(A) nächtliche psychomotorische Anfälle
(B) narkoleptische Zustände in der Pubertät
(C) aus dem Nachtschlaf heraus auftretende Angstreaktionen
(D) verstärkte Tics während des Schlafs
(E) einen anfallsartig einsetzenden unüberwindlichen Schlafzwang bei zerebral geschädigten Kindern

F98

19.2 Was paßt **nicht** zu einer Anorexia nervosa?

(A) Vermeidung von hochkalorischen Speisen
(B) selbstinduziertes Erbrechen
(C) selbstinduziertes Abführen
(D) übertriebene körperliche Aktivität
(E) ein Body-Mass-Index über 20

18.15 (E) 18.16 (E) 18.17 (B) 18.18 (E) 19.1 (C) 19.2 (E)

F99

19.3 Welche Aussage über Tic-Störungen trifft **am wenigsten** zu?

(A) Es besteht eine familiäre Häufung.
(B) Jungen haben häufiger Tic-Störungen als Mädchen.
(C) Am häufigsten treten Tic-Störungen im Schulalter auf.
(D) Tics unterbleiben typischerweise im Schlaf.
(E) Tics sind willentlich gesteuerte Bewegungen bzw. vokale Äußerungen.

F95 **!**

19.4 Die Bulimia nervosa ist eine Eßstörung, die durch folgende Symptome gekennzeichnet ist:

(1) Es erkranken meist Mädchen nach der Pubertät und junge Frauen.
(2) Das Eßverhalten kann nicht kontrolliert werden und wechselt von Fasten zur Aufnahme großer Nahrungsmengen.
(3) Um eine Gewichtszunahme zu verhindern, wird Erbrechen selbst ausgelöst.
(4) Es treten wiederkehrende Phasen von Heißhunger auf.
(5) Es besteht anhaltende übermäßige Sorge hinsichtlich Figur und Gewicht.

(A) nur 1 und 4 sind richtig
(B) nur 2 und 3 sind richtig
(C) nur 2 und 5 sind richtig
(D) nur 3, 4 und 5 sind richtig
(E) 1–5 = alle sind richtig

H94

19.5 Welche Aussagen über das hyperkinetische Syndrom im Kindesalter treffen zu?

(1) Zu den charakteristischen Merkmalen zählt große Impulsivität.
(2) Zu den charakteristischen Merkmalen zählen Aufmerksamkeitsstörungen.
(3) Die Symptomatik beginnt im Regelfall mit der Einschulung.

(A) nur 1 ist richtig
(B) nur 1 und 2 sind richtig
(C) nur 1 und 3 sind richtig
(D) nur 2 und 3 sind richtig
(E) 1–3 = alle sind richtig

H94

19.6 Für das tonische Stottern ist in erster Linie folgendes Merkmal charakteristisch:

(A) Sprachzerfall
(B) Blockierungen im Sprechablauf
(C) beschleunigtes Sprechtempo
(D) Vielzahl von Silbenwiederholungen beim Satzbeginn
(E) Wortfindungsstörung

H92 **!**

Folgende Angaben beziehen sich auf die Aufgaben Nr. 19.7 und Nr. 19.8.

Ein 2,9jähriger Knabe wird dem Hausarzt mit folgender Symptomatik vorgestellt: Aktive Sprache und Sprachverständnis fehlen, die Sauberkeitserziehung ist bisher ohne Erfolg geblieben, und das Kind zeigt keinerlei Interesse an seiner sozialen Umwelt (Eltern, Geschwister), während es sich über lange Zeit repetitiv mit Gegenständen wie z. B. einer Cremedose beschäftigen kann.

19.7 Welche der folgenden differentialdiagnostischen Überlegungen ist angemessen?

(A) Es handelt sich um eine noch normale Entwicklungsvariante.
(B) Es liegt eine geringfügige Entwicklungsverzögerung vor.
(C) Die Symptomatik ist verdächtig auf einen frühkindlichen Autismus.
(D) Die Symptomatik ist typisch für eine frühkindliche Hirnfunktionsstörung.
(E) Mit Sicherheit liegt eine Enuresis vor.

19.8 Zur differentialdiagnostischen Abklärung der geschilderten Symptomatik sind vordringlich:

(1) Chromosomenanalyse
(2) Computertomogramm
(3) Audiogramm
(4) Spielbeobachtung

(A) nur 1 ist richtig
(B) nur 2 ist richtig
(C) nur 3 und 4 sind richtig
(D) nur 1, 2 und 3 sind richtig
(E) 1–4 = alle sind richtig

19.3 (E) 19.4 (E) 19.5 (B) 19.6 (B) 19.7 (C) 19.8 (C)

H92

19.9 Eine Form der Schulverweigerung ist die Schulphobie. Ihre Ursache ist:

(A) Angst vor dem Lehrer
(B) Ausweichen vor schwierigen Schulsituationen
(C) Lernschwächen oder Lernstörungen
(D) Angst, von der Mutter verlassen zu werden
(E) Vorhandensein von Körperschwächen, z.B. Missbildungen

H00 **!**

19.10 Welche Aussage trifft für das Stottern **nicht** zu?

(A) Der Redefluss ist unterbrochen.
(B) Es kommt zu Wiederholungen von Einzellauten oder Silben.
(C) Es bestehen Blockierungen des Sprechens.
(D) Eine Begleitsymptomatik aus Augenbewegungen oder Grimassieren kann auftreten.
(E) In der Regel besteht zugleich ein Rückstand der Sprachentwicklung.

F90

Ordnen sie den folgenden Störungen (Liste 1) die am besten passenden Aussagen (Liste 2) zu!

Liste 1

19.11 Schulangst

19.12 Schulphobie

Liste 2

(A) vernachlässigende Eltern
(B) übermäßig enge Mutter-Kind-Beziehung
(C) Intelligenzminderung vom Grad einer geistigen Behinderung
(D) schwere Beziehungsstörungen zum Lehrer und/oder Mitschülern
(E) Aushilfe im elterlichen Betrieb

H90

19.13 Das Deprivationssyndrom tritt bereits nach einem kurzen Klinikaufenthalt von Kindern auf,

weil

das Deprivationssyndrom Folge eines Entzuges von Liebe und Zuwendung ist.

F91

19.14 Zu den typischen emotionalen Störungen im Kleinkindesalter gehören:

(1) affektive Psychosen
(2) Pavor nocturnus
(3) Trennungsangst
(4) Tierphobien

(A) nur 3 ist richtig
(B) nur 4 ist richtig
(C) nur 2 und 3 sind richtig
(D) nur 2, 3 und 4 sind richtig
(E) 1–4 = alle sind richtig

H90

Ordnen Sie den folgenden emotionalen Störungen (Liste 1) die am besten passenden Altersstufen (Manifestationsalter) der Liste 2 zu!

Liste 1

19.15 Pavor nocturnus

19.16 Zwangsneurose

Liste 2

(A) Säuglingsalter
(B) Vorschulalter
(C) frühes Grundschulalter
(D) Jugendalter
(E) gesamtes Kindes- und Jugendalter

19.9 (D) 19.10 (E) 19.11 (D) 19.12 (B) 19.13 (D) 19.14 (D) 19.15 (B) 19.16 (D)

F93

Folgende Angaben beziehen sich auf die Aufgaben Nr. 19.17 und Nr. 19.18.

Ein 15jähriges Mädchen hat morgens große Mühe aufzustehen, sich zu waschen und zur Schule zu gehen. Sie wird bis zu Stunden von Ritualen absorbiert: Sie muß Gegenstände in einer bestimmten Reihenfolge anordnen und berühren, bestimmte Wegstrecken in der Wohnung hintereinander durchlaufen und diese Rituale wiederholen, wenn sie eine bestimmte Reihenfolge nicht eingehalten hat. Sie wirkt herabgestimmt, im Gedankengang formal und inhaltlich geordnet; Gedächtnis, Orientierung und Wahrnehmung sind unauffällig.

19.17 Es handelt sich am wahrscheinlichsten um:

(A) affektive Psychose
(B) beginnende schizophrene Psychose
(C) Zwangssyndrom
(D) schizoaffektive Psychose
(E) Tic-Störung

19.18 Welche Maßnahmen sind in erster Linie zur Behandlung geeignet?

(1) stationäre jugendpsychiatrische Aufnahme
(2) Aktivierung durch Gabe von Stimulantien
(3) Durchführung eines Entspannungstrainings
(4) Dauerbehandlung mit Lithium
(5) Schlafentzugsbehandlung

(A) nur 1 ist richtig
(B) nur 3 ist richtig
(C) nur 1 und 4 sind richtig
(D) nur 2 und 4 sind richtig
(E) nur 2 und 5 sind richtig

F93 **!**

19.19 Respiratorische Affektkrämpfe bei Kleinkindern haben folgende Merkmale:

(1) Sie werden z.B. durch Schmerz oder Schreck ausgelöst.
(2) Durch Anhalten der Luft kommt es zu Zyanose, Bewußtlosigkeit und gelegentlich zu Krampfanfällen.
(3) Luftnot und Sauerstoffmangel führen zu einer bleibenden Schädigung des Gehirns.
(4) Nach 2–3 derartigen Affektkrämpfen kommt es zu bleibenden EEG-Veränderungen.
(5) Die Anfälle enden meistens innerhalb 1 Minute.

(A) nur 2 ist richtig
(B) nur 1 und 3 sind richtig
(C) nur 2 und 3 sind richtig
(D) nur 1, 2 und 5 sind richtig
(E) nur 3, 4 und 5 sind richtig

F93

19.20 Welche der folgenden psychopathologischen Phänomene sind bei Kindern mit mittel- bis schwergradiger geistiger Behinderung gehäuft zu beobachten?

(1) autistische Beziehungsstörung
(2) Stereotypien
(3) Tics
(4) Legasthenie
(5) Automutilationen

(A) nur 2 und 3 sind richtig
(B) nur 3 und 4 sind richtig
(C) nur 1, 2 und 5 sind richtig
(D) nur 2, 3, 4 und 5 sind richtig
(E) 1–5 = alle sind richtig

20 Unfälle und akzidentelle Vergiftungen im Kindesalter

F89 !

20.1 Ein 3 Jahre altes schreiendes Kleinkind wird 45 Minuten nach einer Verbrühung mit kochendem Wasser (linker Arm, Brust- und Bauchbereich) in einer Klinik vorgestellt.

Welche beiden Maßnahmen sollten vorrangig vor anderen sofort durchgeführt werden?

(1) Abdecken der verbrühten Haut mit Wundgaze (Infektionsprophylaxe)
(2) Eröffnen der Blasen und Abtragen verbrühter Hautreste
(3) Verabreichung eines Analgetikums
(4) Gabe von Tetanus-Antitoxin oder Booster-Impfung
(5) intravenöse Zufuhr von Flüssigkeit und Elektrolyten

(A) nur 1 und 2 sind richtig
(B) nur 1 und 5 sind richtig
(C) nur 2 und 4 sind richtig
(D) nur 3 und 4 sind richtig
(E) nur 3 und 5 sind richtig

F98 !

20.2 Ein Kleinkind hat Tollkirschen gegessen. Mit welchem Vergiftungssymptom muss gerechnet werden?

(A) Miosis
(B) Trockenheit der Schleimhäute
(C) Untertemperatur
(D) Inkontinenz
(E) Bradykardie

H98

20.3 Welches Symptom deutet auf Intoxikation mit Tollkirschen hin?

(A) Speichelfluß
(B) Mydriasis
(C) Kussmaul-Atmung
(D) starkes Schwitzen
(E) Verätzungsspuren im Mund

F00 !

20.4 Ein Kleinkind hat Fingerhut (Digitalis purpurea) gegessen. Typisch für eine daraus resultierende Vergiftung ist

(A) Obstipation
(B) Hypersalivation
(C) Herzrhythmusstörung
(D) Hyperthermie
(E) Hämaturie

H98 !

20.5 Welche Aussage zum plötzlichen Kindstod (SID) trifft **nicht** zu?

(A) häufigste Todesursache im 1. Lebensjahr jenseits der Neugeborenenperiode
(B) erhöhtes Risiko für Geschwister eines an SID verstorbenen Kindes
(C) erhöhtes Risiko für Frühgeborene
(D) Häufigkeitsgipfel im 1. Lebensjahr
(E) Bauchlage vermindert das Risiko

H00 !

20.6 Welche Aussage trifft für Ertrinkungsunfälle im Kindesalter **am wenigsten** zu?

(A) Sie zählen zu den häufigsten Ursachen tödlicher Unfälle im Kindesalter.
(B) Besonders häufig betroffen sind Kleinkinder.
(C) Knaben verunfallen häufiger als Mädchen.
(D) Durch den sog. Tauchreflex entsteht durch Glottisverschluss eine Apnoe.
(E) Starke Unterkühlung führt zu einer erheblichen Verschlechterung der Prognose.

20.1 (E) 20.2 (B) 20.3 (B) 20.4 (C) 20.5 (E) 20.6 (E)

H97

20.7 Welche Aussage trifft für kindliche Unfälle **nicht** zu?

(A) Akzidentelle Vergiftungen sind bei Kleinkindern häufiger als bei Schulkindern.
(B) Bei den tödlichen Verletzungen stehen Unfälle im Straßenverkehr im Vordergrund.
(C) Unfälle bedingen in der Altersgruppe zwischen 1–15 Jahren etwa 40–50 % der Todesfälle.
(D) Mädchen sind bei Unfällen, insbesonders im Straßenverkehr, doppelt bis dreimal so häufig betroffen wie Jungen.
(E) Beim stumpfen Bauchtrauma sind Nieren und Milz besonders gefährdet.

H87

20.8 Ein bis dahin stets gesundes 2jähriges Kleinkind wird Ihnen vorgestellt, da es seit einem Tag den rechten Arm plötzlich nicht mehr aktiv bewegt und keine Gegenstände in der rechten Hand halten will. Es weint bei Berührung des rechten Armes. Der Mutter ist ein Trauma nicht erinnerlich, doch hat sie am Vortage das Kind am rechten Arm hochgezogen, als es nicht die Treppe hinaufgehen wollte.

Welches ist die wahrscheinlichste Diagnose?

(A) Kindesmißhandlung
(B) Radiusfraktur
(C) Subluxation des Capitulum radii
(D) Osteomyelitis
(E) Muskelzerrung

H87 **!**

20.9 Welche Angaben zur frischen Verbrühung I.–II. Grades (ca. 15–20 % der Körperoberfläche) bei Kindern treffen zu?

(1) Rötung der Haut
(2) Schocksymptome kommen nicht vor
(3) Blasenbildung der Haut
(4) offene Wundflächen möglich
(5) Narbenkontraktur

(A) nur 1 und 3 sind richtig
(B) nur 1, 3 und 4 sind richtig
(C) nur 1, 4 und 5 sind richtig
(D) nur 2, 4 und 5 sind richtig
(E) nur 1, 3, 4 und 5 sind richtig

F96

Ordnen Sie den Leitsymptomen einer Intoxikation im Kindesalter (Liste 1) die auslösenden Noxen (Liste 2) zu!

Liste 1

20.10 Kußmaul-Atmung

20.11 Miosis

Liste 2

(A) Opiate
(B) Atropin
(C) Benzin/Petroleum
(D) Alkohol
(E) Salicylate

H95

20.12 Sie bergen ein ertrinkendes Kind aus dem Wasser. Welche Erstmaßnahmen zur Reanimation sind richtig?

(1) als 1. Maßnahme: Injektion von Alupent®
(2) extreme Kopftieflagerung zum Rückfluß des Wassers
(3) Zusammenpressen von Bauch und Thorax zur Entfernung des Wassers
(4) Mund-zu-Mund-Beatmung
(5) äußere Herzmassage

(A) nur 1 ist richtig
(B) nur 3 und 4 sind richtig
(C) nur 4 und 5 sind richtig
(D) nur 2, 3, 4 und 5 sind richtig
(E) 1–5 = alle sind richtig

20.7 (D) 20.8 (C) 20.9 (B) 20.10 (E) 20.11 (A) 20.12 (C)

F98 F89 !

20.13 Ein 3jähriges Kind wird von der Mutter zu Ihnen gebracht, weil es vor etwa 1 Minute eine größere Menge unbekannter Tabletten genommen hat. Das Bewußtsein ist klar, der klinische Befund unauffällig.

Welches Vorgehen ist zunächst indiziert?

(A) Vergiftungszentrale anrufen
(B) Paraffinum subliquidum trinken lassen
(C) reichlich Carbo medicinalis geben
(D) das Kind zum Erbrechen bringen
(E) abwarten, ob Vergiftungserscheinungen auftreten

F91

20.14 Ein 2 Jahre altes Kleinkind hat nach einem Biß auf ein Fieberthermometer eine unbekannte Menge metallischen Quecksilbers verschluckt.

Welche Notfallmaßnahme ist erforderlich?

(A) orale Gabe von Sirup Ipecacuanha und 100 ml Flüssigkeit pro kg Körpergewicht, um Erbrechen zu induzieren
(B) Gabe von Kohle und Glaubersalz zur Absorption und Abführung
(C) Gabe von 0,1 mg/kg Apomorphin, um Erbrechen zu induzieren
(D) Gabe von Chelatbildnern zur Bindung von Quecksilber
(E) Keine der angeführten Maßnahmen ist erforderlich.

H95

20.15 Welche Aussage trifft **nicht** zu?

Das epidurale Hämatom des Kindes

(A) wird typischerweise nach Kindesmißhandlung angetroffen
(B) ist durch ein kraniales Computertomogramm zu diagnostizieren
(C) tritt infolge Blutung aus dem Stamm oder den Ästen der A. meningea media auf
(D) verursacht gelegentlich eine Druckschädigung des M. oculomotorius
(E) geht mit oft besonders rascher Steigerung des intrakraniellen Drucks einher
(F)

F90

20.16 Ein 4jähriges Mädchen hat die Hausapotheke ausgeräumt und nach eigenen Angaben 5 Tabletten oder Dragees gegessen.

Bei welchem der vorgefundenen Präparate wäre dies am gefährlichsten?

(A) hormonales Kontrazeptivum
(B) Oxazepam à 10 mg
(C) Doxycyclin à 100 mg
(D) Butylscopolamin à 10 mg
(E) Eisen(II)sulfat = 100 mg Eisen

H99 !

20.17 Die Giftentfernung beim Kind durch Auslösen des Brechreizes ist kontraindiziert nach Ingestion von:

(A) Petroleum
(B) Digitalis-Präparaten
(C) Ethylenglykol
(D) Arsenik
(E) Fliegenpilzen

F91

20.18 Welche Symptome sprechen für das Vorliegen einer Vergiftung durch Methämoglobinbildner (Chlorate, Nitrate, Anilinfarben)?

(1) blaugraue Zyanose
(2) normochrome Anämie
(3) dunkelbraun verfärbtes Blut (Tropfen auf weißem Filterpapier)
(4) respiratorisch kompensierte metabolische Azidose

(A) nur 1 und 2 sind richtig
(B) nur 1 und 3 sind richtig
(C) nur 2 und 4 sind richtig
(D) nur 1, 2 und 3 sind richtig
(E) 1–4 = alle sind richtig

20.13 (D) 20.14 (E) 20.15 (A) 20.16 (E) 20.17 (A) 20.18 (B)

H91 !

20.19 Welche Aussagen über akzidentelle Vergiftungen im Kindesalter treffen zu?

(1) Zunahme der Häufigkeit in den letzten Jahrzehnten
(2) Prädilektionsalter: 2.–5. Lebensjahr
(3) Mädchen häufiger betroffen als Knaben
(4) häufigster Ort der Giftaufnahme: elterliche Wohnung und Hof
(5) häufigste Giftstoffe: Pflanzen (Beeren, Pilze etc.)

(A) nur 2 und 3 sind richtig
(B) nur 1, 2 und 3 sind richtig
(C) nur 1, 2 und 4 sind richtig
(D) nur 1, 4 und 5 sind richtig
(E) nur 3, 4 und 5 sind richtig

H93 !!

20.20 Welche der aufgeführten Maßnahmen ist nach Ingestion von Säuren oder Laugen im Kindesalter **nicht** indiziert?

(A) Schmerzbekämpfung
(B) ggf. Intubation
(C) Bekämpfung des Kreislaufschocks mit gleichzeitiger Verabreichung von Steroidhormon (Prednison 3 mg/kg Körpergewicht i.v.)
(D) Gabe von Sirup Ipecacuanhae zur Auslösung von Erbrechen
(E) Ösophagoskopie

H92

20.21 Bei welchen Ingestionsunfällen bei Kindern ist induziertes Erbrechen kontraindiziert?

(1) Schwermetallvergiftungen
(2) Laugenverätzungen
(3) bei Ingestion von Pflanzenteilen (z.B. Blüten, Früchte)
(4) Säureverätzungen

(A) nur 1 ist richtig
(B) nur 4 ist richtig
(C) nur 2 und 4 sind richtig
(D) nur 2, 3 und 4 sind richtig
(E) 1–4 = alle sind richtig

H92

20.22 Ein 5jähriges Mädchen stößt beim Toben mit dem Kopf gegen ein Tischbein und zieht sich eine 2 cm lange Stirnplatzwunde zu. Die Grundimmunisierung ist im 1. und 2. Lebensjahr lege artis durchgeführt worden.

Welche Maßnahmen ergreifen Sie?

(1) neurologische Untersuchung
(2) Tetanol-Gabe
(3) Röntgenaufnahme vom Schädel
(4) Wundversorgung

(A) nur 2 ist richtig
(B) nur 1 und 4 sind richtig
(C) nur 3 und 4 sind richtig
(D) nur 1, 2 und 4 sind richtig
(E) nur 2, 3 und 4 sind richtig

F92

20.23 Ein 3jähriges Kind hat am Vortag ein 5-Pfennig-Stück geschluckt. Klinisch ist das Kind unauffällig.

Welche Maßnahme ist sinnvoll?

(A) Röntgenübersichtsaufnahmen des Thorax
(B) Röntgenübersichtsaufnahme des Abdomens
(C) Endoskopie (Ösophagus mit Magen)
(D) Laparoskopie mit Entfernung des Geldstücks
(E) Abwarten und den Stuhl beobachten

H96

20.24 Ein Kleinkind hat vor 15 Minuten eine ¾ Zigarette gegessen. Welche Maßnahmen werden ergriffen?

(1) induziertes Erbrechen durch Gabe von hypotoner Kochsalzlösung
(2) Gabe von Carbo medicinalis
(3) induziertes Erbrechen mit Ipecacuanha-Sirup
(4) Gabe von Paraffinum subliquidum
(5) forcierte Diurese

(A) nur 1 und 5 sind richtig
(B) nur 2 und 3 sind richtig
(C) nur 4 und 5 sind richtig
(D) nur 1, 2 und 4 sind richtig
(E) 1–5 = alle sind richtig

20.19 (C) 20.20 (D) 20.21 (C) 20.22 (B) 20.23 (E) 20.24 (B)

F97

20.25 Bei einem 8jährigen Kind treten 24 Stunden nach dem Verzehr von Konservennahrung Übelkeit, Erbrechen, gastrointestinale Beschwerden, trockener Mund, Hirnnervenausfälle und Muskelschwäche auf.

Welches ist die wahrscheinlichste Diagnose?

(A) Salmonellose
(B) Knollenblätterpilzvergiftung
(C) Botulismus
(D) Rotavirus-Infektion
(E) Lamblieninfektion

F95

20.26 Die Giftentfernung beim Kind durch Auslösen des Brechreizes oder Magenspülung ist kontraindiziert nach Ingestion von:

(1) Petroleum
(2) Digitalis-Präparaten
(3) Alkohol
(4) Säuren
(5) Laugen

(A) nur 1 und 3 sind richtig
(B) nur 4 und 5 sind richtig
(C) nur 1, 2 und 5 sind richtig
(D) nur 1, 4 und 5 sind richtig
(E) nur 3, 4 und 5 sind richtig

H95

20.27 Welche der angeführten Ursachen der Kindersterblichkeit sind (abgesehen von Verkehrsunfällen) in der Bundesrepublik Deutschland die häufigsten jenseits des ersten Lebensjahres?

(A) Erkrankungen der Atmungsorgane
(B) Akzidentelle Vergiftungen
(C) maligne Erkrankungen
(D) Infektionen
(E) Kindesmißhandlungen

20.25 (C) 20.26 (D) 20.27 (C)

Kommentare

1 Wachstum, Entwicklung, Reife

Tabelle 1.1 Gewichts- und Längenentwicklung

Alter	Am 1. Tag	4–5 Monate	1 Jahr	6 Jahre	12 Jahre
Gewicht	Etwa 3400 g	Verdoppelt, etwa 6800 g	Verdreifacht, etwa 10 kg	Versechsfacht, etwa 20 kg	Verzwölffacht, etwa 40 kg
Länge	Etwa 50 cm	64 cm	75 cm	116 cm	150 cm

Tabelle 1.2 Die wichtigsten Reflexe

Alter	1 Monat	3 Monate	6 Monate	1 Jahr	2 Jahre	3 Jahre
Primitivreflexe:						
Moro	+	+	–	–	–	–
Greifreflex palmar	+	+	–	–	–	–
plantar	+	+	+	–	–	–
Saugreflex	+	+	–	–	–	–
Stellreflexe:						
Landau	–	–	+	+	+	
Selbständiger Lagewechsel (Rotation = R, Derotation = D)	D	D	D, R	R	R	
Fallschirmreflexe:						
Beine (abwärts)	–	ab 4. Monat +	+	+	+	+
Arme (stützend)	–	ab 4. Monat +	+	+	+	+

Moro-Reflex: Wenn die Unterlage erschüttert wird, bei anderen Manipulationen oder bei Lärm kommt es zu Abduktion und Streckung der Arme, der eine Flexion und Adduktion folgt. Man sollte auf Asymmetrie kontrollieren.

Landau-Reflex: Wenn der Säugling in Bauchlage schwebend gehalten wird, streckt er Kopf, Beine und Rumpf und bildet einen nach oben konkaven Bogen; wird der Kopf durch den Untersucher nach vorne gebeugt, klappt der Säugling in sich zusammen (wie ein Taschenmesser).

F00 !

Frage 1.1: Lösung A

Der **Pubertätswachstumsschub** bei **Mädchen** beginnt bereits etwa ein Jahr vor der Menarche (erste Periode).

Der Gipfel liegt um den 12. Geburtstag herum, während um den 13. Geburtstag im Mittel die Menarche einsetzt. Die individuellen Streubreiten sind erheblich (9,5–15,0 für das Pubertätswachstum und 10,5–17,0 für die Menarche).

Der Pubertätswachstumsschub bei **Jungen** dagegen tritt im Mittel um 13,9 Jahre auf, der erste Beginn der **Genitalentwicklung** liegt bei 11,2 Jahren (8,5–15,5).

F97

Frage 1.2: Lösung E

Zu (**1**): Ein Säugling, der bei der Geburt etwa 50 cm groß ist, legt bis Ende des ersten Jahres etwa 25 cm zu, d.h. er ist dann etwa 75 cm groß.

Zu (**2**): Das **Geburtsgewicht** verdreifacht oder vervierfacht sich in der Zeit. Das heißt bei einem Geburtsgewicht um 3 kg wiegt ein Kind etwa neun bis zwölf Kilo an seinem ersten Geburtstag. Heute kommen relativ viele Kinder mit deutlich höheren Geburtsgewichten als früher zur Welt, ein Gewicht zw. 3,5 und 4 kg ist keine Seltenheit mehr.

! Merke: Mit sechs Monaten ist das Geburtsgewicht verdoppelt, mit zwölf Monaten verdreifacht.

F98

Frage 1.3: Lösung D

Bei den erbsgroßen gut verschieblichen Knötchen im Bereich der rechten Mamille könnte es sich z.B. um eine Talgzyste handeln.
Zu **(A)**: Eine **Neoplasie,** d.h. bösartige Neubildung, wäre im Alter von 10 Jahren extrem selten. Die gute Verschieblichkeit spricht außerdem dagegen.
Zu **(B)**: Gegen eine **Mastitis** spricht der fehlende Schmerz und die fehlende Rötung. Außerdem tritt eine Mastitis am ehesten in einer voll entwickelten Brust auf oder als Mastitis neonatorum, die bei Manipulationen an der harmlosen Brustdrüsenschwellung (durch die Hormone der Mutter) vorkommen kann. Am häufigsten allerdings kommt es zu einer Mastitis in der Stillzeit.
Zu **(C)**: Als **Lymphangiom** bezeichnet man eine meist gutartige Neubildung oder Erweiterung von bestehenden Lymphgefäßen, die in seltenen Fällen auch bösartig werden kann. Meist ist sie angeboren oder tritt in der frühen Kindheit auf. Es ist eine kissenartige weiche Schwellung. Beim Lymphangioma cavernosum cutaneum handelt es sich um eine subkutan gelegene Geschwulst, die gut ausdrückbar ist.
In dem Fallbeispiel spricht sowohl das Alter des Mädchens als auch die Konsistenz der Geschwulst (Knoten) gegen die Diagnose eines Lymphangioms.
Zu **(E)**: Eine Biopsie ist bei Verdacht auf eine maligne Erkrankung erforderlich oder bei einer therapeutischen Konsequenz, z.B. antibiotischen Behandlung bei entzündlichen Erkrankungen, chirurgischer Entfernung beim Lymphangiom.

F98

Frage 1.4: Lösung D

Die maximale **Wachstumsgeschwindigkeit** ist bei Jungen in der Pubertät größer als bei Mädchen – auch die durchschnittliche Endgröße ist höher.

H98 **!**

Frage 1.5: Lösung A

Zu der durchschnittlichen Gewichtszunahme nach der Geburt hier einige markante Eckpfeiler:

Geburt:	3,3 kg
4–5 Monate:	6,6 kg
1 Jahr:	10 kg
6 Jahre:	20 kg

Tabelle 1.**3** Motorische Entwicklung und Sprachentwicklung

Alter	**1 Monat**	**3 Monate**	**6 Monate**	**1 Jahr**	**2 Jahre**	**3 Jahre**
Motorische Entwicklung	Kann Kopf zur Seite drehen, keine Kopfkontrolle gegen Schwerkraft	Gute selbständ. Kopfkontrolle, wendet sich in Richtung von Schall und Lichtquellen	Sitzen mit Unterstützung, Krabbeln	Freies Stehen, Beginn des Laufens	Rennen und Treppensteigen	
Sprachentwicklung	Schreien	Plappern, Lallen		1-Wort-Sätze	Wortschatz von 100–200 Wörtern, 3-Wort-Sätze	Kennt seinen Namen

Tabelle 1.**4** Normale Blutwerte des Kindes

Alter	**Bis 4. Tag**	**10. Tag**	**3 Monate**	**1 Jahr**	**8 Jahre**
Parameter					
Hämoglobin	195 (= 19,5 g/dl)	162 (= 16,2 g/dl)	115 (= 11,5 g/dl)	120 (=12,0 g/dl)	135 (= 13,5 g/dl)
Bilirubin ges. (mg%)	12 (~ 200 µmol/l)	12 (~ 200 µmol/l)	0,5–1,5 (~ 8,5–25,5 µmol/l)	0,5–1,5 (~ 8,5–25,5 µmol/l)	0,2–1,2 (~ 3,4–20 µmol/l)
Leukozyten ges. (µl)	–20 000	11 000	11 000	9 000	8 000
a) Lymphozyten (Relativ-%)	40	51	55	50 35	
b) Neutrophile (Relativ-%)	50	34	35	40 60	
Erythrozyten (Mill./µl = 10^{12}/l	5,5	4,8	3,5	5,0	4,7

Tabelle 1.5 Apgar-Schema

Beurteilung	A Aussehen	P Puls (Herzfrequenz)	G Gesichtsbewegungen (Reflexerregbarkeit)	A Aktivität	R Respiration
0	blau/blass	fehlt	keine Reaktion	schlaff	fehlt
1	Körper rosig, Extremitäten blau	< 100/min	schwache Reaktion, u. a. Grimassieren	träge, Flexionsbewegungen	schnappend, unregelmäßig
2	alles rosig	> 100/min	lebhafte Reaktion, z.B. Brüllen	gute Eigenaktivität	regelmäßig, etwa 40/min

Der APGAR-Index wurde nach Virgina Apgar, einer Anästhesistin, benannt und wird 1, 5 und 10 Minuten nach der Geburt bestimmt.
9–10 Punkte gelten als normal, 5–8 als gefährlich und unter 5 als lebensgefährlich für das Neugeborene.

Für weitere Daten siehe auch die Tabellen 1.1 und 1.3.
Zu (**B**): Statt 15 cm wächst ein Kind bis zum ersten Geburtstag etwa 25 cm.
Zu (**C**): Sitzen mit Unterstützung sollte mit 6 Monaten möglich sein, freies **Sitzen** im dritten Vierteljahr, d.h. zwischen 6 und 9 Monaten.
Zu (**E**): Mit einem Jahr können erst **Ein-Wort-Sätze** erwartet werden.

F96

Frage 1.6: Lösung E

Zu (**3**): Im 5.–6. Monat sollte ein Säugling mit Unterstützung sitzen können.
Erst ab dem 7.–8. Monat kann erwartet werden, dass er frei sitzt.

H90

Frage 1.7: Lösung D

Das Kind soll etwa 30 Monate alt sein, also 2 1/2 Jahre. Dazu würde ein Gewicht von etwa 13–15 kg passen, eine Größe von 91–93 cm und ein Wortschatz von etwa 150–300 Wörtern (s. auch Tabelle 1.1 und 1.3), dabei sind Jungen etwas größer und schwerer.
Das Milchgebiss umfasst 20 Zähne, die etwa im Alter von 2 1/2 Jahren alle durchgebrochen sein sollten, der erste Zahn kommt im allgemeinen zwischen 6 und 8 Monaten bei großer interindividueller Schwankungsbreite.
Ein Röntgenbild der Hand zur Bestimmung des Skelettalters ist eine der besten Methoden zur Altersbestimmung, da Größe und Gewichtsentwicklung durch Wachstumsstörungen aufgrund von chronischen Erkrankungen, Malabsorption oder schlechten Ernährungsbedingungen beeinflusst sein können. Im Alter von 12–15 Monaten sind zwei Handwurzelknochen angelegt, im Alter von 4 Jahren 4–5 Handwurzelknochen, im Alter von etwa 11 Jahren erkennt man meistens alle Handwurzelknochen.
Zu (**1**): 72 cm erreicht ein Kind schon mit 8–9 Monaten.
Zu (**2**): Ein einjähriges Kind kann etwa 10 kg wiegen.
Die Antwort (B) war die häufigste Falschantwort, die Körpergröße ist jedoch zu niedrig.

F94 *!*

Frage 1.8: Lösung A

Die **U9** ist für den 60. bis 64. Lebensmonat vorgesehen.
Zur Untersuchung gehören ein orientierender Hör- und Sehtest sowie die Fragen nach Krampfanfällen, Sprachstörungen, Sozialverhalten, Atemnot, Untersuchung von Körpermaßen, Haut, Bauch und Geschlechtsorganen, Harnbefund, Skelettsystem und Motorik.
Eine invasive Diagnostik wie Blutbild oder Tuberkulintest wird nicht gefordert.

F93

Frage 1.9: Lösung B

Das erste **Pubertätszeichen** bei Jungen ist die Hodenvergrößerung, die oft relativ unbemerkt vor sich geht von 1 ml auf bis zu 3 ml, weshalb häufig die Falschantwort (D) Pubesbehaarung gewählt wurde. Erst danach kommt die Penisvergrößerung und die Entwicklung der Scham- und Achselbehaarung.
Samenergüsse treten im letzten Pubertätsdrittel auf.
Beim Einsetzen des Stimmbruches ist der pubertäre Wachstumsgipfel meist überschritten. Eine oft einseitige vorübergehende Gynäkomastie (Brustvergrößerung) kann vorkommen ebenso wie die Akne.

F93

Frage 1.10: Lösung C

Bei dem zweijährigen Mädchen liegt eine isolierte vorzeitige **Thelarche** (Brustentwicklung) vor ohne sonstige Zeichen einer Pubertas praecox. Normalerweise tritt die Thelarche frühestens ab 8 Jahren auf, sie kann jedoch isoliert schon ab dem Neugeborenenalter vorkommen; dabei wird eine Überempfindlichkeit des Zielorgans auf unterschwellige Erhöhungen der Geschlechtshormone angenommen. Das Knochenalter ist im Gegensatz zur Pubertas praecox nicht beschleunigt.
Zu **(A)**: Bei einer **echten Pubertas praecox** wird vom Hypothalamus aus die ganze Hypophysen-Gonaden-Achse aktiviert. Bei Mädchen spricht man davon, wenn vor dem 8. Geburtstag eine Brustentwicklung beginnt, bei Jungen, wenn vor dem 9. Geburtstag die erste Hodenvergrößerung (Gonadarche) oder Schambehaarung (Pubarche) auftritt.
Dabei kommt es auch zur Beschleunigung des Größenwachstums und Beschleunigung der Knochenreife.
Zu **(B)**: Zu einer **Pseudopubertas praecox** kommt es, wenn eine Hormonüberproduktion kranker peripherer Drüsen (wie Geschlechtsorgane oder Nebennierenrinde) vorliegt – oder eine exogene Hormonzufuhr.
Zu **(D)**: Dies war die häufigste Falschantwort.
Ein **Prolaktinom** ist ein Adenom des Hypophysenvorderlappens, das bei Kindern sehr selten ist. Es kommt je nach Alter beim Auftreten des chromophoben Adenoms entweder zu einer Pubertas praecox oder tarda (d.h. verzögertem Auftritt).
Wachstumsverlangsamung, Kopfschmerzen, Amenorrhoe, Galaktorrhoe (Milchfluss) und Gesichtsfelddefekte sind weitere Symptome des Prolaktinoms.
Die Therapie sollte möglichst mit einem Prolaktinantagonisten (Bromocriptin) medikamentös durchgeführt werden – nur bei Therapieversagen operativ mit transsphenoidaler Resektion.
Zu **(E)**: Die **konstitutionelle Entwicklungsbeschleunigung** tritt noch nicht so früh auf und würde dann alle Entwicklungsmerkmale inklusive Längenwachstum und Knochenalter betreffen.

F93

Frage 1.11: Lösung E

Da es sich nur um eine nicht krankhafte **prämature Thelarche** handelt, aus der auch keine therapeutischen Konsequenzen erwachsen, ist eine weitere belastende Abklärung nicht erforderlich. Die Diagnose lässt sich bereits genau aus der exakten Anamnese erheben.
Zu **(A)** und **(C)**: Ein Schädel-CT oder -MRT (Kernspinresonanztomographie) wäre bei dem Verdacht auf ein Prolaktinom indiziert; ebenso die Prolaktinbestimmung im Serum.
Zu **(D)**: Ein abdominelles CT oder MRT wäre bei Verdacht auf eine pathologische Nebennierenvergrößerung indiziert, falls der Ultraschall keine eindeutige Aussage erlaubt.

F96

Frage 1.12: Lösung B

Die Vorsorgeuntersuchung **U9** gibt es erst seit dem neuen Gesundheitsstrukturreformgesetz (GSG), und zwar im Alter von 5–6 Jahren. Die Untersuchungen durch den/die Schularzt/Schulärztin sind unabhängig davon (C, D).
Zu **(A)**: Mit 3 1/2 bis 4 Jahren findet die U8 statt.
Da die meist von den Kindergärten obligat geforderte ärztliche Untersuchung vor Eintritt in den Kindergarten stattfinden muss, ist es bei einem Beginn des Kindergartens mit 3 Jahren für die U8 noch zu früh und die U7 (zwischen 21. und 24. Lebensmonat) liegt zu lange zurück, sodass meist eine Extrauntersuchung fällig wird.
Zu **(E)**: Die ärztliche Untersuchung mit 15 Jahren vor Beginn einer Ausbildung ist vom Jugendarbeitsschutzgesetz gefordert und wird nicht von den gesetzlichen Krankenkassen, sondern von den Heimatgemeinden bezahlt.
Die **U10** wurde inzwischen (2000) als **Jugendgesundheitsuntersuchung** im Alter von 13–15 Jahren eingeführt. Dabei soll besonders auf Rauchen, Alkohol, Drogen, Haltungsanomalien und Stand der Pubertätsentwicklung geachtet werden. Dazu gehört auch das Angebot der Hepatitis-B-Impfung neben der Überprüfung des Impfstatus und der Jodprophylaxe. Eine Blutdruckmessung wird durchgeführt und eine Cholesterinmessung angeboten.

H95

Frage 1.13: Lösung A

Da das Knochenalter dem Alter des Mädchens entspricht, ist eine normale körperliche Entwicklung wahrscheinlich, insbesondere, da die Körperproportionen normal sind. Der Wachstumsschub im letzten Jahr spricht für den Beginn der Pubertät.
Das Auftreten von Schambehaarung und Brustknospen ist dem Alter angemessen, wobei auch früheres Auftreten (ab 9) beobachtet wird. Die Streubreite ist sehr groß.

tät, einen hohen Gehalt an HbF (60–80 %) und eine etwas verkürzte Lebensdauer. Die Erythrozyten neigen jedoch eher zur Makrozytose als zur Mikrozytose.
HbF (= fetales Hämoglobin) ist aus zwei α- und zwei γ-Ketten des Hämoglobins zusammengesetzt.

F95

Frage 1.21: Lösung A

Die **ersten Zähne** kommen meistens zwischen dem 5. und 8. Lebensmonat zum Vorschein. Die Variationsbreite ist jedoch enorm. Es gibt auch Kinder, die ihren ersten Zahn nach 12 Monaten bekommen, dies ist aber eher die Ausnahme.
Das Milchgebiss mit 20 Zähnen ist meist mit drei Jahren komplett. Ab sechs Jahren beginnt dann der Ersatz durch die bleibenden Zähne in der gleichen Reihenfolge, in der die ersten Zähne gekommen sind.
Die dritten Molaren (Weisheitszähne) können Jahre oder Jahrzehnte nach den zweiten Zähnen erscheinen, die üblicherweise mit ca. 13 Jahren komplett sind.

H94 **!**

Frage 1.22: Lösung A

Zu (**1**): Die **Tagestrinkmenge** reduziert sich von fast 20 % zu Beginn langsam auf etwa 12 % bei einem Körpergewicht von etwa 6 kg. Säuglinge haben wegen der relativ großen Körperoberfläche einen höheren Flüssigkeitsbedarf als Erwachsene.
Zu (**2**): Innerhalb der ersten 4–6 Lebenswochen sollte keine **Impfung** durchgeführt werden, außer eventuell – bei Hochrisikogruppen – die BCG-Impfung gegen Tuberkulose. Die erste Diphtherie/ Tetanus-Impfung wird für das Alter von 3 Monaten gemeinsam mit der ersten Polioimpfung empfohlen.
Inzwischen (1999) wird auch die Hepatitis-B-Impfung von der ständigen Impfkommission (STIKO) für diese Altersgruppe empfohlen. Die Gefährdung durch Hepatitis B beginnt im mitteleuropäischen Raum in der Regel zwar erst in der Pubertät (wegen der beginnenden sexuellen Aktivität – auch mit wechselnden Geschlechtspartnern), aber in diesem Alter werden die Jugendlichen nur noch seltener für Impfaktionen erreicht.
Zu (**3**): Die **Rachitisprophylaxe** mit 500 IE Vitamin D/Tag wird im gesamten ersten Lebensjahr – ab dem 10. Lebenstag – empfohlen. Meist wird sie mit der Kariesprophylaxe in Form von Fluor kombiniert.

H88 **!**

Frage 1.23: Lösung D

Eine pränatale Infektion mit **Röteln** im ersten Trimenon kann zur Rötelnembryopathie mit Herz-

Zahnentwicklung **I.3**

	Milchzähne	dann „kommen" die Zähne	dann fallen sie aus
Oberkiefer	erster Schneidezahn	7.–12. Monat	6–8 Jahre
	zweiter Schneidezahn	9.–13. Monat	7–8 Jahre
	erster Mahlzahn (Molar)	13.–19. Monat	9–11 Jahre
	Eckzahn	16.–22. Monat	10–12 Jahre
	zweiter Mahlzahn	25.–33. Monat	10–12 Jahre
Unterkiefer	erster Schneidezahn	6.–10. Monat	6–8 Jahre
	zweiter Schneidezahn	7.–16. Monat	7–8 Jahre
	erster Mahlzahn	25.–33. Monat	9–11 Jahre
	Eckzahn	16.–23. Monat	9–12 Jahre
	zweiter Mahlzahn	20.–31. Monat	10–12 Jahre

Das **Milchgebiss** besteht aus 20 Zähnen.
Für starke Zähne und Knochen ist ein ausreichendes Angebot an Kalzium und Vitamin D wichtig.
Fluor härtet den Zahnschmelz und macht ihn widerstandsfähig.
Im ersten Lebensjahr wird eine kombinierte Vitamin D-Prophylaxe mit Fluor empfohlen.
Die Tabletten enthalten 0,25 mg Fluorid und 500 I.E. Vitamin D_3.
Für Kinder vom 4. bis zum vollendeten 6. Lebensjahr wird nur noch eine reine Fluorprophylaxe empfohlen mit 0,75 mg Fluorid.
Kinder, die eine Fluorprophylaxe einnehmen, sollten keine fluoridhaltige Zahnpasta verwenden.

fehler, Katarakt, Taubheit und Oligophrenie führen. Durch Verhinderung der Infektion der Schwangeren durch Immunisierung gegen Röteln spätestens in der Pubertät lässt sich diese Embryopathie völlig vermeiden.
Auch der Kernikterus und perinatale Risikofaktoren können zu einer **geistigen Behinderung** führen, die sich durch entsprechende Prophylaxe (Phototherapie, Vermeidung von Sauerstoffmangel unter der Geburt) vermeiden lässt.
Zu (**1**): Ein hoher Anregungsgehalt der Umwelt führt zu einer besseren Nutzung des vorhandenen Intelligenzpotentials, kann jedoch die Ausbildung einer geistigen Behinderung nicht verhindern, höchstens ihre Auswirkungen abschwächen.
Zu (**3**): Auch die heilpädagogische Frühbehandlung dient dem Ziel, die Folgen einer bereits bestehenden geistigen Behinderung zu mildern. Dadurch können erhebliche Erfolge in der Sozialisierung erreicht werden.

H94

Frage 1.24: Lösung A

Zu (**1**): Der **Schreitreflex** sollte bis etwa Ende des zweiten Monats auslösbar sein. Er zeigt sich, wenn man ein Kind über eine feste Unterlage hält und diese mit den Füßen berühren lässt. Dann versucht der Säugling zu „schreiten".
Zu (**2**): Der **Glabellareflex** gehört zu den pathologischen Fremdreflexen und gibt Hinweis auf die Läsion kortikopontiner Bahnen und Erkrankungen des extrapyramidalen Systems. Er wird auch als Orbicularis-oculi-Reflex bezeichnet. Man löst ihn aus, indem man auf die Glabella (Stirnmitte) schlägt, dann kontrahiert sich der Musculus orbicularis oculi.
Zu (**3**): Der **plantare Greifreflex** oder Fußgreifreflex ist etwa bis zum Erlernen des Gehens (bis etwa 9. – max. 12. Lebensmonat) auslösbar.

H99

Frage 1.25: Lösung D

Die U7 findet zwischen dem 21. und 24. Lebensmonat statt.
Zu (**2**): Erst mit etwa vier Jahren ist es möglich, auf einem Bein zu hüpfen.
Zu (**3**): Auch das Zeichnen eines Menschen als Kopffüßler ist erst ab vier Jahren möglich, in sechs Teilen erst später.

H00 !

Frage 1.26: Lösung A

Mit einem Jahr sollte ein Junge etwa 75 cm groß sein (50. Perzentile). Mit 24 Monaten liegt bei Jungen die 50. Perzentile bei 87,6 und die 75. Perzentile bei 90 cm.

Tabelle 1.**6** Größen- und Gewichtstabelle für Teenager

Alter in Jahren	Mädchen Größe in cm	Gewicht in kg
11	147,1 ± 6,1	37,1 + 10,5/– 7,5
12	153,5 ± 6,8	41,4 + 12,0/– 10,0
13	159,0 ± 6,6	46,6 + 13/– 12
14	161,7 ± 5,7	48,4 + 16/– 14
15	165,7 ± 5,2	51,9 + 16/– 13
Alter in Jahren	**Jungen Größe in cm**	**Gewicht in kg**
11	146,1 ± 6,4	36,3 + 9/– 7,5
12	150,7 ± 7,3	39,9 + 11/– 10,5
13	158,1 ± 8,1	45,9 + 12/– 11
14	165,2 ± 8,7	51,4 + 13/– 12
15	172,1 ± 7,7	56,0 + 15/– 13

H89 !

Frage 1.27: Lösung E

Bei einem 14-jährigen Mädchen ist meist kein wesentlicher **Wachstumsschub** zu erwarten, wenn das Skelettalter dem tatsächlichen Alter entspricht, weil bei Mädchen der größte Teil des Wachstums vor dem 15. Lebensjahr, bei Jungen vor dem 17. Lebensjahr geschieht.
Da der größte Pubertätswachstumsschub bei Mädchen bereits schon vor Eintritt der ersten Menstruation (Menarche) erfolgt, ist nach Beginn der Menarche kein wesentliches weiteres Wachstum zu erwarten.

F97 !

Frage 1.28: Lösung D

Im dritten Lebensmonat ist die **Hämoglobin-Konzentration** am niedrigsten mit etwa 11,5 g/dl. Man spricht auch von der Trimenonreduktion, die bei Frühgeborenen noch ausgeprägter ist (bis 8–10 g/dl ab der 28. Woche). Bei Frühgeborenen spielt zusätzlich der Mangel an Eisen, Folsäure und Eiweiß eine Rolle, was entsprechend ersetzt werden muss. Eine Transfusion ist nur bei Hämoglobin-Konzentration unter 7,5 g/dl oder bei Hypoxiezeichen bei zusätzlichen Erkrankungen erforderlich.

Zu (**A**) und (**B**): Bis zum 4. Tag sind Hämoglobinwerte bis zu 19,5 g/dl normal.
Zu (**C**): Ein zwei Wochen altes Kind hat etwa einen Hämoglobinwert von 16,2 g/dl.
Zu (**E**): Mit vier Jahren kann ca. ein Hämoglobinwert von 13 g/dl erwartet werden.

F90

Frage 1.29: Lösung E

Bei dem in der Frage geschilderten Kind (6jähriger Knabe an der 3. Perzentile, 6,5 cm Wachstum im vergangenen Jahr) ist keine weitere Diagnostik erforderlich, da der Normalwuchs (Normosomie) als Wachstum zwischen der 3. und 90. Perzentile definiert ist.
Anders verhielte es sich, wenn das Kind im letzten Jahr nicht normal (weniger als 6 cm) gewachsen wäre oder wenn das Kind von der 80. oder 90. Perzentile langsam auf die 30. Perzentile zurückgefallen wäre.
Zu (**A**): Schilddrüsenhormone sind nur indiziert, wenn ein Minderwuchs Folge einer nachgewiesenen Hypothyreose ist.
Zu (**C**) und (**D**): Eine Darmschleimhautbiopsie (Dünndarmsaugbiopsie) ist bei Verdacht auf eine Zöliakie indiziert, in diesem Fall bestünde die Therapie in glutenfreier Kost. Die Zöliakie kann Ursache für Minderwuchs sein.

F90

Frage 1.30: Lösung A

Siehe Lerntext I.4.

Schwerhörigkeit I.4

Die Früherkennung von Hörstörungen im Kindesalter ist entscheidend für die Prognose. Nur durch rechtzeitige Diagnose und Anpassung von Hörgeräten kann eine optimale Förderung für den Spracherwerb erfolgen. Früher resultierten die sogenannten „Taubstummen" aus einer Hörbehinderung. Hörgeräte müssen zwischen dem 6. und 12. Lebensmonat angepasst werden, um ein bestmögliches Ergebnis beim Spracherwerb zu erhalten.
Normalerweise können bereits Neugeborene hören. Auch kann der Säugling bereits in den ersten Lebensmonaten zwei verschiedene menschliche Stimmen unterscheiden. Über die Lallsprache im ersten Lebenshalbjahr werden über Silbenwiederholungen im zweiten Lebenshalbjahr die ersten artikulierten Worte im 12.–15. Lebensmonat artikuliert (bei normaler Hörfähigkeit).
In Deutschland werden pro Jahr etwa 500 Kinder taub geboren, die Zahl der Kinder mit eingeschränktem Hörvermögen ist aber deutlich höher (1–2 von 1000 Neugeborenen). Diese werden oft erst im zweiten oder dritten Lebensjahr – also zu spät – diagnostiziert. Insgesamt gibt es in Deutschland (geschätzt) 7000–8000 hochgradig schwerhörige und 80 000 bis 150 000 mittelgradig schwerhörige Kinder. 3–4 % aller Schulkinder leiden an einer leichten Schwerhörigkeit.
Folgende Risikofaktoren für Hörstörungen sind bekannt:

- familiäre Belastung
- Infektionen oder Intoxikationen während der Schwangerschaft (Röteln oder andere virale Infekte, Alkohol, Rauschgift, Medikamente (z.B. Streptomycin®))
- kongenitale Missbildungen, z.B. Schädeldeformitäten
- Geburtsgewicht unter 1500 g
- postnataler Bilirubinanstieg über 20 %
- Hypoxie während der Gravidität oder Geburt
- perinatale Infektion, z.B. Sepsis oder postnatale Infektionen, die zu einer Schwerhörigkeit führen können, z.B. Meningitis, Zytomegalieinfektion
- Behandlung mit ototoxischen Medikamenten, z.B. Aminoglykoside
- Unfälle des Neugeborenen mit Kopfbeteiligung

Bei diesen Faktoren ist das Risiko einer Schwerhörigkeit um den Faktor 14–20 erhöht.
Der bei den Screeninguntersuchungen durchgeführte „Rasseltest" hat sich als nicht ausreichend erwiesen. Bei Verdacht sollte eine Messung der Schallsignale, die nach einer Beschallung vom Innenohr als „Echo" abgegeben werden (otoakustische Emissionen) oder die Messung akustisch evozierter Hirnstammpotentiale (BERA = brainstem evoked auditory potentials) erfolgen. Dies ist in einer Fachabteilung modifiziert in wenigen Minuten orientierend möglich. Aber bisher gibt es nur wenige solch spezialisierter Zentren.
Bei Säuglingen sollte darauf geachtet werden, ob sie schon mit 4–6 Wochen:

- mit der ersten Lallperiode beginnen
- sich durch Zuspruch der Mutter beruhigen
- mit den Augen eine bekannte Schallquelle (Stimme der Mutter) suchen
- bei plötzlichen, unbekannten Geräuschen erschrecken.

Jugendliche sollten anlässlich der Jugendgesundheitsuntersuchung auf die Gefahr des Schwerhörigwerdens durch regelmäßiges Hören lauter Musik (z.B. Walkman ab 90 dB, Discos) hingewiesen werden. Die Zahlen der Hörschwächen bei Jugendlichen hat alarmierend zugenommen. Es sollten nur noch Musikwiedergabegeräte (Walkman) mit einer Schallbegrenzung auf maximal 90 dB verkauft werden. In der Arbeitswelt besteht Gehörschutztragepflicht bei einem Schallpegel von 90 dB, ab 85 dB muss Gehörschutz angeboten werden.

H93

Frage 1.31: Lösung C

Bei der sogenannten einfachen **Adipositas,** bei der es eine familiäre Häufung gibt, ist das Längenwachstum, die geistige und die Pubertätsentwicklung normal, die **Skelettentwicklung** also nicht verzögert wie bei der konstitutionellen Entwicklungsverzögerung, der Hypothyreose und hypophysären Störungen.

F90

Frage 1.32: Lösung E

Siehe Tabelle 1.1 und Lerntext I.3.

H90

Frage 1.33: Lösung C

Es entspricht dem Normalbefund, dass sich die **Vorhaut** bei einem 18 Monate alten Jungen nur bis zum Harnröhrenausgang zurückschieben lässt. Daher sind sämtliche Manipulationen, die eher eine Entzündung fördern können und eine Verletzungsgefahr darstellen, bis zum Abschluss des dritten Lebensjahres zu unterlassen, wenn der Harnabfluss ungehindert ist.
Die epitheliale Verklebung des inneren Präputialblattes mit der Glans penis ist physiologisch, und diese Adhäsionen verschwinden spätestens mit dem zehnten Lebensjahr.
Zu (**B**): Eine echte Phimose, bei der die physiologischen Verklebungen persistieren oder der Präputialring, d.h. die Übergangsstelle zwischen innerem und äußerem Präputialblatt zu eng ist, sollte wegen der Gefahr rezidivierender Balanitiden (Entzündungen der Eichel und des Gliedes) operativ durch Beschneidung (Zircumzision) korrigiert werden.

H91

Frage 1.34: Lösung C

Diese Frage wurde von den meisten richtig beantwortet. Die häufigste Falschantwort war (A); siehe auch Tabelle 1.3.
Zu (**1**): Ab dem dritten Vierteljahr kann ein Säugling gezielt greifen, auch mit dem Pinzettengriff (d.h. mit Daumen und Zeigefinger) Gegenstände heranholen, aufeinanderlegen, von einer Hand zur anderen wechseln.
Zu (**2**): Mit einem Jahr kann etwa die Hälfte der Kinder frei stehen, sodass es auch vollkommen normal ist, wenn ein Kind nur mit Unterstützung stehen kann.
Zu (**3**): Ab dem Alter von sechs Monaten kann ein Kind mit Unterstützung sitzen, ab zehn Monaten sollte es frei sitzen können.
Zu (**4**): Mit einem Jahr können Ein-Wort-Sätze erwartet werden, aber noch nicht obligatorisch mehr, wobei man nicht vergessen darf, dass die interindividuelle Entwicklungsbreite ganz enorm ist. Nie sollte die „Verzögerung“ eines einzigen Entwicklungsparameters Anlass für die Diagnose Entwicklungsverzögerung sein. Es sollte immer eine ganze Palette von Entwicklungsmustern überprüft werden, um dann einen Gesamt-Score für das **Entwicklungsalter** zu bilden, wie z.B. bei der „Münchner funktionellen Entwicklungsdiagnostik“.
Zu (**5**): Da ein Kind etwa ab dem Alter von acht Monaten Betreuungspersonen sicher erkennen kann, reagiert es etwa ab dieser Zeit auf eine Trennung von ihnen mit Protest (Fremdeln). Siehe Lerntexte I.1 und I.2.

H91

Frage 1.35: Lösung A

Da der Beginn der Regelblutung (= **Menarche**) erst das letzte Reifezeichen nach Entwicklung der Schambehaarung (Pubarche) und Brustentwicklung (Thelarche) ist, ist bei den angegebenen Befunden eine normale Entwicklung zu erwarten. Die Variationsbreite der Pubertätsentwicklung ist sehr groß und liegt für die Menarche zwischen zehn und 16 Jahren. Siehe Lerntext I.5.

Pubertätsentwicklung I.5

Die Entwicklung der Pubertätszeichen beginnt bei Mädchen in der Regel etwa zwei Jahre früher als bei Jungen. Die Entwicklung der Schambehaarung wird in verschiedene Stadien eingeteilt:

- Stadium I: Vorpubertät, Behaarung wie auf der übrigen Haut (Flaum)
- Stadium II: Wenige, leicht gekräuselte Haare in der Umgebung der Schamlippen
- Stadium III: Relativ dichte, dicke gekräuselte Schambehaarung in einem dreieckigen Bezirk
- Stadium IV: Zunahme der Dichte und Erweiterung des behaarten Bezirks nach oben und seitlich
- Stadium V: Wie bei Erwachsenen – relativ horizontale obere Begrenzung ist typisch für den weiblichen Behaarungstyp, der aber einer großen Variationsbreite unterliegt.

Es besteht eine große Variationsbreite in der Pubertätsentwicklung.
Von der Frühpubertät bei Mädchen spricht man, wenn die ersten Reifungserscheinungen (Thelarche, Pubarche) zwischen 6. und 8. Lebensjahr auftreten, von **Pubertas praecox** vor dem 6. Lebensjahr; bei Jungen sind die Grenzen um zwei Jahre nach oben verschoben. Normgrenze für Mädchen:

- Pubarche:
  8–14 Jahre (Schambehaarung)
- Thelarche:
  8–13 Jahre (Brustentwicklung)
- Menarche:
  10–16 Jahre (erste Regelblutung)
- Längenschub:
  9 –14 Jahre

H00 **!**

Frage 1.36: Lösung A

Siehe Lerntext I.5.
Zu **(A)**: Das 11-jährige Mädchen weist eine Größe auf der **3. Perzentile** der Altersnorm auf, was bedeutet, dass 97 % der Altersgenossinnen größer sind. Da Knochenalter und Pubertätszeichen altersentsprechend sind, ist die Entwicklung noch altersgemäß. Von einem Minderwuchs spricht man erst bei einer Größe **unterhalb** der 3. Perzentile.
Zu **(B)**: Siehe Lerntext II.2. Beim **Ullrich-Turner-Syndrom** (45, XO) fehlt aufgrund des Hypogonadismus der pubertätsbedingte Wachstumsschub, ohne Hormonsubstitution kommen die Mädchen nicht in die Pubertät. Es ist die häufigste Ursache für einen schweren **Minderwuchs** bei Mädchen (unterhalb der 3. Perzentile). Im Gegensatz zu den in der Frage geschilderten normalen Körperproportionen weisen Mädchen mit Turner Syndrom auffallend breite Schultern und einen breiten Thorax (Schildthorax) sowie weit auseinander stehende Mamillen auf. Das Becken ist jedoch schmal.
Zu **(C)**: Bei der **konstitutionellen Entwicklungsverzögerung** würde das Knochenalter unter dem tatsächlichen Lebensalter liegen und auch die Eltern wären klein. Die aus dem Knochenalter zu errechnende prospektive Endlänge würde innerhalb des familiären Zielbereichs liegen. Im Gegensatz zu dem hier beschriebenen Kind ist der Eintritt der Pubertät verzögert.
Zu **(D)**: Als **Prader-Willi-Syndrom** bezeichnet man folgenden Symptomenkomplex unklarer Ätiologie:

- kleiner Penis, Kryptorchismus, Hypogonadismus
- ausgeprägte Muskelhypotonie
- geistige Retardierung
- schmale Stirn, mandelförmige Augen, kleine Hände und Füße
- Adipositas
- diabetische Stoffwechsellage.

Bei der Hälfte der betroffenen Kinder ist eine interstitielle Deletion auf Chromosom 15 nachzuweisen (15 q 12).
Zu **(E)**: Eine unbehandelte **Hypothyreose** würde zu einer Verzögerung sowohl des Größen- und ausgeprägter noch des Knochenwachstums führen. Außerdem weisen äußere Symptome auf die Hypothyreose hin: teigige, trockene, kalte Haut; struppiges Haar.

F91 **!!**

Frage 1.37: Lösung B

Zu **(1)**: Ab dem sechsten Lebensmonat sitzt das Kind mit Unterstützung, mit neun bis zehn Monaten sitzt es frei.
Zu **(2)**, **(3)** und **(4)**: Im Alter von zwölf Monaten können 50 % der Kinder frei stehen und fangen gerade an – noch recht unsicher –, einige wacklige Schrittchen zu unternehmen. Außerdem kann das Kind Doppelsilben wie „dada" und „mama" sprechen, jedoch noch keine richtigen Worte.
Zu **(5)**: Bereits das Neugeborene kann Geruch und Stimme der Mutter erkennen. In der Frage ist jedoch wahrscheinlich auf die **8-Monats-Angst (Fremdeln)** angespielt; in diesem Alter fängt das Kind an, sich Fremden gegenüber ängstlich zu verhalten.

H94

Frage 1.38: Lösung C

Der **Pendelhoden** kann durch äußere Reize, z.B. Kälte, bis zum äußeren Leistenring steigen, kann

aber ohne Spannung bleibend ins Skrotum zurückgezogen werden. Der Pendelhoden bedarf deshalb keiner Behandlung.
Zu (**A**): Der **Gleithoden** dagegen steht spontan am Skrotaleingang und kann nur unter Spannung kurzfristig ins Skrotalfach geführt werden. Da er aber sofort wieder zurückgleitet, muss er wie alle anderen (Bauch- und ektopische Hoden) nicht im Skrotalfach liegenden Hoden behandelt werden, um die spätere Fertilität nicht zu beeinträchtigen.
Zu (**D**): Beim **Bauchhoden** ist der normale Deszensus nicht erfolgt und dies muss operativ korrigiert werden. Ist dies nicht möglich, sollte der Bauchhoden wegen der Gefahr der bösartigen Entartung entfernt werden.
Zu (**E**): Als **Hodenektopie** bezeichnete man einen Hoden, der außerhalb der normalen Wege des Deszensus liegt, z.B. wenn er am äußeren Leistenring nach oben geschlagen ist und durch Bindegewebe fixiert ist.

H92

Frage 1.39: Lösung D

Als Ursache von **Dystrophien** bei Neugeborenen kommen Alkohol-Abusus und Nikotin-Abusus während der Schwangerschaft in Frage. Hypertensive Erkrankungen während der Schwangerschaft können Ausdruck einer EPH-Gestose sein, die ebenfalls zu einer Dystrophie führen kann.
Weitere Ursachen einer Dystrophie können sein: pränatale Infektionen, Drogen, Medikamente (Thalidomid), Chromosomendefekte, Plazentainsuffizienz, Mehrlinge, mütterliche Mangelernährung, Gefäßerkrankung, Nierenerkrankung, Diabetes mellitus (selten, meistens makrosome Kinder), Hypoxie.
Zu (**3**): Der Zeitpunkt der ersten Kindsbewegungen, die bei Erstgebärenden etwa ab der 20. Schwangerschaftswoche wahrgenommen werden können, ist jedoch sehr unzuverlässig zur Bestimmung des wahren Schwangerschaftsalters. Diese Frage hat in diesem Zusammenhang keine wesentliche anamnestische Bedeutung.

H92

Frage 1.40: Lösung A

Bei einem zehnjährigen Mädchen kann bereits der Beginn der **Pubertät** vorliegen, sodass die oft zunächst einseitige Entwicklung der Mamille als physiologisch anzusehen ist.
Sie kann zu Beginn durchaus schmerzhaft sein.
Insgesamt Normgrenzen für die Pubertätsentwicklung bei Mädchen:

Pubarche:	8–14 Jahre (Schambehaarung)
Thelarche:	8–13 Jahre (Brustentwicklung)
Menarche:	10–16 Jahre (erste Regelblutung)
Längenschub:	9–14 Jahre

Insgesamt ist die Variationsbreite enorm. Siehe Lerntext I.5.

H92

Frage 1.41: Lösung B

Zu (**1**): Im Alter von drei Monaten greift ein Baby zwar nach einem nahe hingehaltenen Gegenstand, aber nicht nach einem entfernten. Mit etwa fünf Monaten kann es auch die Objekte greifen.
Zu (**2**): Vom Rücken auf den Bauch kann ein Säugling sich erst ab etwa 5–6 Monaten drehen.
Zu (**3**): Der **Schreitreflex** beim Gehversuch verschwindet etwa gegen Ende des zweiten Lebensmonats.
Zu (**4**): Es gehört zur normalen Entwicklung, dass der **Babinski-Reflex** bei Babies bis etwa zum Erreichen der Gehfähigkeit positiv ist – also bis etwa 9–10 Monate. Siehe Tabelle 1.2.

2 Wachstumsstörungen

H93

Frage 2.1: Lösung C

Diese Aufgabe haben fast alle richtig beantwortet. Siehe auch Lerntext II.1.
Beim **familiären Kleinwuchs,** bei dem kleine Eltern kleine Kinder haben, stimmt das Knochenalter mit dem Lebensalter im Gegensatz zur **konstitutionellen Entwicklungsverzögerung** überein. Auch die Pubertät ist bei der konstitutionellen Entwicklungsverzögerung verzögert. Die Kinder wachsen daher länger als ihre Altersgenossen und sind daher in der Endgröße normal groß, wenn nicht die Kombination von konstitutioneller Entwicklungsverzögerung und familiärem Minderwuchs vorliegt.

H96 **!**

Frage 2.2: Lösung D

Die konstitutionelle Entwicklungsverzögerung ist die häufigste Ursache für eine verspätet einsetzende Pubertät = **Pubertas tarda.** Man spricht davon, wenn das Entwicklungsalter dem Knochenalter entspricht, d. h. auch die Größenentwicklung ist verzögert. Die aus dem Knochenalter zu berechnende Endgröße entspricht dem Familiendurchschnitt.

Minderwuchs

II.1

Proportionierter Minderwuchs (Mw)	Disproportionierter Minderwuchs (Mw)
Konstitutioneller Mw: (primordialer Mw) Dystrophia adiposogenitalis hypophysärer Mw (Kap. 7) renaler Mw Cushing-Syndrom (Vollmondgesicht, Stammfettsucht, Striae) Adrenogenitales Syndrom = AGS (zu Beginn beschleunigtes Wachstum, aber vorzeitiger Epiphysenschluß) Hypothyreose **Alimentärer Mw:** Zöliakie (Kap. 13) langdauernde Unterernährung **Mw wegen mangelnder Oxygenierung:** schwere angeb. Herzfehler (Kap. 11) Mukoviszidose schwere Hämoglobinopathien	**Genetisch bedingter Mw:** nummerische Chromosmenaberrationen sind meistens mit Mw gekoppelt, z.B. Down-Syndrom (Trisomie 21) Turner-Syndrom (45, XO) Cri-du-Chat-Syndrom M. Pfaundler-Hurler (Mukopolysaccharidose) Rachitis u.a. Knochenerkrankungen

Bei ausgeprägter **Niereninsuffizienz** und vor allem bei dialysierten Kindern kommt es im späteren Kindesalter zu einer erheblichen Wachstumsverzögerung aufgrund einer hyperphosphatämischen renale Osteodystrophie durch sekundären Hyperparathyreoidismus wegen Hypokalzämie.

Zu (**A**): Das **Turner-Syndrom** ist die häufigste Ursache für eine ausgeprägte Wachstumsstörung bei Mädchen – die Unterscheidung zur Frage liegt in der dort beschriebenen Pubertas tarda. Ohne künstliche Hormonzufuhr kommt es bei den betroffenen Mädchen gar nicht zum Eintreten der Pubertät, und weil dieser pubertätsbedingte Wachstumsschub fehlt, führt dies zum Minderwuchs.
Zu (**B**): Die **Anorexia nervosa** wurde früher auch Pubertätsmagersucht genannt.
Aufgrund einer Persönlichkeitsstörung, die oft mit dem Ablehnen der weiblichen Rolle zusammenhängt, verweigern die Mädchen in der Vorpubertät bereits eine adäquate Nahrungszufuhr, was über die Mangelernährung zu einer unzureichenden Gonadotropinhormonproduktion seitens des Hypothalamus und damit zur Amenorrhoe führt.
Zu (**C**): Als **Panhypopituitarismus** bezeichnet man den Ausfall aller Hypophysenvorderlappenfunktionen, wie es z.B. beim Verbrennungsschock vorkommen kann.
Dies führt zum Mangel an Wachstumshormon sowie der die Geschlechtsentwicklung stimulierenden Gonadotropine.
Dies kann auch durch ein Kraniopharyngeom verursacht werden, wenn der Tumor den gesamten Hypophysenvorderlappen zerstört.

Zu (**E**): Die **Mukoviszidose** führt wie alle Krankheiten, die zu einer chronischen Sauerstoffmangelversorgung führen, z.B. auch zyanotische Herzfehler, zu einem Minderwuchs. Über den Minderwuchs kommt es häufig zu einer verzögerten Pubertät (aber nicht zwangsläufig). Wegen der pathologischen Zusammensetzung des Schleims sowie möglicherweise noch anderer Faktoren sind Männer fast immer unfruchtbar, während Frauen Kinder bekommen können – es wird ihnen jedoch meist von einer Schwangerschaft abgeraten (weil zu belastend).
Derzeit sind etwa 25 % aller Mukoviszidosekranken erwachsen.

H96

Frage 2.3: Lösung A

Bei der **testikulären Feminisierung** mit dem Karyotyp 46,XY besteht eine komplette Androgenresistenz der Zielorgane. Das führt zu einer erhöhten Produktion von LH (luteinisierendem Hormon), FSH ist normal.
Gebärmutter und Eierstöcke fehlen, die kurze Vagina endet blind. Die Leistenhoden können – oft in Leistenbrüchen – sonographisch nachgewiesen werden.

Die Kinder wirken äußerlich als Mädchen, aufgrund der Östrogenbildung durch die Hoden, durch periphere Aromatisierung des erhöhten Testosterons kommt es zur Ausbildung der Mammae. Bei der partiellen Androgenresistenz kommt es zum Pseudohermaphroditismus masculinus (Intersexualität). Die Störung wird X-chromosomal rezessiv mit einer Häufigkeit von 1 : 20 000 vererbt.
Zu **(B)**: Beim **Klinefelter-Syndrom** ist der Karyotyp 47,XXY.
Etwa 2–3 von 1000 männlichen Neugeborenen sind betroffen. Sie entwickeln in der Pubertät einen Hochwuchs und haben nur kleine Hoden. Der Testosteron-Spiegel ist erniedrigt, LH normal oder leicht erhöht. Sie bleiben infertil.
Zu **(C)**: Beim **adrenogenitalen Syndrom (= AGS)** liegt eine Nebennierendysfunktion mit blockierter Cortisolsynthese vor, als dessen Folge vermehrt Androgene gebildet werden. Diese Androgene führen zur Virilisierung = Vermännlichung von weiblichen Feten, sodass sie bei der Geburt ein intersexuelles äußeres Genitale aufweisen – insbesondere, wenn als Folge einer gestörten Aldosteronproduktion auch ein Salzverlustsyndrom hinzukommt.
Bei Mädchen kommt es zu einer Pubertas praecox, schon im Kleinkindalter beginnt die Schambehaarung, die Kinder sind für ihr Alter zu groß, Mammae werden aber nicht entwickelt. Da sich die Epiphysenfugen nach der beschleunigten Skelettreifung früh schließen, bleiben die Kinder insgesamt zu klein.
Zu **(D)**: Bei der **konstitutionellen Entwicklungsverzögerung** ist sowohl die Skelett- als auch die Geschlechtsreifung gleichermaßen verzögert. Dies trifft für ein 15jähriges Mädchen mit 165 cm Größe nicht zu. Die Endgröße liegt im von der Größe der Eltern zu erwartenden Bereich.
Zu **(E)**: Für das **Ullrich-Turner-Syndrom** ist ein Minderwuchs typisch. Der Karyotyp ist 45,X0. Eines von 3000 neugeborenen Mädchen ist betroffen. Sie fallen meist durch ein Lymphödem der Hände und Füße auf. Die Ovarien sind nicht angelegt. Es kommt zum primären hypergonadotropen Hypogonadismus. Spontan kommen sie nicht in die Pubertät und entwickeln keine Mammae.

H96 **!**

Frage 2.4: Lösung E

Bei der **konstitutionellen,** d.h. anlagebedingten **Entwicklungsverzögerung** wird meist die normale Endgröße, wie sie sich aus der Größe der Eltern errechnet, erreicht – nur eben langsamer. Das bedeutet, die Pubertät und der damit verbundene Wachstumsschub setzen eben nur später ein.
Zu **(1)**: Wenn die Eltern überdurchschnittlich klein sind, ist in der Regel auch ein Kleinwuchs des Kindes zu erwarten. Das bedeutet, diese Kinder erreichen keine normale Endlänge wie bei der konstitutionellen Entwicklungsverzögerung. Siehe Lerntext II.1.

F94

Frage 2.5: Lösung C

Hier handelt es sich um eine **konstitutionelle Wachstums- und Entwicklungsverzögerung,** da das Wachstum gleichmäßig über alle Altersstufen hinweg langsam parallel zur 3. Perzentile erfolgte.
Zu **(A)**: Beim **Wachstumshormonmangel** bleibt das Wachstum unter der 3. Perzentile zurück und das Knochenalter ist retardiert. Jedoch bleibt das Knochenalter meist geringer zurück als der Körperlängenrückstand. Auch die Gliedmaßen sind oft besonders klein (Akromikrie) und bei Jungen das Genitale (Mikropenis). Heute kann man die Kinder mit gentechnisch hergestelltem Wachstumshormon behandeln.
Zu **(B)**: Beim **Cushing-Syndrom,** das durch ständig erhöhte Cortisolspiegel (endogen oder durch Medikation) entsteht, fällt ein Kleinwuchs mit Stammfettsucht auf – es ist kein proportionierter Minderwuchs wie hier beschrieben.
Bei Kleinkindern – häufiger bei Mädchen – können Nebennierenrindenkarzinome die Ursache sein, bei Schulkindern dann eher auch Hypophysenadenome.
Zu **(D)**: Beim durch **Hypothyreose** bedingten Minderwuchs fallen auch die relativ kurzen Extremitäten auf, die Skelettossifikaton ist noch stärker verzögert, die Haut ist trocken und teigig, bei primärer Hypothyreose ist die geistige Entwicklung retardiert. Es kommt meist zu Coxae varae.
Zu **(E)**: Die **Skelettdysplasien** (Osteochondrodysplasien), wie z.B. die Achondroplasie, sind durch dysproportionierten Minderwuchs gekennzeichnet.
Sie sind meist erblich bedingt.

F98

Frage 2.6: Lösung C

Beim **Morbus Down** (Trisomie 21) kommt es nicht nur zu einer sehr unterschiedlich ausgeprägten geistigen Behinderung, sondern auch zu charakteristischen körperlichen Merkmalen wie

- Minderwuchs
- Schrägstellung der Lidspalten

- Vierfingerfurche und Klinodaktylie des 5. Fingers
- Hypertelorismus (= verbreiterter Augenabstand)
- Muskelhypotonie mit Überstreckbarkeit der Gelenke
- „Sandalenlücke“, d.h. der Abstand zwischen der ersten und zweiten Zehe ist vergrößert
- Makroglossie, d.h. große, oft aus dem Mund herausragende Zunge
- „Brushfield“-Flecken, d.h. weißliche Flecken auf der Iris
- Anomalien der Beckenform.

Zusätzlich können weitere Fehlbildungen bestehen:

- Herzfehler
- Kolobome
- Dysplasie der meist abstehenden Ohren
- Duodenalstenose
- Hernien
- Megakolon
- Kryptorchismus
- Analatresie.

Eine Gaumenspalte gehört jedoch nicht zum Erscheinungsbild des M. Down. Es ist entweder eine isolierte Missbildung mit familiärer Häufung oder Teil eines Missbildungssyndromes, wie z.B. beim Pierre-Robin-Syndrom (s. auch Lerntext IV.4) oder beim Pätau-Syndrom = Trisomie 13.

F98 !

Frage 2.7: Lösung E

Ursachen für den **Hochwuchs** bei einem vierjährigen Kind können sein:

- Adiposogigantismus (hyperkalorische Ernährung)
- Hemihypertrophie
- unbehandeltes adrenogenitales Syndrom
- Marfan-Syndrom
- Wiedemann-Beckwith-Syndrom
- Normvariante (bei großen Eltern)
- echte (zentrale, z.B. hypophysäre) Pubertas praecox.

H98

Frage 2.8: Lösung D

Zu **(A)**: Die Diagnose ist pränatal möglich, man bestimmt dann aus dem Fruchtwasser das 17-OHP und führt eine HLA-Typisierung durch (auch Antwort (E) ist richtig).
Durch Verabreichung synthetischer Glukokortikoide versucht man der Genitalfehlentwicklung entgegenzuwirken.
Zu **(C)**: Ebenfalls richtig, man sollte dabei stets mehrere Proben über den Tag verteilt untersuchen. Weiterhin ist auch die Bestimmung von 17-OHP im Speichel möglich.
Zu **(D)**: Durch die erhöhten Androgene beim **adrenogenitalen Syndrom** kommt es zu einer Pseudopubertas praecox. Da sich die Epiphysen vorzeitig schließen, bleiben die Kinder insgesamt jedoch zu klein – also **kein** Hochwuchs.

F99

Frage 2.9: Lösung C

Der **Hydrocephalus occlusus** gehört nicht zum Symptomkomplex des **Morbus Down** – siehe auch Lerntext II.4.
Als Hydrozephalus bezeichnet man eine Erweiterung der Liquorräume und des Subarachnoidalraumes. Als **Hydrocephalus occlusus** bezeichnet man einen Hydrozephalus aufgrund einer Störung der Liquorpassage, z.B. durch:

- Fehlbildungen wie Aquäduktstenose, Arnold-Chiari-Syndrom, Dandy-Walker-Syndrom, Achondroplasie
- Entzündungen
- Gerinnsel
- Tumore.

H93

Frage 2.10: Lösung B

Siehe Lerntext II.2.

H93

Frage 2.11: Lösung C

Siehe Lerntext II.2.

Turner-Syndrom II.2

Das **Ullrich-Turner-Syndrom** kommt bei 1 von 2500 Mädchen vor. Der Karyotyp 45,X0 liegt zugrunde. 95 % der Feten mit 45,X0-Karyotyp führen zum Spontanabort. Eine pränatale Diagnostik ist möglich.
Folgende Symptome sind typisch:

- Minderwuchs
- Lymphödeme an Hand- und Fußrücken im Neugeborenenalter
- breiter schildförmiger Brustkorb, leichte Trichterbrust, weiter Mamillenabstand
- kurzer breiter Hals oft mit Flügelfell (Pterygium colli)
- tiefer Haaransatz im Nacken
- Gonadenagenesie.

Minderbegabung kann, muss aber nicht vorkommen.
Begleitende Fehlbildungen **können** sein:
- Aortenisthmusstenose
- Pulmonalstenose
- Nierenfehlbildungen
- Visusstörungen
- Schwerhörigkeit
- Ohrmuscheldysplasie
- Nageldysplasien
- Verkürzung des 4. Metakarpale bzw. -tarsale.

Äußerlich sind die Kinder weiblich, manchmal sieht man eine leichte Klitorishypertrophie.
Statt der Eierstöcke ist nur Bindegewebe zu finden.
Spontan kommen die Mädchen nicht in die Pubertät. Sie weisen einen **primären hypergonadotropen Hypogonadismus** auf.
Es gibt seltene Fälle von Mosaiken beim Turner-Syndrom; in diesen Fällen kann es zu Menarche und Schwangerschaften kommen.
Therapie: Eine Östrogen-Gestagen-Substitution ermöglicht die Ausbildung der sekundären Geschlechtsmerkmale, eine höhere Endgröße und eine wirksame Osteoporoseprophylaxe.

H99

Frage 2.12: Lösung C

Die Pubertätsentwicklung bei der **Adipositas** ist normal.
Zu **(E)**: Fastenkuren ohne dauerhafte Umstellung der Ernährungsgewohnheiten und Lebensgewohnheiten (mehr Bewegung) sind meistens ohne anhaltenden Erfolg.
Jedoch bietet die Therapie der Adipositas bei Kindern und Jugendlichen deutlich bessere Chancen als bei Erwachsenen, weil das falsche Essverhalten noch nicht so lange besteht. Ohne Einbeziehung (und eventuelle Mitbehandlung) der Familie ist eine Therapie aber oft zum Scheitern verurteilt.

Adipositas **II.3**

60–80 % der Kinder, die mit zehn Jahren übergewichtig sind, werden dies auch im Erwachsenenalter sein. Auch wenn inzwischen erkannt wurde, dass genetische Faktoren in etwa einem Drittel der Fälle eine Rolle spielen, muss das Übergewicht nicht schicksalhaft hingenommen werden. Zur Vermeidung von Folgeerkrankungen des Herz-Kreislaufsystems und Diabetes sollte unbedingt eine zumindest annähernde Normalisierung des Körpergewichtes vor der Pubertät angestrebt werden. Die Therapiechancen für Adipositas sind im Kindesalter weitaus günstiger als im Erwachsenenalter. Richtige Ernährungsgewohnheiten einüben und gleichzeitig Freude an der Bewegung fördern ist im Zeitalter von Fast-Food, Fernsehen, Computer- und Videospielen entscheidend.
Wenn die Kinder normal groß oder größer sind, ist eine endokrine oder hypothalamische Ursache für die Fettsucht unwahrscheinlich.
Wer als Kind bereits mit Übergewicht in die Pubertät kommt, wird sie wahrscheinlich auch übergewichtig verlassen. Wer den „Pubertätsspeck" erst zu Beginn der Pubertät zulegt, hat gute Chancen, bis zum 20. Geburtstag das Übergewicht wieder zu verlieren.
Heute gilt der BMI (= **B**ody **M**ass **I**ndex) als Maßstab für die Einteilung in Übergewicht, Normalgewicht und Untergewicht. Er errechnet sich aus dem Quotienten von Körpergewicht (in kg) und dem Quadrat der Körpergröße (in m).

für Frauen

BMI bis 19:	Untergewicht
BMI 20–25:	Normalgewicht
BMI > 25–29:	Übergewicht
BMI 30–40:	Adipositas
BMI > 40:	morbide Adipositas
BMI 21:	Idealgewicht

für Männer

BMI bis 20:	Untergewicht
BMI 20–25:	Normalgewicht
BMI > 25–29:	Übergewicht (WHO-Klasse I)
BMI 30–40:	Adipositas (WHO-Klasse II)
BMI > 40:	morbide Adipositas (WHO-Klasse III)
BMI 22:	Idealgewicht

Als Übergewicht wird ein erhöhtes Körpergewicht bezeichnet, das bereits mit einer erhöhten kardiovaskulären Mortalität verbunden ist. Wird ein BMI von 30 erreicht oder überschritten, so führt dies zu einem weiteren Anstieg der Mortalität.

! Merke: Pubertätsspeck geht wieder weg!

F89

Frage 2.13: Lösung B

Bei der **konstitutionellen Entwicklungsverzögerung** ist das Knochenalter ebenfalls vermindert und entspricht dem Längenalter und gerade nicht dem chronologischen Alter. Die betroffenen Jugendlichen können noch bis über das 20. Lebensjahr hinaus wachsen.

F00

Frage 2.14: Lösung D

Als **Hypopituitarismus** bezeichnet man eine Unterfunktion der Hirnanhangdrüse (=Hypophyse), die zu Zwergwuchs führt. Für diese Diagnose spricht der ausgeprägte Minderwuchs, der durch die unzureichende Wachstumshormonversorgung verursacht wird. Eine Hypophysenunterfunktion kann durch folgende Erkrankungen verursacht sein:

- angeborene Fehlbildungen wie Enzephalozele, mediane Gaumenspalte
- Tumoren wie Kraniopharyngeom, Dysgerminom
- Trauma wie Hypophysenstielabscherung, Entbindung aus Beckenendlage
- sonstige Läsionen wie Asphyxie, pränatale Infektionen
- Schädelbestrahlung
- Autoimmun-Hypophysitis

Die morgendlichen Krampfanfälle könnten durch rezidivierende Hypoglykämien verursacht sein, die in 15 % vorkommen. Dafür würde auch das Schwitzen als Hypoglykämie-Symptom sprechen.
Zu (**A**): Bei **familiärem Kleinwuchs** gibt es keine Krampfanfälle.
Zu (**B**): Gegen **Infektkrämpfe** sprechen die fehlende Angabe von Fieber und der Beginn gleich in der Neugeborenenperiode sowie der Minderwuchs.
Zu (**C**): Beim **Ullrich-Turner-Syndrom** (Karyotyp 45, XO) ist zwar der Minderwuchs ein Leitsymptom, nicht aber zerebrale Krampfanfälle. Es fehlen auch charakteristische Symptome wie Lymphödem an Hand- und Fußrücken, Flügelfell, Trichterbrust.
Zu (**E**): Das **Medulloblastom** ist ein sehr bösartiger Kleinhirntumor, dessen 5-Jahres-Überlebensrate nur bei etwa 50–60 % liegt.
Symptome können Gangunsicherheiten, Schwindel, Erbrechen (Hirndruckzeichen) und auch zerebrale Krämpfe als Folge der Metastasierung sein. Es resultiert aber kein erheblicher Minderwuchs.

F95

Frage 2.15: Lösung D

Siehe Lerntext II.2.
Intelligenzstörungen können – müssen aber nicht – damit verbunden sein.

H97 F89

Frage 2.16: Lösung A

Beim **Prader-Willi-Syndrom** fallen ein kleiner Penis, Kryptorchismus, **Hypogonadismus**, starke Muskelhypotonie, geistige Retardierung, schmale Stirn, mandelförmige Augen, kleine Hände und Füße, eine Veranlagung zu Diabetes mellitus und Kleinwuchs auf.
Zu (**B**): Nach dem konstitutionellen, d.h. familiär bedingten **Hochwuchs** sind das **Marfan-Syndrom** sowie das **Klinefelter-Syndrom** und das **XY-Syndrom** weitere Ursachen des primären (oder primordialen Hochwuchses).
Zu (**D**): Die **Retinitis pigmentosa** fängt im Kindesalter mit Nachtblindheit (= Hemeralopie) und beidseits enggestellten Netzhautarterien an. Verzweigte knochenkörperähnliche Pigmente lagern sich von der Peripherie zum Zentrum hin ab. Es folgt eine wachsgelbe Papillenatrophie (= aufsteigende Optikusatrophie) und eine zunehmende konzentrische Gesichtsfeldeinschränkung.

– Differenzialdiagnose: **Lawrence-Moon-Bardet-Biedl-Syndrom;** dort zunächst Taubstummheit, Oligophrenie, **Dystrophia adiposogenitalis** und Poly-/Syndaktylie.

Zu (**E**): Ursache beim **Prader-Willi-Syndrom** ist eine Deletion (= Zerstörung) des 15q12 Genes bei der Hälfte der Patienten.

F97

Frage 2.17: Lösung E

Zu (**1**): Beim kongenitalen **adrenogenitalen Syndrom** kommt es infolge der blockierten Cortisolbiosynthese zu einer gesteigerten Androgenbildung seitens der hypertrophierten Nebennierenrinde. Dies führt durch den damit verbundenen vorzeitigen Wachstumsschub zur Pseudopubertas praecox, sodass die Kinder mit 6–8 Jahren bereits die Reifezeichen der fortgeschrittenen Pubertät erreichen und schon 130–150 cm groß sind. Da sich aber auch die Epiphysenfugen verfrüht schließen, bleibt die Endgröße unter der Durchschnittsgröße.
Zu (**2**): Der neurohormonale **Hochwuchs** ist bei der echten **Pubertas praecox** zu finden. Bis zum 10. Lebensjahr wachsen die Kinder beschleunigt, dann aber schließen sich die Epiphysenfugen vorzeitig, sodass die Endgröße unter der Norm bleibt. Auch bei der Hyperthyreose oder bei einer Überfunktion des Hypophysenvorderlappens mit erhöhter STH-Produktion infolge eines eosinophilen Adenoms kommt es zum Riesenwuchs.
Zu (**3**): Als primordialen Hochwuchs bezeichnet man u.a. das **Marfan-Syndrom** und den Hoch-

wuchs beim Klinefelter-Syndrom sowie beim XYY-Syndrom.
Das Marfan-Syndrom ist autosomal dominant vererbt mit einer Häufigkeit von 1 : 20 000. Das Kollagen und Elastin sind in der Zusammensetzung gestört, was zu einem dysproportionierten Hochwuchs und Bänderschlaffheit mit der Neigung zu Luxationen führt. Trichter- oder Hühnerbrust sind nicht selten ebenso wie Linsenluxation, Aortendilatation und -aneurysma.

H89

Frage 2.18: Lösung B

Hypothyreose, hypophysäre Störungen und die **konstitutionelle Entwicklungsverzögerung** führen zu einem proportionierten Minderwuchs mit Verzögerung der Skelettreifung; beim **adrenogenitalen Syndrom** kommt es dagegen zunächst zu einer Beschleunigung der Skelettreifung durch vermehrt gebildete Androgene, jedoch zu einem vorzeitigen Schluss der Epiphysenfugen.
Zu **(3)**: Bei der **familiären Mindergröße** ist die Knochenentwicklung und der Eintritt in die Pubertät **altersgemäß;** bei den Eltern liegt meist auch ein Minderwuchs vor, sodass man eine genetische Disposition vermutet.

F90

Frage 2.19: Lösung D

Wenn die Menarche bereits mit 11 Jahren eingetreten ist, so ist es durch die Östrogenwirkung bereits zu einem weitgehenden Schluss der Epiphysenfugen gekommen und die Behandlung mit Wachstumshormonen daher unwirksam. Das gleiche gilt für ein Knochenalter von 17 Jahren.
Zu **(2)**: Die Erhöhung der alkalischen Phosphatase ist gerade für den jugendlichen, sich noch im Wachstum befindlichen Organismus charakteristisch (Normalwerte für die AP während der Wachstumsphase bis 700 U/l).

H90

Frage 2.20: Lösung D

Die häufigste Falschantwort war (E).
Obwohl in 95 % der Fälle eine **freie Trisomie 21** vorliegt mit geringem Wiederholungsrisiko, wird eine Chromosomenanalyse empfohlen – besonders auch zur Beruhigung der verunsicherten Eltern. Siehe auch Lerntext II.4. Es ist eigentlich jedoch nicht ganz fair, da (E) vom rein wissenschaftlichen Standpunkt auch vertretbar wäre.

Das Wiederholungsrisiko bei einer freien Trisomie 21 beträgt bei Müttern unter 35 1–2 %, über 35 2–3 %. Bei einer Translokation ist das Wiederholungsrisiko sehr gering – wohl unter 1 %.
Die Translokation betrifft meist das Gen 14, manchmal 15, selten 13. Das Risiko verteilt sich wie folgt:
13–15/21 Mutter als Träger – 10 %
13–15/21 Vater als Träger – 2 %
21/22 ein Elternteil als Träger – 4 %
21/21 ein Elternteil als Träger (selten) – 100 %
Mosaik normale Eltern – unbekannt (wahrscheinlich klein).

Down-Syndrom **II.4**

Bei der Trisomie 21 handelt es sich um eine nummerische Chromosomenaberration, die gehäuft bei Frauen über 35 auftritt. Die Wahrscheinlichkeit, ein mongoloides Kind zu bekommen, ist im Alter zwischen 40–45 Jahren 1 : 100.
Symptome:
- Epikanthus
- Schräge Lidachse
- Klinodaktylie (Schrägstellung der Fingerglieder)
- Vierfingerfurche (Affenhand)
- Sandalenfurche (vergrößerter Abstand zwischen 1. und 2. Zehe)
- Oft angeborene Herzfehler
- Brushfield-Spots (weiße Tüpfel in der Iris)
- Überstreckbarkeit der Gelenke
- Tiefer Ohrenansatz
- Hypertelorismus (weiter Augenabstand)
- Minderwuchs, kurze Extremitäten
- Infektanfälligkeit, gehäuft Leukosen
- Verminderte Intelligenz (verzögerte Sprachentwicklung).

Inzwischen können durch Ultraschall pränatal vom erfahrenen Untersucher morphologische Kennzeichen des Down-Syndroms erfasst werden: verdickte Nackenfalten (ca. 48 %) in der 15.–20. Schwangerschaftswoche; der Quotient zwischen biparietalem Schädeldurchmesser zur Femurlänge ist etwa in der Hälfte der Fälle erhöht.
Biochemisch fallen erniedrigte Alpha-Fetoprotein-Werte, Estriolwerte und erhöhte HCG-Werte in der Schwangerschaft auf.

F00

Frage 2.21: Lösung E

Das **Klinefelter-Syndrom** kommt 1–2 mal pro 1000 Jungen vor. Dabei ist der pathologische Karyotyp in 80 % 47 XXY, selten kommen auch Mosaike oder 48 XXXY- oder 48 XXYY-Typen vor.
Bei der Geburt sind die Jungen unauffällig, erst in der Pubertät fallen der eunuchoide Hochwuchs und die zu kleinen Hoden auf. Eine **Gynäkomastie** ist häufig.
Eine ursächliche Behandlung ist nicht möglich. Die Klinefelter-Patienten bleiben unfruchtbar. Der Testosteronspiegel ist in wechselndem Maße erniedrigt, LH (luteotropes Hormon) ist normal oder leicht erhöht. Die Intelligenz liegt im unteren Normbereich. Bei deutlichem Hypogonadismus kann eine Testosteron-Substitution sinnvoll sein.
Zu **(A)**: Beim **Down-Syndrom** fällt bei den Neugeborenen gleich der mongoloide Gesichtsausdruck auf.
Zu **(B)**: Die **Trisomie 13** (Pätau-Syndrom) ist charakterisiert durch

1. Hexadaktylie (also sechs Finger) an der ulnaren Seite der Hand und an der fibularen Seite des Fußes
2. Mikrophtalmie
3. Lippen-Kiefer-Gaumen-Spalte
4. kapilläre Hämangiome
5. tiefsitzende, oft deformierte Ohrmuscheln
6. Hirnfehlbildungen
7. Fehlbildungen der inneren Organe wie polyzystische Nieren, Herzfehler

Die Hälfte der Kinder mit Trisomie 13 ist bis zum Ende des ersten Lebensmonats gestorben.
Zu **(C)**: Beim Edwards-Syndrom = **Trisomie 18** fällt nach der Geburt die Handstellung auf: Die Finger sind gebogen, Zeigefinger und kleiner Finger sind über Mittel- bzw. Ringfinger geschlagen. Die Ohrmuscheln sind dysplastisch und tief angesetzt, der Kopf lang und schmal. Nur die Hälfte der Kinder überlebt den zweiten Lebensmonat.
Zu **(D)**: Die Kinder mit dem **Katzenschrei-Syndrom** fallen typischerweise durch ihr hohes sirenenartiges Geschrei im Säuglingsalter auf, was dem Syndrom ja auch den Namen gegeben hat. Es liegt etwa eine Oktave höher als das übliche Babyschreien. Außerdem weisen die Kinder Untergewicht, Mikrozephalie, ein rundliches Gesicht sowie tiefstehende Ohren und eine Mikrognathie auf. Ursache ist der Verlust eines Chromosomenstückes am kurzen Arm des Chromosoms Nr. 5. Die körperliche und geistige Entwicklung ist sehr stark verzögert.

H00

Frage 2.22: Lösung C

Zu **(C)**: Das **Katzenschrei-Syndrom** ist keine nummerische Chromosomenaberration (d. h. ein Chromosom zuviel oder zuwenig). Vielmehr beruht es auf einem teilweisen Verlust eines Chromosomenstückes (kurzer Arm von Chromosom 5 (5 p-)).
Symptome sind:

- Untergewicht bei der Geburt
- rundliches Gesicht, tiefstehende Ohren
- Mikrognathie
- katzenähnliches Schreien (sirenenartiges Schreien wie bei einem balzenden Kater). Die Tonhöhe liegt bei 880 Hz und ist somit eine Oktave höher als das Schreien eines normalen Säuglings (um 440 Hz).
- ausgeprägte körperliche und geistige Retardierung.

Zu **(A)**: Das **Klinefelter-Syndrom** betrifft 1 von 1000 männlichen Neugeborenen. Es weist den Kariotyp XXY auf. Charakteristisch sind eunuchoider Hochwuchs, Gynäkomastie und Azoospermie. Man findet erhöhte FSH- und erniedrigte Androgenspiegel (hypergonadotroper Hypogonadismus), die Hoden sind klein, die Patienten bleiben unfruchtbar. Eine geistige Behinderung kann bestehen und ist umso wahrscheinlicher, je mehr X-Chromosomen im Kariotyp vorliegen (bis 49 XXXXY ist möglich).
Zu **(B)**: Beim **Ullrich-Turner-Syndrom** (45, XO) fehlt aufgrund des Hypogonadismus der pubertätsbedingte Wachstumsschub, ohne Hormonsubstitution kommen die Mädchen nicht in die Pubertät. Es ist die häufigste Ursache für einen schweren **Minderwuchs** bei Mädchen (unterhalb der 3. Perzentile). Die Mädchen weisen auffallend breite Schultern und einen breiten Thorax (Schildthorax) sowie weit auseinanderstehende Mamillen auf. Das Becken ist jedoch schmal.
Zu **(D)**: Beim **Down-Syndrom** (Trisomie 21), einer relativ häufigen Störung (1:650), liegt das Chromosom 21 dreifach statt zweifach vor. Außer der geistigen Retardierung weisen die Betroffenen häufiger Herzfehler, Infekte und Leukämien auf, früher erreichten nur 10 % das 20. Lebensjahr. Heute werden die Kinder wesentlich älter, wenn auch selten über 50 Jahre. Mädchen mit Down-Syndrom sind fruchtbar und gebären zur Hälfte normale, zur Hälfte betroffene Kinder. Siehe Lerntext II.4.
Zu **(E)**: Als **Edwards-Syndrom** bezeichnet man die Trisomie 18 (47, XY + 18). Die Handstellung ist charakteristisch: die Finger sind gebogen, der Zeigefinger sowie der kleine Finger sind über Mittel- bzw. Ringfinger überschlagen. Die Ohrmuscheln

sind dysplastisch, der Schädel ist lang und schmal. Bis zum Ende des zweiten Lebensmonats leben nur noch die Hälfte der Kinder.

H00

Frage 2.23: Lösung C

Zu **(C)**: Nur beim **Klinefelter-Syndrom** kommt es zum eunuchoiden Hochwuchs. Man findet erhöhte FSH- und erniedrigte Androgenspiegel (hypergonadotroper Hypogonadismus), die Hoden sind klein, die Patienten bleiben unfruchtbar. Es betrifft 1 von 1000 männlichen Neugeborenen und weist den Kariotyp XXY auf. Charakteristisch sind des Weiteren Gynäkomastie und Azoospermie. Eine geistige Behinderung kann bestehen und ist umso wahrscheinlicher, je mehr X-Chromosomen im Kariotyp vorliegen (bis 49 XXXXY ist möglich).
Zu **(A)**: Beim **Down-Syndrom** (Trisomie 21), einer relativ häufigen Störung (1:650), liegt das Chromosom 21 dreifach statt zweifach vor. Außer der geistigen Retardierung weisen die Betroffenen häufiger Herzfehler, Infekte und Leukämien auf, früher erreichten nur 10 % das 20. Lebensjahr. Heute werden die Kinder wesentlich älter, wenn auch selten über 50 Jahre. Mädchen mit Down-Syndrom sind fruchtbar und gebären zur Hälfte normale, zur Hälfte betroffene Kinder. Siehe Lerntext II.4.
Zu **(B)** und **(E)**: Bei der **Trisomie 13 (Pätau-Syndrom)** ist das Chromosom 13 dreifach vorhanden. Die Symptome sind:

- Hexadaktylie an der ulnaren Seite der Hand und der fibularen Seite des Fußes
- Mikrophtalmie
- kapilläre Hämangiome
- Lippen-Kiefer-Gaumen-Spalte
- häufig tief sitzende dysplastische Ohrmuscheln
- polyzystische Nieren
- Herzfehler
- Hirnmissbildungen
- Retardierung in der Hämoglobinsynthese.

Die Hälfte der Kinder verstirbt bis zum Ende des ersten Lebensmonats.
Zu **(D)**: Als **Edwards-Syndrom** bezeichnet man die Trisomie 18 (47, XY + 18). Die Handstellung ist charakteristisch: die Finger sind gebogen, der Zeigefinger sowie der kleine Finger sind über Mittel- bzw. Ringfinger überschlagen. Die Ohrmuscheln sind dysplastisch, der Schädel ist lang und schmal. Bis zum Ende des zweiten Lebensmonats leben nur noch die Hälfte der Kinder.

F94

Frage 2.24: Lösung B

Eine Intelligenzminderung kommt zwar vor, ist aber nicht zwingend beim Turner-Syndrom.
Siehe Lerntext II.2.

> **!** Merke: Minderwuchs, Hypogonadismus und Lymphödeme an Händen und Füßen sind Leitsymptome des **Turner-Syndroms.**

F93

Frage 2.25: Lösung E

Die häufigste Falschantwort war (A), die Dystrophia adiposogenitalis (M. Fröhlich).
Da sie aber ebenso wie der M. Cushing (B) und das adrenogenitale Syndrom (AGS) zum Minderwuchs führt und das Wachstum des Jungen in der 90. Perzentile, d.h. im oberen Normbereich liegt, kommt sie nicht in Frage.
Zu **(D)**: Eine Fettstoffwechselstörung führt weder zu Minderwuchs noch zu Veränderungen in der Geschlechtsentwicklung.
Daher stimmt keine der Aussagen.
Am ehesten handelt es sich um eine normale **Adipositas** (oder Obesitas für Fettleibigkeit), bei der die Genitalien oft nur in Relation zu den sie verdeckenden Fettmassen relativ klein erscheinen.
Ein Hodenvolumen von 3 ml ist jedoch im Alter von 10 Jahren nicht zu klein, sondern liegt sogar über der 95 % Perzentilen von ca. 2 ml.
Die Hodenvergrößerung ist bei Jungen das erste Pubertätszeichen. Das Volumen kann 25 ml in der 95 % Perzentilen mit 18 Jahren erreichen. Für das gleiche Alter liegt die 5 % Perzentile bei ca. 11 ml.
Die übrigen Genitalien vergrößern sich nach der Hodenentwicklung, und es folgt die Scham- und Achselbehaarung. Nächtliche Samenergüsse treten im letzten Drittel der Pubertät auf.

F93

Frage 2.26: Lösung B

Bei der **Trisomie 21** treten weitere Missbildungen gehäuft auf: angeborene Herzfehler, Duodenalstenose (meist durch Pancreas anulare), Eingeweidebrüche, Megakolon, Analatresie, Kryptorchismus, Dysplasie der Ohren, Kolobome, Anomalien der Beckenknochen, an der Iris weiße Flecken (Brushfield-Flecken).
Siehe auch Lerntext II.4.
Zu **(1)**, **(3)** und **(5)**: Die Polydaktylie (d.h. mehr als 5 Finger) und die angeborene Lippen-Kiefer-Gaumenspalte sind charakteristisch für die **Trisomie**

13. Dabei kommen auch Nierenfehlbildungen wie polyzystische Nieren, Herzfehler und Hirnfehlbildungen vor – gemeinsam mit Defekten an der Schädelhaut.
Bei der **Trisomie 21** gibt es keine Polydaktylie, sondern Klinodaktylie, plumpe Hand und Vierfingerfurche, Kleinheit von Füßen und Händen (Akromikrie).

H92

Frage 2.27: Lösung E

Hier handelt es sich eindeutig um ein Mädchen mit **Turner-Syndrom**, einer angeborenen Chromosomenaberration 45,X0, die auf einem postmeiotischen Verlust eines X- oder Y-Chromosoms beruht. Siehe Lerntext II.2.
Zu **(A)**: Bei einer konnatalen Nephrose wären am ehesten Lidödeme zu erwarten. Es gibt sehr selten ein autosomal rezessiv vererbtes **konnatales nephrotisches Syndrom.** Bei den meisten anderen angeborenen Nierenerkrankungen wie zystische Nierenerkrankung, Alport-Syndrom (+ Schwerhörigkeit in 50 %), familiäre juvenile Nephrophthise fangen die Symptome erst im Kleinkind- oder Schulalter an.
Zu **(B)**: Bei **Lymphangiomen** gibt es drei angeborene Formen:

1. Das erbliche Trophödem (Nonne-Milroy-Meige-Syndrom), bei dem besonders die Unterschenkel betroffen sind – zunächst mit Ödemen, die später sklerosieren.
2. Das Lymphangioma cavernosum subcutaneum, das aus einer gut abgegrenzten schwammigen Geschwulst besteht, die sich gut ausdrücken lässt. Sie kann an verschiedenen Körperstellen auftreten, ist jedoch nicht symmetrisch. Therapie der Wahl ist die chirurgische Exzision.
3. Das Lymphangioma circumscriptum cysticum, das bei der Geburt bereits umschriebene Lymphangiektasien aufweist, die langsam größer werden. Eine Prädilektionsstelle ist nicht bekannt.

Zu **(C)**: Bei einer **Herzinsuffizienz** bei angeborenem Herzfehler zeigen sich die Ödeme an den abhängigen Partien, d.h. beim auf dem Rücken liegenden Säugling am Rücken.
Zu **(D)**: Eine **Geburtsgeschwulst** kann sich bei dem der Geburt vorangehenden Körperteil entwikkeln, d.h. bei der Steißlage am Steiß!

F94

Frage 2.28: Lösung A

Bei Jungen mit konstitutionellem **Hochwuchs** lässt sich durch Testosteron eine Wachstumshemmung erreichen, da es zu einem vorzeitigen Epiphysenschluss kommt.
Ähnliches können auch Kortikoide bewirken, z.B. beim adrenogenitalen Syndrom.

F92

Frage 2.29: Lösung A

Siehe Lerntext II.2.
Eine Östrogensubstitution sollte erst zum Zeitpunkt der Pubertät beginnen, da auch physiologischerweise die Östrogenproduktion der Ovarien erst zu diesem Zeitpunkt einsetzt.

F92

Frage 2.30: Lösung D

Typisch für das Klinefelter-Syndrom (Karyotyp 47, XXY) sind eunuchoider Hochwuchs, verminderte Schambehaarung, kleine Hoden (daher ist Aussage (3) falsch) und eine Gynäkomastie. (E) war mit 26 % die häufigste Falschantwort.
Laborchemisch finden sich niedrige Androgenspiegel bei hohen FSH-Spiegeln.

Hochwuchs II.5

Neben konstitutionellem Hochwuchs findet man auch beim Klinefelter-Syndrom (47,XXY) ein gesteigertes Längenwachstum (eunuchoider Hochwuchs) und Hypogonadismus.
Bei gesteigerter STH-Produktion (eosinophiles Adenom der Hypophyse) kommt es im Kindesalter (selten) zum Gigantismus, nach der Pubertät zur Akromegalie (vergrößerte plumpe Hände und Füße, vorspringendes Kinn und Augenbrauenwülste).

H97

Frage 2.31: Lösung D

Die häufigste Ursache für eine verspätet einsetzende Pubertät (= **Pubertas tarda**) beim Jungen ist eine konstitutionelle Entwicklungsverzögerung. Alle chronischen Erkrankungen können zu einem Minderwuchs und verspätet einsetzender Pubertät führen, z.B. Herzfehler, schwere Lungen- oder Nierenerkrankungen oder Morbus Crohn.
Zu **(A)**: Das **Klinefelter-Syndrom** kommt bei 2–3 % aller männlichen Neugeborenen vor und ist damit relativ häufig. Ursache ist ein XXY-Mosaik (47 Chromosomen), die Jungen fallen durch einen Hochwuchs vom Typ des Eunuchen auf. Sie sind am unte-

ren Bereich der Intelligenzkurve und haben kleine Hoden sowie erniedrigte Testosteronspiegel. FSH ist erhöht, sodass die Jungen einen hypergonadotropen Hypogonadismus aufweisen. Die Männer bleiben später unfruchtbar. Siehe Lerntext II.5.
Zu (**B**): Eine **Anorchie** bedeutet, dass beide Hoden und damit die Hauptquelle der Androgensynthese fehlen. In der Hypophyse wird vermehrt FSH ausgeschüttet, von den Nebennierenrinden wird die Androgenproduktion erhöht. Dies war früher z.B. die Folge bei Eunuchen, die durch Entfernung beider Hoden kastriert wurden.
Zu (**C**): Bei der **Chemotherapie** wird der Hoden zwar in der Regel geschädigt, aber meist nur vorübergehend, sodass die Fertilität nach einer Zeit von ein bis zwei Jahren meist wiederkehrt. Vorsichtshalber werden heute oft Samenproben eingefroren, falls eine besondere Hochdosis-Chemotherapie und Bestrahlung oder eine Knochenmarkstransplantation geplant ist. Eine Chemotherapie im Kindesalter gehört aber sicher zu den seltenen Ursachen einer verzögerten Pubertät.
Zu (**E**): Eine **Mumps-Orchitis** tritt in etwa einem Drittel der Fälle nach der Pubertät auf – und führt nur in ca. 10 % zur Sterilität. Sie ist sehr schmerzhaft. Eine Verschiebung der Pubertät ist nicht sicher bekannt.

F92

Frage 2.32: Lösung E

Diese Frage wurde bereits mehrfach in ähnlicher Form gestellt, 91 % richtige Lösungen sprechen für die gute Vorbereitung der Studenten mit alten Fragen.
Wichtig bei der konstitutionellen Entwicklungsverzögerung ist der Ausschluss eines Wachstumshormonmangels, eines Hypogonadismus oder einer leichten Hypothyreose.
Eine Behandlung der konstitutionellen Entwicklungsverzögerung ist nicht erforderlich, die betroffenen Kinder benötigen jedoch psychologische Hilfestellung.

H94

Frage 2.33: Lösung B

Bei der **testikulären Feminisierung** ist der Karyotyp 46,XY und es besteht eine komplette Androgenresistenz. Die Androgenzielorgane sprechen nicht auf das Androgen an. Daher zeigen die genetisch männlichen Individuen ein weibliches Äußeres. Es wird mit einer Häufigkeit von 1 : 20 000 X-chromosomal rezessiv vererbt.

H94

Frage 2.34: Lösung A

Zu (**1**): Die **freie Trisomie 21** ist mit etwa 95 % deutlich häufiger als eine **Translokations-Trisomie,** die in 2–4 % der Fälle auftritt. Bei letzterem erscheint die Zahl der Chromosomen an sich nicht erhöht. Das überzählige Chromosom 21 ist jedoch auf ein Chromosom der Gruppe D oder G transloziert.
Zu (**2**): Das zusätzliche Chromosomenmaterial ist meist mütterlichen Ursprungs; erst bei Vätern ab 55 ist auch mit einem erhöhten väterlichen Risiko für das Down-Syndrom zu rechnen.
Zu (**3**): In der Mehrzahl der Fälle mit Down-Syndrom handelt es sich um eine freie Trisomie 21, d.h. eine Neumutation und nicht um ein Mosaik.

F99 **!**

Frage 2.35: Lösung C

Die **Pubertas praecox** ist gekennzeichnet durch:
- Auftreten sekundärer Geschlechtsmerkmale vor dem 8. Geburtstag bei Mädchen bzw. vor dem 9. Geburtstag bei Jungen
- Beschleunigung des Knochen- und Längenwachstums
- vorzeitiger Schluss der Epiphysenfugen und damit Erreichen einer verminderten Endgröße (Minderwuchs)
- Erhöhung der Gonadotropine (sie sind **nicht** supprimiert).

3 Vorgeburtliche Schädigung der Leibesfrucht

H97 **!**

Frage 3.1: Lösung D

Mütterliches **Rauchen** führt zwar zu vielen Nachteilen in der Entwicklung des Kindes, aber zum Glück nicht zu Fehlbildungen, sonst müsste die Zahl der Fehlbildungen entsprechend der Zahl der Raucherinnen viel höher liegen.
Rauchen kann u.a. zu folgenden Problemen führen:
- verminderte Fruchtbarkeit
- Wachstumsverzögerung des Embryos und Fetus
- verringertes Geburtsgewicht
- Frühgeburt

- beim gestillten Kind: Zittrigkeit und Schlaflosigkeit, da das Nikotin und andere Schadstoffe in die Muttermilch übergehen
- Cofaktor beim plötzlichen Kindstod (wird diskutiert)
- häufigere Bronchialinfekte bei Kindern, die durch Passivrauchen gefährdet werden
- doppelt so häufiges Auftreten von Asthma bronchiale im Haushalt von rauchenden Eltern
- dadurch häufigere Krankenhausaufenthalte.

Pränatale Infektionen **III.1**

- **Lues, insbesondere Spätlues** (Lues connata tarda):
  Symptome: Sattelnase, Sichelprofil, tonnenförmige Schneidezähne, Keratitis parenchymatosa, Innenohrerkrankung, Periostitis und gummöse Ostitis (Säbelscheidentibia), spezifische Gonitis mit Erguss, meist doppelseitig, sehr seltene ZNS-Spätlues; juvenile Paralyse, Tabes dorsalis (Degeneration der Rückenmarkshinterstränge)
  Diagnostik: Komplementbindungsreaktion (Wassermann) als allgemeiner Suchtest, ferner den spezifischeren TPHA (**T**reponema-**p**allidum-**Hämagglutinationstest**), der 6 Wochen nach Infektion positiv wird, weiter der spezifische FTA-ABS-Test (Fluoreszenz-Treponemen-Antikörper-Absorptionstest).
  Prophylaxe: Bei allen Schwangeren allgemeiner Lues-Suchtest, bei Erkrankung Penicillinkur.
- **Röteln** (Rubeolen):
  Symptome: Herzfehler, Katarakt (Blindheit), Innenohrschädigung
  Diagnostik: Bei vermuteter Infektion der Mutter spezifische Antikörperbestimmung im Serum, wobei nur ein 4facher Titeranstieg für eine akute Infektion beweisend ist.
  Prophylaxe: Innerhalb einer Woche nach Kontakt der Schwangeren mit Rötelnerkrankten gibt man Rötelnimmunglobulin, um das Risiko einer Fruchtschädigung zu vermindern (mögliche Indikation zur Interruptio). Seronegative Frauen sollten gegen Röteln geimpft werden, allerdings darf 3 Monate danach keine Schwangerschaft eintreten; daher wird eine Impfung schon vor der Pubertät empfohlen.
- **Zytomegalie:**
  Symptome: Hepatosplenomegalie, Meningoenzephalitis, Chorioretinitis, Mikrozephalie oder Hydrozephalie, thrombozytopenische Purpura, hämolytische Anämie.
  Diagnostik: Virusnachweis aus Urin, Speichel oder Blut, im Röntgenbild paraventrikuläre Verkalkungen, spezifischer IgM-Nachweis aus Nabelblut.
  Prophylaxe und **Therapie: keine** bzw. symptomatisch.
  Die Erkrankung ist die häufigste Virusinfektion und wird mit einer Häufigkeit von 1 : 1000 angegeben.
- **Toxoplasmose:**
  Symptome: Erst bei einer Infektion in der zweiten Schwangerschaftshälfte ist mit einer Gefährdung der Frucht zu rechnen: Hydrozephalus, Chorioretinitis und zerebrale Verkalkungen.
  Diagnose: Toxoplasmennachweis im gefärbten Liquorsedimentausstrich, Sabin-Feldmann-Test, Röntgen-Schädel.
  Prophylaxe: In der Schwangerschaft Vermeidung zu engen Kontaktes mit Katzen oder Mäusen, kein Verzehr von rohem Fleisch!
  Therapie: Sulfonamide + Pyrimethamin (Daraprim®).
- **Listeriose:**
  Symptome: Miliare Granulome besonders im Gehirn, Leber, Milz und Nebennieren, dementsprechend Meningitis, Enzephalitis, Hepatosplenomegalie mit Ikterus.
  Diagnostik: Mikroskopischer Nachweis grampositiver Bakterien im Mekonium, Erregeranzüchtung aus Blut, Liquor und Mekonium.
  Therapie: Ampizillin.
  Prophylaxe: Schwangere sollten keinen unpasteurisierten Ziegen- oder Schafsmilchkäse aus Mittelmeerländern verzehren, um die Übertragung einer Listeriose oder Brucellose zu verhindern.

F00 **!**

Frage 3.2: Lösung C

Ein **Nikotinmissbrauch** in der Schwangerschaft führt zwar häufig zu vermindertem Geburtsgewicht oder zu Frühgeburten, aber nicht gehäuft zu umschriebenen Organfehlbildungen. Allerdings diskutiert man zunehmend den Zusammenhang mit bestimmten Krebserkrankungen im Kindesalter.
Zu **(A)**: Als Organfehlbildungen bei unbehandelter **Phenylketonurie** der Schwangeren kann es zu Herzfehlern, Mikrozephalie und Hirnschäden kommen. Siehe Lerntext VI.4.
Zu **(B)**: Der Alkoholismus der Schwangeren kann zu folgenden Fehlbildungen führen:

Mikrozephalie, kraniofaziale Dysmorphien, Herzfehler (bei einem Drittel), Anomalien der Genitalien und Gelenke. Siehe Lerntext III.3.
Zu (C): Bei Valproinsäurebehandlung der Schwangeren wegen Epilepsie hat man vermehrt Neuralrohrdefekte und Veränderungen des Gesichtes gefunden.
Zu (E): Die klassische Trias der **Röteln-Embryopathie** besteht aus Katarakt, Schwerhörigkeit und Herzfehler.

Vorgeburtliche Schädigungen nichtinfektiöser Ursache III.2

Diabetes mellitus:
- **Symptome:** Makrosomie (Hochwuchs), Hypoglykämie, etwas erhöhte Missbildungsrate.
- **Diagnostik** und **Therapie:** gute Einstellung der Mutter während der Schwangerschaft, Entdeckung eines latenten Diabetes mellitus, Blutzuckerkontrolle bei Mutter und Kind (keine oralen Antidiabetika in der Schwangerschaft).

Weitere Ursachen einer Schädigung des Ungeborenen:
Alkoholabusus, Strahlenbelastung (Cave: Röntgen in der Gravidität), Medikamente (z.B. Zytostatika, Thalidomid u.a.).
Plazentainsuffizienz: Bei EPH-Gestose, Diabetes mellitus, schweren Herz- und Nierenleiden ist der Fetus vermehrt durch eine sich ausbildende Plazentainsuffizienz gefährdet, die zu verzögertem Wachstum infolge der Hypoxie führt.
In der Spätschwangerschaft kann bei stagnierendem Wachstum eine vorzeitige Entbindung indiziert sein.

F97 **!!**

Frage 3.3: Lösung D

Bei Kindern mit **Down-Syndrom** kommen Duodenalstenosen, Megakolon und Analatresie sowie Herzfehler, Kryptorchismus (kein tastbarer Hoden im Hodensack – entweder nicht angelegt oder im Bauchraum), Kolobome (Spaltbildungen der Iris oder Linse) gehäuft vor. Hier ist von der Symptomatik her an eine Duodenalstenose zu denken, die durch eine Röntgenkontrastdarstellung an der typischen „double bubble“ (= größerer Flüssigkeitsspiegel im Magen links und kleinerer rechts als Zeichen des erweiterten Duodenums) zu erkennen ist. Der Oberbauch ist meist aufgetrieben, der Unterbauch eingefallen.

Zu (A): Erbrechen ist zwar ein Symptom der häufigen gastrointestinalen Infekte, ist aber nicht physiologisch. Am ersten Lebenstag ist Erbrechen noch relativ häufig. Bei länger anhaltendem Erbrechen muss man jedoch immer nach der Ursache fahnden.
Zu (B): Durch Spülung mit NaCl-Lösung über eine Magensonde kann zwar die Durchgängigkeit des Ösophagus geprüft werden, aber nicht die des darunterliegenden Gastrointestinaltraktes.
Zu (C): Man muss zwar prinzipiell nach jedem Erbrechen versuchen, die verlorene Menge zu ersetzen, aber wenn die zugrundeliegende Störung nicht bekannt ist und korrigiert wird, macht das wenig Sinn. Insbesondere muss bei Exsikkosezeichen auf eine parenterale Ernährung übergegangen werden.
Zu (E): Erbrechen ist auch ein häufiges Symptom bei **Meningitis,** deshalb ist die Untersuchung von Blut, Urin und Liquor bei anhaltendem Erbrechen ohne Hinweis auf eine gastrointestinale Ursache sinnvoll.

F98

Frage 3.4: Lösung D

Der Ventrikelseptumdefekt gehört nicht zum typischen Missbildungssyndrom bei **konnataler Toxoplasmose,** s. auch Lerntext III.1.

H98

Frage 3.5: Lösung D

Thyreostatika sind prinzipiell bei einer **Hyperthyreose,** also einer Überfunktion der Schilddrüse, indiziert. Diese Therapie sollte prinzipiell auch in der Schwangerschaft unter Einhaltung bestimmter Regeln fortgesetzt werden. Bei Carbimazol und auch Thiouracil sollte wegen der Gefahr der Hypothyreose und Struma beim Neugeborenen die Dosis so niedrig wie möglich gewählt werden. Besonders in der 10.–14. Woche, wenn die fetale Hormonproduktion beginnt, sollte engmaschig überwacht werden.

F94

Frage 3.6: Lösung E

Das **Marker-X-Syndrom** oder Martin-Bell-Syndrom tritt überwiegend bei Jungen in Erscheinung. Es ist durch eine besondere Brüchigkeit am X-Chromosom gekennzeichnet und führt bei Jungen zur geistigen Behinderung, zur Akromegalie und zur Hodenvergrößerung. Es wird X-chromosomal rezessiv vererbt. Es ist jedoch bemerkenswert, dass auch 50 % der obligaten Überträgerinnen eine verschieden stark ausgeprägte Erkrankung zeigen können und auch betroffene Männer gesund sein können. Die Häufigkeit beträgt 1 : 1000.

F94

Frage 3.7: Lösung D

Nicht wulstige Lippen, sondern im Gegenteil eher schmales Lippenrot und dünner Lippenwulst (in 61 %) gehören zum embryofetalen Alkoholsyndrom.

H96 *!!*

Frage 3.8: Lösung A

Das **embryofetale Alkoholsyndrom** ist schon in 98 % der Fälle durch intrauterinen Minderwuchs gekennzeichnet.
Zu **(B)**: Es ist leider die häufigste vorgeburtliche Entwicklungsstörung, da etwa 5–10 % der Bevölkerung alkoholkrank sind. Auch Frauen im gebärfähigen Alter sind betroffen, wie 1800 betroffene Kinder/Jahr in den alten Bundesländern zeigen. In Frankreich sind sogar 3 von 1000 Neugeborenen betroffen, in Schweden 1 von 600.
Zu **(C)**: Der bei der Geburt bestehende Minderwuchs bleibt auch danach bestehen.
Zu **(D)**: Die typische Fazies zeigt kraniofaziale Dysmorphien wie fliehendes Kinn, Mikrozephalie, dünne Lippen, verkürzter Nasenrücken, antimongoloide Lidachsen, hoher Gaumen, fehlendes Philtrum (= Rinne in der Mitte der Oberlippe), Ptosis u.a.
Zu **(E)**: Als Mikrozephalie bezeichnet man einen relativ zu kleinen Kopf, der beim embryofetalen Alkoholsyndrom oft auch mit einer geistigen Entwicklungsverzögerung und Verhaltensstörungen verbunden ist.

Alkoholembryopathie III.3

Etwa 40 % der Kinder schwer alkoholkranker Frauen weisen die typischen Zeichen der Alkoholembryopathie auf – jährlich etwa 1 800 Kinder in Deutschland (alte Bundesländer):

- *Intrauteriner Minderwuchs* (98 %)
- *Kraniofaziale Dysmorphie:*
  Mikrozephalie (84 %), fliehendes Kinn (63 %), schmales Lippenrot, dünner Lippenwulst (61 %), tief ansetzende (dysplastische) Ohren (32 %), Haaraufstrich im Nacken (35 %), verkürzter Nasenrücken (49 %), Nasolabialfalten (71 %), hoher Gaumen (25 %), Gaumenspalte (7 %), fehlendes/abgeflachtes Philtrum (= Rinne in der Mitte der Oberlippe) (95 %)
- *Augenfehlbildungen:*
  antimongoloide Lidachsen (34 %), Myopie/Hyperopie/Astigmatismus (25 %), Strabismus (= Schielen) (23 %), Epikanthus (54 %), Ptosis (= herabhängendes Oberlid) (36 %), Blepharophimose (= angeborene Verengung der Lidspalte in horizontaler Richtung) (24 %), Optikusaplasie/-hypoplasie, Spaltbildungen (ca. 15 %)
- *Genitalfehlbildungen* (46 %)
- *Nierenfehlbildungen* (ca. 10 %)
- *Herzfehler* (29 %):
  Alkoholkardiomyopathie (ca. 3 %)
- *Extremitäten-/Skelettfehlbildungen:*
  anomale Handfurchen (64 %), Brachy-/Klinodaktylie V (41 %), Hypoplasie der Endphalangen/Nagelhypoplasie (15 %), radioulnare Synostose (14 %), Hüftluxation (12 %), Skoliose (5 %), Trichter-/Hühnerbrust (30 %)
- *Geistige Entwicklungsverzögerung* (89 %)
- *Verhaltensstörungen* (72 %)
- *emotionale Instabilität* (30 %).

Die Diagnose kann immer nur eine Ausschlussdiagnose sein.
Es gibt gleitende Übergänge zu Schwachformen und zum Normalen.

H00

Frage 3.9: Lösung B

Zu **(B)**: Zum **embryofetalen Alkoholsyndrom** gehört die kurze, enge Lidspalte (Blepharophimose). Siehe Lerntext III.3.
Zu **(A)**: Als **Hydrozephalus** („Wasserkopf") bezeichnet man eine Erweiterung der Liquor führenden Räume. Einen Hydrozephalus occlusus findet man bei einer Störung der Liquorpassage (z. B. durch Aquäduktstenose bzw. Obstruktion des Foramen Monroi durch Tumore, Fehlbildungen, Entzündungen oder Blutgerinnsel).
Zu **(C)**: Die **Katarakt** gehört zur Trias der Rötelnembryopathie.
Zu **(D)**: Es gibt eine Vielzahl von Erkrankungen und komplexen Missbildungssyndromen, die zu einer Schwerhörigkeit beim Neugeborenen führen können, dazu gehört auch die **Rötelnembryopathie**. Die meisten kindlichen Hörstörungen werden nach der Geburt durch Meningitiden und Enzephalitiden verursacht. Auch ototoxische Medikamente wie Aminoglykoside kommen infrage.

Virusinfekte wie Mumps, Masern, Keuchhusten führen meist zu einseitiger Schwerhörigkeit.
Zu (**E**): Ein schmales Lippenrot und nicht wulstige Lippen sind bei 61 % der Kinder mit **Alkoholembryopathie** zu finden.

F91 **!**

Frage 3.10: Lösung C

Bei der **Zytomegalie** handelt es sich um die häufigste pränatal erworbene Infektion. Im Vordergrund stehen die Beteiligung von Leber (Hepatosplenomegalie mit Ikterus) und Gehirn (Meningoencephalitis, paraventrikuläre Verkalkungen, Minderbegabung, Innenohrschwerhörigkeit und Chorioretinitis). Diagnostisch beweisend sind die Virusanzüchtung aus Liquor und Urin und der Nachweis von zytomegaliespezifischen IgM.
Zu (**A**): Die klassische Trias der Rötelnembryopathie ((A) war mit 34 % die häufigste Falschantwort) besteht aus Katarakt, Herzfehler und Innenohrschwerhörigkeit.
Siehe auch Lerntext III.1.
Zu (**B**): Bei der diaplazentaren Infektion des Fetus mit Listeria monocytogenes kommt es hämatogen zum Befall von Leber, Milz, Hirn, Lunge und Nebennieren. Zunächst kann Frühgeburtlichkeit einziges Symptom der Erkrankung sein, der Erreger lässt sich in Mekonium, Urin und Trachealsekret nachweisen. Die Listeriose ist als Anthropozoonose vom Tier auf den Menschen übertragbar, der Erreger wird z.B. auch durch Milch von infizierten Rindern übertragen. Daher sollten Schwangere den Genuss von Rohmilchkäse meiden. Siehe auch Lerntext III.1.
Zu (**C**): Eine konnatale Lues manifestiert sich häufig erst zwischen der 2. und 12. Lebenswoche; das syphilitische Pemphigoid (Blasenbildung der Haut) kann schon bei der Geburt vorhanden sein.
Zu (**E**): Das Varizellenvirus zählt neben Coxsackie-B- und Hepatitis-Viren zu den seltenen Ursachen einer pränatalen Infektion.

Varizella-Zoster-Virusinfektion während der Schwangerschaft III.4

Varizellen während der Schwangerschaft sind sehr selten mit einer Inzidenz von 0,1–0,7/1000 Schwangerschaften, da über 90 % aller Frauen im gebärfähigen Alter bereits eine Varizella-Zoster-Virus-(VZV) Primärinfektion durchgemacht haben. Nur 5–7 % der Frauen zwischen 16 und 40 Jahren haben keine virusspezifischen IgG-Antikörper.

Wenn eine Frau in den ersten zwei Dritteln der Schwangerschaft erkrankt, kommt es in 25 % zur intrauterinen Infektion. Das kann von der asymptomatischen Infektion des Feten bis zum Absterben der Frucht (bei schwer verlaufenden mütterlichen Windpocken) führen.
Kindliche Fehlbildungen, die man als **fetales** oder **kongenitales Varizellensyndrom** bezeichnet, beobachtet man bei etwa 12 % der infizierten Feten. Das Risiko einer Embryo- bzw. Fetopathie in den ersten 20 Schwangerschaftswochen liegt mit 2,2 % relativ niedrig.
Vier Befunde sind charakteristisch für das Varizellensyndrom:

- Hautveränderungen mit dermatomaler Verteilung (Narben, Defekte)
- Augenerkrankungen (z.B. Chorioretinitis)
- neurologische Defekte (z.B. Hirnatrophie, Krampfanfälle)
- Skeletthypoplasien.

Etwa ein Viertel der Kinder, die mit diesen Symptomen geboren werden, sterben.
Mit **konnatalen,** d.h. angeborenen **Varizellen** ist dagegen bei einer Primärinfektion der Schwangeren in den letzten drei Wochen der Schwangerschaft zu rechnen. Der Schweregrad der Erkrankung des Neugeborenen steht dabei in Beziehung zum Erkrankungszeitpunkt der Mutter, weil durch die Plazenta übertragene mütterliche Antikörper die kindlichen Symptome mildern können. Bei Erkrankung der Mutter etwa 4–5 Tage vor der Entbindung kommt es zu schweren generalisierten Windpocken, die lebensbedrohlich sein können.
Ein Zoster während der Schwangerschaft stellt kein Risiko für angeborene Fehlbildungen dar.
Prophylaxe und Therapie: Nach Exposition mit Windpocken oder Herpes zoster in den ersten beiden Dritteln der Schwangerschaft können innerhalb von 72 Stunden spezifische Immunglobuline zur Prophylaxe des fetalen Varizellensyndroms gegeben werden.
Aciclovir ist bei schwangeren Frauen mit Varizellenpneumonie indiziert, da die Mortalität unbehandelt nahezu 40 % beträgt. Mit teratogenen Effekten durch die Aciclovir-Therapie muss nicht gerechnet werden.
Die **aktive Impfung** ist indiziert bei:

- seronegativen Frauen mit Kinderwunsch
- seronegativen Geschwistern und Eltern von Kindern mit soliden bösartigen Tumoren, Neurodermitis, geplanter Immunsuppression
- seronegativem Personal in den Bereichen Pädiatrie, Schwangerenfürsorge und Betreuung von Immundefizienten.

H98 !

Frage 3.11: Lösung B

Zu (**1**): Je früher die **Rötelninfektion** im ersten Schwangerschaftsdrittel erfolgt, desto höher ist die Wahrscheinlichkeit einer embryonalen Fehlbildung:

- im 1. Monat 50–60 % Missbildungen
- im 2. Monat 25 % Missbildungen
- im 3. Monat 15 % Missbildungen
- im 4. Monat 10 % Missbildungen.

Im 3. und 4. Monat wird hauptsächlich eine isolierte Innenohrschwerhörigkeit diagnostiziert.
Zu (**3**): Die aktive Rötelnschutzimpfung während der Schwangerschaft ist kontraindiziert.
Bei Kontakt mit Rötelnkranken im 3. oder 4. Schwangerschaftsmonat ist die sofortige Gabe von hochtitrigen spezifischen Gammaglobulinen (2 × 15 ml i.m.) indiziert, um die Infektion zu verhindern. Wenn trotzdem rötelnspezifische IgM-Antikörper gefunden werden, ist eine Schwangerschaftsunterbrechung indiziert – ebenso wie bei der Rötelninfektion im 1. und 2. Schwangerschaftsmonat auf Wunsch der Mutter.

F89

Frage 3.12: Lösung C

Eine **Rötelnembryopathie** ist durch eine Rötelninfektion der Mutter in den ersten drei Schwangerschaftsmonaten bedingt und kann sich daher bei der nächsten Schwangerschaft nicht wiederholen (Immunität der Mutter). Außerdem wird die Rötelninfektion der Mutter serologisch nachgewiesen. Chromosomenaberrationen beim Kind werden durch eine pränatale Rötelninfektion nicht ausgelöst.
Zu (**4**): Eine familiäre Epilepsie lässt sich pränatal nicht diagnostizieren.
Zu (**1**), (**3**) und (**4**): Bei erhöhtem Risiko einer Chromosomenaberration (Alter der Mutter > 35 Jahre, bekannte balancierte Translokation bei einem Elternteil) oder bei Verdacht auf einen pränatal diagnostizierbaren Stoffwechseldefekt (z.B. Galaktosämie) ist die Indikation zur Amniozentese oder Chorionzottenbiopsie gegeben, sofern die Mutter nicht einen Schwangerschaftsabbruch prinzipiell ablehnt.

Amniozentese III.5

Indikationen:

a) In der Frühschwangerschaft (16. Woche) bei Verdacht auf Chromosomenaberrationen (besonders ab 35 Jahren) und angeborene Enzymdefekte.

b) In der Spätschwangerschaft bei Verdacht auf fetale Erythroblastose (Rhesusinkompatibilität).
   - Bestimmung des Bilirubins im Fruchtwasser, evtl. intrauterine Austauschtransfusion.
   - Bestimmung der Lungenreife aus dem Verhältnis von Lecithin und Sphingomyelin im Fruchtwasser (L/S-Ratio).

Das Risiko eines Aborts nach Amniozentese beträgt etwa 0,3–0,8 %!

Pränatale Diagnostik III.6

Es gibt heute fünf Bereiche der pränatalen Diagnostik:

1. **Chromosomendiagnostik:** Sie kann aus Zellen, die entweder durch Amniozentese (16.–17. Schwangerschaftswoche) oder durch die seit 1980 zunehmend verbreitete transzervikale Chorionzottenbiopsie (9.–11. Woche) gewonnen werden, durchgeführt werden. Es werden dadurch sowohl nummerische Chromosomenaberrationen wie das Down-Syndrom, das Turner-(45,X0) oder Klinefelter-Syndrom (47,XXY) diagnostiziert als auch strukturelle Aberrationen wie Translokationen und Deletionen.
   Das Risiko von Fehldiagnosen liegt etwa bei 0,3 %.
2. **Biochemische Diagnostik:** Etwa 75 genetische Erkrankungen mit definiertem Enzymdefekt können derzeit pränatal diagnostiziert werden; die wichtigsten sind: Sichelzellanämie, Hämophilie A und B, Thalassämie, Alpha-1-Antitrypsinmangel, chronische Granulomatose, Galaktosämie, Glykogenose Typ II (Pompe). Am bekanntesten ist die Alpha-Fetoprotein-Bestimmung zur Früherkennung von Neuralrohrdefekten, was routinemäßig in der Schwangerenvorsorge durchgeführt wird.
3. **Molekulargenetische Diagnostik:** Die indirekte Genotypdiagnose beruht immer auf einer Familienuntersuchung (bei autosomal dominantem Erbgang drei Generationen, bei autosomal rezessivem Erbgang die Eltern und Geschwister). Prinzipiell kann nur eine Wahrscheinlichkeitsdiagnose getroffen werden, insbesondere, um das Überträgerrisiko von fraglichen Anlageträgern zu klären. Sie findet insbesondere Anwendung zur pränatalen Diagnostik der Duchenne-Muskeldystrophie und der Muko-

viszidose; Voraussetzung dafür ist ein informativer Stammbaum.

4. **Immunbiologische Diagnostik:** Die pränatale Diagnostik von IgM-Antikörpern aus Nabelvenenblut des Fetus wird zur Diagnostik bei Verdacht auf Röteln, Zytomegalie und Toxoplasmose durchgeführt – kurz vor der 24. Schwangerschaftswoche, da erst ab der 20. Schwangerschaftswoche IgM-Antikörper gebildet werden.
   Bei Röteln liegt die Treffsicherheit um 90 %, bei der Toxoplasmose nur um 45 %, daher sollte begleitend immer eine Erregeranzüchtung versucht werden.
   Auch manche Immundefekte, wie die schwere kombinierte Immundefizienz, das Wiskott-Aldrich-Syndrom, das zu schweren Thrombozytopenien, Ekzemneigung und Immundefizienz postnatal führt, können pränatal diagnostiziert werden.
5. **Ultrastrukturelle Diagnostik:** Es können derzeit mittels Fetoskopie gewonnener Hautbiopsien schwere erbliche Epidermolysen und Verhornungsstörungen diagnostiziert werden, wie z. B. die autosomal rezessive Epidermolysis bullosa dystrophica Hallopeau-Siemens, das Herlitz-Syndrom. Die Epidermolysen können um die 20. Schwangerschaftswoche, die Verhornungsstörungen wie die bullöse ichthyosiforme Erythrodermie Brocq (autosomal dominant) erst nach der 24. Schwangerschaftswoche diagnostiziert werden.

Nach einer Strahlentherapie können mit einer Latenz von 10–20 Jahren Weichteil- und Knochensarkome auftreten, nach Hodgkin-Therapie häufig (bis 10 %) Leukämie, Lymphome, Lungen- oder Brustkrebs, nach ZNS-Bestrahlung sind dort Zweittumoren möglich. Daher sollte bei Kindern nach Krebstherapie erhöhte Aufmerksamkeit auf diese möglichen Spätfolgen gerichtet und immer an die Möglichkeit eines Zweittumors gedacht werden.

Nach neueren Übersichtsstudien wirkt dagegen Chemotherapie in der Kindheit nicht keimschädigend – kein signifikanter Unterschied zu Kontrollen, außer bei vererblichen Tumoren wie Retinoblastom und medulläres Schilddrüsenkarzinom.

F90 **!!**

Frage 3.13: Lösung E

Hörstörungen können sowohl angeboren als auch pränatal (z.B. Rötelninfektion der Mutter) bzw. postnatal (Hirnschädigung durch Sauerstoffmangel, Entzündungen, bestimmte Medikamente) erworben sein.

H90 **!**

Frage 3.14: Lösung A

Die klassische Trias der Schädigungen bei einer pränatalen **Rötelninfektion** – nämlich Innenohrschwerhörigkeit, Herzfehler und Katarakt – wurde von fast allen erkannt.

Toxoplasmose, Zytomegalie und Lues führen zu einer Fetopathie, nicht zu einer Embryopathie wie die Röteln. Da die Organbildung nach dem ersten Trimenon bereits weitgehend abgeschlossen ist, kommt es nicht zu Missbildungen einzelner Organe.

Zu **(E)**: Alle anderen Viruserkrankungen wie Varizellen, Polio, Grippe, Herpes, Hepatitis, Masern oder infektiöse Mononukleose können ähnlich wie die Röteln eine Embryopathie verursachen – jedoch wesentlich seltener. Daher sind auch für andere Virusinfektionen keine typischen Schädigungsmuster bekannt.

H90

Frage 3.15: Lösung D

Die **AB0-Unverträglichkeit** kommt vor, wenn die Mutter die Blutgruppe 0 hat, der Vater (homozygot) A, B oder AB, und demzufolge ein Kind mit der Blutgruppe A oder B erwartet wird. Die Antikörper aus dem Blut der Mutter können einige der Erythrozyten des Kindes zerstören.

Diese Konstellation ist etwa doppelt so häufig wie die Rhesus-Unverträglichkeit. Sie verursacht meistens jedoch nur eine leichte Erkrankung mit leichter Anämie.

Der **direkte Coombstest** ist bei **AB0-Inkompatibilität** meist negativ, da nur ein Teil der Erythrozyten mit Antikörpern besetzt wird und diese schnell abgebaut werden.

Die kindlichen Erythrozyten, die von den mütterlichen IgG-Antikörpern besetzt werden, werden zu Kugelzellen. Diese Kugelzellen und die mütterlichen IgG-Antikörper gelten als Nachweis.

H91 **!**

Frage 3.16: Lösung A

Bei der **Toxoplasmose,** einer Protozoeninfektion, ist nur bei Erstinfektion während der Schwangerschaft, besonders in der zweiten Hälfte, mit einer Schädigung des Kindes durch eine konnatale Toxoplasmose zu rechnen.

Bei Kleinkindern ist die erworbene Toxoplasmose häufiger als die angeborene. Siehe auch Lerntext III.1.
Zu **(B)**: Bei einer diabeteskranken Mutter besteht bei jedem Kind das Risiko einer diabetogenen Fetopathie, solange der Diabetes der Mutter nicht optimal eingestellt ist.
Zu **(C)**: Das Down-Syndrom kommt zwar nur selten vor, wenn die Mutter jedoch über 35 ist, ist das Risiko dafür auch bei allen folgenden Schwangerschaften über die Norm erhöht. Bei einer fixierten Translokation besteht ebenfalls für jedes Kind das Risiko.
Zu **(D)**: Wenn die Lues der Mutter nicht ausheilt, besteht auch für die folgenden Schwangerschaften das Risiko einer Lues connata.
Zu **(E)**: Wenn die Mutter alkoholkrank ist und auch in der nächsten Schwangerschaft noch trinkt, besteht für das Kind wieder das Risiko eines embryofetalen Alkoholsyndroms; siehe auch Lerntext III.3.

F92

Frage 3.17: Lösung E

Rauchen (Nikotin), Alkohol und Phenylalanin wirken direkt toxisch auf den Fetus und führen so zu einer Wachstumsverlangsamung; bei der EPH-Gestose kommt es aufgrund der verminderten Plazentadurchblutung ebenfalls zu einer Wachstumsverzögerung.
Zu **(4)**: Die pränatale Infektion des Embryos mit Röteln führt neben den bekannten Missbildungen auch zu Wachstumsstörungen (Lösung (D) war mit 23 % die häufigste Falschantwort).
Allgemein lässt sich sagen, dass angeborene Missbildungen sehr häufig mit pränataler Dystrophie assoziiert sind.

H94 **!!**

Frage 3.18: Lösung E

Bei Kindern von Müttern mit schlecht eingestelltem **Diabetes mellitus** während der Schwangerschaft kann es zu einer Vielzahl von Störungen kommen:

- Makrosomie (d.h. übergroßes Neugeborenes = „Riesenkind" als Folge des Hyperinsulinismus) und Hypoglykämie
- Herzfehler
- Skelettfehlbildungen (Agenesie von Os sacrum und Os coccygeum, Klumpfüße)
- Fehlbildungen an Niere, Harnwegen
- Atemnotsyndrom aufgrund eines Surfactant-Mangels, da die surfactantinduzierende Wirkung von Cortisol abgeschwächt wird
- Mikrokolon
- Nierenvenenthrombose und Hyperbilirubinämie aufgrund Polyglobulie
- hypertrophische Kardiomyopathie
- Hypokalzämie
- Hypomagnesämie
- subkutane Fettnekrosen
- Asphyxie
- Frühgeburt aufgrund einer Plazentainsuffizienz
- Neigung zu Adipositas in der Pubertät, da viele Fettzellen angelegt sind.

Siehe auch Lerntext III.2.
Zum **Hyperinsulinismus,** d.h. erhöhte Insulinspiegel beim Neugeborenen, kommt es als Reaktion auf die zu hohen Blutzuckerspiegel der Mutter in der Schwangerschaft.

H99

Frage 3.19: Lösung B

Innenohrschwerhörigkeit ist nicht als **typische** Fehlbildung bei schlecht eingestelltem mütterlichen Diabetes bekannt, sondern sehr häufig bei Röteln auftretend. Auch bei Toxoplasmose, Zytomegalie, Herpes und konnataler Syphilis können Hörstörungen vorkommen.
In **seltenen** Fällen wird auch bei Schwerhörigkeit von Kindern diabetischer Mütter die schlechte Stoffwechseleinstellung als Ursache diskutiert.

F95

Frage 3.20: Lösung C

Eine pränatal erworbene **Zytomegalieinfektion** führt zu Mikrozephalus, periventrikulären Verkalkungen, Chorioretinitis, oft auch zu Schwerhörigkeit und Intelligenzminderung.
Außerdem kann es zu einer Hepatosplenomegalie, hämolytischen Anämie, Sepsis oder Gallengangsatresie sowie einer lymphozytären Meningitis kommen.
Falls die Infektion im ersten Trimenon gesichert ist, besteht bei diesbezüglichem Wunsch der Eltern die Möglichkeit zur Interruptio trotz der sehr unterschiedlichen klinischen Verläufe.
Zu **(A)**: Bei **Röteln** kommt es zu Schwerhörigkeit, Katarakt, Herzfehlern und psychomotorischer Retardierung – auch zu Mikrozephalus und benigner Retinopathie kann die pränatale Infektion führen.
Zu **(B)**: Die pränatal erworbene **Listeriose** verursacht eine Sepsis mit miliarer Aussaat in die Lungen, eine Hepatosplenomegalie und auch Granulome an der Plazenta.
Sie wird mit Ampicillin und Aminoglykosiden behandelt.

Zu (**D**): Knapp über 30 % der Neugeborenen mit angeborener Lues sterben pränatal. Die Neugeborenen können eine Vielzahl von Hauterscheinungen, Knochenveränderungen und auch einen Befall der inneren Organe (z.B. Hepatosplenomegalie) aufweisen.
Je früher die Kinder im Mutterleib infiziert werden, desto schwerer ist die Erkrankung. Sie sind fast immer unreif, zu klein für ihr Alter und wirken sehr krank. Bei der Skelettbeteiligung kann man eine Osteochondritis, Osteomyelitis und Periostitis beobachten.
Die später erkrankten Kinder zeigen meist (ansteckende) Haut- und Schleimhauterscheinungen wie Blasenbildung an Hand- und Fußsohlen; bräunliche Flecken und Papeln im Gesicht, auf Handtellern und Fußsohlen sowie im Genitalbereich.
Im 2. und 3. Lebensmonat kann es zu einer derben Hautinfiltration im Gesicht, besonders im Bereich der Augenbrauen, an Handtellern und Fußsohlen und der Innenseite der Schenkel kommen. Auch breite Kondylome können vorkommen.
Das ZNS ist häufig befallen, aber nur selten symptomatisch; auch eine Chorioretinitis kann vorkommen.
Zu (**E**): Varizellen können auch zu einer intrauterinen Infektion und Schädigung des Embryos/Feten führen, siehe auch Lerntext III.4.

H95 **!!**

Frage 3.21: Lösung D

Bei der Trisomie 21 (**Down-Syndrom**) findet man u.a. gehäuft Herzfehler, Duodenalstenosen, Iriskolobome, Analatresien, Kryptorchismus, Anomalien des Beckens.
Auch erkranken die betroffenen Kinder häufiger an Leukämien.
Zu (**1**): Der **Hydrozephalus** ist bei folgenden Missbildungen zu finden:
Arnold-Chiari-Syndrom,
Dandy-Walker-Syndrom,
Aquäduktstenose,
Achondroplasie.

F96 **!!**

Frage 3.22: Lösung A

Nur eine Rötelnerkrankung während der ersten drei Monate der Schwangerschaft führt zur berüchtigten **Rötelnembryopathie** mit Schwerhörigkeit, Katarakt und Herzfehler.
Die anderen genannten Erkrankungen verursachen keine Embryo-, sondern eine Fetopathie (ab dem 2. Trimenon, wenn die Embryogenese bereits abgeschlossen ist).
Zu (**2**): Die **Toxoplasmose** führt erst bei einer Infektion in der zweiten Schwangerschaftshälfte zu Hydrozephalus, Chorioretinitis und zerebralen Verkalkungen.
Zu (**3**): Die Übertragung der Tuberkulose über die Plazenta ist extrem selten. Meist erfolgt sie beim Stillen.
Daher ist eine aktive Tuberkulose eine der wenigen Kontraindikationen für das Stillen.
Zu (**4**): Die **Listeriose** wird durch ein grampositives Stäbchen übertragen und bewirkt Granulome an der Haut und an inneren Organen. Die Therapie besteht in der Gabe hochdosierter Ampicilline.
Zu (**5**): Die angeborene **Lues** gehört ebenfalls zu den Fetopathien und führt als Spätlues z.B. zu Sattelnase, Innenohrerkrankung, Periostitis, spezifischem Kniegelenkerguss, später ZNS-Spätlues möglich.

H99

Frage 3.23: Lösung B

Das höchste Risiko durch die **Toxoplasmose** für das Ungeborene besteht bei einer Infektion im letzten Drittel der Schwangerschaft. Bei Erkrankung der Mutter sollte eine Therapie mit Daraprim oder Trimetoprim-Sulfamethoxazol versucht werden. S. auch Lerntext III.1.

F99 **!!**

Frage 3.24: Lösung D

Die Katarakt (Linsentrübung) ist typisch für die Rötelnembryopathie, nicht aber für das **embryofetale Alkoholsyndrom** – siehe auch Lerntext III.3.

F99 **!**

Frage 3.25: Lösung D

Bisher konnte keine erhöhte Fehlbildungsrate für Kinder von rauchenden Müttern nachgewiesen werden. Es mehren sich jedoch Hinweise, dass möglicherweise bestimmte Erkrankungen doch häufiger auftreten.
Bekannt und gesichert als Folgen des **Nikotinabusus** sind:

- erniedrigtes Geburtsgewicht
- häufiger Frühgeburten
- erhöhte perinatale Sterblichkeit
- Verdopplung des Asthmarisikos
- Erhöhung des Risikos für Atemwegsinfekte und Krankenhausaufenthalte.

Diskutiert wird ferner eine Erhöhung des Karzinomrisikos. Es gibt inzwischen Studien mit Hinweisen auf ein erhöhtes Leukämierisiko für Kinder rauchender Väter (mit nichtrauchenden Müttern).

4 Geburtsabhängige Besonderheiten und spezielle Erkrankungen des Neu- und Frühgeborenen

Reifezeichen IV.1

Das unreife Frühgeborene unterscheidet sich vom reifen Frühgeborenen durch folgende Zeichen:
- Wenig subkutanes Fettgewebe (Greisengesicht)
- Vermehrte Lanugobehaarung
- Brustwarzen im Hautniveau
- Fehlender Ohrknorpel
- Fehlende bzw. wenige Fußfalten
- Kurze Nägel
- Fehlender Hodendescensus, klaffende Vulva.

Bei übertragenen Neugeborenen findet man eine aufgequollene Haut (Waschfrauenhände), Mazeration der Haut, Einrisse, Schuppung durch fehlende Vernix caseosa, fehlende Lanugobehaarung.

F98 !!

Frage 4.1: Lösung E

Bei der Geburt hat das Neugeborene noch zwischen 70 und 80 % **fetales Hämoglobin** (HbF). Nach vier bis fünf Monaten sieht man fast kein HbF mehr.
Zu **(C)**: Zu einem HbF-Anteil von 2–10 % kommt es reaktiv bei der **Thalassaemia minor**, bei der Thalassaemia major können zwischen 10 und 90 % des Hämoglobins als fetales Hämoglobin vorkommen.

H93 !!

Frage 4.2: Lösung D

Die **Trimenonreduktion** kommt bei allen gesunden Säuglingen vor und ist eine Folge eingeschränkter Erythropoese im Knochenmark bei gleichzeitigem Verlust von roten Blutkörperchen durch Abbau in der Milz infolge Überalterung. Nach etwa 10 Wochen ist der Tiefpunkt mit etwa 11,5 g/dl Hämoglobin bei gesunden Säuglingen erreicht. Bei Frühgeborenen ist der Hämoglobin-Abfall noch ausgeprägter bis zu 8–10 g/dl.
Die Erythrozyten sind nicht hypochrom – dies entspräche dem Bild einer Eisenmangelanämie.

F00 !

Frage 4.3: Lösung A

Die sogenannten **Reifezeichen** werden nur zur Beurteilung der Frühgeburtlichkeit und nicht für den APGAR-Test herangezogen. Siehe Tabelle 1.5.

F94 !!

Frage 4.4: Lösung A

Als Risikofaktoren für den **plötzlichen Kindstod** gelten: Frühgeburt und pränatale Dystrophie, Komplikationen während der Schwangerschaft, relativ junge Mutter, mangelnde Schwangerschaftsvorsorge, Rauchen, Drogenkonsum, häufige Apnoephasen, schlechte soziale Bedingungen, rasch aufeinanderfolgende Schwangerschaften.
Außerdem sollte die Bauchlage im ersten Lebensjahr vermieden werden. Geschwister eines am plötzlichen Kindstod verstorbenen Säuglings sollten engmaschig z.B. mit einem Heimmonitor überwacht werden.
Ein Einfluss der Ernährung auf den plötzlichen Kindstod ist nicht bekannt. Auch eine fehlende Pertussis-Impfung ist kein Risikofaktor.
Zwar erleiden an Keuchhusten erkrankte Säuglinge häufiger Apnoen, jedoch ist hier die Ursache der Keuchhusten und nicht unbekannt wie definitionsgemäß beim SID (sudden infant death).

H92 !

Frage 4.5: Lösung B

Körperliche Merkmale einer **Übertragung** beim Neugeborenen sind die fehlende Käseschmiere (Vernix caseosa), Waschfrauenhände, gelblich verfärbte Nägel und Nabelschnur. Die Haut ist trocken und schuppig. Das Übertragungssyndrom ist Folge einer nicht mehr ausreichenden Plazentaleistung, die dann zu einer Dystrophie der Kinder führen kann. Deshalb werden heute regelmäßig Tokogramme (Wehen- und Herztonbeschreibung) gemacht, um einen Abfall der Plazentaleistung bei Übertragung (über 42 Wochen) rechtzeitig zu er-

kennen (Herzfrequenzanstiege als Zeichen des fetalen Stresses).
Zu **(4)**: Ein starker postnataler Gewichtsabfall ist nicht typisch für das Übertragungssyndrom – im Gegenteil; die Säuglinge erholen sich nach der Geburt im allgemeinen rasch.
Ein solcher Gewichtsabfall kommt eher bei Stoffwechselerkrankungen vor, die sich erst nach der Geburt auswirken.

F93 | H87

Frage 4.6: Lösung E

Das **toxische Erythem** erscheint meist am 2. Tag bei Neugeborenen und besteht aus einer feinfleckigen Rötung mit weißlichen Knötchen in der Mitte. Diese Erscheinung verschwindet meistens spontan innerhalb von 2 Tagen, sodass keine Therapie erforderlich ist.
Die Ursache ist unbekannt.

F93

Frage 4.7: Lösung D

Die Rötung und das Nässen des Nabels spricht eindeutig für eine Infektion.
Zu **(A)**: Normalerweise trocknet der Nabelrest einfach ein und fällt dann ohne Hautreizung ab.
Erforderlich ist eine gute Nabelpflege und das Keimfreihalten des Gebietes, über das insbesondere nicht die Windel mit ihren aggressiven Fäkalien reichen darf.
Oft werden desinfizierende Nabelpuder verwendet – auch zum Trockenhalten.
Zu **(C)**: Bei Infektion als Folge einer Verletzung beim Unterbinden der Nabelschnur würden sich die Entzündungszeichen viel früher zeigen.
Zu **(E)**: Bei einem Nabelbruch würde man eine Vorwölbung im Nabelbereich sehen, aber keine Rötung.

F98

Frage 4.8: Lösung D

Der Druckschmerz auf den Tragus ist der entscheidende Hinweis für die **Otitis media,** die gerade beim Säugling sonst mit völlig unspezifischen Allgemeinsymptomen einhergehen kann. Auch die Rötung des Rachenringes spricht für eine Infektion der oberen Atemwege, deren Fortleitung zur Otitis führt. Diese kann beim Säugling, wenn sie nicht innerhalb 2–3 Wochen ausheilt, zu Komplikationen, wie z.B. der Mastoiditis, d.h. Entzündung des Felsenbeins, führen.
Zu **(A)**: Auch eine **Meningitis** kann ähnliche Symptome machen, jedoch kann es zur Nackensteifigkeit, zum Vorwölben der Fontanelle kommen. Umschriebener Druckschmerz spricht aber gegen eine Meningitis. Auch Schläfrigkeit und Somnolenz können die Folge sein.
Zu **(E)**: Ein **Subduralerguss** oder ein Subduralhämatom führt zu Kopfschmerzen, Bewusstseinstrübung, Pupillenanomalien, seitendifferenten Reflexen, u.U. zur Halbseitenlähmung.

H96

Frage 4.9: Lösung D

Für eine **Kindesmisshandlung** sprechen das gleichzeitige Vorhandensein von subduralem Hämatom und Netzhautblutungen. Das subdurale Hämatom kann durch heftiges Hin- und Herschütteln des Kopfes verursacht werden. Außerdem können Blutergüsse in unterschiedlichen Stadien, Brandwunden durch ausgedrückte Zigaretten, Striemen und verschiedene Knochenbrüche auf Misshandlungen hinweisen. Im Röntgenbild sind periostale Hyperostosen bei metaphysären Fragmentationen charakteristisch. Eine Skelettszintigraphie zum Aufdecken älterer Verletzungen ist indiziert.
Auch auffälliges Sozialverhalten und schlechtes Gedeihen können Hinweise für Kindesmisshandlung sein.
Charakteristisch sind eine Vielzahl von Verletzungen, für die es keine plausible Erklärung gibt. Der oft angegebene „Sturz vom Wickeltisch" passt meist nicht zum Verletzungsmuster.
Zu **(A)**: Charakteristisch für die **Hämophilie,** die X-chromosomal rezessiv vererbt wird, sind Blutungen in die großen Gelenke. Im Säuglingsalter kommen auch Hämatome und Suffusionen vor. Der Quick-Wert ist normal, die PTTverlängert bei verminderter Aktivität von Faktor VIII oder IX.
Zu **(B)**: Typisch für **Thrombopenien** sind Petechien, Ekchymosen (= flächenhafte Blutungen) und Blut im Stuhl sowie eventuell blutiges Erbrechen.
Zu **(C)**: Bei der **Purpura Schoenlein-Henoch** handelt es sich um eine generalisierte Vaskulitis der kleinsten Gefäße, von der überwiegend Kinder zwischen zwei und fünf Jahren betroffen sind.
An der Haut können Petechien und papulöse rötlich-braune Effloreszenzen auftreten. Eine Immunreaktion Typ III ist die Ursache (oft nach Infekten, Arzneimitteln, Impfungen).
Zu **(E)**: Beim **renalen Hochdruck** gibt es keine solchen beschriebenen Blutungskomplikationen wie das subdurale Hämatom, das meist verletzungsbedingt ist. Es kann allenfalls zu verstärktem

Nasenbluten oder Augenhintergrundveränderungen bei langjähriger unbehandelter Hypertonie kommen. Der Fundus hypertonicus bei Hypertonie zeigt Veränderungen an den Netzhautarterien, nur bei malignem Hochdruck sieht man auch Exsudate und Blutungen in der Netzhaut.
Verursacht wird er durch eine Stenose der Nierenarterien. Der Körper versucht, den Blutdurchfluss der Nieren konstant zu halten und erhöht deshalb den Blutdruck, um eine ausreichende Perfusion der Nieren zu gewährleisten.

H96

Frage 4.10: Lösung A

Nach der Geburt kann bei etwa der Hälfte der Kinder – sowohl bei Mädchen als auch bei Jungen – eine physiologische **Brustdrüsenschwellung** auftreten. Das Maximum liegt um den 10. Lebenstag herum. Die Rückbildung kann mehrere Wochen dauern.
Ebenso kann eine Neugeborenen-Akne auftreten. Auch Scheidenblutungen bei Mädchen am Ende der ersten Woche sind möglich.
Die Ursache aller dieser hormonbedingten Erscheinungen ist nicht wie früher angenommen auf den transplazentaren Übertritt von Östrogenen zurückzuführen – sondern auf das Aktivwerden der kindlichen Hypophyse, die bei Mädchen mehr FSH (= follikelstimulierendes Hormon), bei Jungen mehr LH (= luteinisierendes Hormon) produziert.

H96

Frage 4.11: Lösung E

Bei der **Phototherapie** wird das wasserunlösliche Bilirubin ohne Glucuronidierung in wasserlösliches umgewandelt, sodass es dann durch die Nieren ausgeschieden werden kann.
Zu **(A)**: Der wirksame Anteil ist das blaue Licht mit einer Wellenlänge von 460 nm.
Zu **(B)**: Bei der **Hyperbilirubinämie** des Neugeborenen ist das indirekte Bilirubin erhöht.
Das direkte Bilirubin ist erhöht bei intrahepatischer Cholestase, Hepatitis, Alpha-1-Antitrypsin-Mangel, extrahepatischer Galleflussstörung sowie zystischer Fibrose.
Bei Erhöhung des direkten Bilirubins ist die Phototherapie kontraindiziert.
Zu **(D)**: Der ganze Körper mit Ausnahme der Augen sollte bestrahlt werden, da die Wirkung von der bestrahlten Oberfläche abhängt.
In 8–12 Stunden kann eine Senkung des Bilirubinspiegels um 3-4 mg/dl erreicht werden.

H96

Frage 4.12: Lösung C

Pemphigus neonatorum wird eine durch Staphylokokken ausgelöste bullöse, d.h. blasenbildende Hauterkrankung des Neugeborenen genannt. Sie kommt auf Säuglingsstationen vor.
Handinnenflächen und Fußsohlen sind in der Regel – anders als bei der Lues – nicht befallen. Die Behandlung erfolgt systemisch mit Antibiotika, äußerlich durch Antiseptika.

F97

Frage 4.13: Lösung D

Das **adrenogenitale Salzverlustsyndrom** wird durch einen Enzymdefekt der Cortisol-Biosynthese verursacht, deren homozygote Form in 1 auf 7000 Fällen vorkommt.
Es kommt infolge der Rückkoppelung zur vermehrten Androgen-Synthese, die weibliche Feten virilisiert.
Beim Salzverlust-Syndrom ist auch die Aldosteronsynthese gestört. Dadurch kommt es zur Hyperkaliämie, Hyponatriämie und Hypochlorämie. Das Erbrechen beginnt in der zweiten Lebenswoche.
Zu **(A)**: Bei der **Duodenalstenose** kommt es schon bald nach der Geburt zu galligem Erbrechen. Eine operative Korrektur ist erforderlich.
Zu **(B)**: Die **Galaktosämie** ist eine autosomal rezessiv vererbte Krankheit mit einer Häufigkeit von 1 : 50 000. Ein Enzymdefekt führt dazu, dass Galaktose nicht abgebaut werden kann, sodass es bei Milchfütterung zu einer schweren Neugeborenen-Gelbsucht mit erhöhten Leberwerten und Erbrechen kommt. Bei Fortsetzung der galaktosehaltigen Ernährung kommt es zu Leberzirrhose, Katarakt und Hirnschädigung.
Zu **(C)**: Gegen eine **hypertrophische Pylorusstenose** spricht das Erkrankungsalter von 10 Tagen. Neugeborene erkranken meist erst nach ein bis drei Wochen.
Außerdem findet man keine Azidose, sondern eine metabolische Alkalose wegen des durch das Erbrechen bedingten Verlustes an Magensäure (HCl).
Zu **(E)**: Es gibt zwei Formen der **Gallengangsatresie,** die extrahepatische und die intrahepatische. Beide führen zum Ikterus und längerfristig zur Zirrhose. Der Urin ist dunkel wegen der Bilirubinausscheidung, der Stuhl weißgrau. Therapeutisch versucht man die Gabe von mittelkettigen Triglyceriden und fettlöslichen Vitaminen. Ohne Lebertransplantation ist die Prognose schlecht.
Die Therapie ist der allgemeine Elektrolyt- und Flüssigkeitsersatz.

F97

Frage 4.14: Lösung B

Als **Kraniosynostose** bezeichnet man jeden vorzeitigen Verschluss der Schädelnähte, am häufigsten der Sagittalnaht, was zur Ausbildung eines Langschädels (Dolizephalus) führt. Wenn die Koronarnaht vorzeitig verknöchert, entsteht ein ungewöhnlich kurzer und breiter Schädel (Brachyzephalus), bei zusätzlichem Verschluss der Sagittalnaht führt dies zum Turmschädel (Oxy- oder Akrozephalus).
Zu **(A)**: Die **Frühgeborenen-Rachitis** ist deshalb häufig, weil Frühgeborene meist auch ein niedriges Gesamteiweiß haben. Sie weisen daher oft ein niedriges Gesamtcalcium bei normalem ionisierten Calcium auf. Die Hälfte des Calciums liegt ionisiert vor, die andere Hälfte ist an Eiweiß gebunden.
Die Frühgeborenen-Rachitis – meist bei Frühchen unter 1500 g – zeigt sich durch Kraniotabes (weichen Schädel), der zu einem schmalen „Aristokratenschädel" führt, bei fehlender Verknöcherung des Thorax durch Atemnot und allgemeine Wachstumsstörung. Die becherförmig aufgetriebenen Metaphysen, die Demineralisation und eventuell pathologischen Frakturen sind im Röntgenbild zu erkennen.
Um diese Erkrankung zu vermeiden, sollten 1000 IE Vitamin D gegeben werden sowie die Muttermilch (oder Fertigmilch) mit Calcium und Phosphat angereichert werden.

H99

Frage 4.15: Lösung B

Die **Laryngomalazie** ist eine stärkere Ausprägung der physiologischen Besonderheit des Neugeborenen. Die Epiglottis oder der gesamte Kehlkopf ist weich, und die Epiglottis legt sich bei der Einatmung über die Stimmritze, wodurch die Einatmung laut wird – es resultiert der konnatale Stridor. Die Kinder sind klinisch meist nicht beeinträchtigt, sodass eine Intubation (4) nicht erforderlich ist.
In Bauchlage oder beim Schlaf ist das Geräusch geringer.
Durch die Entwicklung des Kehlkopfes und sein Wachstum verliert sich die Symptomatik meist nach zwei Jahren.

Lebensbedrohliche Zustände des Neugeborenen IV.2

- **Atemnotsyndrom** (hyaline Membranen) – besonders häufig bei Frühgeborenen, Kindern nach Sectio und Kindern diabetischer Mütter.
Die Kinder werden nach kurzem freien Intervall zunehmend dyspnoisch und zyanotisch, geblähte Nasenflügel, Einziehungen, eingesunkener Thorax; im Röntgenbild feingranuläre Trübung der Lungenfelder.
- **Therapie:** Sauerstoffgabe (Cave: retrolentale Fibroplasie!) oder kontrollierte Beatmung, Ausgleich der Azidose, parenterale Glukosezufuhr, Stabilisierung des Wärmehaushaltes (Inkubator). Schwere Atemnotsyndrom-Formen werden heute zusätzlich kausal durch Surfactantgabe therapiert.
- **Asphyxie** – Sauerstoffmangel vor, unter und kurz nach der Geburt (z.B. Einklemmung der Nabelschnur) wird als mögliche Ursache für bleibende Gehirnschädigung, z.B. infantile Zerebralparese und multiple Organschäden angesehen.
- **Hirnblutungen:** subdurale Hämatome, subtentorielle und meningeale Blutungen beruhen vorwiegend auf geburtstraumatischen Ursachen, subarachnoidale Blutungen und Ventrikelblutungen sind dagegen meist asphyxiebedingt und kommen häufiger bei unreifen Kindern vor (erhöhte Gefäßfragilität) – auch durch Vitamin-K-Mangel bei Frühgeborenen.
- **Missbildungen** des Gastrointestinaltraktes (Ösophagus-, Duodenal-, Rektumatresie), des Herzens und der großen Gefäße werden in den entsprechenden Kapiteln behandelt.

F98

Frage 4.16: Lösung D

Eine **Dünndarminvagination** tritt meist in den ersten beiden Lebensjahren – aber erst bei älteren Säuglingen – auf.
Frühgeborene unterhalb der 32. Schwangerschaftswoche sind noch sehr unreif und können noch nicht das Gleichgewicht der verschiedenen Substanzen aufrechterhalten, was zu Hypoglykämie, Hypokalzämie u.a. führen kann.
Wegen des Surfactant-Mangels in der Lunge kommt es oft zum Atemnotsyndrom, zur Beatmung und zur bronchopulmonalen Dysplasie.
Zu **(C)**: Eine nekrotisierende Enterokolitis tritt gehäuft in den ersten Lebenswochen und besonders bei Frühgeborenen auf. Jungen sind dabei häufiger betroffen.
Zu **(E)**: Als **Leukomalazie** bezeichnet man eine Erweichung der weißen Hirnsubstanz als Folge einer Minderdurchblutung oder eines Sauerstoffman-

gels. Diese tritt gehäuft bei Frühgeborenen in der Nähe der Seitenventrikel, bei Neugeborenen subkortikal und kortikal auf. Wenn die ventrikelnahen Seitenbahnen geschädigt sind, führt dies zu spastischen Beinparesen. Eine kortikale Leukomalazie ist Ursache für allgemeine schwere Behinderungen.

Bronchopulmonale Dysplasie bei Frühgeborenen IV.3

Die **bronchopulmonale Dysplasie** ist definiert als Folge eines mit Überdruck behandelten hyalinen Membransyndroms beim Frühgeborenen. Es ist eine Erkrankung mit chronischem Lungenumbau, deren leichtere Form bei einem Drittel der langzeitbeatmeten Frühgeborenen unter 1500 g Geburtsgewicht zu finden ist.
Die **Letalität** liegt im ersten halben Jahr bis zu 30 %, danach bei etwa 5 %.
Es gibt vier Stadien:

1. Diffuse retikulo-granuläre Lungenzeichnung, positives Bronchoaerogramm
2. Subtotale Lungentrübung in der Phase der Regeneration des beatmeten Atemnotsyndroms
3. Grobe netzig-wabige Strukturveränderungen (multiple Pseudozysten, Schwammuster).
4. Blasenartige Aufhellungsfiguren, Lobäremphysem und Teilatelektasen, rezidivierende Pneumonien.

Therapie: Seitenlagerung bei frischem Lobäremphysem auf die kranke Seite; längerfristige antibiotische Therapie wegen der vermehrten Schleimproduktion und -retention; konsequente Physiotherapie nach Entlassung aus der Klinik und regelmäßige Inhalationen auch mit Bronchodilatatoren.

F98

Frage 4.17: Lösung A

Nicht bei einer intrahepatischen angeborenen **Gallengangsatresie** findet man einen Gallenblasenhydrops (Stauungsgallenblase), sondern bei einem Verschluss des Gallengangsystems durch Konkremente, Tumoren, narbige Stenosen oder Dyskinesie des Gallengangsystems – außerdem beim Kawasaki-Syndrom. Bei der Atresie kommt es zu einem intrahepatischen Rückstau der Galle mit Ikterus infolge direkter Hyperbilirubinämie. Dies führt zur biliären Zirrhose.
Ohne Lebertransplantation überleben die Kinder nur wenige Jahre (bis fünf).

Im Blut sind hohe Spiegel an Cholesterin, Phospholipiden und Gesamtlipiden charakteristisch.
Therapeutisch gibt man die fettlöslichen Vitamine A, D, E und K sowie Cholestyramin und Phenobarbital zur Förderung der Ausscheidung von Bilirubin und Gallensäuren und zur Milderung des Juckreizes.
Zur Verbesserung der Ernährung führt man mittelkettige Triglyzeride zu.

F98

Frage 4.18: Lösung C

Vor einer Operation bei Invagination versucht man erst einen Kontrastmitteleinlauf, der einerseits diagnostisch ist – andererseits auch durch den Druck therapeutisch die **Invagination** lösen kann.

F98

Frage 4.19: Lösung E

Mit dem **Neugeborenen-Screening** werden folgende Erkrankungen erfasst:

- Hypothyreose
- Phenylketonurie
- Galaktosämie

F00

Frage 4.20: Lösung C

Die **progressive Muskeldystrophie** und die **Kuhmilchallergie** gehören nicht zu den Erkrankungen, nach denen im Neugeborenen-Screening gesucht wird. Das wäre auch gar nicht möglich, da für die Diagnose der Muskeldystrophie Laboruntersuchungen und eine Muskelbiopsie notwendig sind und eine invasive Diagnostik nur bei konkretem Verdacht oder hohem Risiko gerechtfertigt ist.
Und eine Kuhmilchallergie manifestiert sich erst nach Ende der Stillzeit, kann also nicht beim Neugeborenen festgestellt werden.

H98

Frage 4.21: Lösung D

Die häufigste Ursache für einen **inspiratorischen Stridor** ist der weiche Kehldeckel und Kehlkopf, was sich mit zunehmendem Wachstum innerhalb von ein bis zwei Jahren normalisiert.
Ein inspiratorischer Stridor entsteht im Kehlkopf- und Rachengebiet, ein exspiratorischer Stridor auch im Bereich der Trachea.
Zu **(A)**: Ein doppelter **Aortenbogen** oder **Truncus brachiocephalicus** können einen trachealen in-

und exspiratorischen Stridor sowie durch Einengung der Speiseröhre auch Schluckbeschwerden verursachen.
Zu **(B)**: Eine **angeborene Struma** kann ebenfalls eine Ursache für inspiratorischen Stridor sein. Sie ist aber seltener als der weiche Kehldeckel.
Zu **(C)**: Eine **Thymushyperplasie** kann keinen in- oder exspiratorischen Stridor bewirken.
Allerdings kann das Lungenparenchym des rechten Oberlappens komprimiert werden.
Sie bedarf keiner Behandlung. Im Röntgenbild erscheint der relativ große Thymus bei Säuglingen und Kleinkindern als deutliche Mediastinalverbreiterung.
Zu **(E)**: **Kehlkopfzysten,** -hämangiome oder -lymphangiome sind seltene Ursachen für einen konnatalen Stridor, die kehlkopfchirurgisch beseitigt werden müssen.

F97 ***!!***

Frage 4.22: Lösung C

Die Ursache der Trimenonanämie ist nicht ein angeborener Vit.-B12-Mangel, sondern Folge der täglichen Blutmauserung in der Milz bei geringer Erythropoese. Bis 11,5 g/dl kann die Reduktion gehen, bei Frühgeborenen bis 8–10 g/dl. Bei den Frühgeborenen fehlt noch die Erythropoetinproduktion zusätzlich. Da die Sauerstoffbindungskurve in dieser Zeit nach rechts verschoben ist, ist die Sauerstoffabgabe an das Gewebe erleichtert, sodass in der Regel Transfusionen nicht erforderlich sind.

H99

Frage 4.23: Lösung B

Fetale Erythrozyten enthalten bei der Geburt noch etwa 60–80 % HbF (fetales Hämoglobin). HbF ist relativ alkaliresistent und enthält statt der β-Ketten γ-Polypeptidketten. Die fetalen Erythrozyten besitzen eine höhere Sauerstoffaffinität, weil die γ-Ketten nicht mit 2,3-Diphosphoglycerat reagieren, während bei Erwachsenen die β-Ketten dies tun und dadurch die O_2-Dissoziationskurve nach rechts verschoben wird.
Eine Mikrozytose, d. h. eine Verkleinerung der Zellen liegt jedoch nicht vor – im Gegenteil die Erythrozyten sind voluminöser. Zu einer Mikrozytose kommt es z. B. bei einer Eisenmangel-Anämie.

H92 ***!***

Frage 4.24: Lösung C

Eine generalisierte **Zyanose** ist beim Neugeborenen Ausdruck eines schweren Sauerstoffmangels, wie er bei einer schweren Aspirationspneumonie aufgrund der verminderten Gasaustauschfläche oder bei der Transposition der großen Gefäße aufgrund der fehlenden Oxygenierung vorkommen kann.
Ein Kind mit Transposition der großen Gefäße (etwa 5 % aller angeborenen Herzfehler), bei dem die Aorta aus dem rechten Ventrikel entspringt, ist nur überlebensfähig, wenn gleichzeitig ein Vorhofseptumdefekt oder ein Ventrikelseptumdefekt besteht.
Die Kinder werden gegen Ende des ersten Lebensjahres nach Mustard operiert.
Radiologisch zeigt sich die vermehrte Lungendurchblutung und ein eiförmiges Herz.
Zu **(1)**: Bei einer **fetomaternalen Transfusion** sind die Neugeborenen blass und nicht blau. Dabei besteht kein Problem in der Oxygenierung, sondern in der Zahl der Sauerstofftransporteure, der roten Blutkörperchen.
Wegen der oft schon länger bestehenden intervallartigen pränatalen Blutungen in die Mutter ist die Zahl der roten Blutkörperchen und damit auch der Hämatokrit bei dem Kind erniedrigt.
Therapeutisch kann ein teilweiser Blutaustausch mit Erythrozytenkonzentrat durchgeführt werden, wobei es wichtig ist, das Volumen konstant zu halten, um einer Überwässerung vorzubeugen; insbesondere, falls durch die Anämie bereits ein Hydrops fetalis („Wassersucht") entstanden sein sollte.
Zu **(4)**: Der **Vorhofseptumdefekt** gehört zu den azyanotischen Herzfehlern mit **Links-Rechts-Shunt,** der zu einer Volumenbelastung des rechten Herzens führt. Eine Zyanose tritt dagegen meist nur bei den Herzfehlern mit Rechts-Links-Shunt auf, da hierbei noch nicht wieder oxygeniertes Blut wieder in den großen Kreislauf geschickt wird.
Zu **(5)**: Die isolierte **Pulmonalstenose** führt zu einer Druckbelastung im rechten Ventrikel. Dadurch wird die Oxygenierung nicht beeinträchtigt, sodass keine Zyanose entstehen kann.

F99 ***!***

Frage 4.25: Lösung D

Bei der Beurteilung der Neugeborenen nach dem **Apgar-Schema** werden folgende Kriterien beurteilt:

1. Aussehen
2. Puls
3. Reflexerregbarkeit
4. Aktivität
5. Respiration (Atmung)

Siehe auch Tabelle 1.5.
Zu **(A)**: Die noch vorhandene Lanugobehaarung ist ein Zeichen für Frühgeburt.

F99 !!

Frage 4.26: Lösung C

Bei der sogenannten Trimenonreduktion zeigen sich die niedrigsten Hämoglobinwerte (Hb) mit etwa 95–135 g/l etwa im 3. Lebensmonat. Bei Frühgeborenen kann eine Reduktion noch ausgeprägter sein mit Werten zwischen 70–90 g/l. Diese benötigen daher eine Substitution an Eisen, Vitamin E und Folsäure. Siehe auch Kommentar zu 4.22.
Zu **(A)**: In den ersten Lebenstagen liegt das Hb zwischen 15–225 g/l.
Zu **(B)**: Im Alter von etwa vier Wochen kann das Hb zwischen 126 und 172 g/l betragen.
Zu **(D)**: Im zweiten Lebenshalbjahr liegt das Hb zwischen 110 und 144 g/l.
Zu **(E)**: Im Alter von vier Jahren schwankt das Hb zwischen 111–145 g/l.

H00 !

Frage 4.27: Lösung D

Siehe Lerntext IV.5.
Zu **(D)**: Charakteristische Symptome der hier beschriebenen **unteren Plexuslähmung** (Klumpke), bei der C7 und C8 betroffen sind, zeigen sich in:

- **Pfötchenstellung** (Lähmung von Unterarm und Fingern)
- **Horner-Syndrom** (Miosis, Ptosis, Enophtalmus) bei Mitbeteiligung von TH1.

Zu **(A)**: Gegen eine **Klavikulafraktur** spricht die erhaltene Schulterbeweglichkeit.
Zu **(B)**: Bei einer **Epiphysenlösung** des Humerus ist der Greifreflex erhalten.
Zu **(C)**: Zu einer **Parrot-Scheinlähmung** kommt es bei angeborener **Lues** mit Osteochondritis des Humerus, die zu einer *schmerzbedingten* Schonhaltung führt. Auch hier ist der Greifreflex erhalten. Wenn auch die Hände befallen sind, führt dies zu einer spindelförmigen Auftreibung der Finger (Daktylitis).
Zu (E): Bei der oberen Plexuslähmung (Erb-Duchenne) sind C5 und C6 betroffen. Dies hat eine schlaffe Lähmung des Armes zur Folge, der Arm ist innenrotiert, der Greifreflex ist erhalten und die Finger werden bewegt. Bei einer zusätzlichen Beteiligung von C4 macht darüber hinaus eine Zwerchfellparese Probleme, die zu Dyspnoe und Zyanose führen kann.

H00

Frage 4.28: Lösung E

Das **Zellweger-Syndrom** ist eine autosomal rezessiv vererbte Störung (A), die zu folgenden Symptomen führt:

- Muskelhypotonie mit Trinkschwäche
- Atemstörungen und Areflexie
- schwere Gedeihstörung
- flaches, rechteckiges Gesicht, leicht mongoloide Lidachse, Epikanthus, dysplastische, tiefsitzende Ohrmuscheln, Hypertelorismus
- Hepatomegalie mit Eisenspeicherung, Leberzirrhose (C)
- Zystennieren
- Differenzierungsstörungen des Gehirns (D)

Die Kinder sterben häufig im frühen Säuglingsalter. Es fehlen die Peroxisomen (B).

F89

Frage 4.29: Lösung D

Auf der abgebildeten Röntgenaufnahme ist der linke Thorax vom Magen und Teilen des Darmes ausgefüllt; das Mediastinum ist extrem nach rechts verlagert. Es handelt sich um eine **angeborene Zwerchfellhernie,** die auf einer ausgebliebenen Vereinigung der dorsalen und ventralen Anlage des Zwerchfells (Zwerchfellaplasie) beruht.
Symptome:

- Atemnot (mit Zyanose), die sich bei Hochlagerung bessert
- aufgehobenes Atemgeräusch, tympanitischer Klopfschall, evtl. Darmgeräusche auf der betroffenen Seite
- eingesunkenes Abdomen.

Eine Zwerchfellhernie muss auf jeden Fall operiert werden.

H99 !

Frage 4.30: Lösung A

Eine Maskenbeatmung ist bei einer angeborenen **Zwerchfellhernie** kontraindiziert, weil durch sie nur Luft in den Magen und die Eingeweide geblasen wird, was die intrathorakal gelegenen Darmschlingen bläht und zu einer weiteren Verdrängung der umgebenden Organe führt. Als Therapie sind folgende Maßnahmen erforderlich:

1. Gabe von 100 % Sauerstoff und sofortige Intubation (Aussage (B))
2. Entleeren der bereits eingedrungenen Luft durch die Anlage einer Magensonde (Aussage (C))
3. Warmhalten, Lagerung auf die betroffene Seite (Aussage (D))
4. Transport in kinderchirurgische Klinik unter laufender Infusion (Aussage (E)) und sofortige Operation

Wenn die Zwerchfellhernie bereits wie hier pränatal erkannt wurde, sollte die Schwangere mög-

lichst in unmittelbarer Nähe eines kinderchirurgischen Zentrums entbinden, da der Transport „in utero" der schonendste für das Kind ist.
Nur etwa die Hälfte der Kinder überleben.

F99 !

Frage 4.31: Lösung B

Bei einer nicht rechtzeitig diagnostizierten **ösophagotrachealen Fistel** kann eine Aspirationspneumonie schnell tödlich enden.
Eine angeborene **Ösophagusatresie** tritt in 1 von 3000 Fällen beim Neugeborenen auf. Der proximale und der distale Ösophagusanteil können blind enden oder mit der Trachea in Verbindung stehen. Weitere Fehlbildungen treten gehäuft auf.
Ein Hydramnion (= Zuviel an Fruchtwasser, da dieses vom Kind nicht getrunken werden kann) ist oft der erste Hinweis. Wenn das Kind das erste Mal trinkt, wird es blau und würgt die Nahrung schaumig wieder heraus. Bei einer ösophagotrachealen Fistel (= Verbindung zwischen Speiseröhre und Luftröhre) wird zwangsläufig Magensaft in die Lunge aspiriert und führt zu der gefürchteten Aspirationspneumonie.
Siehe auch Lerntext XIII.1.
Zu (**A**): Ein **Mekoniumileus** (nicht Aspiration!) tritt bei etwa 10 % der Mukoviszidose-Kinder auf. Da das Mekonium hyperviskös (d.h. zäh) ist, behindert es die Darmpassage.
Eine **Mekoniumaspiration** ist Folge eines Sauerstoffmangels unter der Geburt. Es kommt zum Mekoniumabgang ins Fruchtwasser. Daher sollte bei stark mekoniumhaltigem Fruchtwasser das Neugeborene vor dem ersten Atemzug intubiert und das Fruchtwasser abgesaugt werden. Eine Mekoniumaspiration liegt bei 5 % der Atemnotsyndrome zugrunde.
Zu (**C**): Als **Makroglossie** bezeichnet man eine Vergrößerung der Zunge durch Substanzvermehrung. Hämangiome oder Lymphangiome können die Ursache sein. Die Kinder speicheln vermehrt. Ebenso ist die Makroglossie gehäuft bei folgenden Erkrankungen:

- Myxödem
- Neurofibromatose
- Glykogenspeicherkrankheiten
- Lues
- Down-Syndrom
- Dysostosis maxillofacialis
- Wiedemann-Beckwith-Syndrom.

Eine Lippen-Kiefer-Spalte führt nicht zur Makroglossie. Beim Pierre-Robin-Syndrom, einer Kombination von Gaumenspalte mit Mikrogenie (zu kleines Kinn) und Glossoptose, kann die heraushängende Zunge aufgrund des Missverhältnisses zu Gaumen und Kinn scheinbar zu groß wirken.
Zu (**D**): Eine **bronchopulmonale Dysplasie** kann Folge langdauernder Beatmung mit hohen Inspirationsdrücken und Sauerstoffkonzentrationen sein (siehe auch Lerntext IV.3). Eine intracerebrale Hämorrhagie, das heißt Gehirnblutung, tritt gehäuft bei Frühgeborenen auf und kann zu einer Beatmungspflichtigkeit führen. Die Beatmung, und **nicht** die Hämorrhagie, ist die unmittelbare Ursache der bronchopulmonalen Dysplasie; die Hämorrhagie kann man höchstens als indirekte Ursache bezeichnen.
Zu (**E**): Eine **Anämie** kann zur **Sinustachykardie** führen, weil der Körper versucht, durch erhöhte Blutzirkulation eine ausreichende Sauerstoffversorgung trotz fehlender Sauerstoffträger (Hämoglobin) aufrechtzuerhalten. Dabei ist die Tachykardie die Folge und nicht Ursache der Anämie.

F99

Frage 4.32: Lösung D

Der **Schreitreflex** beim Gehversuch sollte nach Ende des zweiten Lebensmonates normalerweise erloschen sein.

F99

Frage 4.33: Lösung E

Bei einer **Blutaustausch-Transfusion** bei der **AB0-Erythroblastose** verwendet man Spender-Erythrozyten der Blutgruppe 0 in A oder B oder AB-Plasma.
Bei der AB0-Erythroblastose hat die Mutter meist die Blutgruppe 0 und das Kind A, B oder AB. Da ein Teil der Anti-AB-Antikörper der Mutter durch die Plazenta neutralisiert wird, ist die Symptomatik der Hämolyse bei der AB0-Erythroblastose nicht so gravierend wie bei der Rhesus-Unverträglichkeit. Ein Hydrops tritt nicht auf. Nicht alle Erythrozyten des Neugeborenen weisen das A- oder B-Antigen auf. Bei Frühgeborenen sind die Blutgruppeneigenschaften auf den Erythrozyten noch weniger ausgebildet, weshalb diese seltener erkranken. Nur in 5 % der Neugeborenen mit AB0-Konstellation tritt eine Erythroblastose auf. Das Bilirubin steigt nach der Geburt rasch an, weil die bezüglich des A- oder B-Antigen reifen Erythrozyten des Neugeborenen von den mütterlichen IgG-Antikörpern besetzt, durch Komplement zu Kugelzellen fragmentiert und in der Milz abgebaut werden.

F99 !

Frage 4.34: Lösung A

Bei einer **oberen Plexuslähmung** (Erb-Duchenne) der Nervenwurzeln C4–C6 kann es zu folgenden Symptomen kommen:

- schlaffe Lähmung des Armes (M. deltoideus, M. brachioradialis, M. brachialis, M. biceps brachii)
- Dyspnoe (durch C4-Lähmung)
- Zwerchfellparese

Eine Ptosis durch Lähmung des Lidhebers gibt es dagegen bei der **unteren Plexuslähmung** (Klumpke) im Wurzelbereich C7–C8. Die Mitbeteiligung des Sympathikus führt zur **Horner-Trias:** Ptosis, Miosis, Enophthalmus. Weiter sind fast alle Hand- und Fingermuskeln gelähmt, was zur typischen „Pfötchenstellung" führt.

F99

Frage 4.35: Lösung E

Ein **Polyhydramnion** (= Zuviel an Fruchtwasser) ist kennzeichnend für die angeborene Ösophagusatresie, da das Kind das Fruchtwasser nicht schlucken kann.
Ein vermehrter **Speichelfluss** durch ungenügendes reflektorisches Schlucken des Speichels kann Zeichen einer Entwicklungsverzögerung oder Hirnschädigung sein.
Eine Vermehrung der **Speichelsekretion** kommt vor beim Zahnen, bei Enzephalitiden und Quecksilbervergiftungen.
Zum **Pierre-Robin-Syndrom** gehört jedoch keine geistige Beeinträchtigung und kein Hydramnion, da das Hinunterschlucken im Mutterleib nicht gestört ist; erst nach der Geburt kommt es bei Unterkieferhypoplasie und Vorliegen einer **Gaumenspalte** sowie einem Zurückfallen der Zunge (**Glossoptose**) im ersten halben Jahr zu Trinkschwierigkeiten, Atembehinderung und Aspirationsgefahr.
Siehe auch Lerntext IV.4.

Pierre-Robin-Syndrom IV.4

Als Pierre-Robin-Syndrom wird eine Gaumenspalte zusammen mit einem kleinen Kinn (Mikrogenie) und einer Glossoptose (d.h. Zunge fällt nach hinten) bezeichnet.
Durch das Nach-hinten-Fallen der Zunge besteht eine Atembehinderung mit Erstickungsgefahr, außerdem Trinkschwierigkeiten mit Aspirationsgefahr, – sowie Stridor.
Meist müssen die Kinder in der ersten Zeit per Sonde ernährt werden.
Durch ständige Bauchlagerung des Kindes und Lagerung der Stirn auf einem Rahmen wird der Rachen von der Zunge freigehalten und die Atemstörungen so behoben.
Per Flasche kann in Seitlagerung mit nach unten gedrehtem Kopf gefüttert werden. Durch das schnelle Wachstum des Unterkiefers verwächst sich die Symptomatik mit 4–6 Monaten.
Die Gaumenspalte kann dann später (Verschluss des weichen Gaumens mit 1–2 Jahren, des harten Gaumens mit etwa 3 Jahren) operativ korrigiert werden; anschließend logopädische Kontrolle, eventuell Behandlung.

H98

Frage 4.36: Lösung E

Wenn das Baby sofort abgenabelt wird, treten weniger mütterliche Erythrozyten von der Plazenta zum Kind über, sodass die normale **Neugeborenen-Polyglobulie** vermindert wird.
Einige Stunden nach der Geburt liegt der Hämoglobingehalt etwa bei 19,5 g/dl.
Ursachen für eine verstärkte Neugeborenen-Polyglobulie können sein:

- Trisomie 21
- Neugeborenen-Thyreotoxikose
- Beckwith-Wiedemann-Syndrom (Hyperinsulinismus)
- Diabetes der Mutter
- Exsikkose
- intrauterine Hypoxie
- Übertragung
- maternofetale Transfusion
- plazentofetale Transfusion
- fetofetale Transfusion (Zwillinge)
- erhöhter Flüssigkeitsverlust.

Wenn der Hämatokrit über 65 % steigt, kommt es zu Durchblutungsstörungen, die zu Krämpfen, Herzinsuffizienz, Atemnot, Hypoglykämie, Hypokalzämie, Nierenvenenthrombose und nekrotisierender Enterokolitis führen können.
Ein Hämatokrit von 50 % sollte durch Blutaustausch gegen Serum oder Humanalbumin erreicht werden.

H89

Frage 4.37: Lösung A

Die hämatogene **Osteomyelitis** bei Neugeborenen, bevorzugt in den langen Röhrenknochen, kann mit einem Eitereinbruch im Gelenk (Pyarthros) verbunden sein.
Staphylokokken sind die Haupterreger – nicht Streptokokken, die nur gelegentlich vorkommen.

F90 !!

Frage 4.38: Lösung C

Die normale Gestationsdauer beträgt 40 Wochen gerechnet vom 1. Tag der letzten Regelblutung; ab einer Gestationsdauer von weniger als 37 beendeten Schwangerschaftswochen spricht man von einer Frühgeburt.
Zu (**B**): Frühgeborene sind zwar meist kleiner als 48 cm und wiegen weniger als 2500 g, die Definition der Frühgeburtlichkeit erfolgt jedoch nur nach zeitlichen Kriterien. Ein Neugeborenes, das nach der 37. Schwangerschaftswoche geboren wird, kleiner als 48 cm ist und weniger als 2500 g wiegt, wird hypotroph, dysmatur, „small-for-date-infant" oder Mangelgeburt genannt.
Zu (**D**): Fehlende Reifezeichen findet man sowohl bei Frühgeborenen als auch bei Mangelgeborenen.
Siehe Lerntext IV.1.

F90 !

Frage 4.39: Lösung C

Tabelle 4.**1** Normalwerte für Atemfrequenz, Herzfrequenz und Blutdruck

Alter	**Atemfrequenz**	**Herzfrequenz/min**	**Syst. Blutdruck (mmHg)**
Neugeborenes	40	140–160	70
1 Jahr	30	~ 100	90
5–10 Jahre	24	~ 90	100

Zu (**3**) und (**4**): Siehe Tabelle 1.4.
Zu (**5**): Der Kopfumfang beim Neugeborenen beträgt 34–37 cm, mit 6 Monaten 43–44 cm und mit 1 Jahr 46–49 cm. Da die interindividuelle Streuung groß ist, sollte die Zunahme des Kopfumfanges zur Beurteilung eines pathologischen Schädelwachstums (z.B. Hirntumor) herangezogen werden und nicht ein Einzelwert.

H99 !

Frage 4.40: Lösung C

Nach der **APGAR**-Tabelle kann bei diesem Neugeborenen für alle Kriterien nur einer von maximal zwei möglichen Punkten für **A**ussehen, **P**uls, **G**esichtsbewegungen, **A**ktivität und **R**espiration vergeben werden, daher insgesamt nur 5 Punkte, was für eine dringende Behandlungsbedürftigkeit spricht. Unter 7 APGAR-Punkten muss meist die Sauerstoffversorgung mit Maske oder falls nicht ausreichend durch Intubation verbessert werden.
Der APGAR-Index wurde nach Virgina Apgar, einer Anästhesistin, benannt und wird 1 Minute nach der Geburt bestimmt.
9–10 Punkte gelten als normal, 5–8 als gefährlich und unter 5 als lebensgefährlich für das Neugeborene.
Siehe Tabelle 1.5.

H97

Frage 4.41: Lösung E

Die Ausscheidungsleistung von Leber und **Nieren** sind beim **Neugeborenen** zunächst noch herabgesetzt und müssen erst ausreifen. Dies dauert etwa ein Jahr. Es findet jedoch keine Verschlechterung zum Zustand im Uterus statt. Aus diesem Grund sind Neugeborene bei salzreicher Ernährung wie Kuhmilch anfälliger gegenüber Ödemen. Es kommt außerdem häufiger zum Icterus neonatorum.
Nach der Geburt nehmen alle Kinder zunächst an Gewicht ab (bis zu 10 %).

H90

Frage 4.42: Lösung B

Herzfehler sind die häufigsten Missbildungen bei Kindern **diabetischer** Mütter, aber auch Femurhypoplasien und Sakralagenesien kommen vor.
Die meist übergewichtigen Kinder (Riesenkinder) neigen am ersten Lebenstag zur Hypoglykämie aufgrund des vorübergehenden Hyperinsulinismus, der zum gesteigerten Glukoseabbau führt. Intrauterin kommt es beim Embryo schlecht eingestellter diabetischer Mütter aufgrund des relativen Insulinmangels bei erhöhtem Blutzuckerspiegel zu einer vermehrten Insulinproduktion, die aber rasch nach der Geburt aufhört, da der Reiz (= erhöhter Blutzucker) nicht mehr fortbesteht (also keine 2–3 Wochen wie in (B)). Die Letalität ist in den ersten drei Lebenstagen besonders auch wegen des gehäuft vorkommenden Atemnotsyndroms erhöht.

H90

Frage 4.43: Lösung A

Siehe Kommentar zu Frage 4.44.

H90

Frage 4.44: Lösung E

Die beschriebene Behinderung der Ausatmung mit schwerer Dyspnoe, Fieber und Zyanose ist typisch für die im Säuglings- und Kleinkindalter am häufigsten vorkommende **Bronchiolitis.** Durch die Behinderung der Exspiration kommt es auch zur Überblähung der betroffenen Lungenabschnitte.
Sie kommt vor als Folge von **Virusinfektionen,** z.B. Respiratory-syncytial-Virus, oder als Komplika-

tion bei Masern oder Keuchhusten und verläuft in einem nicht geringen Teil der Fälle tödlich. Therapeutisch stehen neben der Sauerstoffgabe unspezifische symptomatische Maßnahmen im Vordergrund. Antibiotika sollten nur bei Zeichen der bakteriellen Sekundärinfektion mit Linksverschiebung gegeben werden (als Linksverschiebung bezeichnet man das vermehrte Auftreten von jugendlichen und stabkernigen Granulozyten).
Bei allen anderen genannten Erkrankungen wie Pneumonie oder stenosierender Laryngitis kommt es nicht zur Behinderung der Ausatmung – bei der Laryngitis eher zur Behinderung der Einatmung.

H90 !!

Frage 4.45: Lösung B

Gesunde Neugeborene nehmen in der ersten Lebenswoche bis 10 % ihres Körpergewichtes ab, was sich auch durch sofortiges Stillen nicht verhindern lässt. Dies geschieht durch die Austrocknung der Haut, den Mekoniumabgang und Urinentleerung bei anfänglich noch relativ geringer Nahrungsaufnahme. Nach ein bis drei Wochen haben die Säuglinge ihr Geburtsgewicht wieder erreicht.

H90

Frage 4.46: Lösung D

Beschrieben wird die Symptomatik einer **abszedierenden Pneumonie** mit **Pleurabeteiligung.**
Für die Pneumonie sprechen die im Röntgenbild konfluierenden Herde, das Fieber und der Husten. Der sichtbare laterale Pleurastreifen ist Ausdruck der Pleurabeteiligung, als Komplikation kann ein Pneumothorax oder Pyopneumothorax durch Einreißen eines Abszesses hinzukommen, der auch zur schweren Dyspnoe führt. Aus einem Pneumothorax kann jederzeit durch Ventilmechanismus ein Spannungspneumothorax mit Mediastinalverlagerung und akuter Lebensgefahr entstehen (E).
Zu **(D)**: Hier wird die Nachbehandlung einer Mukoviszidose mit lebenslangem Abklopfen zur Sekretentfernung beschrieben.
Zu **(A)**: Dies war die häufigste Falschantwort. Staphylokokken und danach Escherichia coli sind die häufigsten bakteriellen Erreger bei Säuglingen. Streptokokken findet man nur selten.
Zu **(B)**: Ein Pleuraempyem, d.h. eine eitrige Entzündung des Rippenfells, kann bei jeder schweren Pneumonie als Komplikation auftreten – häufiger noch, wenn zusätzlich ein Pneumothorax mit notwendiger Drainageeinlage vorliegt. Es ist sehr oft bei der primär abszedierenden Pneumonie des Säuglings anzutreffen.

Zu **(C)**: Als **Pneumatozele** bezeichnet man eine Lungenhernie.

H90

Frage 4.47: Lösung B

Siehe auch Lerntexte VI.1, VI.4 und VII.1.
Zu **(2)**: Das adrenogenitale Syndrom ist noch nicht am 5. Lebenstag diagnostizierbar.
Zu **(5)**: Die **Histidinämie** kann zwar schon am 5. Tag gleichzeitig mit dem Guthrie-Test auf Phenylketonurie diagnostiziert werden. Dies wird jedoch nicht routinemäßig durchgeführt, da sie seltener ist als die Phenylketonurie, die auf 1 : 10 000 auftritt (die Histidinämie, die autosomal rezessiv vererbbar ist, 1 : 16 000) und nicht so schwerwiegende Folgen hat.
Die Diagnose wird durch erhöhte Histidinspiegel im Plasma und fehlende Histidinase-Aktivität in der Haut gestellt. Da das Histidin nicht zur Urokaninsäure abgebaut werden kann, läuft der Abbau über unterschiedliche Imidazolsäuren, die im Urin ausgeschieden werden und eine Reaktion mit $FeCl_3$ (Phenistix) auslösen.
Eine Senkung des bis zu 4 bis 10fach erhöhten Histidinspiegels im Blut kann über eine Diät mit histidinfreien Aminosäuregemischen erreicht werden. Diese Diät ist jedoch umstritten, da sich Patienten auch ohne diese Diät normal entwickeln.
Die vorübergehende transitorische Histidinämie des Neugeborenen aufgrund einer verminderten Aktivität der Histidin-Pyruvat-Transaminase (2. Abbauweg) hat keine pathologische Bedeutung. Ein Teil der Erkrankten zeigt Oligophrenie, z.T. mit Krämpfen, doch ist die Inzidenz nicht ganz klar.

F97 !!

Frage 4.48: Lösung E

Viele haben die Falschantwort (D) gewählt, also die Aussage (1) verneint.
Frühgeborene sind jedoch besonders anfällig für Störungen der Atemregulation, die bei mehr als einem Viertel beobachtet werden kann.
Als **Apnoe** bezeichnet man Atemnot von mehr als 20 Sekunden Dauer, die mit Hypoxämie, Bradykardie und Hyperkapnie einhergehen und – falls sie nicht spontan sistieren – zum Tode führen können. Hypoglykämie und Anämie sowie Analgesie der Mutter unter der Geburt sind weitere Risikofaktoren für Apnoephasen.
Von den Apnoeanfällen sind die harmlosen apnoischen Pausen abzugrenzen, die Teil des periodischen Atmens im Schlaf sind, und die bei Früh-

geborenen besonders häufig sind. Diese gehen aber nicht mit Hypoxämie und Bradykardie einher.

H90

Frage 4.49: Lösung B

Zu (**1**): Der prämature Schluss der Koronarnaht (= Kranznaht), nicht der Sagittalnaht (= Pfeilnaht), führt zum **Brachyzephalus** (Kurzschädel).
Zu (**2**): Beim **Turmschädel** – einer Kombination von vorzeitiger Verknöcherung der Pfeilnaht und der Kranznaht – treten häufiger Schäden an den Sehnerven bzw. Augen auf.
Zu (**3**): Die Kraniostenosen führen nicht zu einem Hydrozephalus, da die Liquorzirkulation nicht behindert ist – daher auch keine Indikation zu einer Ventrikeldrainage.

H91

Frage 4.50: Lösung C

Bei einem mangelgeborenen, aber reifen Neugeborenen besteht zwar vermehrt die Gefahr der Hypoglykämie, der Hypothermie und von Infekten, jedoch nicht die Gefahr von hyalinen Membranen (Atemnotsyndrom aufgrund von Surfactant-Mangel) und retrolentaler Fibroplasie, die nur bei Frühgeborenen vorkommen. Die retrolentale Fibroplasie ist dabei eine Netzhautschädigung durch Beatmung von Frühgeborenen mit zu hohen Sauerstoffkonzentrationen, die andererseits aber überlebensnotwendig sein können.

H00

Frage 4.51: Lösung B

Eine **Nabelhernie** kommt bei fast 20 % aller Neugeborenen vor. Da sie selten Beschwerden macht und sich zu 90 % innerhalb der ersten drei bis vier Lebensjahre zurückbildet, besteht eine Operationsindikation nur bei Einklemmung, sehr großen Hernien oder starken Beschwerden bei dauerhaftem Darmaustritt.
Zu (**D**): Ein offener Processus vaginalis führt zu einer **Leistenhernie**, nicht zu einer Nabelhernie. Die Leistenhernie ist bei Jungen neun Mal häufiger als bei Mädchen.

Geburtsbedingte Traumen **IV.5**

- **Caput succedaneum** (Geburtsgeschwulst) – ödematöse Schwellung der Kopfhaut, bedingt durch Blut- und Lymphstau unter der Geburt, überschreitet die Grenzen der Schädelnähte und heilt innerhalb von 1–2 Tagen ohne Therapie ab.
- **Kephalhämatom** – entsteht durch Abscherung des Periosts vom Schädelknochen unter der Geburt und ist daher durch die Schädelnähte begrenzt; Therapie i.a. nicht notwendig, Resorption innerhalb von Wochen bis Monaten. Hämatokritkontrolle wegen teils sehr großem möglichen Blutverlust empfohlen.
- **Klavikulafraktur** – häufigste geburtsbedingte Fraktur, symptomarm, Schonhaltung des Armes mit Innenrotation, abgeschwächter oder fehlender Moro-Reflex. Eine schmerzlindernde Ruhigstellung erreicht man durch Fixieren des gebeugten Armes (durch Sicherheitsnadeln – kein Verband erforderlich) am Jäckchen, wobei der Oberarm etwas nach hinten gezogen wird.
- **Epiphysenlösung** des Humerus – führt zur Scheinlähmung des Armes und wird wie Schultergelenksdistorsion mit einer Abduktionsschiene behandelt.
- **Obere Plexuslähmung Erb-Duchenne** – C5, C6 – schlaffe Lähmung des Armes, Ruhigstellung mit Abduktionsschiene gebeugt und außenorientiert, ab 2.–3. Lebenswoche Krankengymnastik und Massage; bei Erfolglosigkeit nach 4 Monaten evtl. Nervenplastik; vollständige Heilung in etwa 34 %.
- **Untere Plexuslähmung Klumpke** – C7, C8 – Lähmung von Unterarm und Fingern (Pfötchenstellung), bei Mitbeteiligung des Sympathikus (Th1) Horner-Trias (Miosis, Ptosis, Enophthalmus).
- **Fazialisschädigung** – Gesichtsasymmetrie beim Schreien, bei fehlendem Lidschluss des betroffenen Auges Gefahr der Hornhautaustrocknung (Salbenprophylaxe) – gute Prognose.

F91

Frage 4.52: Lösung E

Laut WHO-Definition wird ein **Frühgeborenes** vor Vollendung der 37. Schwangerschaftswoche geboren. Frühgeborene wiegen meist weniger als 2500 g und zeigen außerdem Zeichen der anatomischen (wenig subkutanes Fettgewebe, vermehrte Lanugobehaarung, kurze Nägel, nicht voll ausgebildete Ohrknorpel, fehlender Descensus testis bzw. klaffende Vulva) und funktionellen Unreife, die alle Organsysteme betreffen. Die Leberunreife

führt zur verstärkten Hyperbilirubinämie, ungenügenden Entgiftung von Pharmaka, Mangel an Gerinnungsfaktoren und wegen verminderter Glykogenreserven zu gehäuften Hypoglykämien (1).
Da das Fettpolster nur spärlich entwickelt ist und die Körperoberfläche im Verhältnis zur Masse relativ groß ist, besteht eine Neigung zur Hypothermie (2).
Frühgeborene sind außerdem vermehrt durch bakterielle Infektionen gefährdet, da die Immunglobulinkonzentration und die Phagozytosefähigkeit der Leukozyten vermindert sind (3).
Zu **(4)** und **(5)**: Wegen der Lungenunreife mit Mangel an Surfactant kommt es gehäuft zum Syndrom der hyalinen Membranen mit schwerer Ateminsuffizienz. Die dann erforderliche Sauerstofftherapie kann über eine Hyperoxämie wiederum zur retrolentalen Fibroplasie mit späterer Erblindung führen.
Zur Behandlung des Surfactant-Mangels kann der Surfactant direkt intratracheal substituiert werden.
Siehe Lerntext IV.6.

H97

Frage 4.53: Lösung D

Als **Frühgeborene** werden Kinder mit einem Schwangerschaftsalter von weniger als 259 Tagen bezeichnet. Sie sind für eine Vielzahl von Erkrankungen anfälliger und tragen wesentlich zur perinatalen Sterblichkeit bei. Die **intrakraniellen Blutungen** werden durch die Verletzlichkeit der Blutgefäße oft bei gleichzeitigem Vitamin-K-Mangel verursacht – oft in die Seitenventrikel – nicht subdural. Hypoxämie und Azidose sind zusätzliche Risikofaktoren. **Subdurale Hämatome** können durch Verletzungen unter der Geburt hervorgerufen werden. Deren Symptomatik entwickelt sich nur langsam: Vorwölben der Fontanelle, Zunehmen des Schädelumfanges, schlechtes Gedeihen, Erbrechen.

H97 H90 !

Frage 4.54: Lösung B

Bei einer doppelseitigen **Choanalatresie,** d.h. beide Nasenmuscheln sind nicht angelegt, können die Säuglinge nur mit Mundatmung überleben. Wegen der fehlenden Anfeuchtung der Luft kann es zu entzündlichen Lungenveränderungen kommen. Außerdem ist die Nahrungsaufnahme durch die fehlende Nasenatmung behindert.
Zu **(A)**: Ein **Surfactant-Mangel** liegt nur bei Frühgeborenen vor, die sicher keinen Apgar-Wert von 10 erreichen würden. Der Surfactant ist ein Phospholipid, das die Oberflächenspannung der Lunge herabsetzt und für die Reifung der Lunge notwendig ist. Ohne ihn kollabieren die Alveolen nach jedem Atemzug vollständig und erschweren so die Atemarbeit. Es kommt zur Atelektasenbildung, d.h. Bezirke der Lunge werden nicht belüftet und durch das Shunt-Phänomen, d.h. Durchblutung nicht belüfteter und somit nicht oxygenisierter Lungenabschnitte, kommt es zur Hypoxämie. Heute kann der Surfactant industriell hergestellt werden und bei drohender Frühgeburt postnatal intratracheal verabreicht werden, um so die Chancen für das Frühgeborene entscheidend zu verbessern.
Siehe Lerntext IV.6.
Zu **(C)**: Bei einer **Ösophagusatresie** mit unterer Magenfistel, d.h. Verbindung des unteren Teils des Ösophagus zur Luftröhre (als Typ III B bezeichnet – mit 90 % die häufigste Ösophagusmissbildung), kommen rezidivierende Atemnotanfälle vor. Ursache ist das Überlaufen von Speichel in die Trachea. Diese Anfälle sind aber, anders als in dem beschriebenen Fall, von der Art der Atmung, ob Mund- oder Nasenatmung, unabhängig. Bei der Mutter liegt immer ein Hydramnion vor, d.h. ein Zuviel an Fruchtwasser. Beim Trinkversuch wird das Kind zyanotisch und würgt die Nahrung aus dem Mund wieder heraus. Eine rasche Operation ist die einzige Überlebenschance.
Zu **(D)**: Eine beidseitige **Lungenagenesie,** d.h. Nichtanlegung beider Lungen, ist mit dem Leben nicht vereinbar. Wenn jedoch nur eine Lunge nicht angelegt ist, kommt es zu einer Verlagerung der Mediastinalorgane. Durch kompensatorische Mechanismen wie Hernierung einzelner Lappen auf die Gegenseite ist dies bei entsprechendem Wachstum (ebenso wie nach frühzeitiger Pneumonektomie, d.h. operativer Entfernung einer ganzen Lunge) nach einigen Jahren kaum mehr auf dem Röntgenbild erkennbar und nur noch durch Bronchoskopie und Bronchographie (Kontrastdarstellung der Atemwege) nachweisbar. Mit einer Lunge ist ein Überleben gut möglich. Manchmal ist die scheinbar fehlende Lunge angelegt, aber stark unterentwickelt – ähnlich wie bei angeborenen großen Zwerchfellhernien (E), wo es durch Verdrängung der Lunge durch Magen usw. zu einer massiven Entwicklungsbehinderung kommt.

Lungenbelüftungsstörungen und Surfactant-Mangel-Syndrom IV.6

Der Surfactant-Mangel liegt bei über 50 % der Atemnotsyndrome vor; besonders bei Frühgeborenen, da vor der 35. Schwangerschaftswoche nur unzureichend Surfactant gebildet wird.

Es ist ein Gemisch aus Phospholipiden, das die Oberflächenspannung der Alveolen herabsetzt und deren Kollaps entgegenwirkt. Heute kann man durch Bestimmung der Metaboliten des Surfactant im Fruchtwasser die Lungenreifung abschätzen. Bei drohender Frühgeburt kann die Lungenreifung mit Kortison angeregt werden, außerdem auch durch Thyroxin oder Sympathomimetika. Postnatal kann den Frühgeborenen gentechnisch hergestellter Surfactant intratracheal verabreicht werden.
Bei reifgeborenen Kindern mit Surfactant-Mangel liegt meist eine Hypothyreose oder ein Hyperinsulinismus vor.
Die Letalität liegt etwa bei 15 %. Radiologisch sieht man erst Mikroatelektasen, dann eine Eintrübung und eine weiße Lunge. Wenn die Kinder beatmet werden müssen, droht eine weitere Überblähung, Pneumothorax und Pneumomediastinum.

F94

Frage 4.55: Lösung D

Neugeborene Kinder **diabetischer Mütter** (etwa 3 Promille aller Schwangeren) sind oft relativ schwer („Riesenbabys") und fallen postpartal durch reaktive Hypoglykämien auf.
Wegen der mütterlichen Hyperglykämie (bei nicht optimal eingestelltem Diabetes mellitus) bildet sich beim Kind ein Hyperinsulinismus aus, dessen Folge eine **Hypoglykämie** bis 20 mg% sein kann. Außerdem ist die enzymatische Reifung verlangsamt, sodass es häufiger zu einem Surfactant-Mangel-Syndrom kommt und zur Gelbsucht der Neugeborenen.
Außerdem kann es zur Hypokalzämie, zur metabolischen Alkalose und zur Polyglobulie kommen, die dann auch zu einer Nierenvenenthrombose führen kann.
Die Embryopathia diabetica zeigt ein kaudales Regressionssyndrom (Agenesie von Os sacrum und Os coccygeum, Lähmung der Beine, Klumpfüße, Stuhlinkontinenz, neurogene Blase, Herzfehler, Nierenfehlbildungen).
Wenn der Diabetes mellitus der Mutter während der Schwangerschaft optimal eingestellt ist durch intensivierte Insulintherapie, z.B. auch mit Insulinpumpe, können solche Folgeerscheinungen vermieden werden.

F00 **!**

Frage 4.56: Lösung E

Der Mikrozephalus gehört nicht zu den Fehlbildungen, die bei schlecht eingestelltem **Diabetes mellitus** Typ I, gehäuft vorkommen, sondern die Herzfehler.

F00 **!**

Frage 4.57: Lösung C

Dass das Neugeborene zu groß ist (makrosom) und eine Polyglobulie aufweist, spricht für die unzureichende **Diabetes**einstellung der Mutter und ist Zeichen der diabetogenen Fetopathie. Außerdem können eine Hypokalzämie und eine metabolische Alkalose auftreten.
Tatsächlich ist die **Nierenvenenthrombose** eine Erkrankung der Neugeborenen und des Säuglingsalters und zwar bei folgenden Risikofaktoren:

- Sepsis
- Exsikkose
- **diabetogene Fetopathie** (dabei ist die Polyglobulie die Ursache).

Sie kann ein- oder beidseitig auftreten und ist gekennzeichnet durch:

- Hämaturie
- Oligurie
- Verbrauchskoagulopathie.

Zu (**A**): An Fehlbildungen kommen bei Kindern diabetischer Mütter gehäuft vor:

- Herzfehler
- Agenesie von Os sacrum und Os coccygeum
- Lähmung der Beine, Klumpfüße
- neurogene Blase
- Stuhlinkontinenz
- **Fehlbildungen der Niere und der Harnwege**, diese führen aber nicht zur Makrohämaturie.

Zu (**B**): Bei einer **Pyelonephritis** wäre auch Fieber zu erwarten. Bei Neugeborenen können Sepsis-Symptome im Vordergrund stehen. Eine Hämaturie kann, muss aber nicht vorkommen.
Zu (**D**): Der **Urachus** ist ein embryonaler Harngang zwischen Scheitel der Blase und dem Nabel, der sich normalerweise bis zur Geburt zurückbildet. Wenn er bestehen bleibt, führt dies zu einer Fistel, die operativ korrigiert werden muss.
Zu (**E**): Symptome einer **akuten Glomerulonephritis** können sein:

- Hämaturie
- Proteinurie
- Ödeme
- Oligurie.

Sie folgt meist ein bis drei Wochen nach einer Angina, Otitis, Sinusitis mit β-hämolysierenden Streptokokken und hat einen Häufigkeitsgipfel zwischen dem 2. und 12. Lebensjahr, was hier bei der Frage nicht passt.

F93

Frage 4.58: Lösung E

Siehe auch Lerntext IV.7.
Frühgeborene machen fast 20 % aller Todesfälle beim **plötzlichen Kindstod** aus. Jährlich sterben in Deutschland (in den alten Bundesländern) etwa 1000 Kinder daran, wobei es keine einheitliche Ätiologie zu geben scheint, sondern das Zusammenspiel mehrerer Risikofaktoren ursächlich zu sein scheint.

Plötzlicher Kindstod IV.7

Als plötzlichen Kindstod bezeichnete man den plötzlichen und unerwarteten Tod eines scheinbar gesunden Säuglings. Der Tod tritt ohne erkennbare Ursache während des Schlafes ein. Im Englischen wurde dafür die Bezeichnung „**s**udden **i**nfant **d**eath **s**yndrome" = SIDS gewählt.
Inzwischen scheint sich die Bauchlage als ein Risikofaktor unter anderen für den plötzlichen Kindstod im ersten Lebensjahr herauskristallisiert zu haben. Nach Propagierung einer Änderung der bevorzugten Schlaflage von Säuglingen in die Rückenlage kam es zu einem deutlichen Rückgang der Todesfälle (in den alten Ländern der Bundesrepublik jährlich über 1000 Todesfälle). Die Bauchlage scheint nur im Zusammenhang mit anderen Faktoren wie Atemwegsinfekten unter anderem eine Rolle zu spielen, da bei erschwerter Atmung die Säuglinge mit dem Kopf meist eine Mittelstellung einnehmen und es so zur Face-down-Position kommt. Außerdem nimmt man bei Bauchlage Hyperthermien aufgrund verminderter Wärmeabstrahlung bei fieberhaften Infekten an, da das Gesicht eine entscheidende Rolle in der Temperaturregulation spielt.
Daher sollte im ersten Lebenshalbjahr als Schlafposition für die Säuglinge die Rückenlage gewählt werden, im zweiten Lebenshalbjahr ist schon ein selbständiger Lagewechsel möglich.
Weitere anamnestische Risikofaktoren: relativ junge Mütter, mangelnde Schwangerschaftsvorsorge, rasch aufeinanderfolgende Schwangerschaften, Komplikationen während der Schwangerschaft oder während und nach der Geburt, Rauchen, Drogenkonsum, Frühgeborene (20 % aller SIDS), schlechte soziale Bedingungen, häufige Apnoephasen.

F93 !!

Frage 4.59: Lösung E

Bei der **AB0-Erythroblastose** hat das Kind die Blutgruppe A oder B, die Mutter die Blutgruppe 0.
Bei der **Rhesus-Inkompatibilität** ist das Kind Rhesus-positiv, die Mutter rhesus-negativ. – Die Mutter bildet nach erster Schwangerschaft oder Transfusion (auch Thrombozyten aus Vollblut) Antikörper gegen die fetalen Erythrozyten. Diese sind plazentagängig und führen zur Hämolyse und Anämie beim Fetus. Durch die Anti-D-Prophylaxe kann dieses Risiko vermindert werden.
Der **Morbus haemolyticus neonatorum** durch AB0-Inkompatibilität verläuft sehr viel leichter als der durch Rhesus-Unverträglichkeit.
Dies kommt daher, dass die von der Mutter gebildeten Antikörper zum großen Teil in der Plazenta abgefangen werden. Außerdem haben die fetalen Erythrozyten nur eine geringe Antikörperbindungskapazität.

H00 !

Frage 4.60: Lösung B

Zu (**B**): Der **Morbus haemorrhagicus neonatorum** ist Folge eines **Vitamin-K-Mangels**, der zu einer Verminderung der Aktivität der Gerinnungsfaktoren II (Prothrombin), VII, IX und X führt. Es kommt zu einer hämorrhagischen Diathese mit Haut- und Schleimhautblutungen am 2.–4. Lebenstag. Es kann auch zu Hirnblutungen kommen.
Zu (**A**): Ein sehr schwerer **Eisenmangel** der Mutter kann zu einer Eisenmangelanämie beim Säugling führen. Dies führt aber nicht zu Blutungen.
Zu (**C**): Ein **Kephalhämatom** entsteht während der Geburt durch Abscherung des Periosts vom Knochen. Es ist durch die Schädelnähte begrenzt.
Zu (**D**): Sofort gestillte Kinder und Kinder, die eine Vitamin-K-Prophylaxe erhalten, sind in der Regel nicht betroffen.
Zu (**E**): Am häufigsten bluten die Kinder am 2. bis 4. Lebenstag – nicht in der 2. Lebenswoche. Selten kann es auch zu Frühblutungen (innerhalb der ersten 24 Stunden) und Spät- (oft Hirn-)-blutungen (nach mehreren Wochen) kommen. Letztere kommen vor bei Säuglingen mit Störungen der Fettresorption oder des Fetttransports, z. B. bei:

- Gallengangsatresie
- chronischer Enteritis
- Zöliakie
- Hepatitis
- Alpha-1-Antitrypsin-Mangel.

H92

Frage 4.61: Lösung E

Apnoen sind definiert als Atemstillstände von mindestens 20 Sekunden Dauer. Sie gehen einher mit Brachykardie – nicht Tachykardie – gehäuft bei Frühgeborenen oder Stoffwechselstörungen wie Hypoglykämie.
Etwa 3 % aller Neugeborenen leiden an primärer Apnoe, d.h. atmen nicht spontan innerhalb der ersten 20 Sekunden, und genauso viele erleiden nach anfänglichem Atmen einen kurzzeitigen Atemstillstand. Oft reichen Sauerstoffgabe oder ein Absaugen als Reiz aus, um die Atemtätigkeit anzuregen. Wenn das Neugeborene aber nicht sofort darauf anspricht oder zyanotisch (blau) wird, ist eine frühzeitige Intubation erforderlich.
Bei Frühgeborenen treten häufig auch Apnoeanfälle auf, d.h. mehrere Atemstillstände während des Schlafs. Dann ist eine elektronische Überwachung notwendig, die bei Atemstillständen oder den damit einhergehenden Bradykardien Alarm gibt. Dann reicht überwiegend ein mechanischer Reiz wie Streicheln, Anstoßen aus, um das Atemzentrum wieder anzuregen.

F92

Frage 4.62: Lösung E

Bei dem in der Frage beschriebenen Befund handelt es sich um ein **Kephalhämatom,** das durch Abscherung des Periosts während der Geburt entstanden ist. Durch Zerreißen der subperiostalen Gefäße kommt es zur Hämatombildung, eine Behandlung ist nicht erforderlich. Punktionen sind wegen der Infektionsgefahr möglichst zu vermeiden.
Prädilektionsstellen sind die Scheitelbeine, Stirn- oder Hinterhauptbein sind selten betroffen.

F92

Frage 4.63: Lösung B

Beim angeborenen **adrenogenitalen Syndrom** mit Salzverlust handelt es sich um einen ausgeprägten Enzymdefekt der Kortisolbiosynthese, wodurch sekundär auch die Aldosteronsynthese vermindert ist. Dies führt zu Hyponatriämie und Hyperkaliämie. Beim AGS ohne Salzverlust ist der Enzymdefekt weniger stark ausgeprägt, sodass die Aldosteronsekretion normal ist.
Die **hypertrophische Pylorusstenose** führt über rezidivierendes Erbrechen mit Verlust von saurem Magensaft zur hypochlorämischen Alkalose. Die Erkrankung tritt gehäuft bei Knaben in der 2.–3. Lebenswoche auf und geht mit schwallartigem Erbrechen einher.

Nekrotisierende Enterokolitis **IV.8**

Eine spezielle Neugeborenenkrankheit ist die auf mehrere Ursachen zurückzuführende nekrotisierende Enterokolitis. Oft führt eine mangelnde Darmmotilität oder ein Mekoniumverhalt zur Dehnung des Darmes, was durch Nahrung und Gasbildung noch verstärkt wird. Diese Überdehnung führt zur Mikrozirkulationsstörung und darüber hinaus zum Ileus mit Nekrosen. Es wandern dann Clostridien in die Darmwand, die eine Gasbildung bewirken und dann weiter zu Nekrosen und Perforation führen. Außerdem kann die Darmwand direkt durch Bakterien (E. coli) oder Rotaviren zerstört werden.
Risikofaktoren können sein:

- Frühgeburtlichkeit
- Hypoxie
- Hypoglykämie
- Hypothermie.

F92 **!**

Frage 4.64: Lösung C

Reifezeichen des Neugeborenen sind:

- Körperlänge ≥ 48 cm
- Körpergewicht ≥ 2500 g
- Schulterumfang > Kopfumfang
- pralle, subkutane Fettpolster
- rosige Hautfarbe (zu (C): Frühgeborene haben eine stärker gerötete Hautfarbe)
- Kopfhaare > 2 cm
- Lanugobehaarung nur noch teilweise erhalten (bevorzugt an Schultern, Oberarm und Rücken)
- voll ausgebildete Ohrknorpel
- Nägel bedecken oder überragen die Fingerkuppen
- mindestens ein Hoden deszendiert bzw. bei Mädchen bedecken die großen Labien die kleinen
- ausgebildetes Fußlinienmuster.

Siehe Lerntext IV.1.

F92

Frage 4.65: Lösung E

Ein chronischer **Subduralerguss** kann zum einen aus einem chronischen Subduralhämatom entstehen (durch bindegewebige Organisation des Hä-

matoms und nachfolgende Verflüssigung), daher können alle Arten eines Traumas (A, C, D) zum chronischen Subduralerguss führen. Zum anderen kann es auch nach einer Meningitis (besonders Haemophilus influenzae und Pneumokokken) zur Ausbildung eines chronischen Subduralergusses kommen. Als Ursache vermutet man hierbei eine Permeabilitätsstörung der Kapillaren ((B) war mit 31 % die häufigste Falschantwort).
Zu **(E)**: Beim **Sturge-Weber-Syndrom** findet sich ein Naevus flammeus im Gesicht, außerdem Hämangiome im Bereich der weichen Hirnhäute, die sekundär verkalken können und häufig zerebrale Krampfanfälle auslösen. Gehäufte Subduralhämatome sind nicht beschrieben.

F00 **!**

Frage 4.66: Lösung C

Die **obere Plexuslähmung (Typ Erb)** beruht auf einer Schädigung der Nervenfasern der Segmente C 5 und C 6 und tritt häufiger auf als die untere (Typ Klumpke), die durch eine Schädigung von C7 bis Th1 verursacht wird.
Sie führt zur Innenrotation und schlaffer Lähmung des Armes. Die Finger können bewegt werden. Wenn C4 mitbetroffen ist, kommt es zur Zwerchfell-Lähmung. Der Arm sollte außenrotiert auf einer Abduktionsschiene gelagert werden, um Kontrakturen vorzubeugen, nach der 4. Woche kommen Krankengymnastik und Massagen hinzu.

F92

Frage 4.67: Lösung B

Neben der Hypothyreose und der Phenylketonurie erfolgt in manchen Bundesländern gleichzeitig auch ein Screening auf Galaktosämie.
Zu **(2)**: Eine Hämoglobinelektrophorese ist bei der Seltenheit der Thalassämie als Screening-Methode zu aufwendig, außerdem enthalten die Erythrozyten des Neugeborenen noch 60–80 % HbF, sodass die Untersuchung bezüglich Thalassämie nicht aussagefähig ist.
Zu **(4)**: Für die Fruktoseintoleranz ist ein Früherkennungstest nicht möglich, da die Erkrankung ja erst bei Fruktosezufuhr manifest wird und Neugeborene noch keine Fruktose erhalten.
Zu **(5)**: Ein Test auf progressive Muskeldystrophie wird nicht beim routinemäßigen Neugeborenen-Screening durchgeführt. Bei positiver Familienanamnese sollte die Kreatinkinase (CK) gleich nach der Geburt bestimmt werden.

F92

Frage 4.68: Lösung D

Die Vorsorgeuntersuchung U7 findet im 21.–24. Lebensmonat statt. In diesem Alter kann ein Kind noch nicht auf einem Bein hüpfen oder zwei Punkte mit einer Linie verbinden ((E) war mit 29 % häufigste Falschantwort bei 63 % richtigen Antworten). Siehe auch Tabelle 1.3.

H94

Frage 4.69: Lösung A

Die **Geburtsgeschwulst** (Caput succedaneum) ist eine ödematöse Schwellung der Kopfhaut, die die Grenzen der Schädelknochen überschreitet und ohne Therapie in 1–2 Tagen abheilt.
Zu **(B)**: Das Kephalhämatom entsteht durch Abscherung des Periosts vom Schädelknochen unter der Geburt und ist daher durch die Schädelnähte begrenzt.
Zu **(D)**: Das Kephalhämatom wird innerhalb von Wochen bis Monaten resorbiert. Siehe Lerntext IV.5.

H94

Frage 4.70: Lösung D

Das **Gesamtbilirubin** erreicht seinen physiologischen Gipfel zwischen dem 3. und 5. Lebenstag, wobei maximal 13,5 mg/dl noch als normal gelten. Am ersten Tag dürfen die Werte jedoch 4 mg/dl nicht überschreiten, am 2. Tag 9 mg/dl.
Der hier genannte Wert von 110 mg/l (= 11 mg/dl) ist deutlich pathologisch erhöht und gibt Anlass mindestens zu einer Phototherapie, da in den folgenden beiden Lebenstagen mit einem weiteren Bilirubinanstieg zu rechnen ist. Eine Phototherapie wird bei 24 h alten Säuglingen bereits bei einem indirekten Bilirubin von 5–9 mg/dl empfohlen, bei 10–14 mg/dl wird eine Blutaustauschtransfusion bei Zeichen der Hämolyse oder Geburtsgewicht weniger als 2500 g empfohlen.
Zu **(A)**: Bei wachen Neugeborenen ist eine **Atemfrequenz** um 40 (zwischen 30–45, bei Erregtheit bis 60) normal, im Schlaf sinkt die Frequenz meist auf Werte um 24.
Zu **(B)**: Die **Herzfrequenz** liegt meist zwischen 110–160, im Alter von 6 Stunden bei reifen Neugeborenen um 120, bei Frühgeborenen um 150.
Zu **(C)**: Ein **Hämoglobin** von 18 mg/dl ist am ersten Lebenstag noch normal (bis 19,5 mg/dl normal), später mit 6–12 Wochen erfolgt die Trimenonreduktion auf 10–12 mg/dl.

Zu (**E**): Eine **Blutglukosekonzentration** von 30–60 mg% (= 0,30–0,60 g/l) ist bei Neugeborenen normal, bei Frühgeborenen liegt eine Hypoglykämie erst bei Werten unter 20 mg% vor. Insgesamt ist zu beachten, dass die Normwerte bei Neugeborenen deshalb eine so große Schwankungsbreite haben, weil sie auch von der Schwangerschaftsdauer abhängen.

F95

Frage 4.71: Lösung A

Indirekt reagierendes Bilirubin wird tatsächlich durch die Plazenta über die mütterliche Leber inaktiviert, sodass im Feten keine erhöhten Konzentrationen, die zum Kernikterus führen, entstehen können.
Der **Hydrops congenitus fetalis** kann in schweren Fällen einer Rhesus-Inkompatibilität entstehen (Mutter Rhesus-negativ, Vater Rhesus-positiv) – meist erst beim zweiten Kind.
Die mit mütterlichen Antikörpern beladenen Erythrozyten werden in der Milz zerstört; dies führt zur Splenomegalie und zur Anämie. In schweren Fällen muss nach der Geburt eine Blutaustauschtransfusion mit genauer Flüssigkeitsbilanzierung durchgeführt werden.

Ikterus **IV.9**

Ein physiologischer Ikterus wird bei etwa der Hälfte aller Neugeborenen gefunden; er beruht auf mangelnder Enzymreife der Leber, dabei ist vor allem das indirekte, unkonjugierte Bilirubin erhöht. CAVE: Medikamente, z.B. Sulfonamide, können Bilirubin aus der Albuminbindung verdrängen und dadurch zum Ikterus führen.
Rh-Erythroblastose: Blutgruppenkonstellation: Mutter rh-negativ (d), Kind Rh-positiv (D).
Nach vorangegangener Sensibilisierung der Mutter durch Schwangerschaft oder Transfusion kann es durch diaplazentar übertragene Antikörper zur fetalen Erythroblastose kommen, i.a. erst beim 2. Kind.
Symptome: Ikterus, hämolytische Anämie, Hepatosplenomegalie (wegen extramedullärer Blutbildung), in schweren Fällen Hydrops congenitus.
Therapie: Bei schweren Formen Austauschtransfusion, ansonsten Phototherapie (blaues Licht spaltet Bilirubin in nierengängige Partikel).
Prophylaxe: Anti-D-Antikörper-Gabe bei rh-negativen Müttern nach der ersten Entbindung (oder Fehlgeburt).
AB0-Erythroblastose – Blutgruppenkonstellation: Mutter 0, Kind A oder B, Symptomatik weniger ausgeprägt als bei Rh-Erythroblastose.

F95

Frage 4.72: Lösung A

Da der Knochen des Säuglings noch weich und nachgiebig ist, führt der **Hydrozephalus** (vermehrte Liquorbildung oder fehlender Abfluss) zu einer Vergrößerung des Schädels mit vorgewölbter Fontanelle. Die Kinder zeigen das sog. Sonnenuntergangsphänomen: die Pupillen zeigen zum Lidunterrand, darüber ist das Augenweiß noch gut sichtbar. Entwicklungsverzögerung, vermehrtes Schreien oder Erbrechen und Sehbeeinträchtigung können je nach Ausmaß des Hirndruckes weitere Symptome sein.
Therapie der Wahl ist eine Shunt-Implantation, die jedoch häufig mit Komplikationen verbunden ist. Die Sterblichkeit ist erhöht, Krampfanfälle kommen bei etwa einem Zehntel der Fälle vor.

F95

Frage 4.73: Lösung E

Bei der Infektion des Neugeborenen gibt es keine typischen Befunde; sowohl Leukozytose als auch Leukopenie, Fieber als auch Untertemperatur können Hinweise auf eine Infektion sein. Die metabolische Azidose kennzeichnet bereits einen schwereren Verlauf. Unspezifische Gedeihstörungen sind ebenfalls Hinweise, auch Erbrechen und unmotiviertes Schreien. Das macht die Diagnose gerade von Meningitis u.a. bei Neugeborenen so schwierig.
Auch ein „septisches", d. h. gelblich-gräuliches Hautkolorit kann Hinweis auf eine Infektion sein.

F96

Frage 4.74: Lösung C

Bei einem gesunden Neugeborenen macht das **Körperwasser** etwa 75 % des Körpergewichts aus, beim Erwachsenen dagegen etwa 60 %.
Zu (**A**): Gerade weil das Neugeborene täglich etwa ein Fünftel seines Körpergewichtes an Wasser austauscht, ist die konstante Flüssigkeitszufuhr – etwa 60 ml/kg pro Tag – besonders wichtig.
Insgesamt ist der tägliche Milchbedarf in den ersten Monaten durch die Verarbeitung von Nahrungsbestandteilen mit 150–180 ml/kg höher.
Zu (**B**): Die physiologische Gewichtsabnahme in den ersten 10 Lebenstagen beträgt etwa 10 %, nicht 1 %.
Zu (**D**): Der **Vitamin K-Vorrat** ist insbesondere bei Frühgeborenen nicht ausreichend. Deshalb wird zur

Prophylaxe gegen intrazerebrale Blutungen heute die Gabe von Vitamin K oral (mehrfach) empfohlen. Die früher übliche intramuskuläre Gabe wird wegen fraglicher Zunahme von Krebserkrankungen – die allerdings nicht bewiesen werden konnte – bei guter Compliance für gesunde Neugeborene nicht mehr propagiert. Für Frühgeborene wird weiter die parenterale Zufuhr wegen der besseren Resorption empfohlen.
Der Vitamin K-Mangel ist die häufigste Ursache für Blutungen (Häufigkeit 1 : 30 000), und die Muttermilch enthält nur relativ wenig Vitamin K.
Zu (**E**): Der **Sichelfuß** (Pes adductus congenitus) ist meist beidseitig angeboren (wahrscheinlich rezessiv vererbt), jedoch nicht physiologisch. Er sollte durch redressierende Gipsverbände in Normalstellung gebracht werden. Die Rezidivgefahr ist groß.
Der Vorfuß weist eine Adduktionshaltung auf.

F96

Frage 4.75: Lösung E

Der **Hydrops fetalis** ist kennzeichnend für die Rhesus-Inkompatbilität (bei z. B. einer rhesus-negativen Mutter und einem Rhesus-positiven Vater). Durch die Antikörper (Anti-D) kommt es bereits pränatal zu einer Anämie durch Zerstörung der Erythrozyten. Beim Hydrops fetalis liegen Hämoglobinkonzentrationen um 6 g/dl, Gewebehypoxie und eine Kardiomyopathie sowie generalisierte Ödeme vor.
Die AB0-Inkompatibilität führt so gut wie nie pränatal zum Hydrops fetalis. Die Hämolyse entsteht meist erst nach der Geburt, da vorher ein Teil der Anti-AB-Antikörper durch die Plazenta neutralisiert wird und nicht alle roten Blutkörperchen vor der Geburt A- oder B-Antigen besitzen.
Die Diagnose beruht auf dem Nachweis von Kugelzellen und spezifischen IgG-Antikörpern im mütterlichen Serum.

5 Nahrungsbedarf und Ernährung

F91 **!!**

Frage 5.1: Lösung E

Frauenmilchstühle sind im Gegensatz zu Kuhmilchstühlen sauer. Der pH-Normalwert des Frauenmilchstuhls ist 4,5–6,0, nach Kuhmilchernährung 6,5–7,5. Die Laktaseausscheidung bei mit Frauenmilch ernährten gegenüber mit Kuhmilch ernährten Säuglingen verhält sich 4 : 1. Die Stuhlmenge der Brustkinder ist geringer, der Geruch des Stuhls aromatisch säuerlich.

Säuglingsnahrung **V.1**

Vergleich zwischen Frauen- und Kuhmilch

	Frauenmilch	Kuhmilch
Fettgehalt (g%)	3,5 (mehr ungesättigt FS)	3,5 (mehr gesättigte FS)
Protein (g%)	1,2 (mehr Albumin)	3,3 (mehr Kasein)
Milchzucker (g%)	7	3,4
Aschengehalt (g%)	0,21	0,75
Vitamine	mehr fettlösliche außer Vit. D	mehr wasserlösliche außer Vit. C

Frauenmilch enthält außerdem den Bifidusfaktor, der eine physiologische Darmflora mit Bifidusbakterien fördert, und eine Lipase, die die Fettverdauung erleichtert; weiterhin mehr Eisen und Kupfer, aber weniger Phosphor. Muttermilch enthält außerdem sekretorisches IgA, Lysozym und Makrophagen. Mit Frauenmilch ernährte Säuglinge setzen gelbliche, dünnflüssige und saure Gährungsstühle ab.
(FS = Fettsäure)

F97 **!!**

Frage 5.2: Lösung A

Das empfindlichste Organ für einen **Vitamin A-Mangel** sind die Augen. Dort zeigt sich eine Keratomalazie (in der Hornhaut zerfallen Infiltrate geschwürig), und eine Xerophtalmie (die Conjunctiva bulbi verdickt sich zu den Bitot-Flecken). Auch kommt es zu einer allgemeinen Entwicklungsverzögerung, hypochromer Anämie, Granulozytopenie und Thrombozytopenie. Die Haut wird verstärkt verhornt (**Hyperkeratose**) und ist dadurch verdickt und rauh. Ältere Kinder werden nachtblind. Frühgeborene und einseitig mit entrahmter Milch oder Soja ernährte Kinder sind besonders anfällig.
Bei Vitamin A-Mangel in der Schwangerschaft führt dies zu Augen- und Hirnmissbildungen beim Kind. Doch cave: auch Vitamin-A-Überdosierungen führen zu Missbildungen.

Zu (**B**): Ein **Vitamin B_6-Mangel (Pyridoxin-Mangel)** ist sehr selten und kommt praktisch nur bei allgemeiner Mangelernährung, z.B. in Folge einer Zöliakie vor oder bei chronischen Lebererkrankungen oder Urämie. Er führt zu Erbrechen, gesteigerter Erregbarkeit mit cerebralen Krampfanfällen, zu hypochromer Anämie und Durchfällen.
Zu (**C**): Ein **Folsäure-Mangel** ist häufiger bei Frühgeborenen und Kindern, die mit folsäurearmer Ziegenmilch ernährt werden oder bei Kindern mit Zustand nach Dünndarmresektion. Auch eine Behandlung mit manchen Antibiotika, die die Darmflora zerstören sowie Phenylhydantoin können die Folsäureresorption aus dem Darm verhindern. Es kommt zur makrozytären hyperchromen **Anämie.** Thymin kann ohne Folsäure nicht gebildet werden.
Zu (**D**): Bei dem sehr seltenen **Vitamin E-Mangel** kommt es zu neurologischen Störungen mit Hyporeflexie, Schluckstörungen und cerebellärer Ataxie. Bei Vitamin E-Überdosierungen kommt es bei Frühgeborenen gehäuft zur Sepsis und es kann zu einem sekundären Vitamin K-Mangel kommen, da die gleichen Transportproteine benutzt werden.
Zu (**E**): **Biotin-Mangel** ist extrem selten, da es aus dem Abbau biotinhaltiger Enzyme endogen regeneriert wird. Es gibt einen sehr seltenen angeborenen Biotinidase-Mangel, bei dem das zur Spaltung des Biocytins notwendige Enzym fehlt und so die Kinder keine endogene Biotinversorgung haben. Bei gleichzeitigem Biotin-Mangel in der Ernährung (Biotin ist z.B. in Leber, Eigelb, Hefe) kann es zu Mangelerscheinungen kommen, die zu Müdigkeit, schlechtem Appetit, schuppender Dermatitis, Haarausfall, Konjunktivitis, Myalgien und Parästhesien führen. Außerdem kann die Infektabwehr beeinträchtigt sein, was z.B. zu einer Candidiasis führen kann.

H96

Frage 5.3: Lösung B

Zu (**1**): Die reife **Frauenmilch** enthält 0,9 g/100 ml Protein, während **Kuhmilch** 3,5 g/100 ml enthält.
Zu (**2**): Der Fettgehalt ist zwar gleich, Frauenmilch beinhaltet aber mehr ungesättigte Fettsäuren und außerdem Lipase, ein Enzym, das 30–40 % der Fettverdauung bewirkt.
Zu (**3**): Frauenmilch hat 7,8 g/100 ml, Kuhmilch 4,8 g/100 ml Kohlenhydrate.
Der hohe Laktosegehalt der Frauenmilch unterstützt die unspezifische Abwehr, das Bifiduswachstum im Darm wird gefördert.
Zu (**4**): Frauenmilch ist weniger mineralienreich als Kuhmilch, wodurch auch eine größere Toleranz gegenüber Wasserverlust bewirkt wird.
Zu (**5**): Muttermilch ist durch einen hohen Gehalt an weißen Blutkörperchen, Immunglobulinen und Lactoferrin gekennzeichnet. Dadurch haben gestillte Säuglinge deutlich weniger Infekte als durch Kuhmilch bzw. adaptierte Säuglingsnahrungen ernährte.

H93

Frage 5.4: Lösung D

Siehe auch Lerntext V.1.
Zu (**1**): Muttermilch und volladaptierte **künstliche Säuglingsnahrung** enthalten gleich viel Energie. Im Vergleich zu reiner Kuhmilch hat die Muttermilch zwar gleich viel Kalorien (660 kcal/l), aber weniger Proteine und Mineralien.
Zu (**2**): Muttermilch enthält sowohl **Immunglobulin A** als auch **G,** sodass gestillte Säuglinge weniger zu Infekten neigen.
Zu (**3**): Durch die in der Muttermilch enthaltene Lipase und den Bifidusfaktor wird die bessere Ausnutzung der Fette gefördert.
Zu (**5**): Leider enthält die **Muttermilch** *mehr* Schadstoffe als künstlich hergestellte Säuglingsmilch, da wir Menschen am Ende der Nahrungskette liegen und alle Insektizide und sonstigen Umweltgifte in unserem Fett anreichern. Seit dem weltweiten Verbot von DDT und anderen Produkten hat in den letzten Jahren die Belastung der Muttermilch wieder deutlich abgenommen.
Generell wird wegen der vielen Vorteile des Stillens von der Gesellschaft deutscher Kinderärzte gesagt, dass bis einschließlich des 4. Lebensmonats die Vorteile des Stillens gegenüber denkbaren Nachteilen durch Schadstoffe überwiegen. Eine kostenlose Analyse von Schadstoffen in der Muttermilch wird heute angeboten, um bei geplanter längerer Stillzeit eine individuelle Risikoabwägung durchführen zu können; und heute liegt fast immer die Schadstoffbelastung weit unter den angegebenen – als wahrscheinlich unschädlich angegebenen Werten – sodass meistens nichts gegen eine längere Stillzeit spricht.

H97 !

Frage 5.5: Lösung C

Die Vorteile des **Stillens** sind zahlreich: von der Allergieprophylaxe (beim Stillen bis 6 Monate) bis zur verminderten Infektanfälligkeit, leichteren Verdaubarkeit wegen der Lipase in der Muttermilch, der leichter verdaulichen Laktose.
Die industriell gefertigte Säuglingsnahrung hat jedoch den gleichen Energiegehalt wie Muttermilch, wenn sie volladaptiert ist, d.h. in ihren Bestand-

teilen die Muttermilch so weit wie möglich nachahmt. Auch Kuhmilch und Muttermilch sind in ihrem Energiegehalt recht ähnlich. Die Calciumresorption gestillter Kinder ist ebenso wie die Zinkresorption besser.
Die Muttermilch enthält mehr Oligosaccharide (10–20 %) als andere Milcharten, was die Besiedelung mit dem Lactobacillus bifidus begünstigt – siehe auch Lerntext V.1.

F97

Frage 5.6: Lösung B

400 bis 600 IE **Vitamin D_3** ist der geschätzte Tagesbedarf eines Säuglings. Frühgeborene brauchen etwa 1000 IE. Die gleichzeitige **Kariesprophylaxe** mit 0,25 mg bei Säuglingen und 0,5 mg **Fluor** bei Kleinkindern ist zu empfehlen. Eine Kariesprophylaxe sollte bis zum Schulalter mit Fluoriden durchgeführt werden. Dann kommt die prophylaktische Versiegelung der Backenzähne in Frage.
Ab dem 2. Geburtstag gibt es die 0,75 mg Dosierung der Fluorprophylaxe. Manche Zahnärzte empfehlen zur Vermeidung einer Überdosierung die Gabe nur jeden zweiten Tag. Eine Überdosierung würde sich durch Flecken am Zahnschmelz zeigen.
Bei einer Vitamin D_3-Mangelrachitis gibt man 5000 IE Vitamin D_3 und 0,5–1 g Calcium p.o.

H98

Frage 5.7: Lösung A

Der Eisenspeicher bei normalgewichtigen Neugeborenen wird durch die relative Polyglobulie (Hb um 19,5 g/dl) bewirkt. Diese Eisenreserve fehlt den Frühgeborenen und auch den untergewichtigen Neugeborenen sowie den Zwillingen. Bei diesen kommt es gegen Ende des ersten Lebensjahres zu einer hypochromen **Eisenmangelanämie.**
Deshalb sollte ab dem zweiten Monat 5 mg Eisen pro Tag vorsorglich gegeben werden.

H98 **!**

Frage 5.8: Lösung B

Da **Frauenmilch** nur etwa 0,9 g Eiweiß/100 ml und **Kuhmilch** 3,5 g Eiweiß/100 ml enthält, muss der Proteingehalt der Kuhmilch etwa auf die Hälfte gesenkt werden, um als Basis für **Säuglingsnahrungen** verwendet werden zu können (Halbmilch).
Der Kasein-Molkenproteinquotient von 80 : 20 der Kuhmilch muss auf 40 : 60 geändert werden wie in der Frauenmilch.
Der **Kohlenhydratgehalt** wird nur bei den volladaptierten Säuglingsnahrungen (Anfangsnahrungen bis 4. Monat) nach Verdünnung der Kuhmilch auf die Hälfte nur mit **Laktose** aufgestockt, bei den teiladaptierten Säuglingsnahrungen wird ein Kohlenhydratgemisch aus Polysacchariden, Kochzucker oder Maltodextrinen eingesetzt.

F99

Frage 5.9: Lösung A

Eine verminderte Aktivität der Disaccharidase wird bei der Zöliakie und bei der akuten Gastroenteritis gefunden.
Die Ursache der **intestinalen Kuhmilchintoleranz** jedoch liegt in einer Sensibilisierung gegenüber Kuhmilchproteinen. Meist verschwindet die Krankheit im zweiten Lebensjahr von selber. Bis dahin darf dem Säugling keine Kuhmilch gefüttert werden.

F00 **!**

Frage 5.10: Lösung E

Als **Kuhmilchprotein-Intoleranz** bezeichnet man einen sekundären Disaccharidasen-Mangel, bei der es nach dem Abstillen und Zufüttern von Säuglingsnahrung auf Kuhmilchbasis zu Erbrechen und Durchfällen kommt. Es ist eine rein klinische Diagnose. Im Gegensatz zur echten Kuhmilch-Allergie werden keine Antikörper gegen Kuhmilchproteine gefunden. Jedoch ist in den ersten Lebensmonaten die Darmschleimhaut besonders durchlässig für Fremdeiweißmoleküle. Daher kann es zur lokalen Sensibilisierung gegenüber Kuhmilchproteinen kommen. Die Intoleranz verschwindet im 2. Lebensjahr meist von selbst.
Die **Kuhmilch-Allergie** ist dagegen eine IgE-vermittelte Allergie mit Urtikaria, Rhinokonjunktivitis, Asthma und atopischer Dermatitis.

F96

Frage 5.11: Lösung A

Es ist richtig, dass man bei unzureichender Gewichtszunahme bei gestillten Babies eine **Stillprobe** durchführt, d.h. das Baby wird vor und nach dem Anlegen an die Brust gewogen, um die getrunkene Milchmenge zu ermitteln.
Daran kann man erkennen, ob die Menge der Milch über den Tag hinweg ausreicht.
Allerdings muss man kritisch anmerken, dass von diesen Stillproben oft zu leichtfertig Gebrauch gemacht wird und dies die Mütter verunsichert, was zu dem Teufelskreis Angst – zuwenig Milch – Angst etc. führt.

F95

Frage 5.12: Lösung A

Die Rachitis ist eine typische **Vitamin D-Mangelkrankheit.** Vitamin D_3 wird in der Haut durch UV-Strahlen gebildete. Deshalb ist in den sonnenarmen Ländern eine Vitamin D-Prophylaxe für Säuglinge wichtig.
Biotin ist das sogenannte Vitamin H, das unter anderem in Hefe, Hafer, Reiskleie, Eigelb, Sojamehl und Leber enthalten ist. Es kann mittels eines Enzyms endogen rückgewonnen werden, gehört zu den Carboxylasen und ist wasserlöslich.
Siehe auch Lerntext VI.2.
Zu **(B)**: Siehe auch Lerntext VI.6.
Zu **(E)**: **Pellagra** ist die Folge eines Mangels an Nicotinsäureamid bei eiweißarmer Ernährung (besonders Tryptophan-Mangel bei Mais-Essern) oder Malabsorption. Die Symptome sind:

- Hyperkeratosen, z. B. Rhagaden an den Händen
- Dermatitis mit Hyperpigmentierung im sonnenexponierten Bereich
- Diarrhoe
- ggf. Polyneuropathie, psychische Symptome, Demenz

F90 **!!**

Frage 5.13: Lösung B

Normalerweise deckt das **Kolostrum,** die Vormilch – eine trübseröse Flüssigkeit mit relativ hohem Eiweißgehalt (2,7 %) und niedrigerem Fett- und Laktoseanteil (2,9 bzw. 5,3 %) – den Energie- und Flüssigkeitsbedarf der Neugeborenen. Bei noch fehlender Muttermilch erhalten die Kinder eine Oligosaccharidlösung, jedoch keinesfalls adaptierte Kuhmilchnahrung.
Zu **(2)** und **(4)**: Bis auf Vitamin D ist bei Frauenmilchernährung keine Substitution von Vitaminen oder Mineralstoffen notwendig. Auch der Eisenbedarf kann bis zum 6. Lebensmonat durch reine Brusternährung gedeckt werden; ab dann empfiehlt sich Zufüttern von Obst- und Gemüsebrei und passiertem Fleisch. Siehe Lerntext VI.6.
Zu **(3)**: Trotz des Gehalts an Schadstoffen überwiegen die Vorteile der Frauenmilchernährung diejenigen der künstlich hergestellten Nahrung deutlich.

F00

Frage 5.14: Lösung E

Rein **vegetarisch** ernährte Kinder (also auch ohne Ei- und Milchprodukte = **veganische Ernährung**) haben ein erhöhtes Risiko an Rachitis zu erkranken aufgrund mangelnder Vitamin-D-Zufuhr und gleichzeitiger Hemmung der Vitamin-D-Resorption aus dem Darm durch faserreiche Getreide- und Hülsenfrüchte. Die Kohlenhydratzufuhr ist meist ausreichend. Wenn noch eine makrobiotische Ernährungsweise hinzukommt, d.h. das Verwenden **roher** gemahlener Getreideprodukte, kann bei Kindern, die dies in den ersten beiden Lebensjahren noch nicht ausreichend aufschließen können, ein Minderwuchs die Folge sein.
Zu **(A)**: Auch **Eisen**, das besonders in Fleischprodukten enthalten ist, wird meist zu wenig aufgenommen, sodass eine Eisenmangel-Anämie resultieren kann.
Zu **(B)**: Auch **Vitamin B_{12}** findet sich vor allem in tierischen Lebensmitteln, besonders in Leber, Muskelfleisch sowie Milch und Eiern.
Zu **(C)**: Da auch keine Milchprodukte aufgenommen werden, ist ein **Kalzium-Mangel** möglich.

F94

Frage 5.15: Lösung A

Im Vergleich zu Kuhmilch enthält **Frauenmilch** weniger Eiweiß (1,2 g% statt 3,3 g%) und weniger Mineralien.
Sie enthält mehr Laktose und ist dadurch durch den Bifidusfaktor besser verdaulich. Frauenmilchstühle sind sauer und dünnflüssiger als Stühle von mit Kuhmilch ernährten Kindern.
Zu **(4)**: Frauenmilch enthält leider mehr Pestizide, die in dem Maße in der volladaptierten Säuglingsnahrung nicht zulässig wären. Jedoch geht der **Pestizidgehalt** nach dem Verbot von DDT und anderen langspeichernden Pestiziden inzwischen wieder zurück. Und die Vorteile der Muttermilch-Ernährung überwiegen bei weitem, sodass von der deutschen Kinderärzte-Gesellschaft das Stillen in den ersten vier Monaten uneingeschränkt empfohlen wird. Will „Frau" länger als 6 Monate voll stillen, so sollte sie eine Muttermilch-Analyse durchführen lassen, deren Ergebnisse sie meist beruhigen, denn auch bei einer längeren Stillzeit liegen die Pestizide meist nicht über den tolerierbaren Grenzwerten.
Zu **(5)**: Kuhmilch hat etwa den gleichen Energiegehalt in Joule wie Muttermilch.

F93 **!**

Frage 5.16: Lösung B

Siehe auch Lerntext V.1.
Muttermilch enthält etwa gleichviel Kalorien wie Kuhmilch, nämlich ca. 660 kcal/l.

Außerdem sind in ihr spezifische Immunglobuline, z.B. IgA, das für die lokale Abwehr zuständig ist, immunkompetente Lymphozyten, Lysozym und Laktoferrin enthalten.
Daher neigen gestillte Säuglinge weniger zu Infekten – insbesondere auch weniger zu gastrointestinalen Störungen.

F93

Frage 5.17: Lösung D

Siehe auch Lerntext VI.2.
Ein Säugling benötigt pro Tag etwa 400 bis 600 IE **Vitamin D_3.**
Diese Menge wird auch den volladaptierten Säuglingsmilchen zugesetzt. Die Muttermilch enthält nur ca. 100 IE.
Trotzdem wird noch eine zusätzliche Gabe von 500 IE Vitamin D_3 (kombiniert mit Fluor als Fluoretten) pro Tag empfohlen zur Rachitisprophylaxe einerseits und zur Kariesprophylaxe andererseits.
Frühgeborene sollten wegen ihres Nachholbedarfs und schnelleren Wachstums 1000 IE Vitamin D_3 erhalten.
Ausgedehnte Untersuchungen, besonders in der Schweiz, konnten zeigen, dass das Kariesrisiko durch Fluorprophylaxe erheblich gesenkt wird. Jedoch sollte man sich an die Dosierungsempfehlungen halten und keinesfalls mehr geben, da sonst die Gefahr der Fluorose (Fluorflecken an den Zähnen und Ablagerungen im Knochen) besteht.
Manche Zahnärzte befürworten daher auch die Gabe der Fluortabletten nur jeden zweiten Tag – vorausgesetzt, dass die Ernährung sonst ausgeglichen und vielseitig ist und nicht rein vegetarisch oder makrobiotisch.
Da Vitamin D_3 ein fettlösliches Vitamin ist und normalerweise überwiegend in der Haut unter UV-Lichtbestrahlung gebildet wird, bestehen bei Überdosierung keine Schutzmechanismen und es kann zu Gewichtsverlust, Inappetenz und Hyperkalzurie kommen. Deshalb sollten normalerweise keine Vitamin D-Bolusgaben mehr erfolgen.

F93

Frage 5.18: Lösung E

Die **Kuhmilchproteinintoleranz** ist eine Sensibilisierung gegenüber Kuhmilchprotein mit möglicher IgG-Antikörper-Bildung, nicht IgE wie bei einer Kuhmilchallergie.
Es kommt zu chronischen Durchfällen mit Malabsorption. Haut- und Lungenbeteiligung sind möglich. Als Untersuchungsbefunde zeigen sich eine Eisenmangelanämie, eine Leukozytose, Eosinophilie, IgG-Antikörper – jedoch nicht obligat.
Bei der **Kuhmilchallergie** vom Soforttyp sind die Folgen Urtikaria, Asthma, Rhinokonjunktivitis und atopische Dermatitis.
Hier sind IgE-Antikörper im RAST nachweisbar.
Bei der Kuhmilchintoleranz gelingt der Beweis meist durch zweimalige orale Provokation von Symptomen nach Kuhmilchfütterung. Die Symptome gehen von selbst im zweiten Lebensjahr zurück.

H94 **!**

Frage 5.19: Lösung D

Zu **(A)**: Der Säugling nimmt altersgemäß um ca. 200 g/Woche zu, also kann es sich nicht um einen krankhaften Befund oder unzureichende Ernährung handeln.
Zu **(B)**: Voll gestillte Säuglinge benötigen keinerlei Teezufütterung – selbst nicht an heißen Tagen, da sich die Menge und Zusammensetzung der mütterlichen Milch sehr gut nach der Nachfrage richtet. Bei Hitze muss nur häufiger angelegt werden.
Zu **(C)**: Sowohl täglich mehrfacher Stuhlgang als auch 2x/Woche sind normal und keineswegs Zeichen einer Hypothyreose.
Zu **(E)**: Auch eine einseitige Ernährung der Mutter führt nicht so leicht zu einer Fehlernährung des Kindes, solange die Mutter ausreichend Milch produzieren kann.

6 Stoffwechel

H93

Frage 6.1: Lösung D

Siehe auch Lerntext VI.1.
Galaktose ist in allen Milchprodukten enthalten, daher sind Muttermilch, Kuhmilch und daraus gewonnene Produkte wie Quark, Joghurt und Käse kontraindiziert, wenn man Hirnschäden, Leberzirrhose und Katarakt durch Galaktoseanhäufung in diesen Organen vermeiden will.

Galaktosämie **VI.1**

Die Galaktosämie ist ein autosomal rezessiver Mangel an Galaktose-1-Phosphat-Uridyl-Transferase (Häufigkeit etwa 1 : 40 000).

K

Es kommt zu einer Anhäufung von Galaktose, die besonders am Auge, Gehirn und Leber Schäden hervorruft.
Klassische Trias:
- ausgeprägter Hirnschaden
- knotige Leberzirrhose
- Katarakt

Die ersten **Symptome** sind Nahrungsverweigerung und folgender Gewichtsverlust, Erbrechen, Unruhe, schwerer, anhaltender Ikterus, Krämpfe und ausgeprägte Hepatosplenomegalie.
Nach Früherkennung mittels **Guthrie-Test** können durch eine lebenslange galaktosefreie Diät diese Schäden vermieden werden (keine Milchprodukte).
Es gibt auch eine klinisch stumm verlaufende sog. **Duarte-Variante** mit ausreichender Restaktivität des Enzyms.

F98

Frage 6.2: Lösung A

Die autosomal rezessiv vererbte **Mukoviszidose** kommt in 1 von 1500–2500 Neugeborenen vor, bei Farbigen und Asiaten seltener.
Die autosomal rezessiv vererbte **Phenylketonurie** kommt in einer Häufigkeit von 1 : 10 000 vor. Auch die **Galaktosämie** wird autosomal rezessiv vererbt mit einer Häufigkeit von 1 : 50 000.

F93 F85

Frage 6.3: Lösung C

Zu **(A)**: Aufgrund eines Enzymdefektes (Fruktose-1-Phosphat-Aldolase) kommt es bei der hereditären **Fruktoseintoleranz** sowohl zu einer Blockade der Glykogenolyse als auch der Glukoneogenese und dadurch zu Hypoglykämien nach Fruktosezufuhr.
Zu **(B)**: Bei der **Glykogenspeicherkrankheit Typ I** ist die Umwandlung von Glukose-6-Phosphat, welches z.B. bei der Glykogenolyse anfällt, in Glukose gestört. Daraus resultiert eine vermehrte Hypoglykämieneigung.
Zu **(C)**: Das **adrenogenitale Syndrom** beruht auf einem Enzymdefekt der Kortisonsynthese. Dadurch kommt es zu einem Stau der Metaboliten vor dem Enzymdefekt; die Metaboliten münden nun in die Androgensynthese ein und führen bei Mädchen zur Virilisierung und bei Jungen zur Pseudopubertas praecox. Trotz des Enzymdefektes kann jedoch über eine gesteigerte ACTH-Produktion genügend Kortison hergestellt werden, sodass es nicht zu Addison-ähnlichen Symptomen (z.B. Hypoglykämie) kommt.
Zu **(D)**: Infolge des bei **Hypophysenvorderlappeninsuffizienz** bestehenden STH-Mangels können gelegentlich Hypoglykämien auftreten.
Zu **(E)**: Eine **Inselzellhyperplasie,** wie sie z.B. bei Kindern diabetischer Mütter vorkommt, ist eine relativ häufige Ursache für Hypoglykämien im Neugeborenen- und Säuglingsalter.

F93 F92 H85 !

Frage 6.4: Lösung D

Bei **Hypoglykämien** infolge angeborener Stoffwechselerkrankungen kommen folgende differenzialdiagnostisch in Frage:
- Glykogenose Typ I, gelegentlich auch Typ III
- Galaktosämie (selten), hereditäre Fruktoseintoleranz (selten)
- Fructose-1,6-Diphosphatase-Mangel, Pyruvatdehydrogenase-Mangel
- Pyruvatkarboxylase-Mangel, Ahornsirupkrankheit, Acyl-CoA-Dehydrogenase-Mangel für mittel- oder langkettige Fettsäuren
- Erkrankungen mit ketotischer Hyperglyzinämie
- Glykogen-Synthetase-Mangel, Glutarazidurie Typ II
- Dihydrolipolydehydrogenase-Mangel

und noch einige seltene Erkrankungen.
Zu **(1)**: Die **Phenylketonurie** ist eine Stoffwechselstörung des Aminosäurestoffwechsels. Phenylalanin kann nicht ausreichend abgebaut werden und führt zu Hirnschäden.
Der Glukosestoffwechsel ist nicht beteiligt.
Siehe auch Lerntext VI.4.
Zu **(5)**: Die **Mucopolysaccharidose Typ I (Hurler)** ist eine Speicherkrankheit, die auf einen Defekt an der Alpha-L-Iduronidase beruht. Dieser Defekt wird autosomal rezessiv vererbt. Mucopolysaccharide sind Verbindungen von komplexen Kohlenhydraten (Heteroglykane = Neutralzucker, Uronsäure und Aminozucker), die mit Schwefel verestert sind.
Führende Symptome sind die Hepatosplenomegalie, Skelettveränderungen (Dysostosis multiplex), fortschreitende psychomotorische Retardierung, Hornhauttrübung, Kleinwuchs, „Wasserspeiergesicht" und Einlagerungen im Herzen.
Hypoglykämien sind nicht beschrieben. Die Kinder sterben oft vor dem 12. Lebensjahr an Herzinsuffizienz.

F98

Frage 6.5: Lösung D

Der erhöhte NaCl-Gehalt im Schweiß ist charakteristisch für die **Mukoviszidose.**

Beim **Shwachman-Diamond-Syndrom** liegt neben einer aplastischen Anämie eine exokrine Pankreasinsuffizienz, z.T. auch eine Neutropenie und in 25 % eine Panzytopenie vor.
Es gilt als autosomal rezessive Erkrankung mit Pankreasagenesie oder Lipomatose und mit metaphysären Dysostosen.

F98

Frage 6.6: Lösung E

Bei der **Vitamin D-Mangel-Rachitis** wird nicht ausreichend Kalzium aus dem Darm resorbiert. Dies führt zu folgenden Laborbefunden:

- erhöhtes Parathormon – das Kalzium aus dem Knochen freisetzt – dadurch
- initial normales, später leicht erniedrigtes Kalzium
- Hypophosphatämie
- niedriger Calcitriol-Spiegel (= aktives Vitamin D)
- Hypokalzurie, um die Kalziumbilanz möglichst lange normal zu halten
- erhöhte alkalische Serumphosphatase, da Kalzium aus dem Knochen freigesetzt wird

Im Zeitalter der Vitamin D-Prophylaxe ist die Rachitis selten geworden, kommt aber wieder vermehrt vor bei

- Kindern, deren Eltern die Prophylaxe ablehnen
- Vegetariern – insbesondere bei makrobiotischer Kost
- Immigranten aus Asien, die viel faserreiche Getreide und Hülsenfrüchte (hemmt die Kalziumresorption aus dem Darm) und wenig Fleisch und Fisch essen.

Vitamin D **VI.2**

Vitamin D, ein fettlösliches Vitamin, wird bei Störungen der Fettresorption wie Gallenerkrankungen und Zöliakie vermindert resorbiert. Es wird in der Haut (UV-Licht), Leber und Nieren zum aktiven Hormon metabolisiert.
Ein Vitamin D-Mangel führt über herabgesetzte Kalziumresorption aus dem Darm und sekundären Hyperparathyreoidismus zur Rachitis (englische Krankheit).
Symptome der Rachitis: Die Rachitis ist gekennzeichnet durch ungenügende Kalkeinlagerung in den Knochen und durch eine verbreiterte Knorpelzone. Dies führt zu einer abnormen Weichheit und Verformbarkeit der Knochen und bedingt folgende Symptome:

- Kraniotabes (= Weichheit der Parietal- und Okzipitalknochen mit Eindellbarkeit)
- Rachititscher Rosenkranz: Auftreibung der Knorpel-Knochen-Grenze an den Rippen
- Sitzkyphose und Lendenlordose beim Stehen
- Skoliose
- O-Beine (Genu varum)
- Platte Verformung des Beckens (früher häufigstes Geburtshindernis)
- Marfan-Zeichen: Doppelhöckerbildung am Fuß- oder Handgelenk
- Schmelzhypoplasien der Zähne
- Muskelhypotonie (Froschbauch)
- Vermehrt Atemwegsinfektionen
- Erhöhung der alkalischen Phosphatase
- Kalziumspiegel meist im Normbereich.

Die Erkrankung tritt hauptsächlich zwischen dem 3.–9. Lebensmonat in Erscheinung, früher auch bei Frühgeborenen, die zu geringe Vitamin D-Reserven mitbringen.
Nach dem 1. Lebensjahr findet sich eine Rachitis fast nur bei fehlernährten Kleinkindern (Rachitis tarda). Nach Abschluss des Wachstums erscheint der Vitamin D-Mangel unter dem klinischen Bild der **Osteomalazie.**
Die klinischen Symptome klingen unter einer dreiwöchigen Therapie mit 5000 IE Vitamin D_3 meistens schnell ab.
Dadurch unterscheidet sich die Vitamin D-Mangel-Rachitis von den Vitamin D-resistenten Rachitisformen, die sowohl angeboren als auch erworben sein können.
Die wichtigste angeborene Form ist der X-chromosomal dominant vererbte Phosphatdiabetes, der über eine Störung der renalen Phosphatrückresorption zur Rachitis führt, die nur bei Jungen nach dem 1. Lebensjahr vorkommt (keine Muskelhypotonie), bei ausgeprägter Hypophosphatämie.
Unter chronisch antikonvulsiver Therapie, bei Malabsorptionssyndromen und bei verschiedenen Nierenschädigungen kann sich ebenfalls eine Vitamin D-resistente Rachitis (erworbene Form) entwickeln.
Vitamin D-Intoxikation: Bei Überdosierung oder Wachstumsverzögerung kann es zur Vitamin D-Intoxikation kommen, die mit Anorexie, Obstipation und Erbrechen einhergeht. Laborchemisch typisch sind starke Hyperkalzämie, Hyperkalzurie, Kalkniederschläge in den Nieren und anderen Organen.

H99 !

Frage 6.7: Lösung E

Als **Pellagra** bezeichnet man eine durch Mangel an Nicotinsäure bzw. allgemeinen Vitamin B-Mangel hervorgerufene Erkrankung, die zu folgenden Symptomen führt:

- Hyperkeratosen mit Rhagaden an den Händen
- Dermatitis mit Hyperpigmentierung im Bereich der sonnenexponierten Hautstellen
- Diarrhö
- ev. Polyneuropathie und Demenz.

Ursache ist eine Mangelernährung wie z.B. einseitige Maisernährung oder Malabsorption.

F00

Frage 6.8: Lösung A

Als **Lesch-Nyhan-Syndrom** wird eine seltene angeborene X-chromosomal-rezessiv vererbte Stoffwechselerkrankung (E) mit Hyperurikämie und vermehrter Harnsäure-Ausscheidung im Urin (C) bezeichnet. Sie führt zu folgenden Symptomen:

- Gicht
- Nierensteine bzw. Harnsäuresteine in den ableitenden Harnwegen
- psychomotorische Retardierung
- Tendenz zur Selbstverstümmelung
- Dystonie, Spastik, Choreoathetose

Die Diagnose wird durch Nachweis der erhöhten Harnsäurekonzentration im Serum
gestellt (mehr als 6 mg % bei Säuglingen, mehr als 8 mg % bei älteren Kindern).
Zu **(A)**: Durch die Behandlung mit Allopurinol kann man nur die Gicht- und Nierensymptomatik (Harnsäuresteine) verhindern, nicht aber die zerebrale Symptomatik.
Zu **(B)**: Es erkranken nur Jungen, da bei Mädchen das zweite X-Chromosom die gesunden Erbanlagen trägt und somit die Aktivität der Guanin-Hypoxanthin-Phosphoribosyl-Transferase normal ist.

Glukose-6-Phosphat-Dehydrogenase-Mangel VI.3

Der Glukose-6-Phosphat-Dehydrogenase (= G6PD)-Mangel ist ein geschlechtsgebunden (überwiegend männliche Erkrankte) rezessiv vererbter Enzymdefekt, der in der ganzen Welt verbreitet ist – und in Malariaregionen bei 15–30 % der Bevölkerung vorkommt. Mittelmeeranrainer, schwarze Orientalen und Ostasiaten sind am häufigsten betroffen.
Es gibt verschiedene Ausprägungen des Defekts (über 50 Varianten), der zu spontanen hämolytischen Anämien führen kann (selten) oder zu akuten hämolytischen Krisen, die z. B. durch Medikamente ausgelöst werden können. Arzneimittel wie Sulfonamide, Malariamittel (Primaquin), Phenacetin und Nitrofurantoine führen zu einer oxidativen Schädigung der Erythrozyten. Wegen der mangelnden Bereitstellung an reduziertem Glutathion haben die Erythrozyten dagegen keinen Schutz und es kommt zur Ausfällung von Hämoglobin (Heinz-Innenkörper).
In manchen Mittelmeergegenden wird es auch durch den Verzehr von Favabohnen ausgelöst.

H98 !

Frage 6.9: Lösung D

Die **Galaktosämie** ist eine autosomal rezessiv vererbte Abbaustörung von Galaktose und Galaktose-1-Phosphat. Da diese in der Muttermilch enthalten sind, kommt es bereits nach der ersten Milchmahlzeit zu Ikterus, Erbrechen und positiven Reduktionsproben im Urin. Wird die Diagnose nicht sofort gestellt, sterben die Kinder in der ersten Lebenswoche. Wird diese Zeit überlebt, kommt es zu der typischen Trias von Leberzirrhose, Katarakt und Zerebralschaden.
In der Pubertät erkennt man dann auch einen hypergonadotropen Hypogonadismus, da auch die Ovarien geschädigt werden.
Siehe auch den Lerntext VI.1.
Zu **(A)**: Bei der **Glykogenose Typ I**, die ebenfalls schon im Neugeborenenalter manifest wird, steht die Hypoglykämie im Vordergrund.
Siehe auch den Lerntext VI.10.
Zu **(B)**: Die **Zöliakie** ist eine Glutenunverträglichkeit. Gluten ist ein Klebereiweiß in bestimmten Getreidesorten, d.h. die Erkrankung wird erst bei Zufütterung von Getreidebreien symptomatisch.
Zu **(C)**: Die hereditäre **Fruktoseintoleranz** zeigt sich erst nach Zufütterung von Obst oder Gemüse, siehe dazu Lerntext VI.9.
Zu **(E)**: Die Symptome der Mukopolysaccharidose sind Hepatosplenomegalie, Skelettveränderungen und fortschreitende psychomotorische Retardierung sowie Hornhauttrübung und Kleinwuchs.

F97

Frage 6.10: Lösung D

Diese Frage wurde häufig falsch beantwortet.
Der **Glucose-6-Phosphat-Dehydrogenase-Mangel** wird X-chromosmal rezessiv vererbt. Da die Träger einen Vorteil gegenüber der Malaria-Infektion haben, ist der Defekt in Malariagebieten häufiger (bis zu 20 % der Männer).

Im Mittelmeergebiet, bei Juden, Ostasiaten und Farbigen ist die Erkrankung häufiger. Entweder kommt es zur chronisch hämolytischen Anämie (selten) oder zu Schüben von akuten hämolytischen Krisen, die z.B. durch Medikamente wie Sulfonamide, Primaquin (Malariamittel), Phenacetin, Nitrofurantoin oder durch Infektionen ausgelöst werden können. Auch nach dem Essen von Favabohnen kommt es zur hämolytischen Krise bei einer Sonderform des Defektes, der in Italien verbreitet ist, dem sog. Favismus.
Zu **(4)**: Bei der Therapie muss sofort das schädigende Medikament weggelassen werden, in schweren Fällen können Transfusionen oder Austauschtransfusionen erforderlich sein. Die Gabe von Chelatbildnern wie Desferrioxamin ist z.B. bei der Thalassaemia major indiziert, um eine Eisenüberladung des Organismus zu verhindern. Die Thalassaemia major ist eine schwere Anämie, die häufig transfusionsbedürftig ist und nicht nur sporadisch wie bei den hämolytischen Krisen des Glucose-6-Phosphat-Dehydrogenase-Mangels. Siehe Lerntext VI.3.

H98

Frage 6.11: Lösung C

Das Volumen des Intrazellulärraumes, z.B. der Erythrozyten, ist bei der **hypertonen Dehydratation** vermindert, **nicht** erhöht.
Es ist mehr Wasser als Salz verlorengegangen, wie z.B. beim Diabetes insipidus, der Anorexie und bei der Hyperthermie.

F94

Frage 6.12: Lösung C

Die **Phenylketonurie** wird autosomal rezessiv vererbt mit einer Häufigkeit von 1 : 10 000.
Bereits in der ersten Lebenswoche – normaler Kostaufbau mit entsprechender Eiweißzufuhr vorausgesetzt – beginnt der Phenylalaninspiegel zu steigen, was durch den Guthrie-Test erkannt werden soll.
Phenylalaninspiegel über 10 mg/dl können bereits Hirnschäden verursachen, ab 20 mg/dl ist eine Störung der Gehirnentwicklung zwingend. Therapeutisch versucht man einen Bereich zwischen 2 und 6 mg/dl zu erreichen.
Zu **(4)**: Phenylalaninfrei darf die Diät nicht sein, da Phenylalanin zu den essenziellen Aminosäuren gehört, es muss jedoch mindestens bis zum 12. Lebensjahr eine phenylalaninarme Diät eingehalten werden.

Zu **(5)**: Eine **pränatale Diagnose** kann durch indirekten Nachweis von Mutationen möglich sein, wenn sie polymorphen Restriktionsstellen benachbart sind, z.B. bei der Sichzelzellanämie, der β-Thalassämie und z.T. der Muskeldystrophie Duchenne, der Hämophilie B und der Phenylketonurie. Dafür sind ausführliche Familienstudien Voraussetzung.
Für die Phenylketonurie wird die DNA-Analyse pränatal erprobt. Der Defekt liegt auf dem Chromosom Nr. 12 und betrifft das Gen für die Phenylalanin-Hydroxylase.

Phenylketonurie VI.4

Die Phenylketonurie (PKU) ist eine autosomal rezessive Stoffwechselstörung mit einer Häufigkeit von etwa 1 : 10 000. Unbehandelt kann man ab dem 4. Lebensmonat einen fortschreitenden Hirnschaden (Störung der Myelinisierung) feststellen, dem eine Erhöhung des Phenylalaninspiegels auf 20–80 mg% (Normwerte 0,8–1,6 mg%) zugrunde liegt und der durch phenylalaninarme Kost verhindert werden kann.

Symptome:
- helle Haare und Augen (Melaninmangel)
- Mäuseurinartiger Geruch von Urin und Schweiß
- hochgradiger Schwachsinn
- Krampfanfälle
- ekzematöse Hautveränderungen

H96

Frage 6.13: Lösung C

Die Kinder mit einer **Phenylketonurie** werden klinisch noch nicht in der zweiten Lebenswoche, sondern erst im dritten bis sechsten Lebensmonat mit einer Entwicklungsverzögerung auffällig. Laborchemisch können allerdings in der ersten Lebenswoche bereits erhöhte Phenylalaninspiegel über 20 mg/dl nachgewiesen werden. Diese Konzentrationen können bereits das Gehirn schädigen. Deshalb ist die Früherkennung mit dem Guthrie-Test so entscheidend. Der Test ist bei Kindern, die in den ersten fünf Lebenstagen noch nicht voll mit Eiweiß belastet wurden (z. B. Frühgeborene und Kinder nach Kaiserschnitt-Entbindung), noch nicht 100 % aussagefähig und sollte daher im Zweifelsfall wiederholt werden.
Zu **(D)**: Eine phenylalaninarme Diät (nicht phenylalaninfreie Diät, da Phenylalanin zu den essentiellen Aminosäuren gehört) sollte bis zum Abschluss der Gehirnentwicklung mit etwa 12 Jahren durchgeführt werden.

Während einer Schwangerschaft (und für eine gewisse Zeit vorher) muss erneut eine phenylalaninarme Diät eingehalten werden, um Schäden für das Ungeborene zu vermeiden. Die körperliche und geistige Entwicklung des Ungeborenen ist bei Beachten der Diät normal. Siehe Lerntext VI.4.

F99 !!

Frage 6.14: Lösung D

Der Guthrie-Test wird nicht am ersten, sondern bei der U2 am 5. Lebenstag durchgeführt, da erst bei Eiweißernährung (Stillen) das Phenylalanin allmählich ansteigt. Bei der Geburt sind die Phenylalaninspiegel in der Regel normal, da vorher die Plazenta für das Gleichgewicht der Aminosäuren verantwortlich war.
Siehe auch Lerntext VI.4.

F99 !!

Frage 6.15: Lösung E

Bei der **Glykogenose Typ I** kommt es zur Glykogenspeicherung in der Leber und in der Folge zur Lebervergrößerung, nicht aber zur Leberzirrhose. Nur bei der **Glykogenose Typ IV** gibt es als Folge die Leberzirrhose. Symptome der Glykogenose Typ I sind:

- schwere Hypoglykämien
- Hepatomegalie
- Minderwuchs
- Puppengesicht
- Xanthelasmen
- Gichttophi
- Lactatazidose, erhöhte Harnsäure, Cholesterin, Triglyceride, Phospholipide
- verminderte Plättchenadhäsion.

Ursache einer **Leberzirrhose** beim Kind können dagegen sein:

- Gallenwegsverschluss
- Stoffwechselstörungen wie Galaktosämie, Fruktoseintoleranz, Morbus Wilson, Tyrosinose, Hämochromatose, Glykogenose Typ IV, Lipoidspeicherkrankheiten, Kwashiorkor (Eiweißmangel)
- Venöse Kongestion: Herzinsuffizienz, Budd-Chiari-Syndrom
- hämolytische Erkrankungen: Sichelzellanämien
- Infektionen: Hepatitis B und C, Zytomegalie, Lues, Malaria, Toxoplasmose, Nabelveneninfektionen, Kala-Azar
- Transfusionssiderose
- Intoxikationen: Alkohol, Arsen, Kupfer
- Mukoviszidose
- Alpha-1-Antitrypsin-Mangel
- Morbus Osler

H98

Frage 6.16: Lösung D

Leberschäden oder eine Zirrhose sind bei der unbehandelten **Phenylketonurie** nicht bekannt.
Leitsymptome sind Schwachsinn, Krampfanfälle, helle Haare und Augen aufgrund des Melaninmangels und Hautekzeme; siehe hierzu auch Lerntext VI.4.
Zu **(A)**: Bei der **Hepatitis B** werden 5–10 % der Fälle chronisch, davon geht ein Teil in die Leberzirrhose über. Ein erhöhtes Risiko für ein Leberkarzinom besteht außerdem.
Zu **(B)**: Bei der unbehandelten **Galaktosämie** kommt es praktisch immer zur Leberzirrhose.
Zu **(C)**: Beim **Morbus Wilson,** der Kupferspeicherkrankheit, kommt es außer den zentralnervösen Symptomen im Schulalter zur Leberzirrhose.
Zu **(E)**: Auch bei der unbehandelten **Fruktoseintoleranz** kommt es zunächst zu einer Leberverfettung, später zu einer Zirrhose. Die Hepatomegalie ist eines der Leitsymptome.

F90

Frage 6.17: Lösung E

Zu **(A)**: Der angeborene Mangel an Alpha1-Antitrypsin, einem Proteinaseninhibitor, führt zum einen zur chronisch-obstruktiven Lungenerkrankung, zum anderen zur Leberzirrhose. Therapeutisch kann seit neuestem Alpha1-Antitrypsin substituiert werden.
Zu **(B)**: Siehe Lerntext VI.9.
Zu **(D)**: Siehe Lerntext VI.1.
Zu **(E)**: Beim Galaktokinase-Mangel ist die Phosphorylierung von Galaktose in Galaktose-1-Phosphat gestört; es kommt zu einer Anhäufung von Galaktose, die in der Linse zu Galaktit umgebaut wird, was durch nachfolgende Hyperhydratation der Linse zur Katarakt führt. Eine Leberschädigung ist nicht beschrieben.
Im Gegensatz dazu kommt es beim Mangel an Galaktose-1-Phosphat-Uridyltransferase zum Anstau von Galaktose-1-Phosphat und Galaktose (klassische Galaktosämie) mit nachfolgender Schädigung von Gehirn, Leber und Linse.

H92 F90

Frage 6.18: Lösung E

Der **Typ I-Diabetes** manifestiert sich im Gegensatz zum Typ-II-Diabetes rasch innerhalb weniger Wochen, häufig im Gefolge eines fieberhaften Infekts. Typisch sind Polydipsie, Pollakisurie und sekundä-

re Enuresis nocturna, in 20 % der Fälle ist ein ketoazidotisches Koma Erstsymptom. Nach Diagnosestellung kommt es in fast allen Fällen nochmals zu einer Remissionsphase mit noch vorhandener Restsekretion von Insulin, sodass initial eine gute Diabeteseinstellung auch mit relativ geringen Insulindosen erzielt werden kann.
Da bei der Pathogenese des Typ I-Diabetes Autoimmunmechanismen beteiligt sind, gibt es therapeutische Versuche mit Cyclosporin A, einem Immunsuppressivum, diese Remissionsphase zu verlängern. Der Nutzen dieser Therapie ist jedoch zur Zeit noch umstritten, und diese Behandlung sollte daher nur im Rahmen klinischer Studien durchgeführt werden.
Siehe Lerntext VI.5.

Diabetes mellitus juvenilis VI.5

- Manifestation oft im Anschluss an banale Infekte
- Verminderung und Insuffizienz der B-Zellen des Pankreas
- Insulinpflichtig
- In 20 % ist ein ketoazidotisches Koma Erstsymptom, weitere Symptome:
  - Gewichtsverlust
  - allgemeine Schwäche, Leistungsknick
  - Polydipsie und -urie, eventuell sekundäre Enuresis
  - Erbrechen

Die Disposition zum Diabetes ist erblich (35–50 % familiäre Belastung). HLA-DR3 und DR4 Antigene führen zu einem 2–3-fach erhöhten Risiko.
Bestimmte Infektionen als Auslöser über einen Autoimmunmechanismus werden diskutiert, ebenso heute die Ernährung mit künstlicher teiladaptierter Säuglingsmilch, da sie nicht wie die Muttermilch Insulin enthält. 80–90 % der Kinder mit Typ I Diabetes weisen bei Stellung der Diagnose Antikörper gegen Inselzellen auf.
Bei angeborenen Röteln und Mukoviszidose tritt Diabetes Typ I gehäuft auf.
Heute ist die optimale Einstellung dank Insulinpumpen, Optipen u. a. gut möglich und so lassen sich die gefürchteten Spätschäden durch Mikroangiopathie wie diabetische Retinopathie, Nierenversagen vermeiden. Der HbA1-Wert (Konzentration des glykolysierten Hämoglobins) zeigt die mittelfristige Diabeteseinstellung im Blut an.
Insulin als Nasalspray ist in der Entwicklung. In der Pubertät ergeben sich oft Akzeptanzprobleme und Entgleisungen des Diabetes.

Cave: Hypoglykämischer Schock (Insulinschock) bei Therapie, eventuell Insulinantikörperbildung (Allergie).

Klinische Symptome der **Hypoglykämie** sind:
- Schwitzen
- Tachykardie
- Blässe
- Unruhe
- Verhaltensauffälligkeiten
- Bewusstlosigkeit
- Krämpfe

F90

Frage 6.19: Lösung B

Beim adrenogenitalen Syndrom **(AGS)** handelt es sich um einen Defekt der Kortisolbiosynthese, am häufigsten verursacht durch einen Mangel an 21-Hydroxylase. Dieses Enzym ist am normalen Stoffwechselweg des Progesterons und des 17-OH-Progesterons zum Kortisol bzw. zum Aldosteron beteiligt. Bei Enzymmangel kommt es über eine vermehrte ACTH-Produktion zu einer gesteigerten Progesteron- und 17-OH-Progesteronsynthese, sodass der Enzymmangel über ein gesteigertes Angebot an Vorläufersubstanzen kompensiert werden kann. Je nach Schweregrad des Enzymmangels ist entweder nur die Kortisolbiosynthese betroffen oder auch zusätzlich die Aldosteronsynthese, was zum AGS mit Salzverlust führt.
Die erhöhte Konzentration von 17-OH-Progesteron bedingt andererseits auch eine vermehrte Androgensynthese, was bei Mädchen schon intrauterin zur Virisilierung des Genitale (Klitorishypertrophie) führt. In den ersten Lebensjahren kommt es dann zur heterosexuellen Pseudopubertas praecox mit Wachstumsbeschleunigung, Sekundärbehaarung und tiefer Stimme.

Vitamin C VI.6

Vitamin C gehört zu den wasserlöslichen Vitaminen. Ein Vitamin C-Mangel (Möller-Barlow-Krankheit = infantiler Skorbut) ist heute sehr selten und kommt nur bei reiner Kuhmilchernährung vor (ohne Obst und Gemüse als Beikost).
Er führt zur Störung der Kollagensynthese, Verminderung der interzellulären Grundsubstanz, erhöhter Gefäßfragilität und -permeabilität und einer Beeinträchtigung der Erythropoese, woraus sich folgende Symptome erklären lassen:

K

- Gelenk- und Gliederschmerz (subperiostale Blutungen) mit Beugeschonhaltung („Hampelmann-Phänomen")
- Schlechtes Gedeihen
- Vermehrte Blutungsneigung (Petechien, Zahnfleischbluten, Makro- und Mikrohämaturie), positiver Rumpel-Leede-Test
- Erhöhte Infektanfälligkeit
- Osteoporose.

Der Tagesbedarf liegt bei 50–80 mg Vitamin C; therapeutisch gibt man Dosen von 200–500 mg Ascorbinsäure.

Laktosemalabsorption VI.7

Die Laktoseintoleranz ist eine Disaccharidmalabsorption, die auf einem Laktasemangel im Darm beruht. Aufgrund der osmotischen Wirkung der nicht gespaltenen Laktose kommt es zu wässrigen Diarrhoeen, ebenso wie bei anderen Disaccharidmalabsorptionssyndromen.
Bei vielen Darmerkrankungen, vor allem der Zöliakie und schweren Enteritiden, kann es zu einer reversiblen, sekundären Laktoseintoleranz kommen.
Die Therapie besteht aus laktosefreier Diät, die versuchsweise nach einigen Wochen gelockert werden kann.

H90

Frage 6.20: Lösung D

M. Wilson (= hepatolentikuläre Degeneration) ist deshalb falsch, weil es sich nicht um eine Lipidspeicherkrankheit handelt, sondern um eine Kupferspeicherkrankheit.
Zu **(A)**: Die **Tay-Sachs-Krankheit** (= infantile amaurotische Idiotie) gehört zu den Gangliosidosen. Das sind meist autosomal rezessiv vererbte Stoffwechselerkrankungen, bei denen es aufgrund eines Enzymdefektes – hier der Hexosaminidase A – zur Speicherung von nicht abgebauten Gangliosiden und durch sie verursachte Schädigungen kommt. Im ersten Lebensjahr zeigen die Kinder cerebrale Krampfanfälle, Entwicklungsstillstand, Skelettmuskelhypotonie, Verstopfung, Sehstörungen und eine Hyperakusis (d.h. überempfindliches Hörvermögen). Sie werden idiotisch und sterben ein bis drei Jahre nach Beginn der Erkrankung. Infolge einer typischen Netzhautdegeneration kommt es zum kirschroten Makulafleck, der charakteristisch für die nicht therapierbare Erkrankung ist.
Siehe Lerntext VI.8.
Zu **(B)**: Die **Niemann-Pick-Erkrankung** gehört zu den Sphingomyelinlipidosen und geht mit Speicherung von Glyzerophospholipiden und Cholesterol im ZNS, der Milz, den Lymphknoten, den Lungen, den Nieren und der Leber einher. Man findet sog. Schaumzellen. Krampfanfälle, Hepatosplenomegalie, Lymphknotenschwellungen, Ernährungsstörungen und zunehmende Demenz sind die Symptome. Der Enzymdefekt wird in den Leukozyten nachgewiesen.
Zu **(C)**: Beim **M. Gaucher** ist die Zerebrosid-Beta-Glukosidase defekt, weshalb die Glukozerebroside im ZNS, der Leber, der Milz, den Lungen, den Lymphknoten und im Knochenmark gespeichert werden. Opistothonus, Krampfanfälle, hohes Fieber und Skelettmuskelhypotonie fallen auf. Lungengerüsterkrankungen, Schluckstörungen und eine Panzytopenie führt oft rasch zum Tode.
Zu **(E)**: Die **metachromatische Leukodystrophie** ist eine Sulfatidlipidose, bei der das Enzym Zerebrosidsulfatase gestört ist. Polyneuritis, Skelettmuskelhypotonie, Lähmungen und intellektueller Abbau mit Sprachstörungen sind die Symptome. Die Kinder werden blind, taub und sterben ein bis vier Jahre nach Beginn der Erkrankung. Der Eiweißgehalt im Liquor ist meist über 100 mg% erhöht. Die Arylsulfatase A-Aktivität im Urin ist stark erniedrigt.

Gangliosidosen und genetische Beratung VI.8

Die Gangliosidosen gehören zu den Speicherkrankheiten, bei denen Sphingolipide vor allem im ZNS abgelagert werden.
Dabei liegt bei der sogenannten Gm2-Gangliosidose oder **Tay-Sachs-Krankheit** eine Mutation der Hexosaminidase A vor.
Das Leiden wird autosomal rezessiv vererbt und ist besonders häufig bei den Aschkenasim-Juden.
Deshalb wurde bei diesen auch ein Programm zum Heterozygoten-Screening erfolgreich durchgeführt (Heterozygotenhäufigkeit hier 1 : 27).
Die pränatale Diagnose ist durch Chorionzottenbiopsie oder Kultivierung von Amnionzellen möglich, wobei die betroffenen Enzyme mit synthetischen Substraten getestet werden.
Die Symptome bei betroffenen Kindern sind: früher Entwicklungsstillstand, kirschroter Makulafleck, Myoklonien auf Geräusche, Makrozephalie, Epilepsie, Pyramidenbahnzeichen.
Der Tod tritt innerhalb ein bis drei Jahren ein.

H90

Frage 6.21: Lösung D

Hier wurde sehr häufig die Falschantwort (A) gewählt. Adaptierte Säuglingsnahrung enthält jedoch keinen Rohrzucker, für den die Saccharase-Maltase zur Spaltung notwendig ist (Saccharose = Rohrzucker/Kochzucker).
Säuglinge mit dem autosomal rezessiv vererbten Saccharase-Maltase-Mangel reagieren auf kochzukkerhaltige Lebensmittel mit Durchfällen. Dies manifestiert sich häufig nach dem Abstillen oder beim Zufüttern zuckerhaltiger Nahrung. Der **Disaccharidase-Mangel** kann in Biopsien der Dünndarmschleimhaut nachgewiesen werden.

H97

Frage 6.22: Lösung C

Die **Fruktoseintoleranz** wird autosomal rezessiv vererbt mit einer Häufigkeit von ca. 1 : 25 000 – 1 : 50 000.
Saccharose oder Fruktose in größeren Mengen führen zu Erbrechen, Hypoglykämie und Hepatopathie.
Zu (**1**): Laktose hat nur für die primäre oder sekundäre **Laktoseintoleranz** Bedeutung und ist in Milch und Milchprodukten enthalten.
Zu (**2**): **Galaktose** gehört zu den Monosacchariden. Wenn ein Enzymdefekt der Galaktose-1-Phosphat-Uridyltransferase vorliegt, kann die Galaktose nicht mehr in die Glykolyse eingebracht werden. Es kommt zum schweren Leberversagen, später Katarakt und geistige Retardierung.
Die Symptome werden bereits durch die ersten Milchmahlzeiten provoziert, und es kommt zum Tod innerhalb der ersten Lebenswoche, falls die Krankheit nicht diagnostiziert wird. Ein verlängerter Ikterus ohne Hämolyse kann bereits verdächtig sein.
Die Vererbung ist autosomal rezessiv mit einer Häufigkeit von 1 : 50 000. Eine pränatale Diagnose ist möglich.
Die Therapie besteht in lebenslanger galaktosefreier Diät.
Zu (**4**): Es gibt eine **Mannosidose,** die auch zu den Abbaustörungen der Heteroglykane gehört und zu vermehrter Oligosaccharidausscheidung im Urin führt. Mannit ist ein sechswertiger Zuckeralkohol, der in Infusionen verwendet wird. Der Körperbau ist gedrungen, die Gesichtszüge grob. Es besteht ein mäßiger Schwachsinn, wobei die Kinder meist die Sonderschule besuchen können. Die Vererbung ist autosomal rezessiv.

Fruktoseintoleranz **VI.9**

Sobald die Säuglinge nicht mehr allein mit Muttermilch bzw. volladaptierter Säuglingsnahrung ernährt werden, kommt es zu einem Anstieg des Fruktose-1-Phosphats in Leber, Dünndarm und Nieren, was über Glukoneogenesehemmung zur Hypoglykämie führt.
Es kommt zur Leberzirrhose mit Hepatomegalie, Transaminasenanstieg und gelegentlichem Ikterus und Bilirubinurie. Außerdem findet man Proteinurie und Hyperaminoazidurie, Übelkeit und Erbrechen. Das therapeutische Ziel ist eine weitgehend fruktosefreie Diät (kein Rohrzucker, Obst, kaum Gemüse).

F00

Frage 6.23: Lösung E

Die Therapie der **Fruktose-Intoleranz** besteht in einer fruktosefreien bzw. fruktosearmen Diät. Außer Zitrone sind alle Obstsorten verboten, ebenso auch Sorbit und Saccharose. Saccharose (Rohrzucker) ist in Obst und Gemüse sowie in manchen teiladaptierten Säuglingsnahrungen enthalten. Süßen kann man mit Süßstoff.
Siehe Lerntext VI.9.

H93

Frage 6.24: Lösung B

Beim **kongenitalen adrenogenitalen Syndrom** mit Salzverlust fehlt ein Baustein in der Kortisolsynthese, dadurch ist dann auch die Aldosteronproduktion vermindert, was zur Hyperkaliämie und Hyponatriämie führt.

H93

Frage 6.25: Lösung C

Durch den Magensäureverlust bei der **hypertrophen Pylorusstenose** mit rezidivierendem Erbrechen kommt es kompensierend zur metabolischen Alkalose.

F93

Frage 6.26: Lösung B

Siehe auch Kommentar zu Frage 6.19.
Beim **adrenogenitalen Syndrom,** der häufigsten Form der Nebenniereninsuffizienz, gibt es keine eindeutige Geschlechtspräferenz.
Es gibt drei unterschiedliche Formen des autosomal rezessiv vererbten Enzymdefekts:

1. Mangel an 21-Hydroxylase (= der häufigste), der etwa 1 : 7000 auftritt (Heterozygote 1 : 40);
2. 3β-Hydroxysteroid-Dehydrogenase-Defekt (3βHSD), und
3. 11-Hydroxylase-Defekt.

Eine Cortisolsubstitution muss lebenslang erfolgen, um die Folgen der gestörten Cortisolsynthese sowie teilweise beeinträchtigten Aldosteronsynthese und gesteigerter Androgenbildung (was zur Vermännlichung weiblicher Kinder führt) zu verhindern.

H99

Frage 6.27: Lösung D

Das unkomplizierte **adrenogenitale Syndrom** ist definitionsgemäß ohne Salzverlust, da nur die Cortisolsynthese, nicht aber die Aldosteronsynthese gestört ist.

H94

Frage 6.28: Lösung D

Für das **adrenogenitale Syndrom** (= **AGS**) mit Salzverlust sind die Hyperkaliämie, die Hyponatriämie und das unstillbare Erbrechen typisch. Ursache ist ein kompletter C21-Hydroxylase-Mangel (daher auch Mineralocorticoid-Mangel), ein autosomal rezessiv vererbter Defekt der Cortisolsynthese.
Zu (**A**): Bei der **Pylorusstenose** (häufiger bei Jungen) tritt im Gegensatz dazu eine Hypokaliämie und metabolische Alkalose (durch den HCl-Verlust) auf. Es besteht dabei ein freies Intervall von 1–3 Wochen nach der Geburt. Das Erbrechen ist schwallartig nach jeder Mahlzeit.
Zu (**B**): Bei der **Duodenalatresie** unterhalb der Papilla vateri ist das Erbrochene gallig, im Mekonium fehlen Lanugohaare. Der Oberbauch ist aufgetrieben, der Unterbauch eingefallen. Die Symptomatik beginnt sofort nach der Geburt nach der ersten Nahrungsaufnahme. Im Röntgenbild sieht man im Magen und Duodenum zwei gasgefüllte Luftblasen (double bubble) und Flüssigkeitsspiegel, während der übrige Darm gasfrei ist.
Zu (**C**): Bei der gleitenden **Hiatushernie** sowie Kardiainsuffizienz findet man atonisches Erbrechen, d.h. die Nahrung läuft wieder hinaus, was durch halbsitzende Lagerung, angedickte Nahrung und eventuell Gabe von Prokinetika wie Cisaprid verhindert werden kann.
Zu (**E**): Das **Cushing-Syndrom** ist Folge einer Nebennierenrindenüberfunktion. Es ist häufiger bei Mädchen, insgesamt aber sehr selten (1 : 50 000). Bei kleineren Kindern ist oft ein primärer Nebennierentumor (Karzinom) die Ursache, bei Schulkindern häufiger ein Hypophysenadenom.
Außerdem kann ein Cushing-Syndrom medikamentös durch längerfristige höhere Cortisongaben verursacht werden. Im Labor ist der Cortisolspiegel erhöht. Die Symptome sind gerötetes Vollmondgesicht, Stammfettsucht, rote Striae, Wachstumsstillstand, erhöhter Blutdruck und Hyperglykämie.

F95

Frage 6.29: Lösung E

Bei der **Glykogenose Typ I** fehlt die Glukose-6-Phosphatase in Leber, Nieren, den Thrombozyten und im Darm.
Das führt zur Hypoglykämie und zu einer Erhöhung von Blutfetten, Laktat und Harnsäure (Hyperurikämie).
Der Insulinhaushalt selbst ist nicht direkt verändert, aufgrund des zu niedrigen Blutzuckergehaltes kommt es jedoch eher zur Erniedrigung des Insulinspiegels infolge der Regelkreisläufe. Siehe Lerntext VI.10.

Glykogenosen VI.10

Die häufigste der Glykogenosen ist die autosomal rezessive von Gierke-Krankheit (Typ I) – hepatorenale Form –, die auf einem Mangel an Glukose-6-Phosphatase beruht.

Symptome: Auffallende Hepatomegalie, Minderwuchs, Hypoglykämien, vergrößerte Nieren, erhöhter Harnsäurespiegel (Gicht).

Therapie: Vermeidung der Hypoglykämie und der Laktazidose sowie Senkung des Harnsäurespiegels.

Die Glykogenose Typ I ist bereits pränatal durch Leberbiopsie nachweisbar, da hier der Enzymdefekt nur in der Leber nachweisbar ist.
Bei den anderen Glykogenosen, z. B. Typ II (Pompe) und Typ IV (Anderson) konnte der Enzymdefekt (Alpha-Glukosidase bzw. per branching enzyme test) pränatal aus Amnionzellen bzw. Chorionzottenbiopsie nachgewiesen werden. Beim Typ III (Cori) ist eine pränatale Diagnose aus Amnionzellen prinzipiell ebenfalls möglich.

F95

Frage 6.30: Lösung D

In Europa dominiert die primäre Form des Laktasemangels. Er wird bei etwa 15 % angeblich dia-

gnostiziert, bei zwei Dritteln der Weltbevölkerung (in Asien, Afrika, Teilen Amerikas) ist der sekundäre Laktasemangel vorherrschend.
Nur bei der milchviehzüchtenden Bevölkerung blieb diese genetische Variante erhalten.
Der primäre Laktasemangel führt zu Bauchschmerzen bei lactosehaltigen Mahlzeiten wie Milch, Käse usw. Joghurt wird meist besser vertragen, da die Laktose durch die Milchsäurebakterien schon teilweise verdaut ist.
Sekundär wird der Laktasemangel oft bei Gastroenteritis, Zöliakie und Kuhmilchintoleranz beobachtet, da es hierbei zu einer vorübergehenden Schädigung der Darmschleimhaut kommt. Der sekundäre Laktasemangel, der häufig in der Welt ist, macht sich ab dem 2.–5. Lebensjahr bemerkbar. Wenn die Stillzeit vorüber ist und eine Milchernährung aufgrund traditioneller Gewohnheiten und Mangels an Milchvieh nicht mehr üblich ist (z.B. in Asien und Afrika), kommt es zu einem Rückgang der Laktaseaktivität, der jedoch bei erneuter Gewöhnung an Milchprodukte voll reversibel ist.

F96

Frage 6.31: Lösung E

Der **Diabetes insipidus neurohormonalis** wird wie in der Frage beschrieben mit dem ADH- (= antidiuretisches Hormon) Analogon DDAVP (= 1-Desamino-8-D-Arginin-Vasopressin) in Form eines Nasensprays behandelt.
Eine Überdosierung des DDAVP würde zu einer Oligurie und zu einer Urinkonzentration, durch die Flüssigkeitsretention zur Gewichtszunahme und zu einer Hypoelektrolytämie führen.
Dies kommt beim Syndrom der inadäquaten ADH-Sekretion (= SIADH) oder Schwartz-Bartter-Syndrom vor und führt zur Wasserintoxikation.
Typisch sind Lethargie, Krämpfe, periphere Ödeme.
Es kommt bei Frühgeborenen, nach Hirnblutungen, Schädel-Hirn-Trauma, nach Erkrankungen des Hypothalamus und neurochirurgischen Eingriffen sowie bei noch einigen anderen schweren Erkrankungen und nach Behandlung mit Cyclophosphamid und Vincristin vor.

Diabetes mellitus und Berufswahl **VI.11**

Grundsätzlich stehen dem Diabetiker fast alle Berufe offen. Jedoch ist bei der Berufswahl zu berücksichtigen, dass eine Selbst- oder Fremdgefährdung durch Hypoglykämien ausgeschlossen sein muss; z.B. keine Arbeiten mit Absturzgefahr, kein Alleinarbeitsplatz, keine berufliche Personenbeförderung, keine verantwortungsvollen Überwachungstätigkeiten, kein berufsmäßiger Waffengebrauch. Außerdem muss die regelmäßige Einnahme von Mahlzeiten gewährleistet sein. Schichtarbeit ist bei insulinpflichtigen Diabetikern in der Regel nicht erlaubt.
D.h. eine Arbeit als Pilot, Omnibusfahrer, Dachdecker, Starkstromelektriker, Arbeit an laufenden Maschinen, Hochöfen, Tätigkeit im Zentralstellwerk z.B. eines Güterbahnhofes, als Schrankenwärter, Polizist u.a. ist ausgeschlossen.

F96

Frage 6.32: Lösung B

Die Behandlung der autosomal rezessiv vererbten Phenylketonurie (PKU) besteht nicht in einer phenylalaninfreien, sondern in einer phenylalaninarmen Diät bis zum Abschluss der Gehirnentwicklung (etwa 12. Lebensjahr). Da Phenylalanin zu den essentiellen, also lebensnotwendigen Aminosäuren gehört, ist ein Spiegel zwischen 1 und 6 mg/dl anzustreben.
Patienten mit einem Phenylalaninspiegel über 10 mg/dl sind behandlungsbedürftig (unter 4 Jahren), um die Entwicklung einer Demenz und psychischer Störungen zu verhindern.
Daher wird das Eiweiß in der Nahrung durch phenylalaninfreie Diätpräparate ersetzt und so viel Phenylalanin in Form natürlicher Nahrung (Milchprodukte, Gemüse, Obst) gegeben, dass der angestrebte Phenylalaninspiegel nicht überschritten wird.
Besonders in der Schwangerschaft einer PKU-Kranken ist die phenylalaninarme Diät wichtig, um angeborene Herzfehler und Gehirnentwicklungsstörungen des Ungeborenen zu vermeiden.

F97

Frage 6.33: Lösung C

Als **Zöliakie** bezeichnet man eine Glutenunverträglichkeit, deren Folge eine ausgeprägte Schädigung der Dünndarmschleimhaut ist. Die Ursache ist unbekannt, immunologische und genetische Faktoren spielen eine Rolle, jedoch ist kein Enzymmangel nachgewiesen, sodass es sich nicht um eine Stoffwechselstörung im eigentlichen Sinne handelt.
Es kommt zur chronischen Malabsorption mit massigen Durchfällen, die sich auf glutenfreie Ernährung bessert und bei Wiedereinführung des Glutens erneut auftritt. Die Mukosa wird ganz flach

bei Exposition gegenüber dem Gluten – dem Klebereiweiß vieler Getreidearten wie Weizen, Roggen, Gerste und Hafer.

Zu **(A)**: Bei der **Phenylketonurie** liegt ein Defekt des Enzyms Phenylalaninhydroxylase zugrunde, sodass es zu einem Phenylalaninaufstau kommt, der ab einer Plasmakonzentration über 10 mg/dl das Gehirn schädigt. Gleichzeitig wird Melanin vermindert gebildet, was zu heller Haut und hellblonden Haaren führt. Krampfanfälle sind häufig. Der Urin riecht wie Mäuseurin.

Durch eine phenylalaninarme Diät können alle Folgeschäden vermieden werden. Phenylalaninfrei darf die Diät aber nicht sein, da Phenylalanin eine essentielle Aminosäure ist.

Zu **(B)**: Die **Homozystinurie** ist eine seltene autosomal rezessiv vererbte Erkrankung, bei der der Abbau des Homozysteins gestört ist. Dies führt zu erhöhten Homozysteinspiegeln im Blut und Urin und konsekutiv zu Thrombosen und Embolien, da das Gefäßendothel zerstört wird. Es kann auch zu Hirnentwicklungsstörungen kommen. Aufgrund der Bildung von Disulfidbrücken zwischen Homozystein und Eiweiß kommt es zu einer Linsenektopie, Myopie, Skelettveränderungen wie beim Marfan-Syndrom. Die fehlende Enzymaktivität kann bereits pränatal durch Amnionkulturen nachgewiesen werden.

Zu **(D)**: Auch den verschiedenen Glykogenosen liegt jeweils ein Enzymdefekt zugrunde. Sie werden autosomal rezessiv vererbt und führen je nach Typ zu Glykogenablagerungen in Leber, Herz und Skelettmuskel.

Bei der Glykogenose Typ Ia fehlt die Glukose-6-Phosphatase, was zu fehlender Glukosefreisetzung und damit zur Hypoglykämie führt. Weitere Folgen sind Laktazidose, Triglycerid-, Cholesterin-, Harnsäure- und Phospholipiderhöhung.

Zu **(E)**: Bei der **Hyperlipoproteinämie** Typ II findet man einen Defekt des LDL-Rezeptors. Diese autosomal dominant vererbte Hypercholesterinämie kommt bei 1 von 500 Menschen vor. Frühzeitiger Herzinfarkt und Xanthelasmen, vor allem an den Achillessehnen und anderen Sehnen der Hand und des Ellenbogens, kommen vor. Im Plasma ist das Nüchtern-Cholesterin, aber nicht die Triglyceride erhöht.

Zystinose VI.12

Bei der Zystinose handelt es sich um eine autosomal rezessive Erkrankung mit unbekanntem Enzymdefekt (Häufigkeit 1 : 40 000 bis 1 : 60 000). Die Zystinkristalle lagern sich bevorzugt in Niere, Konjunktiven, Kornea und Knochenmark ab, was zur fortschreitenden Niereninsuffizienz, Photophobie und Vitamin D-resistenten Rachitis führt. Sie kann nur symptomatisch behandelt werden (Bilanzierung des Elektrolythaushaltes, Azidoseausgleich, Rachitistherapie).
Die Kinder sterben meist im 2. oder 3. Lebensjahrzehnt.

H00

Frage 6.34: Lösung A

Dem IMPP zufolge lautet die korrekte Lösung (A). Gemäß mehreren Fachbüchern ist jedoch die **Hypokaliämie** ein typisches Symptom der infantilnephropathischen Zystinose, nicht aber die unter (C) angebotene Harnsteinbildung! Daher kann ich der offiziellen Lösung des IMPP nicht zustimmen.

Die autosomal rezessiv vererbte **Zystinose** (Defekt auf Chromosom 17) führt zu einer Speicherung von Zystin in den Lysosomen. Man unterteilt sie in drei Untergruppen:

1. **infantile nephropathische Zystinose**
2. **Adoleszenten-Zystinose**
3. **benigne Erwachsenen-Zystinose**

Die **infantile nephropathische Zystinose** ist die schwerste Form und führt unbehandelt zum Tod im Kleinkind- oder Schulalter.

Die Tubulusschädigung der Niere führt zum **Fanconi-Syndrom** (Hyperaminoazidurie, Hyperphosphaturie, Glukosurie, Proteinurie, Bikarbonatverlust, Elektrolytverlust, verminderte Wasserrückresorption). Die Symptome sind folgende:

- Polyurie
- Exsikkose mit Fieberschüben (Durstfieber)
- Elektrolytkrisen mit gefährlichen Hypokaliämien
- Azidose
- rachitische Knochenveränderungen wie bei Vitamin-D-resistenter Rachitis
- Minderwuchs.

Harnsteinbildung ist nicht die Regel.

Die Zystinkristalle in der Hornhaut führen zur Lichtscheu (Streulicht) und es entwickelt sich eine typische Retinopathie.

Eine Behandlung mit Flüssigkeitsersatz, Elektrolyt- und Bikarbonatgabe sowie späterer Dialyse oder Nierentransplantation ist notwendig. Bei den durch diese Maßnahmen länger lebenden Kindern zeigen sich im weiteren Verlauf Gehirnveränderungen mit Ausfällen.

Eine Pränataldiagnose (erhöhte Zystinkonzentration in den Amnionzellkulturen) ist möglich.

Bei der **Adoleszenten-Zystinose**, die sich ab dem

4. Lebensjahr manifestiert, kommt es erst im zweiten Lebensjahrzehnt zur Niereninsuffizienz.
Bei der **benignen Erwachsenenform** kommt es lediglich zur Photophobie.

Differenzialdiagnose der Tetanie VI.13

Eine neuromuskuläre Übererregbarkeit (Tetanie) kann durch eine Hypokalzämie oder Hypomagnesämie ausgelöst werden. Dabei ist die Konzentration an ionisiertem Kalzium erniedrigt.

1. Rachitis
2. Hypoparathyreoidismus (transitorisch bei Neugeborenen), Therapie durch Injektion von Kalziumglukonat
3. Hypoproteinämie
4. Respiratorische Alkalose (Hyperventilationstetanie)
5. Di-George-Syndrom (Kombination von Thymusaplasie und Hypoparathyreoidismus)

Soforttherapie durch Injektion von Kalziumglukonat, weiter Therapie der Grundkrankheit.

Vitamin A VI.14

Vitamin A zählt zu den fettlöslichen Vitaminen. Man beobachtet deshalb einen Mangel bei Fettresorptionsstörungen infolge Pankreasinsuffizienz oder Zöliakie, ebenso bei Lebererkrankungen. Zuerst fallen Nachtblindheit (Hemeralopie), Haut-/Schleimhautschädigungen und -keratosen sowie Gedeihstörung auf. Zusätzlich kann es zur Austrocknung von Binde- und Hornhaut (Xerophthalmie) kommen.
Therapie: 2000-3000 IE/kg KG über einige Wochen oder auch Stoßbehandlung. Vitamin A in öliger Lösung wird zur Behandlung lokaler Augenveränderungen appliziert.
Cave: Überdosierung (18 000 IE/die oder mehr) führt zu schweren Vitamin A-Hypervitaminosen mit Gedeihstörung (+ Verminderung des Kalkgehalts der Knochen).

H99

Frage 6.35: Lösung D

Die **Mukopolysaccharidose Typ I** (Pfaundler-Hurler-Krankheit) tritt mit einer Häufigkeit von 1: 100 000 auf. Sie ist autosomal rezessiv erblich und beruht auf einem Defekt der α-L-Iduronidase. Kleinwuchs nicht Hochwuchs ist charakteristisch. Sie gehört zu den Speicherkrankheiten, bei denen vermehrt Mukopolysaccharide im Urin ausgeschieden werden. Die Speicherung der Mukopolysaccharide in den verschiedenen Organen bewirkt die Symptome:

- Herzhypertrophie mit konsekutiver Herzinsuffizienz (Todesursache meist vor dem 12. Geburtstag)
- Wasserspeier-Gesicht (Makrozephalie, eingesunkene Nasenwurzel, Makroglossie)
- Hepatosplenomegalie
- Hornhauttrübung
- Kleinwuchs
- dorsolumbale Kyphose.

Zusätzlich leiden die Kinder an

- Dysostosis multiplex
- verringerter Beweglichkeit der Gelenke.

Nach dem 4. Lebensjahr kommt es zu einem Abbau bereits erlernter psychomotorischer Fähigkeiten. Es ist nur eine symptomatische Therapie möglich. Enzymsubstitution oder Knochenmarkstransplantationen brachten bisher nicht die erhofften Erfolge.

H00

Frage 6.36: Lösung D

Die **Kardiomyopathie** gehört zu den Befunden der **Mukopolysaccharidose Typ I** (Pfaundler-Hurler), nicht der Atrioventrikularseptumdefekt (D). Die Mukopolysaccharidose Typ I ist eine rezessiv vererbte Störung der Mukopolysaccharide oder Glykosaminoglykane. Die Häufigkeit beträgt 1:100 000. Bei der Geburt erscheinen die Kinder noch normal, sterben aber meist bis zum 10. Lebensjahr. Folgende Symptome sind charakteristisch:

- Dysostosis multiplex mit Minderwuchs (A) und vergröberten Gesichtszügen (C)
- geistige Retardierung (B)
- Hepatosplenomegalie
- Hornhauttrübung, Glaukom, Retinadegeneration
- Einschränkung der Gelenkbeweglichkeit (E)
- Herzinsuffizienz aufgrund einer Kardiomyopathie

Es gibt eine abgeschwächte Form der Mukopolysaccharidose Typ I, die sog. **Scheie-Krankheit**. Dabei treten die Symptome später auf (Hornhauttrübung, Klauenhände und Einschränkung der Gelenkbeweglichkeit). Intelligenz und Lebenserwartung sind normal.

7 Erkrankungen der endokrinen Drüsen

Hypothyreose **VII.1**

Da die konnatale Hypothyreose nach dem Diabetes mellitus die zweithäufigste Stoffwechselerkrankung im Kindesalter ist und schwere Hirnreifungsstörungen zur Folge haben kann, wird beim Neugeborenen-Screening speziell darauf geachtet. Dank des TSH-Screenings am 5. Lebenstag aus Fersenkapillarblut sieht man das Vollbild kaum noch. Die Häufigkeit ist etwa 1 : 4000, mehr Mädchen als Jungen sind betroffen.
Symptome sind:

- kühle marmorierte Haut, Hypothermie
- Myxödem (teigige Haut)
- verlängerte Neugeborenen-Gelbsucht
- Verstopfung
- trockene Haut, altes faltiges Gesicht
- Bradykardie
- große Zunge (Makroglossie)
- verzögertes Wachstum und Skelettreifung
- geistige Retardierung
- Muskelhypotonie
- Trinkschwäche
- Nabelhernie
- struppiges Haar

Ein schwerer Jodmangel der Mutter in der Schwangerschaft kann zur angeborenen Hypothyreose führen (Kretinismus). In der Schweiz wird dies heute durch Jodierung des Trinkwassers vermieden.
Bei rechtzeitiger Behandlung mit Schilddrüsenhormonen ist die körperliche und geistige Entwicklung normal.

F98

Frage 7.1: Lösung C

Da das Gesamtthyroxin etwas unterhalb der Norm ist und das TSH (thyroxinstimulierendes Hormon) deutlich erhöht ist, spricht diese Konstellation bei einer **konnatalen Hypothyreose** für eine nicht ausreichende Hormonsubstitution, sodass die Dosis erhöht werden sollte. In der Regel sollte die Hormondosis so eingestellt sein, dass TSH nicht nennenswert nachweisbar ist – auf jeden Fall nicht oberhalb des Normbereichs.

H98

Frage 7.2: Lösung A

Zu **(B)**: Die **konnatale Hypothyreose** ist mit 1 : 4000 die häufigste Erkrankung der endokrinen Drüsen. Mädchen erkranken doppelt so häufig wie Jungen. Dabei handelt es sich um eine Organaplasie oder -hypoplasie. Die Neugeborenen sind in der Regel klinisch unauffällig.
Zu **(C)**: Die konnatale Struma ist Leitsymptom bei den angeborenen Iodfehlverwertungsstörungen, die mit 1 : 40 000 viel seltener sind.
Zu **(D)**: Die Iodsubstitution der Mutter während der Schwangerschaft verhindert den Kretinismus sowie den angeborenen Kropf, zu dem es als Folge eines schweren Iodmangels oft durch **Iodfehlverwertung** (z.B. früher in der Schweiz) kommen kann.
Zu **(E)**: Es muss nach der Geburt Schilddrüsenhormon und nicht Iod substituiert werden.

F00

Frage 7.3: Lösung B

Typisch für die **Hypothyreose** sind unter anderem Bradykardie, erniedrigte Körpertemperatur, Verstopfung, teigige Haut.
Siehe Lerntext VII.1.
Zu **(A)**: Beim **adrenogenitalen Syndrom** führt die Störung der Kortisolsynthese zu einer vermehrten Bildung von Androgenen und zur Vermännlichung weiblicher Neugeborener.
Zu **(C)**: Bei der **Phenylketonurie** gibt es folgende Leitsymptome:

- der mäuseurinartige Geruch des Urins und Schweißes
- helle Haut und Haare
- Krampfanfälle
- Schwachsinn
- ekzematöse Hautveränderungen.

Zu **(D)**: Die **Vitamin-D-Mangel-Rachitis** führt u.a. zu Kraniotabes (weiche Schädelknochen), rachitischem Rosenkranz (Auftreibungen an der Knorpel-Knochengrenze der Rippen), „Quadratschädel", Minderwuchs.
Zu **(E)**: Die **Zöliakie** ist eine Gluten-Intoleranz, die zur chronischen Malabsorption aufgrund chronischer Durchfälle führt.

F99 **!**

Frage 7.4: Lösung C

Beim **Diabetes insipidus neurohormonalis** liegt ein ADH (= antidiuretisches Hormon)-Mangel vor, der überwiegend durch Tumore verursacht ist. Die Symptome sind:

- Polydipsie
- Polyurie
- Dehydratation: Fieber, Schock, Hyperosmolalität
- Gedeihstörungen
- neurologische Störungen je nach Sitz des Tumors, z.B. Sehstörungen.

Die Therapie besteht in intranasaler Gabe von Vasopressin – einem ADH-Analogon. Darunter kommt es zur Normalisierung der Urin-Osmolalität auf über 280 mosm/kg. Früher wurde der Durstversuch zur Diagnostik durchgeführt, bei dem es trotz Ansteigens der Serumosmolalität nicht zu einem Anstieg der Urinosmolalität über 280 mosm/kg kam.

F99 !

Frage 7.5: Lösung D

Das **Coma diabeticum** führt zu einer **Azidose** und nicht zu einer metabolischen Alkalose.

F97

Frage 7.6: Lösung D

Bei einer **konnatalen Hypothyreose** ist eine Muskel**hypo**tonie, nicht Muskelhypertonie zu erwarten.
Eine Muskelhypotonie kommt außerdem bei Vitamin D-Mangel oder bei angeborenen Myopathien u.a. vor.

H95

Frage 7.7: Lösung D

Die meisten Regionen Deutschlands – außer den Nordseeküstengebieten – gehören zu den Jodmangelgebieten. Daher ist die Tatsache, dass wir mit der bei uns üblichen Ernährung (viel Fleisch, wenig Seefisch) zu wenig Iod zu uns nehmen, die häufigste Ursache für die **Struma.**
In der Schweiz, wo die Situation ähnlich war, hat man durch die Iodierung des Speisesalzes eine enorme Verringerung der Kropfhäufigkeit erreicht.
Zu **(A)**: Die Zufuhr sogenannter **strumigener Substanzen** spielt die zweitwichtigste Rolle bei der Entstehung des Kropfes.
Dazu gehören antiepileptische Medikamente vom Hydantointyp, Salicylate, Butazolidine und die vegetarische Ernährung (Kohl und Rüben, die viel Thiozyanate enthalten).
Die Medikamente beeinflussen oft die Eiweißbindung der Schilddrüsenhormone.
Zu **(B)**: Die **Thyreoiditis** ist eine seltene Entzündung der Schilddrüse, die im Kindesalter bei bestimmten bakteriellen und viralen Erkrankungen (Tbc, Masern, Typhus, Scharlach) auftreten kann. Sie kann auch als chronische Thyreoiditis in Form einer Autoimmunerkrankung (Hashimoto-Thyreoiditis) auftreten.
Zu **(C)**: Der **Morbus Basedow** ist eine Autoimmunerkrankung, die zur Hyperthyreose führt mit Struma und Hyperthyreosesymptomen wie Gewichtsverlust, Tremor, Durchfälle.
Ein Exophtalmus ist im Kindesalter sehr selten.
Zu **(E)**: **Schilddrüsenkarzinome** gibt es bereits im Kindesalter – besonders nach Strahlenbelastung, wie z.B. Bestrahlung von Hämangiomen im Halsbereich oder von Thymushyperplasien. Man beobachtete sie auch nach Atombombenversuchen bei den betroffenen Bewohnern der Atolle, als Folge der Atombombenabwürfe über Hiroshima und Nagasaki oder nach dem Reaktorunfall von Tschernobyl.
Erhöht ist der Thyreoglobulinspiegel. Das Ganzkörper-Iod-Szintigramm lässt die häufigen Lungenmetastasen erkennen.
Auch als Spätfolge antineoplastischer Behandlungen – als sogenannte Zweittumore – können Schilddrüsenkarzinome nach Bestrahlung und Chemotherapie auftreten.

H00 !

Frage 7.8: Lösung D

Zu **(D)**: Die häufigste Ursache einer Struma im Kindesalter ist der **ernährungsbedingte Jodmangel**, laut WHO beträgt die optimale Jodzufuhr 200 μg/Tag. Alle Regionen, die weiter als 150 km von der Küste entfernt sind, gelten als Jodmangelgebiet. So beträgt die Jodzufuhr im süddeutschen Raum im allgemeinen weniger als 40 μg/Tag. Um einer Jodmangelstruma vorzubeugen sollte

- jede Schwangere und Stillende zusätzlich Jodtabletten einnehmen
- in den Privathaushalten und Kantinen jodiertes Speisesalz verwendet werden
- zweimal/Woche Seefisch gegessen werden

Ist dies nicht möglich, sollten eventuell Jodidtabletten eingenommen werden. In der Schweiz sind seit der systematischen Jodierung von Speisesalz keine angeborenen Hypothyreosen mehr aufgetreten.
Zu **(A)**: Eine **euthyreote Struma** bildet sich besonders häufig während der Pubertät und in der Schwangerschaft. Jeder echoarme Knoten muss durch Feinnadelbiopsie abgeklärt werden, da auch im Kindesalter **Schilddrüsenkrebs** möglich ist. Erhöht wird das Risiko durch Strahlung, wie Hiroshima, die Reaktorkatastrophe von Tschernobyl und

Atombombenversuche gezeigt haben. Ein erhöhtes Schilddrüsenkrebs-Risiko als Zweittumor besteht auch nach Chemotherapie und Bestrahlung (z. B. nach Leukämien).
Zu **(B)**: Die **Jodfehlverwertung** wird autosomal rezessiv vererbt und ist bei Neugeborenen mit einer Inzidenz von 1:40 000 relativ selten.
Zu **(C)**: Eine **Thyreoiditis** ist im Kindesalter extrem selten, nur 5 % der echten Hyperthyreosen entwickeln sich im Kindesalter. Eine akute Thyreoiditis kann eine Komplikation folgender Erkrankungen sein:

- Masern
- Scharlach
- Tuberkulose
- Typhus.

Zu **(E)**: **Strumigene Substanzen** hemmen die Synthese von Schilddrüsenhormonen (z. B. bestimmte Kohl- und Rübensorten, die Thiozyanate enthalten). Dies kann sich bei streng vegetarischer Kost auswirken. Butazolidine, Saliycylate und Hydantoinpräparate in der Epilepsiebehandlung können in Folge einer Veränderung der Eiweißbindung zur Kropfbildung führen.

F91 F88

Frage 7.9: Lösung B

Beim **Pseudohermaphroditismus masculinus** liegt ein männlicher Genotyp und ein weiblicher Phänotyp vor.
Zu **(C)**: Ein hypergonadotroper Hypogonadismus findet sich z.B. beim Klinefelter-Syndrom.
Zu **(D)**: Eine erhöhte Androgenproduktion kommt beim adrenogenitalen Syndrom vor.
Zu **(E)**: Eine Chromosomenaberration ist Ursache des Klinefelter-Syndroms.

F95

Frage 7.10: Lösung D

Bei der **testikulären Feminisierung** liegt der Karyotyp 46,XY vor, die Kinder entwickeln sich jedoch wegen der fehlenden Ansprechbarkeit der Zielorgane (Hoden) auf Androgene zu Mädchen mit guter Brustentwicklung.
Es besteht primäre Amenorrhö und Infertilität (Uterus und Ovarien sind nicht vorhanden), keine Achselbehaarung und nur geringe Schambehaarung.
Die Hoden sind in Leistenbrüchen retiniert (fehlender Androgenrezeptor oder Postrezeptordefekt).

H94

Frage 7.11: Lösung C

Die meisten Säuglinge mit angeborener **Hypothyreose** weisen in der Regel keine Struma auf. Da meistens eine Organhypoplasie oder Aplasie besteht, ist die Schilddrüse oft nicht tastbar und auch im Ultraschall nicht nachweisbar.
Ein verlängerter Ikterus, Verstopfung und Adynamie sind die ersten Zeichen.
Die Kinder werden trinkfaul, bradykard, bekommen eine trockene, faltige Haut und eine tiefe Stimme.
Freies Schilddrüsenhormon kann die Plazenta nur teilweise passieren, eiweißgebundenes gar nicht, sodass bereits im Mutterleib bei athyreoten Kindern die Auswirkungen der Hypothyreose wie fehlende Knochenreifung und dadurch eine offene kleine Fontanelle bei der Geburt festzustellen sind.
Direkt nach der Geburt steigen – bei gesunden Kindern – die T3-, T4- und TSH-Werte auf ein Vielfaches der Erwachsenenwerte an, um ab dem 3. Tag auf Erwachsenenniveau zu fallen. Bei hypothyreotischen Kindern sind in der Regel fT3 und fT4 erniedrigt und TSH deutlich erhöht. Bei der sekundären Hypothyreose ist außer fT3 und fT4 auch das TSH erniedrigt. Deshalb wird auch die Screeninguntersuchung für **Hypothyreose** erst am 5. Lebenstag zusammen mit dem Test auf Phenylketonurie durchgeführt.
Im **Nabelschnurblut** sind bei gesunden Kindern die TSH- und T3-, T4-Werte etwas unterhalb der Erwachsenennorm. TSH-Spiegel über 100 μE/ml beweisen eine primäre angeborene Hypothyreose. Werte um 50 sind verdächtig, Werte über 20 leicht verdächtig.
Die angeborene Struma tritt meist bei der Iodfehlverwertungsstörung auf, z.B. beim Pendred-Syndrom – zusammen mit Innenohrschwerhörigkeit – mit einer Häufigkeit von 1 : 40 000 (verursacht durch einen Fehler beim Iodeinbau in das Thyrosin).

F89

Frage 7.12: Lösung B

In der Frage sind die typischen Zeichen eines **Diabetes insipidus** mit niedriger Urinosmolarität, die im Durstversuch nicht ansteigt, geschildert. Im Zusammenhang mit den Osteolysen in der Kalotte liegt mit größter Wahrscheinlichkeit eine Hand-Schüller-Christian-Erkrankung vor. Diese Krankheit gehört zusammen mit dem eosinophilen Granulom und der Abt-Letterer-Siwe-Krankheit zur Histiozytosis X.

Dabei kommt es aus ungeklärter Ursache zu einer Proliferation von Histiozyten.
Beim eosinophilen Granulom finden sich die Osteolysen häufig in den flachen Knochen von Becken und Schädel. Die Erkrankung heilt auch ohne Behandlung in ein bis zwei Jahren ab.
Zusätzlich zu diesen Veränderungen findet man bei der Hand-Schüller-Christian-Krankheit noch einen Diabetes insipidus, fakultativ kommen außerdem Haut-, Schleimhaut- und Lungenveränderungen vor.
Bei der Abt-Letterer-Siwe-Krankheit handelt es sich um die generalisierte Form der Histiozytosis X mit Befall von Haut, Leber, Lunge, Milz und Lymphknoten. Ohne Chemotherapie war der Verlauf früher meist letal, heute hat sich die Prognose durch eine Kombinationsbehandlung mit Steroiden und Vinblastin verbessert.
Zu **(A)**: Der Diabetes mellitus unterscheidet sich vom Diabetes insipidus durch Zuckerausscheidung und hohes spezifisches Gewicht des Urins bei der Polyurie.
Zu **(C)**: Die Differenzialdiagnose zum renalen Diabetes insipidus wird durch den Adiuretin-Test getroffen; auf Vasopressingabe spricht der renale Diabetes insipidus nicht an, der neurohormonale reagiert mit einem Ansteigen der Dichte des Urins über 1010 und einer Abnahme der Urinmenge. Außerdem kann man das antidiuretische Hormon radioimmunologisch messen.
Zu **(D)**: Das Kind ist manifest erkrankt, es kann sich daher nicht um einen okkulten Diabetes insipidus handeln.
Zu **(E)**: Die psychogene Polydipsie kann durch den Durstversuch abgegrenzt werden, bei diesem ist eine Urinkonzentration möglich.

H91

Frage 7.13: Lösung E

Bei einer starken **Blutzuckererhöhung** bei einem Kind mit Ketoazidose ist zunächst eine i.v. – Bolusgabe von sofort wirkendem **Altinsulin** indiziert mit einer folgenden Insulindauerinfusion von 0,1 Einheiten/Stunde und kg Körpergewicht (unter ständiger Blutzuckerkontrolle).
Bei der Bolusgabe gibt man 0,1 E/kg Körpergewicht i.v, nicht 0,5 IE (das wurde sehr häufig falsch angekreuzt). Man kann, um einen zu raschen und zu tiefen Abfall des Blutzuckerspiegels zu verhindern, bis zu 4 g Glucose pro Einheit Insulin der Infusionslösung zufügen.
Wichtig ist auch der Wasser- und Elektrolytausgleich. Man rechnet etwa 100–200 ml Flüssigkeit pro kg Körpergewicht. Notwendig sind außerdem Kaliumkontrollen.
Zu **(5)**: Natürlich reicht eine subkutane Insulingabe zur **raschen** Blutzuckersenkung nicht aus, wie sie hier gefordert ist. Eine subkutane Therapie mit **Insulin** kommt nur bei einer Hyperglykämie ohne Ketoazidose und ohne Dehydration in Frage.
Die Frage stellt meiner Ansicht nach jedoch eine Überforderung dar, da die genauen Dosierungsangaben bei diabetischer Stoffwechsellage nur selten Inhalt von pädiatrischen Vorlesungen sind und spezielles Wissen erfordern.

F91

Frage 7.14: Lösung B

Der kindliche **Typ I-Diabetes** ist ein Insulinmangeldiabetes (IDDM = Insulin-Dependent-Diabetes-Mellitus), bei dem es aufgrund der Zerstörung von B-Zellen des Pankreas zum absoluten Insulinmangel kommt. Zum einen werden Autoimmunprozesse als Auslöser diskutiert (bevorzugt bei Trägern des HLA-DR3-Antigens), zum anderen Infektionen durch Viren (z.B. Mumps- und Coxsackie-Viren).
Nach der Erstmanifestation kommt es anfangs häufig zu einer stabilen Remissionsphase mit niedrigem Insulinbedarf; eine Heilung (A) oder auch eine Behandlung nur mit Diät (E) oder oralen Antidiabetika (D) ist jedoch nicht möglich.
Siehe Lerntext VI.5.

H93

Frage 7.15: Lösung E

Eine **Neugeborenenhyperglykämie** tritt nicht bei Neugeborenen diabetischer Mütter auf, sondern idiopathisch – d.h. ohne erkennbare Ursache – oft bei Frühgeborenen – als Folge einer vorübergehenden B-Zell-Insuffizienz des Pankreas. Als Symptome treten Hyperglykämie, Glukosurie und schnelle Dehydration auf. Nach einigen Wochen, während derer die Stoffwechsellage durch sehr vorsichtige, sehr kleine Altinsulingaben ausgeglichen werden muss, kommt es zur spontanen Rückbildung.
Bei Kindern diabetischer Mütter kommt es vorübergehend zur **Hypoglykämie.** Als Folge der erhöhten Blutzuckerspiegel der Mutter (bei nicht optimal eingestelltem Diabetes mellitus während der Schwangerschaft) kommt es zur erhöhten Insulinproduktion beim Kind, weshalb nach der Geburt meist Traubenzucker (und Kalziumlösungen) gegeben werden müssen.

H93

Frage 7.16: Lösung C

Die **konnatale Hypothyreose** ist mit 1 : 4000 die häufigste endokrinologische Störung im Kindesalter (1).
Dabei sind Mädchen zweimal so oft betroffen wie Jungen. Bei 90 % aller Erkrankten liegt eine Schilddrüsenaplasie oder -hypoplasie vor.
Zu **(2)**: Ein angeborener Schilddrüsenhormonbiosynthesendefekt kommt dagegen mit ca. 1 : 40 000 sehr viel seltener vor. Dabei handelt es sich um verschiedene Formen einer Iodfehlverwertung.
Zu **(3)** und **(4)**: Gerade da im Neugeborenenalter die Kinder oft noch unauffällig sein können, hat man in Deutschland und vielen anderen Ländern das Neugeborenen-Hypothyreose-Screening eingeführt, meist zusammen mit dem Phenylketonurie-Test am 5. Lebenstag. Dabei wird aus einem Tropfen Blut aus der Ferse TSH bestimmt. Bei der konnatalen Hypothyreose ist dieses typischerweise erhöht, da bei zu geringer Schilddrüsenhormonproduktion (vermindertes T4 und T3) der Körper versucht, die Schilddrüse maximal zu stimulieren.
Die Kinder sind unbehandelt wegen mangelnder Gehirnreifung später geistig schwer retardiert, deshalb kommt der Frühdiagnose und -behandlung entscheidende Bedeutung zu.
Symptome der Hypothyreose nach dem zweiten Trimenon sind Hypercholesterinämie, Hypertriglyceridämie. Bereits im ersten Trimenon fallen auf: struppiges Haar, vergrößerte Zunge, verzögertes Knochenalter, Bradykardie, großer Bauch infolge der Bindegewebsschwäche, Nabelbruch, trockene Haut, tiefe Stimme und faltige Haut sowie Muskelhypotonie und Trinkschwäche.

H97

Frage 7.17: Lösung C

Bei der **konnatalen,** d.h. angeborenen **Hypothyreose,** liegt in der Regel kein Defekt der Schilddrüsenhormonsynthese, sondern eine Organaplasie oder Organhypoplasie vor.
Überwiegend Mädchen sind betroffen. 1 von 4000 Neugeborenen ist erkrankt.
Eine seltene primäre Hypothyreose wird durch einen Fehler beim Iodeinbau in das Thyrosin verursacht (1 : 40 000). In Verbindung mit Innenohrschwerhörigkeit und Struma nennt man dies das **Pendred-Syndrom,** das ebenso wie andere Iodfehlverwertungsstörungen autosomal rezessiv vererbt wird.
Zeichen einer **Hypothyreose** beim Neugeborenen sind:

- kühle, marmorierte Haut
- verlängerte Neugeborenen-Gelbsucht (= Icterus prolongatus)
- Verstopfung (= Obstipation)
- trockene Haut, altes faltiges Gesicht
- niedrige Pulsfrequenz
- große Zunge (= Makroglossie)
- verzögertes Wachstum
- verzögerte Skelettreifung
- geistige Retardierung
- Muskelhypotonie
- Trinkschwäche

Zu **(1)**: Beim Neugeborenen-Screening wird TSH immunologisch in einem auf Filterpapier getrockneten Bluttropfen am 5. Lebenstag bestimmt. TSH-Werte über 100 uE/ml sind charakteristisch für eine konnatale Hypothyreose, Werte ab 30 uE/ml verdächtig.

H99

Frage 7.18: Lösung D

Bei der **primären konnatalen Hypothyreose** ist die TSH-Konzentration beim Neugeborenen nicht erniedrigt, sondern deutlich erhöht. Dies wird im sogenannten Guthrie-Test am 5. Lebenstag (Screening auf Phenylketonurie und Hypothyreose) diagnostiziert.

F94

Frage 7.19: Lösung B

Bei der kompletten **testikulären Feminisierung** liegt eine Androgenresistenz der Erfolgsorgane zugrunde, sodass sich bei zwar männlichem Karyotyp XY oft Leistenhoden finden, eine Brustentwicklung, eine blind endende Vagina, fehlender Uterus und eine weibliche Geschlechtsidentifikation. Auch die Ovarien fehlen. Es besteht Infertilität. Die Stimmlage ist normal. Es wird X-chromosomal rezessiv vererbt in einer Häufigkeit von 1 : 20 000. Plasmatestosteron liegt im oberen männlichen Normbereich (oder erhöht). Östradiol ist zwischen männlichen und weiblichen Normwerten. LH ist deutlich erhöht, FSH normal.

H92

Frage 7.20: Lösung B

Hier handelt es sich am wahrscheinlichsten um ein **adrenogenitales Syndrom,** das durch die Bestimmung des 17-alpha-Hydroxyprogesterons diagnostiziert werden kann. Ursache ist ein Enzymdefekt, der Cortisolsynthese, der durch das niedrige

Kortisol zu einer erhöhten ACTH-Ausschüttung führt, was wiederum zu einer erhöhten Androgenbildung führt.
Die Androgene führen bei Jungen zu einer Pseudopubertas praecox und beim Mädchen zu einer Virilisierung (Vermännlichung), die sich auf dem Bild zeigt.

H92

Frage 7.21: Lösung A

Die Diagnose lautet adrenogenitales Syndrom.
Zu (**B**): Eine **Persistenz der Müllerschen Gänge** gibt es definitionsgemäß nur bei Jungen. Sie zeigen einen Kryptorchismus (d.h. nicht deszendierte Hoden), aus den Müller-Gängen entwickeln sich Tuben, Uterus und Vagina. Es wird auch als innerer Pseudohermaphrodismus masculinus bezeichnet. Die Hoden sind am Ort der Ovarien gelegen und sollten wegen des Entartungsrisikos operativ entfernt werden. Eine Verlagerung ist nur schwer möglich.
Zu (**C**): Beim **Ullrich-Turner-Syndrom** (Karyotyp 45,X0) ist das äußere Genitale weiblich – jedoch bleibt wegen der nur rudimentär angelegten Ovarien die Pubertätsentwicklung aus. Sie kann durch Östrogengabe induziert werden, bei gleichzeitiger Gabe von Somatotropin wegen des Minderwuchses.
Zu (**D**): Bei der **testikulären Feminisierung** handelt es sich um eine gestörte männliche Geschlechtsentwicklung mit weiblichem äußeren Erscheinungsbild als Folge einer kompletten Androgenresistenz. Der Karyotyp ist 46,XY. Sie wird X-chromsomal rezessiv vererbt. Die Testosteronsynthese ist zwar intakt, aber es fehlt der Androgenrezeptor am Erfolgsorgan, den Hoden. Diese deszendieren nicht, sondern bleiben in Leistenbrüchen oder in der Nähe des inneren Leistenringes liegen. Man findet nur eine blind endende Vagina. Gebärmutter und Eierstöcke fehlen.
Phänotypisch findet man Mädchen. Da sie bei der Geburt als solche wirken, werden sie auch als Mädchen erzogen und man sollte sie im Regelfall bei ihrer weiblichen Orientierung belassen, da sie sich zum Zeitpunkt der Diagnosestellung (bei fehlendem Eintritt der Pubertät) bereits mit ihrer weiblichen Rolle identifiziert haben.

H96

Frage 7.22: Lösung B

Beim **Diabetes insipidus neurohormonalis,** einer Hypophysenerkrankung, wird zuwenig ADH (= antidiuretisches Hormon) produziert. Deshalb werden große Flüssigkeitsmengen als Urin ausgeschieden. Da die Elektrolyte nicht entsprechend gesteigert ausgeschieden werden, kommt es zur Hypernatriämie.
Beim **Diabetes insipidus renalis** sprechen die distalen Tubuli der Nieren nicht auf das ADH an. In der Folge werden vermehrt Aldosteron und Renin gebildet, was zur vermehrten Natriumrückresorption führt, sodass es zur Hypernatriämie kommt.
Zu (**3**): Beim **Schwartz-Bartter-Syndrom** wird ADH vermehrt produziert.
Dadurch kommt es zur gesteigerten Rückresorption von Wasser und damit zu einer relativen Verdünnung von Natrium und Kalium, also zur **Hyponatriämie** und Hypokaliämie.
Man behandelt durch Flüssigkeitsrestriktion. In schweren Fällen wird die Gabe von hypertoner Kochsalzlösung und Diuretika notwendig.
Das Schwartz-Bartter-Syndrom kommt vor bei beatmeten Früh- und Neugeborenen, bei Schädel-Hirn-Trauma, nach neurochirurgischen Eingriffen, nach Meningitiden sowie nach Therapie mit manchen Zytostatika (Vincristin und Cyclophosphamid).
Zu (**4**): Beim primären Hyperaldosteronismus (Conn-Syndrom) ist ein aldosteronbildender Tumor der Nebennierenrinde die Ursache für die erhöhte Aldosteronproduktion. Das bewirkt wiederum eine vermehrte Rückresorption des Natriums in den Nieren und führt so zur Hypernatriämie. Außerdem erkennt man laborchemisch eine Hypokaliämie, eine metabolische Alkalose, ein erniedrigtes Plasmarenin und erhöhtes Aldosteron.
Es kommt auch zur Hypertonie, Kopfschmerzen und Schwindel.

H94

Frage 7.23: Lösung D

Der **Phosphatdiabetes** ist eine X-chromosomal dominante Erkrankung, die aufgrund einer fehlenden Phosphatrückresorption zu einem erniedrigten Phosphatspiegel im Blut – und aufgrund eines Fehlers in der Calcitriol-Sekretion nicht zu erhöhten Calcitriolspiegeln führt. Das Calcium im Serum ist normal. Die Kinder fallen oft im zweiten Lebensjahr mit Beindeformierungen durch Rachitis, watscheligen Gang und sehr deutlichen Minderwuchs auf. Im Gegensatz zur Rachitis liegen keine Muskelhypotonie oder Muskelschmerzen vor. Störungen der Zahnentwicklung und Zahnabszessbildungen sind möglich.
Die Therapie besteht in der Gabe von Phosphor und zusätzlich Vitamin D.
Zu (**A**): Bei der **Pseudo-Vitamin D-Mangel-Rachitis** handelt es sich um eine seltene autosomal re-

zessiv vererbte Krankheit, die sich schon im ersten Lebensjahr – oft zwischen 3. und 5. Monat – zeigt. Im Labor und Röntgen gleichen die Befunde denen bei der Vitamin D-Mangel-Rachitis. Jedoch spricht die Erkrankung nicht auf die üblichen Vitamin D-Dosen an. Eine familiäre Häufung wird beobachtet. Die Kinder müssen lebenslang mit physiologischen Calcitriol-Dosen behandelt werden (0,5–2 µg/die) gemeinsam mit ausreichender Calcium-Aufnahme.
Man vermutet einen Defekt in der Calcitriolsynthese, weil die betroffenen bereits auf niedrige Dosen Calcitriol reagieren.
Zu (**B**): Bei der **Hypophosphatasie** ist die alkalische Phosphatase vermindert. Es ist ein autosomal rezessiv vererbter Defekt des Enzyms, wobei die Dünndarm- und Plazentaphosphatase normal sind, da sie durch andere Gene kodiert werden. Es folgt eine rachitisähnliche Erkrankung, bei der man eine infantile, eine juvenile und eine adulte Form unterscheidet. Dabei sind die Krankheitssymptome um so schwerer, je jünger die Kinder bei Erkrankungsbeginn sind.
Bei der infantilen Form ist der Schädel nicht verkalkt; das Skelett ist stark deformiert: Schon vor der Geburt entstehen in der Gebärmutter Frakturen u.a. auch der Rippen. Die dadurch hervorgerufene Instabilität des Thorax führt zur respiratorischen Insuffizienz und frühen Tod der Kinder.
Leichtere Formen zeigen Gedeihstörungen, rachitische Veränderungen, zu frühen Verlust der Milchzähne, Hyperkaliämie und Nephrokalzinose.
Zu (**C**): Bei der **Vitamin D-Mangel-Rachitis** ist Calcium im Serum niedrig bis normal, die alkalische Phosphatase als Zeichen des erhöhten Knochenumbaus erhöht; jedoch ist im Gegensatz zur Frage der Parathormonspiegel erhöht und die Aminosäurenausscheidung im Urin ebenfalls.
Zu (**E**): Es gibt keine gesicherten krankhaften Befunde beim Menschen, die auf einen Calcitonin-Mangel zurückzuführen sind. Einen **Calcitonin-Mangel** findet man bei Patienten mit angeborener oder operativ bedingter Athyreose (= fehlende Schilddrüse). Außerdem kommt er bei der Behandlung mit bestimmten Antiepileptika (Phenytoin, Primidon) vor.

F95

Frage 7.24: Lösung C

Eine **konnatale Hypothyreose** sollte heute im Rahmen der Vorsorgeuntersuchungen (U2) am 3.–5. Lebenstag mit Bestimmung des TSH aus dem Fersenblut erkannt werden.
Jedoch sind die Werte bei Kaiserschnittkindern oder parenteral ernährten Kindern in den ersten fünf Tagen unter Umständen noch nicht ausreichend aussagefähig, sodass nicht alle Fälle durch das TSH-Screening erfasst werden.
Da nur die frühestmögliche Therapie mit Schilddrüsenhormon eine Intelligenzstörung verhindern kann, ist der Therapiebeginn vor Eintritt von Symptomen entscheidend.
Ein verlängerter Ikterus, Obstipation, erhöhtes Schlafbedürfnis, trockene, teigige Haut und eine vergrößerte Zunge (Makroglossie) gehören zu den Symptomen.

H99

Frage 7.25: Lösung C

Beim **Pseudohypoparathyreoidismus** findet man die chronische **Hypokalzämie** und nicht eine Hyperkalzämie.
Man findet bei dieser meist autosomal dominant vererbten Erkrankung einen erhöhten Parathormonspiegel, weil das Endorgan parathormonresistent ist.
Die Hälfte der Betroffenen weist eine Albrightsche hereditäre Osteopathie (AHO) auf:
- Kleinwuchs
- rundes Gesicht
- Übergewicht
- geistige Retardierung
- Verkürzung von Mittelhand- und Mittelfußknochen
- intrazerebrale sowie subkutane, oft gelenknah gelegene Verkalkungen
- Hypokalzämie, die zur Tetanie führt.

Beim echten Hypoparathyreoidismus ist der Parathormonspiegel dagegen erniedrigt.
Zu (**D**): Bei der **Leukämie** kommt es durch Knochenbeteiligung in Form von Osteoporose, Periostreaktionen und Osteolysen zur Hyperkalzämie.

8 Infektionskrankheiten

AIDS bei Kindern **VIII.1**

Für Kinder gilt im wesentlichen die AIDS-Definition des Erwachsenen, d.h.:
AIDS = **A**quired **I**mmune **D**eficiency **S**yndrome = erworbener Defekt zellvermittelter Immunreaktionen – mit der Folge, dass opportunistische Infektionen und Tumore häufiger sind, z.B.
– Pneumocystis-carinii-Pneumonie, Therapie: hochdosiert Cotrimoxazol

- Ösophagitis durch Candida albicans, Zytomegalievirus, Herpes-simplex-Virus
- Progressive multifokale Leukoencephalopathie
- Pneumonie, Meningitis oder Encephalitis durch Candida albicans, Cryptococcus neoformans, Zytomegalievirus, Mycoplasma avium intracellulare, Toxoplasma gondii
- Enterokolitis durch Cryptosporen oder Candida

Bei Kindern müssen zusätzlich andere mögliche Ursachen des Immundefektes ausgeschlossen werden, z.B.

- Thymusaplasie (Di-George-Syndrom)
- T-Zell-Funktionsstörungen (Wiskott-Aldrich-Syndrom)
- Granulozytenfunktionsstörungen und B-Zellfunktionsstörungen (Agammaglobulinämie) und schwere kombinierte Immundefizienz.

Die größte Risikogruppe unter den Kindern sind Bluter, da sie durch das Retrovirus (HIV) kontaminierte Plasmapräparate erhalten könnten, und Kinder drogenabhängiger Mütter. **Bereits 40–60 % aller Bluter (Hämophilie-Patienten) sind HIV-positiv!**

Psychisch unauffällige viruspositive Schüler können am normalen Schulbetrieb teilnehmen (siehe auch Kultusministerkonferenz vom 17.10.85).

Die HIV-Übertragung erfolgt meist durch Blut-zu-Blut-Kontakt, z.B.

- bei homosexuellem oder heterosexuellem Geschlechtsverkehr durch Schleimhautverletzungen,
- bei gemeinsamer Benutzung von mit Blut kontaminierten Injektionsnadeln bei Drogenabhängigen,
- bei therapeutisch gegebenem, mit HIV kontaminiertem Blut oder Blutprodukten,
- bei der diaplazentaren oder perinatalen Übertragung des Virus von infizierten Müttern auf Neugeborene.

Bei HIV-Screeningtests bei Schwangeren wurden ca. 1 ‰ HIV-positive Schwangere gefunden.

HIV-Infizierten und auch Jugendlichen, die bei den ersten Geschlechtskontakten zur Promiskuität neigen, sollte man raten:

- Kondome benutzen
- Kein Oral- oder Analverkehr
- Keine gemeinsame Verwendung von eventuell mit Blut kontaminierten Gegenständen, z.B. Zahnbürsten, Nagelscheren, Rasierapparate, ...

Retroviren wie HIV sind außerhalb des Körpers sehr labil und werden durch Erhitzen auf 60 °C für 30 min und durch 70%igen Alkohol sicher inaktiviert.

Der Antikörperstatus kann erst ab dem Alter von 15 Monaten sicher beurteilt werden, da vorher noch mütterliche Antikörper die Diagnostik erschweren können. Inzwischen wurde für Kinder eine eigene Stadieneinteilung der HIV-Infektion eingeführt, die hier nur gekürzt wiedergegeben wird. (P = Pädiatrie)

Klasse P-0: Unklarer Infektionszustand
bis zum Alter von 15 Monaten symptomlose Kinder antikörperpositiver Mütter

Klasse P-1: Symptomatische Infektion
Unterklasse A: normale Immunitätsparameter
Unterklasse B: abnorme Immunitätsparameter wie Hypergammaglobulinämie, T-Helferzell-Mangel (T4), erniedrigter T4/T8-Quotient, absolute Lymphozytopenie
Unterklasse C: Immunitätsparameter nicht getestet.

Klasse P-2: Symptomatische Infektion
Unterklasse A: unspezifische Krankheitszeichen mit mehr als einem der folgenden Zeichen über mehr als zwei Monate: Gedeihstörung, Gewichtsverlust von mehr als 10 %, Fieber, Hepato-, Splenomegalie, Lymphknotenschwellung in mehr als zwei Regionen (bilateral = 1 Region), rezidivierender oder andauernder Durchfall, Parotitis
Unterklasse B: progressive neurologische Erkrankung mit Verlust von Meilensteinen der Entwicklung, fortschreitende, symmetrische motorische Ausfälle, Beeinträchtigung des Hirnwachstums
Unterklasse C: interstitielle lymphozytäre Pneumopathie mit über zwei Monate bestehendem Röntgenbefund
Unterklasse D: sekundäre Infektionskrankheiten
Unterklasse E: sekundäre Malignome
Unterklasse F: weitere Krankheiten, bei denen die Möglichkeit einer HIV-Assoziation besteht (offene Unterklasse), z.B. von Leber, Lunge (pulmonale Hypertonie), Herz, Nieren, blutbildendes System.

In den letzten Jahren hat es große Fortschritte zur Verhinderung der Übertragung der **AIDS**-Infektion HIV-infizierter Mütter auf ihre Kinder gegeben, sodass mit Hilfe neuer Medikamente und einer Kaiserschnittentbindung zwei Wochen vor dem Geburtstermin das Risiko von etwa 25 % auf 1,5 % reduziert werden konnte (Stand 1999 – die Medikamente werden nicht im einzelnen aufgeführt, weil es ständig neue Fortschritte und neue Kombinationsschemata gibt).

H93

Frage 8.1: Lösung D

Das **Exanthema subitum** nennt man auch Dreitagefieber, weil nach drei Tagen hohem Fieber bis 40 Grad die Entfieberung gleichzeitig mit einem rötelnähnlichen Exanthem auftritt.
Die häufigste Komplikation sind die durch das hohe Fieber bedingten Infektkrämpfe. Organkomplikationen sind nicht bekannt. Erreger ist das humane Herpesvirus Typ 6.

Tabelle 8.**1** Infektionskrankheiten

Bakterielle Infektionskrankheiten		**Virale Infektionskrankheiten**
Krankheitserscheinungen		
a) Erregerbedingt	b) Toxinbedingt	Masern (Morbilli) Mumps (Parotitis epidemica)
Tuberkulose (Schwindsucht)	Scharlach	Röteln (Rubeola) Poliomyelitis (Kinderlähmung)
Pertussis (Keuchhusten)	Diphtherie	Exanthema subitum (Dreitagefieber) Varizellen (Windpocken)
	Tetanus	Erythema infectiosum (Ringelröteln) Mononucleosis infectiosa (Pfeiffer-Drüsenfieber)

Tabelle 8.**2** Bakterielle Infektionskrankheiten

Bakt. Infektionskrankheit	**Erreger**	**Inkubationszeit**	**Symptome**	**Komplikationen**	**Impfung**
Scharlach	β-hämolys. Streptokok. Gruppe A	2–8 Tage	Plötzlicher Beginn mit hohem Fieber, Angina lacunaris, Enanthem, diffus hellrotes Erythem, stecknadelkopfgroße Papeln am Brustkorb beginnend, Himbeerzunge, periorale Blässe, später Kleieförmige Hautschuppung	Myokarditis, Nephritis, Leber- und Gelenkbeteiligung, tox. Scharlach mit Kreislaufversagen	
Diphtherie	Corynebact. diphtheriae	1–7 Tage	Mäßiges Fieber bei schwerem Krankheitsgefühl, gerötete Tonsillen, Pseudomembranen, süßlicher Mundgeruch, bei Übergreifen auf den Larynx Erstickungsgefahr	Toxische Herz- und Nierenschädigung und Lähmungen	Ab 3. Lebensmonat und Auffrischung
Tetanus	Clostr. tetani (anaerob)	5–14 Tage	Lokale und generalisierte Muskelkrämpfe durch geringste Reize auslösbar, Trismus (Kiefersperre) und Risus sardonicus (bei Fazialisbefall)	20–30 % Letalität, Atemlähmung, Pneumonien	Zus. mit Diphtherie, ab 3. Lebensmonat, regelmäßige Auffrischung
Pertussis	Bordetella pertussis	7–14 Tage	Unspez. katarrhalisches Stadium, Hustenanfälle u.a. nachts, gefolgt von juchzendem Inspirium und Erbrechen, Zyanose	Bronchopneumonie, Encephalopathie bei Säuglingen	3. Lebensmonat zusammen mit Diphtherie, Tetanus
Tuberkulose	Mycobact. tuberculosis Typ humanus	4–6 Tage	Subfebrile Temperaturen (Nachtschweiß) chronischer Husten, Gewichtsabnahme	Miliar-Tbc, Meningitis, Pleuritis exsudativa	BCG-Impf. in 1. Lebenswoche nur bei erhöhter Gefährdung mit abgeschwächtem Lebendimpfstoff

Tabelle 8.3 Virale Infektionskrankheiten

Virale Inf. Krankheiten	Erreger	Inkubationszeit	Symptome	Komplikationen	Impfung
Masern	Masernvirus	10–14 Tage	Katarrhalisches Stadium, Konjunktivitis, Koplik-Flecken, Enanthem, makulopapulöses, konfluierendes Exanthem, im Gesicht beginnend	Masernencephalitis, Otitis media, Pneumonie, Masernkrupp, Anergie gegen Tbc	Abgeschwächte Lebendvakzine, ab 15. Lebensmonat, auch nach erfolgter Ansteckung
Mumps	Mumpsvirus	12–35 Tage	Schmerzhafte Parotitis mit Fieber (abstehende Ohrläppchen), häufig einseitiger Beginn	Orchitis, Pankreatitis, Meningitis	Ab 15. Lebensmonat zus. mit Masern
Röteln	Rötelnvirus	14–21 Tage	Schmerzhafte nuchale Lymphknotenschwellung, kleinfleckig makulatöses Exanthem im Gesicht beginnend, Enanthem	Enzephalitis, Polyradikulitis (selten) Cave: Rötelnembryopathie	Bei Mädchen 11.–14. Lebensjahr und ab 15. Lebensmonat
Poliomyelitis	Poliovirus Typ 1–3	3–14 Tage	Initialstadium: unspezifisch, Fieber, Schmerz. 2. meningitische Form 3. paralytische Form (1 %): charakteristische, biphasische Fieberkurve, **asym.** Lähmungen	Bulbärparalyse und Atemlähmung, Kontrakturen, Muskelatrophie, Pneumonie	Abgeschwächter trivalenter Totimpfstoff, ab 3. Lebensmonat, 3mal
Exanthema subitum	Humanes Herpesvirus Typ 6	5–15 Tage	3–4 Tage hohes Fieber, danach kleinfleckiges Exanthem, Allgemeinbefinden rel. gut (kritisches Dreitagefieber)	Generalisierter Krampfanfall bei Fieberanstieg	–
Varizellen	Herpesvirus varicella = H. zoster	14–21 Tage	Leichtes Fieber, zahlreiche kleine Bläschen mit Krustenbildung in versch. Stadien („Sternenhimmel"), nach 5–20 Tg. Abklingen (postinflammatorische Hypopigmentierungen können zurückbleiben)	Sek. Impetiginisierung (bakt. Sekundärinfektion), bei Erw. Pneumonie, postinf. Encephalitis (selten)	Bei gefährdeten Pat. (Leukämie) Hyperimmunglobulingabe, auch aktive Impfung möglich
Infekt. Mononucleose	Epstein-Barr-Virus, gehört zu den Herpesviren	8–21 Tage	Angina, Lymphozytose, Milz-, Leber- und Lymphknotenschwellung, DD: Leukämie, Diphtherie, Zytomegalie; gute Prognose; keine Ampicilline, da evtl. heftige Exantheme danach, typisch sind die heterophilen Antikörper	Spontane Milzruptur, Myokarditis, ZNS-Symptome, Nephritis	–
Erythema infectiosum (Ringelröteln)	Parvovirus Typ 19	6–14 Tage	Schmetterlingsförmige Rötung im Gesicht, später girlandenförmiges Exanthem	bei Patienten mit hämolytischen Systemerkrankungen: aplastische Krisen, bei Schwangeren: Infektion des Feten, die zu Anämie und Hydrops fetalis führen kann (serologische Diagnostik ist möglich), kurzfristige sonographische Kontrollen sind erforderlich; ggf. intrauterine Transfusion. Auch Herzschädigung und Leberenzymerhöhung nach intrauteriner Infektion beschrieben.	–

H97 !

Frage 8.2: Lösung E

Die Beschreibung der Erkrankung passt auf das Dreitagefieber oder **Exanthema subitum.** Im Blutbild sieht man eine Neutropenie und verminderte Leukozytenzahl bei Exanthemausbruch – vorher herrscht eine Leukozytose vor.
Die Infektiosität ist gering. Das Virus ist ein humanes Herpesvirus der Gruppe 6.
Bei Ersterkrankung in der Schwangerschaft kann das Virus nach neuesten Erkenntnissen zu Missbildungen oder Fehlgeburten führen.

F98

Frage 8.3: Lösung C

Die **Ringelröteln** (Erythema infectiosum) werden durch das humane **Parvovirus B 19** verursacht.
Zu **(A)**: Durch das **Herpes-simplex-Virus Typ I** wird die Stomatitis aphtosa (eine Entzündung der Mundschleimhaut) als Primärinfektion hervorgerufen.
Im Rahmen einer Reaktivierung oder bei maximal 30 % der Primärinfektionen kann es zu einer Herpes-simplex-Encephalitis kommen.
Zu **(B)**: Das **Herpes-simplex-Virus Typ II** ist für die genitalen Herpesinfektionen verantwortlich.
Zu **(D)**: Das **Coxsackie-Virus** B ist z.B. Erreger der Bornholm-Krankheit, bei der es neben einer fieberhaften Allgemeinerkrankung zu Thoraxschmerzen kommt.
Zu **(E)**: Das **Zytomegalie**virus kann zu einer Pneumonie oder der gefürchteten Encephalitis führen – vor allem bei Immungeschwächten.

F98

Frage 8.4: Lösung C

Eine **Konjunktivitis** kommt häufig bei Masern und bei der Diphtherie vor – nicht beim Scharlach.

F97

Frage 8.5: Lösung A

Eine **Mykoplasmen-Pneumonie** gibt es bei Kindern am häufigsten ab 6 Jahren, unter 5 Jahren verläuft die Infektion meist ohne Symptome.
Trockener Husten, in 75 % positive Kälteagglutinine, Fieber, Abgeschlagenheit, Kopfschmerzen, manchmal auch Ohrenschmerzen charakterisieren die Symptomatik. Grippale Symptome gehen in der Hälfte der Fälle voraus.
Man therapiert mit Makrolid-Antibiotika, z.B. Clarithromycin (Klacid®), Roxithromycin (Rulid®), die meist vom Gastrointestinaltrakt besser vertragen werden als das klassische Erythromycin. **Die neueren Makrolidantibiotika (Klacid®, Rulid®) werden bisher erst bei Kindern ab 7 Jahren empfohlen.**
Bei Kindern über 8 Jahren können auch Tetrazykline gegeben werden, die in früherem Alter wegen der Beeinträchtigung der Zahnentwicklung und des Knochenwachstums kontraindiziert sind.
Die Mykoplasmen-Pneumonie gehört zu den sogenannten atypischen Pneumonien, weil einem geringen Auskultationsbefund oft massive radiologische Veränderungen, z.B. interstitielle Zeichnungsvermehrung, aber auch lobäre Verschattungen, gegenüberstehen.

F98 !

Frage 8.6: Lösung B

Für die **Röteln** typisch ist das beschriebene nicht zusammenfließende, hellrote, makulopapulöse Exanthem in Verbindung mit den geschwollenen Lymphknoten im Nacken und am Hals. Auch Gelenkschmerzen sind nicht selten (parainfektiöse Arthritis). Die Leukozytopenie ist typisch für virale Infektionen.
Zu **(A)**: Auch bei den **Masern** tritt ein makulopapulöses Exanthem auf, allerdings erst beim zweiten Fieberanstieg, dazu kommen die sogenannten Koplik-Flecken – weißliche, winzige Nekrosen an der Wangenschleimhaut. Im Gegensatz zu den Röteln konfluiert das Exanthem rasch. Im Labor fällt ebenfalls eine Leukopenie auf, verbunden mit einer Neutrophilie, bei der Genesung eine Leukozytose.
Zu **(C)**: Das makulopapulöse Exanthem beim **Erythema infectiosum (Ringelröteln)** fängt schmetterlingsförmig im Gesicht an, bevor es girlandenförmig auf den Körperstamm übergeht.
Erreger ist das Parvovirus B 19. Bei Schwangeren kann die Infektion auf das Ungeborene übergehen und eine Anämie mit Hydrops fetalis verursachen. Dann ist eine intrauterine Transfusion indiziert. Auch Herzmuskelschädigungen und Leberzellschäden wurden nach intrauteriner Infektion gesehen.
Zu **(D)**: Als **Exanthema subitum** wird das **Dreitagefieber** bezeichnet, dessen rötelnähnliches Exanthem erst am 3. Tag mit oder nach der Entfieberung auftritt. Das humane Herpesvirus Typ 6 gilt als Verursacher.
Im Labor sieht man initial eine Leukozytose, dann mit Exanthemausbruch eine Leukopenie mit relativer Lymphozytose.
Zu **(E)**: Die **Scharlach**erkrankung beginnt mit hohem Fieber, Erbrechen, Halsschmerzen. Das Exan-

them – nach 12–24 Stunden – ist stecknadelkopfgroß und oft von der typischen Himbeerzunge begleitet. Später kommt es zu einer kleieförmigen Schuppung vom Gesicht aus. Die Lymphknoten im Kieferwinkel, im Nacken und im tiefen Halsbereich können geschwollen sein.

F98

Frage 8.7: Lösung B

Das **Kawasaki-Syndrom** wird nicht durch Streptokokken verursacht, sondern ist eine Arteriitis unbekannter Genese. Immunglobuline i.v. hochdosiert scheinen die ausgeprägten Gefäßveränderungen zu mildern. Außerdem wird die Gabe von Acetylsalicylsäure empfohlen.

H93

Frage 8.8: Lösung C

Diese Frage haben fast alle richtig beantwortet.
Natürlich kann bei einer **bakteriellen Meningitis** nicht erst das Ergebnis der Liquorkultur abgewartet werden, sondern es muss ex juvantibus – aus der Erfahrung heraus – sofort eine antibiotische Therapie eingeleitet werden, die, falls erforderlich, nach Eintreffen des Kulturergebnisses variiert werden kann.
Früher wurde eine antibiotische Therapie mit Ampicillin und einem Aminoglykosid eingeleitet. Als Folge der Resistenzentwicklung und Toxizität (Niere und Gehör) der Aminoglykoside wird heute ein Cephalosporin (Cefotaxim) mit Ampicillin kombiniert.
H. influenzae, Meningokokken und Pneumokokken sind bei älteren Säuglingen und Kindern die bedeutendsten Erreger. Penicillin G ist Mittel der Wahl bei Pneumokokken und Meningokokken.
Bei der B-Streptokokken-Meningitis der Neugeborenen gibt man ein Aminoglykosid und Penicillin G, bei Listerien (meist intrauterin übertragen) Ampicillin und Aminoglykosid.

F97

Frage 8.9: Lösung D

Ein einzelner durch hohes Fieber ausgelöster **Infektkrampf** muss kein Anlass zur Sorge und zu einer längerfristigen antikonvulsiven Behandlung sein. Man gibt im Anfall Diazepam rektal. Etwa 3 % der Kinder unter fünf Jahren sind betroffen. Bei 70 % tritt der erste Anfall vor dem 2. Geburtstag, bei 95 % vor dem 5. Geburtstag auf, d.h. die Fieberkrämpfe können auch schon im ersten Lebensjahr (Säuglingsalter) auftreten, sodass die Aussage (1) richtig ist!! Es gibt dazu allerdings keine passende Kombination.
Die Krämpfe können sich während desselben Infektes oder bei späteren Infekten wiederholen (bei einem Drittel der Fälle).
Als komplizierte Infektkrämpfe werden sie bezeichnet, wenn in der Familie Epilepsie vorkommt, der erste Infektkrampf sich vor dem ersten Geburtstag ereignet, eine Vorschädigung des Gehirns besteht, sich mehr als drei Infektkrämpfe ereignen oder eine hypersynchrone Aktivität im Intervall-EEG vorliegt.
Wenn sich ein Infektkrampf bei hohem Fieber erstmalig ereignet hat, wird man bei folgenden Infekten rechtzeitig fiebersenkende Mittel (Paracetamol) geben, um eine Temperatur über 39 °C sicher zu vermeiden.
Prophylaktisch wird man den Eltern eine Diazepam-Rectiole für den Wiederholungsfall verordnen.
Es können auch bei etwa 3–5 % afebrile Anfälle folgen, bei 15–20 % komplizierte Anfälle. Rezidivierende Infektkrämpfe sind eine Form der **Epilepsie.**
Bei Kindern unter 18 Monaten kann eine Lumbalpunktion zum Ausschluss einer Meningitis indiziert sein, wenn es die Schwere der Erkrankung erfordert.

H98

Frage 8.10: Lösung B

Pneumokokken und **Meningokokken** sind weiterhin bei Kindern jenseits der Neugeborenenperiode die häufigsten Erreger, gefolgt von **Haemophilus influenzae.**
Pneumokokken- und Meningokokken-Meningitiden werden (nach kultureller Bestätigung) mit Penicillin G behandelt. 8–12 Tage (mindestens drei Tage nach Entfieberung) Behandlung sind erforderlich. Bei Pneumokokkeninfektionen kann es **gelegentlich** zum Rezidiv kommen – dann muss über Wochen oder Monate die Therapie fortgesetzt werden.
Bei Neugeborenen stehen Infektionen durch **B-Streptokokken** und **Escherichia coli** im Vordergrund.
Da **Salmonellen** zu den **sehr seltenen Erregern** der kindlichen **Meningitis** gehören, werden sie auch nicht immer von den üblichen Antibiotika-Schemata erfasst.
Neugeborene von Müttern, die Salmonellen ausscheiden, sind gefährdet. Therapeutisch wird Chloramphenicol eingesetzt, das allerdings durch Nebenwirkungen belastet ist. Cotrimoxazol und hochdosiertes Ampicillin sind ebenfalls wirksam.

Wichtig ist eine ausreichend lange Gabe (länger als zwei Wochen) wegen der hohen Rezidivgefahr (zwischen 10 und 20 %).
Sowohl Meningitiden durch Pneumokokken als auch durch Salmonellen können rezidivieren, sodass die eindeutige Beantwortung der Frage schwierig ist. Da Meningitiden durch Pneumokokken häufiger sind, könnte dies die Antwort (B) rechtfertigen.

H96

Frage 8.11: Lösung E

Zu (**A**): Bei den **Varizellen** (Windpocken) treten die Bläschen nacheinander stammbetont auf, sodass sie in unterschiedlichen Entwicklungsstadien sind und man deshalb von einem „Sternenhimmel" spricht.
Zu (**B**): **Herpes genitalis** wird durch die Herpes-simplex-Viren Typ 2 verursacht, die zu Bläschen im Genitalbereich führen. Die älteren Bläschen sind gedellt.
Man diskutiert eine Risikoerhöhung für das Collum-Karzinom bei Frauen.
Zu (**C**): Die **Herpangina** wird durch Coxsackie-Viren verursacht. Am Gaumen sieht man grauweiße Bläschen, die etwa nach einer Woche wieder abgeheilt sind.
Zu (**D**): Die **Impetigo contagiosa** ist eine ansteckende Hauterkrankung, die durch Strepto- oder Staphylokokken verursacht wird. Auf gerötetem Untergrund entstehen Bläschen, die Eiter beinhalten, sodass nach Kratzen die typischen honiggelben Krusten zu sehen sind.
Zu (**E**): Das durch humane Herpesviren Typ 6 bedingte **Exanthema subitum** (= Dreitagefieber) ist durch Auftreten eines makulopapulösen Exanthems (rötelnähnlich) nach oder mit Abfall des hohen Fiebers gekennzeichnet. Es handelt sich nicht um Bläschen, sondern um hellrosa Flecken (= Makulae).

H98

Frage 8.12: Lösung D

Das makulopapulöse Exanthem der **Masern,** das am Kopf beginnt (hinter den Ohren), juckt nicht und neigt zur Konfluenz, d.h. zum Zusammenfließen. Es heilt ohne Narben ab.
Solange das Exanthem besteht, sollten die Kinder isoliert werden. Ansonsten bleibt die Therapie der Masern symptomatisch, Antibiotika sind nur bei bakteriellen Komplikationen angezeigt.
Nachfolgend noch einmal eine **Unterscheidungshilfe** für die verschiedenen **Exantheme** bei Masern, Scharlach und Röteln:

1. **Masern: grobfleckiger** Ausschlag **(konfluierend)**; Verlauf **von oben nach unten (retroaurikulärer Beginn!)**
2. **Scharlach: feinfleckiger** Ausschlag; Verlauf **von unten nach oben (Mund-Kinn-Dreieck bleibt frei!)**
3. **Röteln:** schwaches, **nicht konfluierendes** Exanthem **(Hals-Brust-Bereich).**

H96

Frage 8.13: Lösung C

Schwer verlaufende RS-Virusinfektionen treten meistens im Alter zwischen sechs Wochen und sechs Monaten als Bronchopneumonie oder Bronchiolitis auf, also als Infektionen der tiefen Atemwege, nicht der oberen (1).
Übertragen werden RS-Viren sowohl durch Tröpfchen- als auch durch Schmierinfektion aus dem Bindehaut- und Nasopharynxbereich von Erwachsenen.
Zu (**3**): Schulkinder haben bereits eine Immunität gegen die RS-Viren durch lokale Antikörper-Bildung, sodass Infektionen weniger schwer verlaufen.
Zu (**4**): Der Häufigkeitsgipfel der Infektionen liegt in den Wintermonaten.

H96

Frage 8.14: Lösung E

Gegen alle genannten Virusinfektionen (Masern, Windpocken, Hepatitis A und FSME) sind aktive und passive Immunisierung möglich.
Die **passive Immunisierung** bedeutet meist die intravenöse Gabe von Hyperimmunglobulin. Diese Methode ist meist sehr teuer, da diese Seren nicht unbegrenzt zur Verfügung stehen. Sie wird wie die Gabe aller gepoolten Seren (von einer Vielzahl von Spendern) mit einem gewissen Restrisiko bezüglich der Übertragung von Infektionen versehen. Bei adäquater Behandlung der Seren (Verfahren zur Virusinaktivierung) müsste dieses Risiko jedoch nahezu ausgeschlossen sein.
Diese Therapie ist nur für Hochrisikokinder, z.B. unter Zytostatikatherapie stehende oder sonst immungeschwächte Kinder indiziert.
Bei Frauen in der ersten Schwangerschaftshälfte ist die passive Immunisierung bei Kontakt mit **Windpocken**kindern und fehlenden eigenen Antikörpern ebenfalls zu empfehlen.
Besonders bei **Masern** ist oft noch die aktive Impfung möglich, da die Impfmasern die Wildmasern überholen. Eine passive Impfung bei **FSME** ist bis

96 Stunden nach einem verdächtigen Zeckenbiss möglich, aber nur für Kinder über drei Jahren in Endemiegebieten indiziert, da jüngere Kinder nur selten erkranken.
Bei der **Hepatitis A** kann man in den ersten Tagen nach vermuteter Infektion 16%iges Gammaglobulin zur Prophylaxe intramuskulär geben. Siehe Lerntext VIII.2.

Hepatitis A **VIII.2**

Hepatitis A und B sind die bedeutendsten Virushepatitiden bei Kindern, die Hepatitis A ist dabei bei Kindern viel häufiger.
Das Hepatitis A-Virus ist ein Picorna-Virus, das durch Schmierinfektion fäkal-oral übertragen wird (Durchmesser 27 nm). Die Erkrankung wird zwei Wochen vor dem Auftreten klinischer Symptome infektiös und hört nach 1–2 Wochen dann rasch auf. Symptome sind nach einer Inkubation von 2–6 Wochen unspezifische grippale Zeichen, dann Ikterus, Appetitlosigkeit, Durchfälle oder Verstopfung und Bauchschmerzen.
Die Leber ist oft druckschmerzhaft. Der Stuhl kann hell sein bei Cholestase. Der Urin ist durch konjugiertes Bilirubin bräunlich verfärbt.
Spätschäden sind nicht bekannt.
Diagnostisch ist der Nachweis von Anti-Hepatitis A-Virus-IgM beweisend.
Therapeutisch kommen nur Bettruhe und etwas fettarme Kost in Frage.
Früher gab man bei Auslandsreisen Gammaglobuline i.m. als Prophylaxe – seit 1993 ist in Deutschland ein gentechnisch hergestellter Impfstoff zugelassen, dessen Schutz zehn Jahre anhalten soll.

H99

Frage 8.15: Lösung B

Die ikterische Phase beträgt bei der Hepatitis A etwa zwei bis drei Wochen, die Erkrankung insgesamt dauert im Allgemeinen nur wenige Wochen. Eine Prophylaxe durch aktive Immunisierung ist möglich. Etwa die Hälfte der Erkrankungen verläuft ohne Ikterus.

H98

Frage 8.16: Lösung B

Die **Herpangina** (Fieber, Pharyngitis, Tonsillitis, Rhinitis) wird durch Coxsackie-Viren der Gruppe A, gelegentlich auch durch Echo-Viren verursacht – **nicht** durch Herpes-simplex-Viren.
Die Krankheit selbst dauert nur wenige Tage und ist komplikationslos. Die klinischen Zeichen sind charakteristisch (Befall der ganzen Mundschleimhaut, vor allem der Gaumenbögen, gelegentlich charakteristische Bläschen/Ulzera mit dunkelrotem Hof auf den Tonsillen). Die Therapie verläuft rein symptomatisch.

H98

Frage 8.17: Lösung E

Als **Exanthema subitum** bezeichnet man das durch das humane Herpesvirus Typ 6 (oder auch HHV 6) ausgelöste Dreitagefieber, bei dem das rötelnähnliche Exanthem am dritten oder vierten Tag nach der – meist plötzlichen – Entfieberung auftritt. In Stunden verteilt es sich hauptsächlich über den Stamm; Extremitäten, Gesicht und behaarte Kopfhaut sind weniger betroffen.
Zu Beginn **während des Fiebers** besteht eine **Leukozytose,** die **mit Ausbruch des Exanthems** in eine **Leukopenie** übergeht. Dabei sieht man eine hohe relative Lymphozytose.
Fieberkrämpfe sind die häufigste Komplikation, sie sind oft mit Erbrechen und Krämpfen gepaart; katarrhalische Symptome können im febrilen Stadium die Differenzialdiagnose erschweren. Die Therapie ist rein symptomatisch, die Prognose dieser unkomplizierten Erkrankung ist ausgesprochen gut. (Eine Folge-Encephalitis wurde nur vereinzelt beobachtet.) Nach der Krankheit besteht eine lebenslange Immunität.

H98

Frage 8.18: Lösung D

Scharlach ist eine bakteriell durch Streptokokken ausgelöste Infektionskrankheit, gegen die es – wie bei den meisten bakteriellen Erkrankungen – keine Impfung gibt.
Zu **(A)**: Die **Hepatitis A-Impfung** gehört zu den Indikationsimpfungen für Kinder über fünf Jahre, die in Gebiete mit erhöhtem Risiko reisen: subtropische, tropische Länder und Mittelmeerländer.
Zu **(B)**: Die **Hepatitis B-Impfung** wird heute allgemein schon im Säuglingsalter empfohlen, da erfahrungsgemäß in der Pubertät – wegen wechselnder Sexualpartner die kritische Zeit für Hepatitis B-Infektionen – die Jugendlichen schwerer für eine dreimalige Impfung zu motivieren sind. Bei Grundimmunisierung im Säuglingsalter reicht eine einmalige Auffrischung in der Pubertät aus.

K

Zu (**C**): Die **Varizellen-Impfung** (Windpocken) gehört zu den Indikationsimpfungen für immungeschwächte Kinder.
Zu (**E**): Die Pertussis-, d.h. **Keuchhusten-Impfung** gehört inzwischen wieder zu den allgemein empfohlenen Impfungen (STIKO), nachdem der azelluläre Impfstoff deutlich besser verträglich ist.

Hepatitis B **VIII.3**

Das Hepatitis B-Virus hat einen Durchmesser von 42 nm und besteht aus einem Hüllantigen (Hepatitis B-surface-Antigen) und dem Kern (Core-Antigen HBc).
Eine hohe Infektiosität macht der Nachweis von HB_e-Antigen wahrscheinlich, dessen Herkunft nicht ganz klar ist.
Die Übertragung erfolgt durch Intimkontakte oder parenteral bzw. durch Kontakt mit Körperflüssigkeiten (Blut) z.B. unter der Geburt. In Deutschland sind 0,5 % der Bevölkerung HB_s-Antigen positiv, in Ostasien ca. 20 %.
Risikogruppen sind Homosexuelle, Dialysepersonal und -patienten, Ärzte und Zahnärzte und Personen mit wechselnden Sexualpartner (z.B. in der Pubertät).
Für entsprechende Risikogruppen, so auch für medizinisches Personal und Dialysepatienten, wird die Hepatitis B-Impfung mittels gentechnisch hergestellten Impfstoffes empfohlen.
Spätfolgen einer Hepatitis B können die Entwicklung einer chronisch-aktiven Hepatitis B sein, die Entwicklung einer Leberzirrhose oder eines primären Leberzellkarzinoms.
Nach den neuesten Empfehlungen der STIKO (ständige Impfkommission des Robert-Koch-Institutes) 1998 sollen schon Säuglinge gegen Hepatitis B geimpft werden. Dies hat zwei Vorteile:

1. Im Säuglingsalter ist die Akzeptanz für Impfungen deutlich höher als in der Pubertät, wenn die Jugendlichen durch Geschlechtsverkehr mit wechselnden Partnern gefährdet sind.
2. Die Erfolgsrate liegt nahe 100 % bei Säuglingen, während im Erwachsenenalter bis zu 5 % Impfversager vorkommen können. Daher ist auch keine Titerkontrolle erforderlich, um das Ansprechen der Impfung zu überprüfen.

Folgende Spätfolgen einer Hepatitis B sind möglich:

- eine chronisch-aktive Hepatitis B
- eine Leberzirrhose
- ein primäres Leberzellkarzinom.

Die Inkubationszeit ist mit 2–6 Monaten länger als bei der Hepatitis A. Der Verlauf ist eher schleichend, die Transaminasen sind weniger erhöht als bei der Hepatitis A.
Die Diagnose einer akuten Infektion erfolgt durch den Nachweis von Anti-HBc-IgM, HB_e-Ag und HB_s-Ag im Serum.
Therapeutisch werden bei der chronisch-aggressiven Hepatitis B Interferone eingesetzt.
Zur Vermeidung perinataler Infektion sollten Neugeborene von HB_s-Antigen positiven Müttern passiv und aktiv geimpft werden.
Auch nach Nadelstichverletzungen von medizinischem Personal mit Blut von HB_e-Ag-positiver Patienten sollte eine passive Hyperimmunserum-Infusion durchgeführt werden, falls der/die Betroffene keinen ausreichende Hepatitis B Immunstatus aufweist.

F99 *!*

Frage 8.19: Lösung C

Die **Rötelnimpfung** sollte erstmals im Alter von 15 Monaten gemeinsam mit der Impfung gegen Masern und Mumps erfolgen.
Zu (**A**): Die Impfung gegen **Haemophilus influenzae Typ B (HiB)**, dem Erreger von Meningitis, akuter Epiglottitis, Pneumonie und Otitis media sowie septischer Arthritis, wird mit drei Teilimpfungen im ersten Lebensjahr durchgeführt.
Zu (**B**): Gegen **Polio** wird ab dem 3. Lebensmonat dreimal geimpft.
Zu (**D**): Gegen **Keuchhusten** wird meistens gemeinsam mit der Diphtherie-Tetanus-HiB-Impfung ab dem 3. Lebensmonat geimpft.
Zu (**E**): Die Impfung gegen **Diphtherie** ab dem 3. Lebensmonat hat diese gefürchtete Todesursache von Kindern nahezu zum Verschwinden gebracht. Allerdings treten wieder vermehrt Todesfälle auf, da z.B. Eltern als Impfgegner ihr Kind nicht impfen lassen oder Impfungen nicht aufgefrischt werden und heute wieder vermehrt Diphtherie beobachtet (v.a. in den Staaten der früheren Sowjetunion) und auch eingeschleppt wird.

F99 *!*

Frage 8.20: Lösung E

Die **Windpocken** sind eine Tröpfcheninfektion und werden nur direkt von Mensch zu Mensch und nicht durch Zwischenträger oder Gegenstände übertragen.

H99

Frage 8.21: Lösung C

Bei **Windpocken** wird auch der behaarte Kopf befallen ebenso wie die Schleimhäute des Mundes, der Augen und der Genitalien. Durch den schubförmigen Verlauf kommt es zu einem bunt aussehenden Exanthem, dem sogenannten „Sternenhimmel".

F99 !

Frage 8.22: Lösung A

Eine **Mykoplasmen-Pneumonie** als Zeichen der Mykoplasmen-Infektion des Neugeborenen ist selten, ebenso wie die Meningitis.
Im Schulkindalter werden etwa 20 % der Pneumonien durch Mycoplasma pneumoniae verursacht.

F96

Frage 8.23: Lösung A

Zu (**1**): Die meisten Kinder werden vertikal, d.h. während der Geburt durch das **Hepatitis B**-Virus über direkte geburtstraumatisch bedingte Blutkontakte infiziert, wenn die Mutter eine chronische HB_sAg-Trägerin ist.
Dies ist in Deutschland bei etwa 0,5 %, in den Mittelmeerländern bei etwa 5 % und in Ost- und Südostasien bei 20 und mehr Prozent der Mütter der Fall.
Eine diaplazentare Übertragung ist sehr selten und geschieht nur, wenn die Mutter während der Schwangerschaft akut an Hepatitis B erkrankt.
Zu (**2**): Die peripartal infizierten Kinder entwickeln keine akute Hepatitis B, sondern werden zu chronischen Virusträgern mit der Gefahr der Entwicklung einer Leberzirrhose und eines primären Leberzellkarzinoms.
Zu (**4**): Nach der Geburt muss innerhalb von 12 Stunden sowohl **passiv** mit Hyperimmunserum **als auch aktiv** geimpft werden, um die Entwicklung einer chronischen Virämie zu verhindern.
Eine aktive Impfung im Alter von drei Monaten kommt zu spät.

F96

Frage 8.24: Lösung C

Auslöser der **Herpangina** ist das Coxsackie A-Virus und nicht das Herpes-simplex-Virus.
Das Herpes-simplex-Virus kann primär eine Stomatitis aphthosa verursachen. Durch Schmierinfektion kann es dann zur Keratokonjunktivitis kommen.
Doch ist nur in einem Drittel der Fälle von Herpes-simplex-Encephalitis die Stomatitis zeitgleich vorhanden, meistens handelt es sich um eine Reaktivierung des latent schlummernden Virus, da bei 99 % aller Kinder die Primärinfektion inapparent verläuft, d.h. ohne Symptome (A).

H96

Frage 8.25: Lösung E

Beim **Keuchhusten** gibt es keinen Nestschutz durch mütterliche Antikörper, da es eine durch gramnegative Bakterien (Bordetella pertussis) erzeugte Erkrankung ist und überwiegend virale Antikörper transplazentar übertragen werden.
Zu (**D**): Bei Säuglingen und Kleinkindern ist das Auftreten von Apnoeanfällen (Atemstillstand) statt der Hustenanfälle gefürchtet, außerdem Krampfanfälle, Enzephalopathie und Bronchopneumonie.
Vom 3. Monat an kann geimpft werden. Der heutige Impfstoff (azelluläre Vakzine) ist deutlich besser verträglich als die früheren, bei denen Fieberreaktionen nicht selten waren.
Kinder mit zerebralen Vorschäden sollten nicht geimpft werden.

F96

Frage 8.26: Lösung E

Für Scharlach gibt es die prophylaktische Gabe spezieller Immunglobuline wie bei den anderen genannten (bis auf die Diphtherie) genannten Erkrankungen nicht.
Bei großem Erkrankungsrisiko wäre allenfalls eine Prophylaxe mit Penicillin indiziert.
Für folgende Erkrankungen gibt es die Möglichkeit einer passiven Impfung mit speziellen humanen Immunglobulinen:
Masern, Tetanus, Hepatitis A, Hepatitis B, Zeckenencephalitis (FSME), Tollwut, Varicellen-Zoster-Infektion für Hochrisikopatienten, Pseudomonas aeruginosa.
Für andere Erkrankungen gibt es die Möglichkeit einer heterologen Immunprophylaxe, d.h. durch Seren von Pferd, Rind oder Hammel, z.B. bei Diphtherie, Botulismus und Schlangengiftverletzungen.
Nach der Durchführung einer passiven Impfung sollte man mit einer aktiven Impfung durch Lebendimpfstoffe drei Monate warten.

F97

Frage 8.27: Lösung B

Die **Varizellen**-Schutzimpfung ist eine Indikationsimpfung für seronegative Kinder mit Abwehr-

schwäche z.B. bei Leukämie, soliden Tumoren, schwerer Niereninsuffizienz, immunsuppressiver Therapie, **Neurodermitis** sowie seronegativen Angehörigen solcher Kinder, seronegatives Personal in der Pädiatrie und kinderbetreuenden Einrichtungen. Außerdem seronegative Frauen (ca. 5–7 %) mit ausdrücklichem Kinderwunsch (wegen der Gefahr der Varizellen-Embryopathie).
Zu **(A)**: Die **Pertussis-Schutzimpfung** (Keuchhusten) wird heute mit dem besser verträglichen azellulären Pertussis-Antigen durchgeführt. Es ist ein Totimpfstoff. Früher wurde der Vollbakterien-Totimpfstoff eingesetzt, der häufig zu Fieberreaktionen geführt hat. Die Impfung ist indiziert (und öffentlich empfohlen) für Kinder ab Beginn des 3. Monats bis zur Vollendung des sechsten Lebensjahres.
Zu **(C)**: Der **Haemophilus influenzae Typ B-Impfstoff** besteht aus verschiedenen HiB-Kapsel-Polysacchariden und ist ein Bakterien-Konjugat-Impfstoff – kein Lebendimpfstoff. Impfempfehlung wie bei Keuchhusten bis zur Vollendung des 6. Lebensjahres.
Zu **(D)**: Der **Hepatitis A-Impfstoff** enthält inaktivierte Hepatitis-A-Viren.
Die Impfung ist derzeit für Kinder nicht öffentlich empfohlen, weil die Hepatitis bei Kindern unter fünf Jahren meist sehr leicht verläuft und auch keine bleibenden Schäden zu befürchten sind. Allerdings sind inzwischen bei älteren Kindern vereinzelt schwere Krankheitsverläufe bekannt geworden. Seit Ende Juli 1997 ist ein Kombinationsimpfstoff gegen Hepatitis A und Hepatitis B in Deutschland verfügbar. Bei Reisen in entsprechende Risikogebiete wie Mittelmeerländer, Osteuropa, Tropen und Subtropen ist dann zu überlegen, die Kombinationsimpfung durchführen zu lassen, da seit 1997 die Hepatitis B-Impfung für Kinder öffentlich empfohlen wird.
Zu **(E)**: Der **FSME-Impfstoff** enthält inaktiviertes FSME-Virus und Hühnereiweiß sowie Maushirn (Wirtssystem für die Virusvermehrung). Autoimmunerkrankungen gelten als Kontraindikation für diese Impfung, die nur in Endemiegebieten indiziert ist (Bayern, Österreich, manche Ostblockstaaten, Skandinavien, Litauen, Lettland, Estland). Vereinzelt gibt es auch infizierte Zecken in Baden-Württemberg. Indikation muss beim Gesundheitsamt erfragt werden.

F97 *!!*

Frage 8.28: Lösung E

Wenn eine Grundimmunisierung lege artis, d.h. mit 3 Impfungen durchgeführt wurde, ist bei sauberen, geringfügigen Wunden wie hier die beiden Schürfwunden am Knie, keine **Tetanusimpfung** erforderlich, wenn die Grundimmunisierung nicht mehr als 10 Jahre zurückliegt (Empfehlungen „Schutzimpfungen im Überblick 4/97“ als Beilage zu „Das Gesundheitswesen“).
Zu **(A)**: Wenn die Wunden größer oder stark verschmutzt sind und die Grundimmunisierung mehr als 5 Jahre zurückliegt, wird eine Auffrischimpfung mit Tetanol empfohlen, Tetagam (= passive Impfung = Tetanus-Immunglobulin) ist nicht erforderlich.
Bei Tetanusauffrischimpfungen wählt man heute überwiegend die Kombinationsimpfung Diphtherie-Tetanus (= Td).
Wenn es nicht bekannt ist, ob eine Grundimmunisierung durchgeführt wurde oder weniger als 3 Impfungen erfolgt sind, ist bei sauberen, geringfügigen Wunden eine Auffrischimpfung mit Tetanol indiziert.
Zu **(B)**: Wenn eine Grundimmunisierung gegen Tetanus erforderlich ist, betragen die Abstände zur 2. Impfung 4 Wochen, nicht 10 Tage und zur 3. Impfung 6–12 Monate.
Zu **(C)**: Die Gabe von Tetanus-Immunglobulin (= Tetagam) ist nur erforderlich, wenn größere verschmutzte Wunden vorliegen und keine sichere Grundimmunisierung vorliegt. Wenn nur 2 von 3 Impfungen einer Grundimmunisierung vorliegen und die Verletzung weniger als 24 Stunden alt ist, reicht die aktive Auffrischung mit Tetanol.
Zu **(D)**: Im übrigen wird Tetagam stets in Kombination mit der aktiven Impfung Tetanol gegeben. Eine Indikation für Tetagam allein gibt es nicht.

F96

Frage 8.29: Lösung D

Das **Parvovirus B 19** ist der Erreger der **Ringelröteln,** die ohne Vorwarnung mit einem schmetterlingsförmigen Exanthem im Gesicht anfangen und dann zu einem makulopapulösen, girlandenförmigen Exanthem am Körper führen.
Eine Therapie ist nicht erforderlich, es sei denn eventuell symptomatisch gegen den Juckreiz.
Zu **(A)**: Das **Coxsackie-Virus B** ist Erreger der sogenannten Bornholm-Krankheit oder Myalgia epidemica.
Die Erkrankung beginnt sehr rasch mit sehr starken Muskelschmerzen im Thorax und Abdomen sowie hohem Fieber. Nach einer Woche klingen die Symptome ab. Die Behandlung ist rein symptomatisch (Analgetika).
Zu **(B)**: Das **Herpes-simplex-Virus Typ I** führt zur Stomatitis aphthosa, die mit hohem Fieber und

Bläschenbildung an Lippen, Zunge und Wangenschleimhaut beginnt. Die Bläschen werden zu weißen Plaques, die ulzerieren und sehr schmerzhaft sind.
Die Therapie ist symptomatisch, bei Generalisierung ist Zovirax indiziert. Nach zwei Wochen ist die Erkrankung in der Regel ausgeheilt.
Als Komplikationen kann es die Herpespneumonie und -sepsis geben – insbesondere bei Immungeschwächten, auch Herpes-Encephalitis ist möglich.
Das **Varizellen-Zoster-Virus** ist der Erreger der Windpocken. Die endogene Reaktivierung führt zur Gürtelrose.
Zu **(E)**: Das **Herpes-Virus Typ 6** verursacht das Exanthema subitum oder kritische Dreitagefieber. Nach hohem Fieber zu Beginn erscheint am 3.–4. Tag ein rötelnartiges Exanthem.
Es kommt häufiger zu Fieberkrämpfen.

H93

Frage 8.30: Lösung D

Die **Windpocken** gehören zu den Infektionskrankheiten mit dem höchsten Kontagiositätsindex, d.h. die Wahrscheinlichkeit, sich anzustecken, liegt zwischen 95 und 98 %.
Die Ansteckungsfähigkeit beginnt zwei Tage vor Ausbruch des Exanthems und dauert im Schnitt bis sechs Tage nach Ausbruch des Exanthems an.
Die Immunität ist lebenslang, d.h. man kann kein zweites Mal an Windpocken erkranken. Jedoch kann man an einer endogenen Reinfektion, dem **Herpes zoster** (Gürtelrose) erkranken, da die Viren in Nervenganglien, z.B. Spinalganglien persistieren.

F89

Frage 8.31: Lösung B

Eine **Herpes-simplex-Virus**-Infektion kann in jedem Lebensalter auftreten und ist durch das Auftreten isoliert stehender Bläschen gekennzeichnet. Oft ist ein Herpes labialis der Mutter Ursache der Infektion des Kindes.

H95

Frage 8.32: Lösung: *** Diese Frage wurde aus der Wertung genommen.

Da sowohl die Scharlachangina als auch die Angina lacunaris durch β-hämolysierende Streptokokken ausgelöst werden kann, sind sowohl Antwort A als auch B zutreffend – deshalb wurde die Frage auch nicht gewertet.

H95

Frage 8.33: Lösung E

Zu **(A)**: Die **Angina lacunaris** wird durch hämolysierende Streptokokken, aber auch Staphylokokken und Viren ausgelöst.
Zu **(B)**: Die **Scharlachangina** wird durch hämolysierende Streptokokken der Gruppe A ausgelöst. Penicillin ist Mittel der Wahl – insbesondere wegen der möglichen Folgeerkrankungen (Glomerulonephritis, rheumatisches Fieber).
Zu **(C)**: **Monozytenangina** nennt man die Angina bei der infektiösen Mononukleose, die durch Epstein-Barr-Viren ausgelöst wird.
Es kann nur eine symptomatische Therapie erfolgen, Antibiotika sind kontraindiziert, da heftige Überempfindlichkeitsreaktionen die Folge sein können.
Zu **(D)**: Die **Angina Plaut-Vincent** wird durch das Fusobacterium Plaut-Vincenti und Borrelia Vincenti hervorgerufen und mit örtlicher Pinselung mit 5%iger Chromsäure sowie Penicillin behandelt.
Typisch ist ein Ulkus am oberen Pol der Gaumenmandel und einseitiger Befall.
Zu **(E)**: Die **Herpangina** wird durch das Coxsakkie A-Virus ausgelöst und symptomatisch behandelt.

F97

Frage 8.34: Lösung E

Eine Erkrankung mit **Borrelia burgdorferi** wird in der Regel durch Zecken übertragen.
Das Erythema chronicum migrans (A), d.h. wandernde Hautrötungen, ist das erste Zeichen. Gelenkschwellungen, ZNS-Symptome wie lymphozytäre Meningitis (nicht die eitrige Meningitis wie in (E)) und Lymphadenitis cutis benigna, Peri- und Myokarditits gehören zum Stadium II der **Lyme-Borreliose.**
Im Stadium III treten die Acrodermatitis chronica atrophicans, progressive Encephalomyelitis, Sklerodermie und chronisch erosive Arthritis auf. Therapieren kann man in den Stadien I und II mit Penicillin, Amoxicillin oder Tetrazyklinen (bei Kindern über 8 Jahren) oder einem Cephalosporin der 3. Generation, wie z.B. Cefotaxim. Siehe Lerntext VIII.4.

Borreliose VIII.4

Die Borreliose ist eine wie die Syphilis in drei Stadien verlaufende chronische Erkrankung, deren Erreger Borrelia burgdorferi meistens durch Zecken übertragen wird.

Am häufigsten sind die Haut (akut Erythema chronicum migrans nach Zeckenstich), die Gelenke und das ZNS betroffen.
Im **Stadium I** tritt nach Tagen bis zu drei Wochen eine ringförmige Rötung mit zentraler Abblassung um das Gebiet des Zeckenstiches auf, die über den ganzen Körper wandern kann, das sog. Erythema chronicum migrans.
Im **Stadium II** kommt es zur lymphozytären Meningitis (häufig bei Kindern), Meningopolyradikulitis (Bannwarth) (häufig bei Erwachsenen), zu Gelenkschmerzen besonders am Knie, Peri- oder Myokarditis und Augenbeteiligung.
Im **Stadium III** treten die chronische Acrodermatitis atrophicans, die zirkumskripte Sklerodermie, progressive Enzephalomyelitis und die chronisch erosive Arthritis auf.
Im Stadium I wird oral mit Penicillin V, Amoxicillin oder Erythromycin, bei älteren Kindern auch mit Tetrazyklinen behandelt.
In den Stadien II und III gibt man intravenös Penicillin G hochdosiert oder ein Cephalosporin der 3. Generation, auch bei älteren Kindern hochdosiert orale Tetrazykline.

H95

Frage 8.35: Lösung C

Eine Enzephalopathie tritt bei 90–4000 von 100 000 **Keuchhustenfällen** auf und heilt oft mit Lähmungen und Intelligenzdefekten aus.
Eine Nephropathie als Komplikation ist nicht bekannt. Sie kann als Folge von Streptokokkeninfektionen wie Scharlach auftreten.

H96

Frage 8.36: Lösung C

Nach den ersten vier Lebenswochen sind Hämophilus influenzae, Meningokokken und Pneumokokken – seltener Streptokokken und Staphylokokken – Erreger der bakteriellen **Meningitis.** Bei den Neugeborenen sind die häufigsten Erreger B-Streptokokken und Escherichia coli.
Bakterielle Meningitiden können auch als Komplikation eines Shunts (wegen Hydrozephalus) auftreten. Ursache einer nicht-eitrigen Meningitis können außer Viren auch die Tuberkulosebakterien sein. Bei der eitrigen Meningitis ist die Zellzahl im Liquor sowie das C-reaktive Protein allgemein erhöht. Auch die Bakterien sind im Liquor nachweisbar. Die Meningitis bei Borreliose wird durch Spirochäten, Borrelia burgdorferi, (über Zecken) übertragen. Sie ist eine seröse Meningitis. Auch an die Lues ist heute noch zu denken. Der Liquor ist lymphozytär und zeigt eine mäßige Pleozytose (Zellvermehrung) im Gegensatz zu den bakteriellen Meningitiden. Therapiert wird intravenös mit Penicillin oder einem Cephalosporin der 3. Generation.

H89

Frage 8.37: Lösung A

Nach einer **Milzentfernung** bei Kindern besteht hauptsächlich das erhöhte Risiko von Pneumokokkeninfektionen (60 %), jedoch auch ein erhöhtes Risiko von Infektionen durch Meningokokken und Haemophilus influenzae. Eine Splenektomie sollte daher möglichst erst nach dem 3. Lebensjahr durchgeführt werden mit einer anschließenden Penicillinprophylaxe über 6–12 Monate.
Heute kann auch die Pneumokokken-Impfung (Pneumovac®) vor der Milzentfernung durchgeführt werden.

H95

Frage 8.38: Lösung E

Die Schwellung der retroaurikulären und nuchalen Lymphknoten ist für die **Röteln** und nicht für die Masern typisch.

H95

Frage 8.39: Lösung B

Zu **(A)**: Eine aktive Impfung gegen **Röteln** ist während der Schwangerschaft kontraindiziert, da erstens Impfungen mit Lebenderregern in der Schwangerschaft prinzipiell nicht durchgeführt werden sollten, zweitens durch die Impfung der Ausbruch der Röteln nicht verhindert werden kann, drittens die Impfung zu sogenannten Impfröteln führen kann. Eine Embryopathie durch die Impfröteln wurde bisher allerdings noch nicht nachgewiesen.
Eine Impfung sollte heute im 2. Lebensjahr zusammen mit der gegen Masern und Mumps sowie zwischen dem 11. und 14. Lebensjahr durchgeführt werden.
Danach sollte eine Auffrischung bei Mädchen etwa alle 10 Jahre erfolgen, weil die Antikörpertiter abnehmen.
Zu **(C)**: Die Gabe von allgemeinen unspezifischen Gammaglobulinen vermag den Ausbruch der Röteln nicht sicher zu unterdrücken und ist daher nicht indiziert.
Es ist zwar richtig, dass die IgM-Antikörperbildung gegen Röteln etwa 1–2 Wochen benötigt, aber

dann ist es zu spät, um prophylaktische Maßnahmen einzuleiten.
Zu (**D**): Ein Abwarten ist nicht gerechtfertigt, da es die Schwangere unnötig in Ängste versetzen würde und die Zeit für Gegenmaßnahmen – nämlich Gabe von Röteln-Immunglobulin – vertan würde; nach 2 Wochen nützt nämlich die Gabe auch nichts mehr.
Zu (**E**): Der Rat zum Schwangerschaftsabbruch sollte gerade durch den aktiven Schutz der Schwangeren mit Röteln-Immunglobulin vermieden werden.
Wenn schon rötelnspezifische IgM-Antikörper bei einer Schwangeren nachgewiesen werden können, ist es für prophylaktische Maßnahmen zu spät und daher eine Interruptio zu empfehlen. Das allgemeine Risiko der Rötelnembryopathie beträgt etwa 30 % (das Risiko ist im ersten Monat am höchsten mit 50–60 %, im zweiten Monat etwa 25 % und im dritten Monat noch etwa 15 %).
Bis zur 22. Schwangerschaftswoche ist eine Abtreibung aus medizinischer Indikation straffrei möglich. Stand August 1995.
Seit dem 01.10.95 ist ein Schwangerschaftsabbruch aus medizinischer Indikation ohne zeitliche Begrenzung möglich. Die gynäkologischen Fachgesellschaften empfehlen jedoch eine Grenze etwa ab der 22./23. Woche bzw. wenn mit einer Lebensfähigkeit des Feten gerechnet werden muss. Dies ist wichtig, damit es nicht wie im Fall des „Oldenburger Babies", bei dem eine Abtreibung wegen Down-Syndrom geplant war, das Kind jedoch lebte, zu der schwierigen Situation kommt, dass die Ärzte alles Basismedizinische tun müssen, um das weitere Überleben des Babies zu ermöglichen, andererseits die Eltern klagen wegen „unerfülltem Behandlungswunsch".
Die Grenze, wann ein Kind überlebensfähig sein könnte, hat sich in den letzten Jahren dank der Fortschritte der Intensivmedizin immer weiter nach unten bewegt.

F90

Frage 8.40: Lösung D

Genaue Häufigkeitsangaben bzgl. **Enteritiserregern** sind sicherlich schwierig, da in den meisten Fällen einer Enteritis keine bakteriologische bzw. virologische Diagnostik durchgeführt wird. Die meisten Autoren schweigen sich daher im Punkt Häufigkeitsverteilung aus.
Laut Siegenthaler sind jedoch Viren (Rota-, Adeno-, Echo- und Coxsackie-Viren) die häufigste Ursache für eine Enteritis im Kindesalter, während bakterielle Enteritiden beim Erwachsenen überwiegen.

F90 *!!*

Frage 8.41: Lösung C

Eine durch Zecken übertragene Infektion mit **Borrelia burgdorferi** führt zur Lyme-Borreliose bzw. Lyme disease.
Als Frühsymptome finden sich unspezifische Allgemeinsymptome wie Fieber, Myalgien, Arthralgien und Kopfschmerzen; ein differenzialdiagnostisch wichtiger Hinweis ist das Erythema migrans, das sich zentrifugal von der Bissstelle aus ausbreitet und auch disseminieren kann.
Wochen bis Monate nach der Infektion kann es im Folgestadium zu Arthritis, Myokarditis und auch zu einer lymphozytären Meningitis bzw. Meningoradikulitis mit Beteiligung des peripheren Nervensystems kommen. Im Frühstadium reicht eine orale Antibiotikatherapie mit Tetrazyklinen oder Erythromycin aus. In Spätstadien (also auch bei der genannten lymphozytären Meningitis) sollte eine intravenöse Therapie mit Penicillin G oder liquorgängigen Cephalosporinen erfolgen.
Zu (**A**), (**B**) und (**E**): Mumps, Frühsommer-Meningoenzephalitis und Herpangina sind Viruserkrankungen, eine Antibiotikatherapie ist unwirksam.
Zu (**D**): Die Pertussis-Impfung wurde früher gerade wegen ihrer hohen Komplikationsrate (Pneumonie, Enzephalopathie) nur noch bei besonders gefährdeten Kleinkindern (schlechte soziale Verhältnisse, Kinder mit Mukoviszidose und angeborenen Herzfehlern) durchgeführt. Die Enzephalopathie war jedoch nicht Folge einer Infektion bzw. einer Meningitis, sondern wohl toxinbedingt.
Inzwischen ist ein azellulärer Impfstoff verfügbar, der besser verträglich ist und seltener zu Fieberreaktionen führt. Daher wird die Keuchhusten-Impfung auch wieder allgemein von der STIKO (ständigen Impfkommission) empfohlen. Siehe auch Tab. 8.2.

H00

Frage 8.42: Lösung *** Diese Frage wurde aus der Wertung genommen.

Diese Frage wurde aus der Wertung genommen, vermutlich weil Antwort (C) ebenfalls als nicht eindeutig falsch zu werten ist: Streptokokken verursachen nur 5–10 % der Anginen.
Zu (**A**): Beim **Scharlach** sind die Erreger hämolysierende Streptokokken der Lancefield-Gruppe A (d. h. β-hämolysierend), seltener C oder D.
Zu (**B**): Das **Erysipel** (Wundrose) wird durch Streptokokken der Gruppe A ausgelöst. Es stellt eine lokale Entzündungsreaktion oberflächlicher Lymphgefäße dar, die oft von kleinen Verletzungen,

Brandwunden oder Dekubitalgeschwüren ausgeht. Eine sich schnell ausbreitende Rötung und Schwellung mit scharfer Abgrenzung und hohem Fieber ist charakteristisch. Eine Behandlung mit Penicillin ist obligat.
Zu (**C**): Eine akute **Angina lacunaris** ist ausgedehnter als die Angina catarrhalis (simplex) und ist durch zusätzliche Bildung von zell- und fibrinhaltigem Sekret charakterisiert. Auslöser können sowohl **hämolysierende Streptokokken** als auch virale Erkrankungen sein. Ebenfalls als Erreger kommen in Betracht: Staphylokokken, Streptokokken, Pneumokokken und Klebsiellen. Für eine virale Genese spricht das gleichzeitige Auftreten von Rhinitis und Konjunktivitis, eine neutrophile Leukozytose mit Linksverschiebung hingegen deutet eher auf eine bakterielle Infektion. Streptokokkeninfektionen stehen allerdings mit nur 5–10 % weit hinter den Virus-Infektionen als Verursacher.
Zu (**D**): Die **Impetigo contagiosa** ist eine durch Staphylokokken oder Streptokokken verursachte oberflächliche Hautinfektion, die häufig durch Schmierinfektionen oder auch durch Kratzen an verschiedene Körperstellen übertragen wird. Es bilden sich Bläschen auf gerötetem Grund, später honiggelbe Krusten. Da nach zwei bis drei Wochen eine Impetigonephritis (Poststreptokokken-GN) auftreten kann, sollten so lange regelmäßige Urinkontrollen durchgeführt werden.
Zu (**E**): Die **eitrige Parotitis** (E) wird meist durch Staphylococcus aureus verursacht.

H00 **!**

Frage 8.43: Lösung C

Zu (**C**): Der plötzliche Beginn mit hohem Fieber, das feinfleckige höchstens stecknadelkopfgroße Exanthem und die Angina tonsillaris passen am ehesten zum **Scharlach,** bei dem auch die „Himbeerzunge" und das blasse Munddreieck typisch sind. Im weiteren Verlauf kommt es zur kleieförmigen Hautschuppung.
Zu (**A**): Die **Röteln** verlaufen leichter, mit weniger hohem Fieber und auch die Angina fehlt. Als Begleiterscheinungen sind Rhinitis, Konjunktivitis und ausgeprägte Lymphknotenschwellungen bekannt. Das Exanthem spart das Munddreieck nicht aus. Bei älteren Kindern und Erwachsenen können Gelenkschmerzen hinzukommen. Für Schwangere besteht bei Ansteckung und fehlender Immunität oder Impfung die Gefahr der **Rötelnembryopathie**. Deshalb sollten alle Mädchen (und zur Verhinderung der Übertragung auch die Jungen) mindestens zweimal geimpft werden. Vor einer eventuell geplanten Schwangerschaft sollte der Antikörpertiter überprüft werden, weil der Schutz nach mehr als zehn Jahren unter Umständen nicht mehr ausreichend ist.
Zu (**B**): Das **Exanthema subitum** (Dreitagefieber) wird vom Herpesvirus 6 verursacht. Dem drei Tage andauernden Fieber folgt das rötelnähnliche Exanthem. In diesem Fall spricht also das gleichzeitige Auftreten von Fieber und Exanthem gegen diese Erkrankung. Unspezifische grippale Begleiterscheinungen sind möglich, jedoch nicht eine derart ausgeprägte Angina wie bei Scharlach.
Zu (**D**): Für die **Masern** typisch ist der zweigipflige Fieberanstieg, das typische Masernexanthem tritt erst beim zweiten Fieberschub auf. Es beginnt hinter den Ohren und verteilt sich dann über das Gesicht und den übrigen Körper. Die Makulae sind leuchten rot und konfluieren im weiteren Verlauf. Epithelnekrosen der Hornhaut verursachen die charakteristische Lichtscheu.
Zu (**E**): Beim **Erythema infectiosum** muss kein wesentliches Fieber vorhanden sein. Eine Angina fehlt.

H99

Frage 8.44: Lösung E

Die **„Himbeerzunge"** ist das typische Symptom für Scharlach.
Zu (**A**) und (**B**): Schnupfen und Husten sind unspezifische Allgemeinsymptome, wie sie bei den meisten Kinderkrankheiten auftreten.
Zu (**C**): Eine Konjunktivitis tritt häufig bei Diphtherie auf.
Zu (**D**): Kalkspritzerartige Flecken an der Wangenschleimhaut – auch Koplik-Flecken genannt – sind charakteristisch für Masern.

F90

Frage 8.45: Lösung A

Erreger der **Osteomyelitis** sind in über 90 % der Fälle Staphylokokken, meistens handelt es sich um eine hämatogene Infektion, ausgehend von einer Hauteiterung oder einer Angina. Gerade junge Säuglinge haben eine erhöhte Empfindlichkeit für **Staphylokokkeninfektionen.**

F90

Frage 8.46: Lösung A

Die Impetigo bullosa bzw. der Pemphigus neonatorum entsteht durch eine Infektion der intakten Haut mit Staphylokokken. Es kommt zur Bildung

von multiplen größeren Blasen. Als Komplikation kann eine Sepsis auftreten.
Zu (**B**): Streptokokken können ebenfalls Erreger einer Osteomyelitis oder eines Pemphigus sein, jedoch wesentlich weniger häufig.
Zu (**C**), (**D**) und (**E**): Chlamydien, Proteus und Pseudomonas sind für die genannten Infektionen untypisch.

H90

Frage 8.47: Lösung E

Prinzipiell können praktisch alle Erreger, die im Geburtskanal vorhanden sind, häufig **Chlamydien** oder **Herpes simplex Typ II,** während der Geburt (= sub partu) von der Mutter auf das Kind übertragen werden. Insbesondere können auch solche Viren, die durch Körperflüssigkeit übertragen werden, wie Hepatitis B oder das **HI-Virus,** ans Kind weitergegeben werden.

F00 !

Frage 8.48: Lösung A

Wie fast alle bakteriellen Erkrankungen hinterlässt die **Keuchhusten**erkrankung (Erreger: **Bordetella pertussis**) keine lebenslange Immunität. Die Impfung wird deshalb allgemein empfohlen, weil im Säuglingsalter statt der charakteristischen Hustenanfälle Apnoe-Anfälle zum Tode führen können.
Ältere Kinder mit familiärer Disposition behalten oft ein Infektasthma zurück.

H90

Frage 8.49: Lösung E

Bei dem zehnjährigen Jungen wird eindeutig das Krankheitsbild einer **Lyme-Borreliose** beschrieben. Dies ist eine durch Borrelia burgdorferi (gramnegatives Bakterium) übertragene Krankheit, bei der Zecken als Vektoren (= Überträger) wirken. Als Symptome können neben dem hier beschriebenen Erythema chronicum migrans (= wandernde Rötung) – oft nach einem freien Zeitintervall – Gelenkschwellungen und grippeartige Beschwerden sowie neurologische Symptome auftreten. Therapeutisch werden Erythromycin oder Tetrazykline eingesetzt – zur Vermeidung von Komplikationen indiziert auch bei leichteren Beschwerden.
Die ebenfalls von Zecken übertragene Frühsommer-Meningoenzephalitis ist eine Virusinfektion, die durch die FSME-Impfung vermieden werden kann.

H90

Frage 8.50: Lösung E

Leider gilt bei Kindern wie bei Erwachsenen, dass es bei der **AIDS**-Erkrankung keine Selbstheilung gibt. Auch die Behandlung mit antiviralen Wirkstoffen wie Retrovir® hält die Erkrankung nach bisherigen Erkenntnissen nur auf – auch abhängig davon, in welchem Krankheitsstadium mit der Therapie begonnen wird.
Die AIDS-Erkrankung äußert sich bei den Säuglingen wie viele Erkrankungen in diesem Alter relativ unspezifisch mit Gedeihstörungen, Entwicklungsverzögerungen, Lymphknotenschwellungen usw. Weiteres siehe auch Lerntext VIII.1.

H90

Frage 8.51: Lösung B

Die sehr ansteckenden **Windpocken** verlaufen nach einer Inkubationszeit von 2–3 Wochen meist in Schüben. Im Gegensatz zu den Pocken befallen die Bläschen auch den behaarten Kopf, jedoch nicht Handteller und Fußsohlen. Bei zerkratzten, bakteriell superinfizierten Bläschen können Narben zurückbleiben. Die seltene Komplikation einer Encephalitis betrifft häufig das Klein- und Stammhirn. Siehe auch Tabelle 8.3.

H90

Frage 8.52: Lösung B

Die **Masern-Impfung** mit abgeschwächten Viren sollte nur bei Immunsuppression, z.B. durch Zytostatika, Tumorleiden oder AIDS, nicht durchgeführt werden, da dann die notwendige Abwehrreaktion des Körpers nicht gewährleistet ist.
Gerade Risikokinder, wie Mukoviszidose-Patienten oder Kinder mit Herzfehlern, sollten gegen Masern geimpft werden. Die Impfung wird allgemein empfohlen, um die Masernencephalitis zu vermeiden, die etwa mit einer Häufigkeit von 1 : 1000 auftritt – die Impfencephalitis dagegen nur bei 1 : 1 000 000.

H90

Frage 8.53: Lösung A

(E) war die häufigste Falschantwort.
Die **Mumpspankreatitis** ist keineswegs lebensgefährlich; sie verläuft oft klinisch inapparent und ist nur laborchemisch diagnostizierbar (Amylase- und Lipaseerhöhung). Erst nach Meningitis (fast die Hälfte aller Virusmeningitiden) und Pankreatitis folgt die Orchitis als dritthäufigste Organkomplikation. Siehe auch Tabelle 8.3.

H97

Frage 8.54: Lösung: *** Diese Frage wurde aus der Wertung genommen.

Mumps tritt bei Jungen vier mal häufiger auf als bei Mädchen. Eine abakterielle Meningitis ist eine typische Komplikation, bei der überwiegend Lymphozyten im Liquor zu finden sind. Sterilität als Folge der Mumpsorchitis, die von der Pubertät an in fast einem Drittel vorkommt, ist seltener als früher angenommen. Auch andere Drüsen wie Tränendrüsen, Thymus und Schilddrüse können betroffen sein.
Die Mumps-Impfung wird gemeinsam mit der Masern- und Röteln-Impfung öffentlich empfohlen.
Eine besonders schwere Verlaufsform unter Immunsuppression ist nicht bekannt.

H90

Frage 8.55: Lösung E

Von einer **Anämie** beim Kind spricht man erst ab einem Hämoglobin unter 11 g/dl oder einem Hämatokrit unter 33 % und nicht bei einem Hb von 12,4 g/dl.
Normwerte für Hämoglobin sind altersabhängig.

Nabelschnur:	Hb 17,0 g/dl
24 h:	Hb 20,0 g/dl
2 Wochen:	Hb 17,5 g/dl
4 Wochen:	Hb 15,0 g/dl
8 Wochen:	Hb 12,0 g/dl
12 Wochen:	Hb 11,5 g/dl
6 Monate:	Hb 12,0 g/dl
1 Jahr:	Hb 12,5 g/dl
5 Jahre:	Hb 13,0 g/dl
10 Jahre:	Hb 13,5 g/dl
älter:	Hb 14,0–16,0 g/dl für Jungen
	Hb 13,0–15,0 g/dl für Mädchen.

Der zu Beginn beschriebene **Eisenmangel** ist infekttypisch, da das retikuloendotheliale System (Leber, Milz) das Eisen während des Infektes an sich zieht, sodass der Eisenspiegel sinkt und damit auch das für die Hämoglobinsynthese notwendige Eisen.
Zu **(A)**: Eine Eisenmangelanämie ist die häufigste Anämie bei Kindern – insbesondere zwischen 1 und 3 Jahren:
Die Anämie ist hypochrom und mikrozytär, der Hämoglobingehalt kann zwischen 6–8 g/dl und der Hämatokrit zwischen 25–30 % betragen. Bei Kleinkindern liegen meistens Ernährungsfehler vor (zu wenig Gemüse, wenig Fleisch), bei älteren Kindern auch chronische Blut- und damit Eisenverluste (z.B. wiederholtes Nasenbluten, Wurmerkrankungen, Darmpolypen) oder Resorptionsstörungen wie bei der Zöliakie.
Zu **(C)**: Die pernizöse Anämie ist bei Kindern selten. Sie ist eine megaloblastische Anämie, bei der auch die Bildung der anderen Zellreihen gestört ist (Leukopoese und Thrombopoese), da das für die DNA-Synthese benötigte Vitamin B_{12} fehlt.
Zu **(D)**: Bei einer hämolytischen Anämie, die entweder angeboren (z.B. Kugelzellanämie) oder erworben (toxisch) sein kann, handelt es sich um eine normochrome Anämie.

H91

Frage 8.56: Lösung E

Das **Erythema nodosum** ist durch bläulich-rote Erhebungen besonders an den Streckseiten der Unterschenkel charakterisiert, die anfangs schmerzen können und sich ohne Therapie nach zwei bis drei Wochen zurückbilden, mit Corticoidsalben sehr viel rascher. Es ist Ausdruck einer Überempfindlichkeitsreaktion vom verzögerten Typ gegenüber Infekten wie Tuberkulose, Scharlach oder Yersiniose oder gegenüber Arzneimitteln wie Sulfonamiden, Antibiotika, Analgetika und fiebersenkenden Mitteln. Daneben tritt es häufig bei rheumatischem Fieber, beim M. Crohn, der Colitis ulcerosa und bei Sepsis auf.
Das Erythema nodosum sollte immer nach der Grundkrankheit fahnden lassen. Wichtig sind besonders der Ausschluss einer Sarkoidose, einer inneren Pilzerkrankung oder einer Tuberkulose.

H91

Frage 8.57: Lösung D

Die drei typischen Komplikationen bei **Masern** sind die Enzephalitis (deshalb wird die Impfung empfohlen), die Otitis und die Pneumonie; siehe auch Tabelle 8.3.
Die Nephritis ist eine für Scharlach typische Komplikation, ebenso wie die Myokarditis, siehe Tabelle 8.2.

H91

Frage 8.58: Lösung D

Da die Infektion mit **Rotaviren,** die die häufigsten Auslöser von Durchfallerkrankungen im Säuglings- und Kleinkindalter sind, keine bleibende Immunität hinterlässt, können diese Infektionen mehrmals auftreten.
Rotaviren gehören zu der Gruppe der Reoviren. Die durch sie bei Kleinkindern verursachten Durchfälle dauern 12–48 Stunden und werden auch infantile Virusgastroenteritis B genannt. Fast alle

Fünfjährigen weisen bereits Antikörper gegen Rotaviren auf.

H91

Frage 8.59: Lösung D

Bei **Varizellen** (Windpocken) können auch die Schleimhäute mitbefallen sein, die Effloreszenzen dort nennt man dann Enanthem.

F91

Frage 8.60: Lösung C

Die aktive **Rötelnimpfung** wird für alle Kinder (sowohl Mädchen als auch Jungen) im zweiten Lebensjahr empfohlen, um dadurch das Expositionsrisiko für ungeimpfte, nicht immune, schwangere Frauen herabzusetzen. Die Rötelnerkrankung verläuft in der Regel harmlos, schwere Verläufe mit Enzephalitis und Polyradikulitis sind sehr selten.

H95

Frage 8.61: Lösung D

Das **Reye-Syndrom** wird oft nach gastrointestinalen Infekten beobachtet, ein Zusammenhang mit der Einnahme von Acetylsalicylsäure wurde schon länger vermutet, ist aber derzeit wieder umstritten.
Auch Influenza-Infekte wurden als Auslöser beobachtet. Es kommt zu heftigem Erbrechen, Krämpfen, Koma und massiver Leberzellschädigung.
Die Hypoglykämie ist wohl Folge der Leberschädigung.
Zu **(A)**: Bei der **chronisch-aktiven Hepatitis** im Kindesalter ist nur ein Teil HB_s-Antigen-positiv, d.h. an Hepatitis B erkrankt. Weiter werden Autoimmunprozesse diskutiert. M. Wilson (Kupfereinlagerung in die Leber) und Alpha-1-Antitrypsin-Mangel können weitere Ursachen sein. Als Endstadium folgt die Leberzirrhose. Die Symptomatik ist langsam chronisch progredient und nicht schlagartig beginnend wie hier beschrieben.
Zu **(B)**: Bei der **Fruktoseintoleranz** kommt es zu Erbrechen, Hypoglykämie und Hepatomegalie, sobald fruktosehaltige Nahrung (Obst, Gemüse) gegeben werden.
Besonders gefährlich sind intravenöse Gaben von Fruktose.
Symptome treten im allgemeinen mit der ersten Gabe von Beikost – nicht erst im 5. Lebensjahr auf.
Zu **(C)**: Die **Galaktosämie** wird beim ersten Füttern von Milch symptomatisch. Sie führt zu Leberversagen, Katarakt und geistiger Retardierung. Eine milchfreie Ernährung, z.B. auf Sojabasis ist die einzig mögliche Therapie.
Auch diese Erkrankung tritt schon im Neugeborenenalter auf, unbehandelt sterben die Kinder in der ersten Lebenswoche.
Zu **(E)**: Bei einem Defekt im **Harnstoffzyklus** ist der Ammoniakabbau gestört, z.B. bei dem Ornithintranscarbamylase-Defekt, dem Carbamylphosphat-Synthase-I-Defekt, der Zitrullinämie, beim Arginase-Defekt u.a.
Erhöhte Ammoniakspiegel führen zu Lethargie, Koma, Hepatomegalie, Hypotonie und Tremor.
Jedoch kommt es bei solchen angeborenen Enzymdefekten schon im Neugeborenenalter zu Symptomen (Gedeihstörungen, Hypothermie, Erbrechen, Krämpfe).

F91

Frage 8.62: Lösung D

Mit **Lebendvakzine** ist eine Impfung gegen folgende Erkrankungen möglich:
- Poliomyelitis
- Masern (3) – abgeschwächte Impfviren
- Mumps (5)
- Röteln
- Tuberkulose – abgeschwächte Rindertuberkelbakterien

Zu **(1)** und **(2)**: Bei der Diphtherie- und Tetanusimpfung wird mit Formalin entgiftetes Toxin verwendet.
Zu **(4)** und **(6)**: Gegen Hepatitis B und die FSME wird mit formalinaktivierten bzw. genetisch hergestellten Impfstoffen geimpft. Auch bei Pertussis-, Grippe- und Tollwutimpfungen wird eine Totvakzine verwendet.
Inzwischen (1999) soll wegen der Möglichkeit einer Impfpoliomyelitis bei Immungeschwächten nur noch mit Totimpfstoff (i.m.) gegen Polio geimpft werden.

H93 **!**

Frage 8.63: Lösung B

Siehe auch Lerntext VIII.1.
Bei Kindern bis zu 15 Monaten kann keine eindeutige Aussage zum Infektionszustand bezüglich AIDS gemacht werden, da HIV-Antikörper von der Mutter übertragen sein können. Selbst bei vor oder während der Geburt infizierten Kindern kann die eigene Antikörperbildung einige Monate benötigen, sodass die diagnostische Lücke bis zu 23 Monaten betragen kann – auch beim Erwachsenen ist das stumme Intervall zwischen Erkrankung und Antikörperbildung (2–3 Monate bis fast 15 Monate in Einzelfällen) ein diagnostisches Problem, insbesondere für Blut- und Plasmaspenden.

Inzwischen kann mittels der PCR (**P**olymerase **C**hain **R**eaction) schon 6 Wochen nach der Geburt eine kindliche HIV-Infektion nachgewiesen werden.
Zu (**E**): Es gibt auch bei Kindern keine Heilung für AIDS, Azidothymidin (Retrovir®) wird nur vereinzelt – besonders bei neurologischer Symptomatik – eingesetzt, ansonsten werden die opportunistischen Infektionen erregerspezifisch behandelt; Immunglobulin G-Konzentrate kommen nur bei Kindern mit Hypogammaglobulinämie in Frage, wobei die Virusinaktivierungsverfahren hinsichtlich Hepatitis B, Zytomegalie u.a. bei solchen Plasmapools einwandfrei gesichert und dokumentiert sein sollte. Im Alter von 3 Monaten hat das Kind noch ausreichend durch die Mutter übertragene Immunglobuline, sodass zu diesem Zeitpunkt keine Indikation für Immunglobuline besteht.

F94 **!**

Frage 8.64: Lösung C

Geschildert wird hier das relativ harmlose Dreitagefieber oder **Exanthema subitum.**
Zu (**A**): Die **Röteln** zeigen ein relativ gering ausgeprägtes, über den ganzen Körper ausgebreitetes Exanthem mit Lymphknotenschwellungen v.a. hinter den Ohren und am Nacken. Das Fieber ist meist relativ niedrig.
Zu (**B**): Die **Masern** sind hochansteckend und durch zwei Fieberanstiege charakterisiert. Beim ersten zeigen sich die uncharakteristischen Symptome wie Bronchitis und Konjunktivitis, beim zweiten das makulopapulöse Exanthem.
Zu (**D**): Als **Erythema infectiosum** bezeichnet man die Ringelröteln, die ohne hohes Fieber mit einem schmetterlingsförmigen Exanthem **im Gesicht** beginnen.
Anschließend geht das Exanthem girlandenförmig auf den ganzen Körperstamm über. Der Juckreiz kann mehrere Wochen bestehen bleiben. Erreger ist das Parvovirus B 19. Die Ansteckungsfähigkeit ist relativ gering (ca. 50 %).
In der Schwangerschaft kann eine Infektion mit dem Virus zu Anämie und Hydrops fetalis führen. Wenn dies durch Ultraschallkontrollen festgestellt wird, muss eine intrauterine Transfusion erfolgen. Auch das Herz und die Leber des Feten können geschädigt werden.
Zu (**E**): Auch der **Scharlach** beginnt plötzlich mit bis zu 40 Grad Fieber, jedoch sind auch starke Allgemeinsymptome wie Halsschmerzen, Übelkeit, Kopfschmerzen, Gelenk- und Gliederschmerzen dabei.
Typisch sind die „Himbeerzunge" und das kleinfleckige stecknadelkopfgroße Exanthem, das über den Schlüsselbeinen und in der Achselgegend anfängt und sich von dort über den Körper ausdehnt. Das Munddreieck wird ausgespart.

F00 **!**

Frage 8.65: Lösung E

Das **Exanthema subitum** weist keine Blasenbildung auf sondern nur ein rötelnartiges Exanthem am 3.–4. Tag nach der Erkrankung. Es wird durch das humane Herpesvirus Typ 6 verursacht.

F94

Frage 8.66: Lösung B

Bei einer **Mykoplasmen-Pneumonie** ist unter 8 Jahren **Erythromycin** das Mittel der ersten Wahl. Später können alternativ eventuell auch Tetrazykline eingesetzt werden, die vorher wegen ihrer Nebenwirkungen auf die Zahnentwicklung kontraindiziert sind.
Zu (**A**): **Penicillin** ist Therapie der Wahl bei eitrigen Anginen und anderen durch β-hämolysierende Streptokokken hervorgerufene Erkrankungen – außerdem bei Infektionen durch Meningokokken, Pneumokokken, Clostridien, anaerobe Kokken, Treponemen und Erysipelothrix rhusiopathiae.
Zu (**C**): **Cotrimoxazol** wird bei akuten und chronisch rezidivierenden Harnwegsinfektionen eingesetzt, bei Salmonellosen, bei Pneumocystis carinii-Infektionen von an AIDS erkrankten Kindern und bei Ampicillin-resistenten Shigellosen.
Es ist eine feste Kombination von Trimethoprim und Sulfametoxazol.
Zu (**D**): **Ampicillin** gehört zu den Aminopenicillinen und ist auch durch β-Laktamase zu inaktivieren. Wegen der unterschiedlichen Resorption sollte es bei Kindern nur intravenös verabreicht werden.
Amoxicillin wird dagegen besser resorbiert.
Es wirkt ebenfalls gegen Streptokokken, Pneumokokken, Listerien, Bordetella pertussis und viele Enterokokken.
Zu (**E**): **Amphotericin B** ist ein Antimykotikum, das nur bei generalisierten schweren Mykosen indiziert ist.

H00 **!**

Frage 8.67: Lösung A

Zu (**A**): Die (über verschiedene Lungenlappen verteilte) **Bronchopneumonie** ist im Säuglings- und Kleinkindalter häufiger als die **Lobärpneumonie**, da die Lobärpneumonie **Ausdruck einer gereiften**

Abwehr ist. Dieser gelingt es, die Entzündung auf einen Lappen der Lunge zu beschränken.
Zu **(B)**: Der typische Auskultationsbefund einer **Pneumonie** im Kleinkindalter ist:

- Klopfschalldämpfung
- feinblasige und klingende Rasselgeräusche
- bronchiales Atemgeräusch

Zu **(C)**: Nach der klinischen Diagnose einer Pneumonie muss **sofort** eine Behandlung eingeleitet werden. Diese richtet sich nach dem im jeweiligen Alter zu erwartenden Keimspektrum. Es wäre ein **Kunstfehler**, erst die bakteriologische oder serologische Identifizierung des Erregers abzuwarten und damit kostbare Zeit zu verlieren.
Zu **(D)**: **Mykoplasmen** sind keine Pilze sondern winzige **zellwandlose Bakterien**, die nur von einer Zytoplasmamembran umgeben sind. Früher wurden sie zwischen Bakterien und Viren eingeordnet. **Mykoplasma pneumoniae** löst etwa 20 % der Pneumonien im Schulkindalter aus. Diese werden als **atypische Pneumonien** bezeichnet, da einem relativ normalen Auskultationsbefund ein ausgedehnter radiologischen Befund gegenübersteht (oft doppelseitige, z. T. hilifugale, z. T. interstitielle Infiltrationen mit retikulärer Zeichnung).
Eine **Pilzpneumonie** wird bei Kindern (meist Neugeborene oder junge Säuglinge) am häufigsten durch **Candida albicans** hervorgerufen. An einer Pilzpneumonie erkranken in der Regel nur Kinder mit einer Abwehrschwäche oder einer chronischen Lungenerkrankung (z. B. bei Mukoviszidose oder im Rahmen einer Langzeitbeatmung).
Neben Candida albicans sind noch Aspergillus fumigatus und Cryptococcus neoformans als wichtige Erreger einer Pilzpneumonie zu nennen.
Zu **(E)**: Als **Pneumatozele** bezeichnet man einen lufthaltigen Hohlraum ohne Wandauskleidung im Lungeninterstitium. Verursacht werden können sie durch künstliche Beatmung oder eitrige Infektionen (z. B. Staphylokokken-Pneumonie).

H97 | F94

Frage 8.68: Lösung E

Nur die **Röteln-Impfung** sollte erst im zweiten Lebensjahr durchgeführt werden – gemeinsam mit den Lebendimpfungen gegen Masern und Mumps. Im 15. Lebensmonat injiziert man die Impfung subkutan in den Oberarm.
Da der Impfschutz nur 10–12 Jahre reicht, ist eine Wiederholungsimpfung bzw. eine Auffrischimpfung zu empfehlen, die alle zehn Jahre wiederholt werden sollte.
Zu **(A)** und **(B)**: Die Tetanusimpfung mit Toxoid beginnt man mit drei Monaten – im allgemeinen zusammen mit der Diphtherie-Impfung intramuskulär. Gleichzeitig wird inzwischen auch intramuskulär der Polioimpfstoff gegeben.
Mit 4 Monaten sollte die zweite und dritte Impfung vorgenommen werden.
Bei Erwachsenen sollte der Tetanus-Impfschutz alle zehn Jahre aufgefrischt werden.
Zu **(C)**: Die **Keuchhusten-Impfung** wird seit 1992 wieder allgemein empfohlen ab dem 3. Lebensmonat zusammen mit der Diphtherie- und Tetanusimpfung. Früher wurde wegen des Risikos der Impfenzephalopathie die Pertussisimpfung nur für Risikogruppen empfohlen. Da dieses Risiko – bei strenger Beachtung der Kontraindikationen – sich als geringer herausstellte als angenommen, inzwischen besser verträgliche Impfstoffe entwickelt wurden, wird die Impfung wieder allgemein empfohlen. Fieber ist die häufigste Nebenwirkung. Kinder mit Hirnschäden oder Anfallsleiden dürfen nicht geimpft werden, ebensowenig Kinder mit Immundefekten oder akuten Infekten.
Zu **(D)**: Die **Hämophilus influenzae-Impfung** wird allgemein empfohlen zur Prophylaxe der Meningitis und der Monaten und 12 akuten Epiglottitis.
Die Impfung beginnt im 2. Vierteljahr zweimal mit sechs Wochen Abstand, die dritte zur Auffrischung am Anfang des zweiten Lebensjahres.

F94

Frage 8.69: Lösung D

Bei den **Windpocken** werden auch die Schleimhäute befallen.
Die Inkubationszeit beträgt zwei bis drei Wochen.
Als seltene Komplikation kann es zur Varizellenzephalitis kommen.

F94

Frage 8.70: Lösung D

Bei **Mumps** ist eine Lobärpneumonie als Komplikation nicht bekannt, dagegen aber bei den Masern.
Die Mumpsmeningoenzephalitis ist 4 mal häufiger bei Jungen und war vor der Impfung die häufigste abakterielle Meningitis. Taubheit kann zurückbleiben. Eine Orchitis oder Ovariitis kommt ab der Pubertät etwa in einem Drittel der Fälle vor.
Das Pankreas ist oft mitbefallen – jedoch meist ohne klinische Zeichen.

H00 !

Frage 8.71: Lösung C

Folgende **Komplikationen** können bei **Mumps** erwartet werden:

- **Orchitis** (D) und **Oophoritis**: in 30 % ab der Pubertät (vorher selten)
- **Pankreatitis** (A): häufig, aber klinisch meist unauffällig
- **Meningitis** (B): vor Einführung der Mumps-Impfung war dies die häufigste abakterielle Meningitisform
- **Thyreoiditis**, **Myokarditis**, **Tränendrüsenentzündung** (selten)

Eine Otitis media gehört nicht zu den beschriebenen Komplikationen, sie kann bei Masern auftreten. Man darf sich nicht durch die Parotitis irreführen lassen (Schwellung der Ohrspeicheldrüse).

F94 **!**

Frage 8.72: Lösung B

Die Masern sind hochansteckend und charakterisiert durch einen zweigipfligen Fieberverlauf. Nach grippeartigen Prodromi kommt es zum ersten Fieberanstieg oft mit bronchitischen und konjunktivalen Symptomen, dann mit zweitem Fieberanstieg zum Ausbruch des Exanthems.
Zwar sind bei jedem zweiten Kind EEG-Veränderungen nachzuweisen, jedoch nur ein Promille erkrankt an einer manifesten Encephalitis. Deshalb ist die Impfung so wichtig.
Zu **(5)**: Eine Aciclovir-Behandlung (Zovirax®) macht nur bei Herpes zoster einen Sinn (Gürtelrose – zweite Manifestationsform der Varizellen-Infektion – meist im Erwachsenenalter oder bei Immungeschwächten oder bei Herpesencephalitis.

F94 **!**

Frage 8.73: Lösung C

Die meisten eitrigen Meningitiden in den ersten Lebensjahren und die akute Epiglottitis werden durch **Haemophilus influenzae** verursacht, sodass die Impfung vor diesen Erkrankungen schützen kann.
Zu **(3)**: Die akute stenosierende Laryngitis wird durch Viren ausgelöst.

F93

Frage 8.74: Lösung C

Die Impfung gegen **Haemophilus influenzae** wird inzwischen allgemein empfohlen, da dies der häufigste Erreger der Meningitis noch vor den Meningokokken geworden ist und außerdem zur Epiglottitis führen kann.
Die Impfung sollte bei Säuglingen ab dem 4. Monat drei Mal durchgeführt werden, Kombinationsimpfungen sind üblich und möglich; der Impfschutz soll 5 Jahre anhalten.
Nach dem 5. Lebensjahr ist eine Impfung nicht mehr erforderlich, da bis dahin das Risiko der Haemophilus influenzae-Infektion deutlich gesunken ist – auch infolge gebesserter Abwehr.
Als Impfreaktion kann Fieber auftreten.

F93

Frage 8.75: Lösung A

Das **masernähnliche (= morbilliforme) Exanthem** ist makulopapulös, heilt ohne Narben ab, neigt zum Zusammenfließen (= Konfluieren) und beginnt im Gesicht.
Es ist oft länger als eine Woche zu Beginn hochrot sichtbar, dann blasst es folgenlos rasch ab. Die einzelnen Makulae sind wenige Millimeter groß.

F00 **!!**

Frage 8.76: Lösung A

Ab Beginn des 3. Monats werden folgende **Impfungen** allgemein empfohlen:

- Diphterie
- Tetanus (Wundstarrkrampf)
- Keuchhusten (Pertussis)
- Haemophilus influenzae Typ b (Hib)
- Hepatitis B
- Polio

Zu **(4)**: Die **Tuberkulose-Impfung** (BCG-Impfung) wird heute nicht mehr allgemein empfohlen, sondern nur für Kinder aus einer Risikopopulation (z.B. aus Osteuropa) oder mit Tuberkulose-Erkrankung in der Familie. Sie wird bei bestehender Indikation gleich nach der Geburt durchgeführt.
Zu **(5)**: Die **Röteln-Impfung** wird ab Beginn des 15. Lebensmonates empfohlen.

F93 **!**

Frage 8.77: Lösung A

Der **Keuchhusten** wird durch das gramnegative Stäbchen Bordetella pertussis ausgelöst.
Typisch sind die stakkatoartigen Hustenanfälle v.a. nachts, bei denen sich das Gesicht blau verfärben kann und es durch den erhöhten Druck und Stauung im Kopfbereich zu Konjunktivalblutungen kommen kann. Eine Chemoprophylaxe mit Erythromycin ist wirksam.
Zu **(2)**: Auch Säuglinge können bereits erkranken, sie erleiden unter 4 Monaten oft die gefürchteten Apnoeanfälle statt der Hustenanfälle, die tödlich sein können. Daher ist ein engmaschiges Monitoring (stationär) in diesem Alter empfohlen.

Zu **(4)**: Die aktive Immunisierung ist möglich als Kombinationsimpfung mit Diphtherie und Tetanus. Sie bietet allerdings keinen sicheren Schutz, sondern bewirkt nur, dass ein nach der Impfung erworbener Keuchhusten milder verläuft.
Das Encephalopathierisiko liegt bei etwa 1 : 100 000, daher sollten cerebral vorgeschädigte Kinder nicht geimpft werden. Jedoch muss man damit rechnen, dass beim Keuchhusten ebenfalls eine **Encephalopathie** als Komplikation auftreten kann und 4 % der Kinder (meist unter 1 Jahr) cerebrale Krampfanfälle bekommen. Die Impfung wird seit 1992 wieder allgemein empfohlen.
Weitere Komplikationen sind die Bronchopneumonie und eitrige Bronchitis.

H92 !

Frage 8.78: Lösung E

Siehe auch Lerntext VIII.1.

H92

Frage 8.79: Lösung D

Monatelang andauernde zervikale **Lymphknotenschwellungen** können durch eine Toxoplasmose oder auch eine Tuberkulose (dann jedoch meist einseitig) oder häufiger durch rezidivierende Infekte im Rachenbereich verursacht sein.
Zu **(3)**: Das Prädilektionsalter für den **Morbus Hodgkin** ist das junge Erwachsenenalter, bei Kindern etwa 12 Jahre. Auch sind die Lymphknotenschwellungen eher einseitig.
Zu **(4)**: **Röteln** sind nach zwei Wochen in der Regel überstanden. Außerdem führen sie typischerweise zu Schwellungen der nuchalen und retroaurikulären Lymphknoten.

F92 !

Frage 8.80: Lösung C

Über 3–4 Tage anhaltendes hohes Fieber, verbunden mit einem kleinfleckigen Exanthem bei Fieberabfall, ist typisch für das **Exanthema subitum (Dreitagefieber).** Diese Frage wurde von 96 % richtig beantwortet.
Zu **(D)**: Eine Meningitis lässt sich anhand des Liquorbefundes sicher ausschließen.

F92

Frage 8.81: Lösung C

Richtungsweisender Befund sind die hochroten Gaumenbögen mit kleinen Bläschen, die typisch für die Herpangina sind. Dabei handelt es sich um eine durch **Coxsackie A-Viren** hervorgerufene, fieberhafte Infektion; weitere Symptome sind Schluckbeschwerden (dies führt zu Nahrungsverweigerung) und Erbrechen. Bauchschmerzen zählen nicht zu den typischen Symptomen, doch sind sie ein häufiges unspezifisches Symptom bei vielen Erkrankungen im Kindesalter.
Zu **(D)**: Bei der **Angina follicularis (= lacunaris)** findet sich eine starke Schleimhautrötung verbunden mit Eiterpfropfen und gelben Belägen auf den Tonsillen.
Zu **(E)**: Bei der **Stomatitis aphthosa** (Infektion durch Herpes-simplex-Viren) ist die gesamte Mundschleimhaut mit kleinen Bläschen bedeckt, nicht nur die Gaumenbögen ((E) war mit 12 % die häufigste Falschantwort).

F92 !

Frage 8.82: Lösung C

Nach einer Inkubationszeit von 7–14 Tagen (Variationsbreite 1–3 Wochen) nach Infektion mit Bordetella pertussis kommt es zunächst zum Stadium catarrhale mit uncharakteristischem Husten und subfebrilen Temperaturen, das 1–2 Wochen anhält. Es folgt für 4–6 Wochen das Stadium convulsivum (auch paroxysmales Stadium) mit den in der Frage beschriebenen typischen Hustenanfällen (B). Im Rekonvaleszenzstadium (Stadium decrementi) klingt die Erkrankung über 1–2 Wochen dann langsam ab. Somit ergibt sich eine Erkrankungsdauer von 6–12 Wochen (D).
Die Erkrankung hinterlässt keine lebenslange Immunität (Zweiterkrankungen im höheren Lebensalter möglich), und es besteht keine von der Mutter übertragene Leihimmunität, sodass bereits Neugeborene erkranken können (A). Diese sind besonders durch Apnoeanfälle gefährdet, die statt der typischen Hustenattacken auftreten. Daher wird seit 1992 wieder die Schutzimpfung im ersten Lebensjahr für alle Säuglinge empfohlen.
Zu **(E)**: Differenzialdiagnostisch kommen neben Virusbronchitiden auch Infektionen mit Parapertussis, Haemophilus influenzae und eine Fremdkörperaspiration u.a. in Frage.

F00

Frage 8.83: Lösung E

Mittel der Wahl ist bei der **Herpesenzephalitis** Aciclovir, das bei begründetem
Verdacht sofort gegeben werden muss. Meistens liegen die Herde temporal oder frontal. Die Letalität und der Anteil an Defektheilungen ist hoch.

H00

Frage 8.84: Lösung B

Zu (**B**): Das **Waterhouse-Friderichsen-Syndrom** kann sich bei einer **Meningokokkensepsis** entwickeln. Innerhalb weniger Stunden entwickeln die Kinder hohes Fieber und einen schweren Schockzustand mit multiplen Hautblutungen auf aschgrauer kalter Haut bei heißem Körperkern. Pathognomonisch sind die intravitalen Totenflecken. Als Zeichen der ausgeprägten Störung der Mikrozirkulation findet man auch in den Nebennieren **hämorrhagische Nekrosen**. Eine Schocktherapie und antibiotische und fibrinolytische Therapie ist sofort erforderlich.
Zu (**A**): **Nebennieren-Adenome** sind selten im Kindesalter und führen zum Cushing-Syndrom. Ein Nebennierenkarzinom muss insbesondere bei Säuglingen und Kleinkindern immer ausgeschlossen werden.
Zu (**C**): Eine **Nierenvenenthrombose** tritt gehäuft bei Neugeborenen diabetischer Mütter und bei exsikkierten Säuglingen auf. Sie führt zu den Symptomen:

- vergrößerte Niere (ein- oder beidseitig)
- Hämaturie
- Thromboztopenie (Verbrauchskoagulopathie).

Zu (**D**): Eine entzündliche Beteiligung der Nebennieren kann selten bei der **Tuberkulose** gefunden werden.
Zu (**E**): Die Nebennierenrinde kann von innen nach außen in drei Zonen unterteilt werden:

1. **Zona reticularis** (erst kurz vor der Pubertät kenntlich mit Einsetzen der adrenalen Androgenproduktion = **Adrenarche**)
2. **Zona fasciculata**
3. **Zona glomerulosa**

Eine **Hyperplasie der Zona glomerulosa** kommt beim Cushing-Syndrom aber auch beim seltenen **Conn-Syndrom** (primärer Hyperaldosteronismus) vor. Das Conn-Syndrom wird verursacht durch einen Aldosteron bildenden Nebennierentumor und führt zu Hypertonie, Kopfschmerzen, Schwindel, Neigung zu Paresen, Parästhesien, Polydipsie und Wachstumsverlangsamung.
Die sehr seltene **bilaterale** Glomerulosa-Hyperplasie wird autosomal-dominant vererbt.

H99 **!**

Frage 8.85: Lösung A

Die häufigsten Erreger einer **Lobärpneumonie** im Kindesalter sind die Pneumokokken.
Eine Lobärpneumonie ist auf einen Lungenlappen begrenzt und damit gleichzeitig ein Zeichen gut funktionierender Abwehr. Sie ist am häufigsten im Schulkindalter.
Zu (**B**): **Streptokokken** sind nach den Pneumokokken häufigste Verursacher von Pneumonien – besonders im Vorschulalter. Eine Mitbeteiligung des Rippenfells ist häufig. Radiologisch sieht man eine Bronchopneumonie mit interstitieller Zeichnungsvermehrung.
Zu (**C**): Die **Staphylokokken-Pneumonie** ist besonders bei Säuglingen und Kleinkindern eine dramatische Erkrankung mit Komplikationen wie eitrige Pleuritis, bronchopleurale Fistel, Pneumothorax oder Pyopneumothorax oder primär abszedierende Pneumonie.
Zu (**D**): **Pneumocystis carinii** ist der typische Erreger für Pneumonien bei Abwehrgeschwächten, z.B. Kinder nach Chemotherapie, HIV-Kranken oder Kinder mit angeborenen Immundefekten.
Zu (**E**): **Mykoplasmen** sind die Erreger der sogenannten atypischen Pneumonie, atypisch deshalb, weil eine relativ milde Symptomatik im Kontrast zu ausgeprägten Röntgenbefunden steht. Sie sind bei Schulkindern in einem Fünftel die Verursacher von Pneumonien.

H94

Frage 8.86: Lösung E

Zu (**A**): Eine Impfung gegen **Borreliose** ist derzeit in Deutschland (durch Immuno) in der Entwicklungsphase, aber noch nicht zugelassen.
Zu (**B**): Da es in Norddeutschland keine Zecken gibt, die die Frühsommer-Meningoenzephalitis (**FSME**) durch virushaltigen Speichel übertragen, ist auch eine Gabe von Immunglobulin nicht sinnvoll.
Zu (**C**): Eine antibiotische Behandlung wäre nur bei nachgewiesenen Symptomen einer **Lyme-Borreliose** – z.B. Erythema migrans, Gelenkschwellungen – sinnvoll, jedoch nicht prophylaktisch, da im Schnitt höchstens jede 1000. Zecke mit Borrelia burgdorferi infiziert ist.
Zu (**D**): Auch eine prophylaktische **FSME-Impfung** wird nur für Endemiegebiete der mit FSME-Virus verseuchten Zecken empfohlen, z.B. Niederösterreich, manche Regionen von Süddeutschland.
Nachdem in den letzten Jahren die Nebenwirkungen der Impfung – meningitisähnliche Fälle, bzw. der nicht sichere Schutz vor Meningitis trotz Impfung – diskutiert worden sind, sollte man die Indikation strenger stellen.

H94

Frage 8.87: Lösung A

Gehäufte virale Infekte zu Beginn des Kindergartens sind normal, da das Kind sich erst einmal mit einer Vielzahl von Viren auseinandersetzen muss – und bei Zusammensein auf engem Raum die Ansteckungsgefahr wesentlich erhöht ist.
Ein bis zwei Jahre nach Eintritt in den Kindergarten normalisiert sich meist die Erkrankungshäufigkeit.
Zu **(C)**: Bei einer **chronischen Tonsillitis** sind die Tonsillen oft verhärtet, nicht luxierbar aus ihrer Loge, und es finden sich überdurchschnittlich häufig Anginen und Schwellungen der Halslymphknoten. Die Größe der Tonsillen kann klinisch auch unauffällig sein, das lymphatische Gewebe trotzdem hyperplastisch.
Zu **(D)**: Als **Primärtuberkulose** bezeichnet man die erste Entzündung am Ort des Eindringens der Tuberkelbakterien (Mycobacterium tuberculosis), meist die Lunge. Dort werden die benachbarten Lymphknoten beteiligt und bilden den Primärkomplex.
Die Primärtuberkulose bei Kindern zwischen 3 und 15 Jahren verläuft in über 90 % ohne Symptome.
Erhöhte Temperaturen, Müdigkeit und Appetitlosigkeit können auftreten.
Die meisten Primärtuberkulosen kommen auch ohne Behandlung zum Stillstand.
Falls dies wegen ungenügender Abwehr nicht gelingt, kann es zur weiteren Streuung kommen. Bei Kindern unter drei Jahren bestehen die Gefahren der Miliartuberkulose oder tuberkulösen Meningitis.

H94 !

Frage 8.88: Lösung C

Bei den **Windpocken** werden sowohl die Schleimhäute als auch die behaarten Körperregionen (z.B. der Kopf) von der Bläschenbildung betroffen, wobei das Exanthem am Körperstamm am stärksten auftritt.

H94

Frage 8.89: Lösung C

Die Orchitis und Ovariitis tritt ab der Pubertät in etwa 30 % der Fälle auf, vorher selten, sodass sie bei einem sechsjährigen Jungen das am wenigsten zu erwartende Symptom ist.
Bei **Mumps** ist die abakterielle Meningitis eine häufige Komplikation. Sie ist 4-mal häufiger bei Jungen als bei Mädchen. Vor der Impfung war die Mumpsmeningitis die häufigste abakterielle Meningitis.
Parotitis und Fieber sind die Leitsymptome.
Eine klinisch unauffällige Begleitpankreatitis ist häufig, sodass oft die Serumamylase und -lipase erhöht sind.
Schilddrüse, Thymus, Tränendrüsen und Myokard können selten ebenfalls beteiligt sein.

F00 !

Frage 8.90: Lösung A

Zu **(3)**: Typisch ist der zweigipflige Fieberverlauf bei **Masern**.
Zu **(4)**: Die Inkubationszeit beträgt 10–14 Tage.

H94

Frage 8.91: Lösung A

Zu **(A)**: Die **Koplik-Flecken** bei den **Masern** sind typische kleine Nekrosen der Wangenschleimhaut, die als weißliche Flecken mit rotem Hof imponieren.
Später folgt ein dunkelbraunrotes Enanthem der gesamten Rachenschleimhaut, dann bei erneutem Fieberanstieg das den ganzen Körper betreffende Masernexanthem. Korneaepithelnekrosen und Konjunktivitis führen zu Lichtscheu.

H94

Frage 8.92: Lösung E

Zu **(E)**: Die **Stomatitis aphthosa** findet man als klinisch häufigstes Zeichen bei Infektion mit Herpes-simplex-Virus (Typ 1), die in 99 % der Fälle jedoch ohne Beschwerden verläuft. Typ 2 verursacht meist den Herpes im Genitalbereich. Bei der Stomatitis aphtosa zeigen sich kleine Bläschen im Mund, an Lippen und im Rachen, die in weißliche Plaques übergehen, ulzerieren und konfluieren können.
Zu **(B)**: Bei **Mumps** stehen die Schwellung der Parotis und das Fieber im Vordergrund, meningeale Reizungen sind nicht selten, Serumamylaseerhöhungen häufig.
Zu **(C)**: Für den **Scharlach,** eine Streptokokkeninfektion, ist die Himbeerzunge am 3./4. Tag typisch sowie ein kleinfleckiges Exanthem 12–48 Stunden nach Ausbruch der Erkrankung. Das hochrote Exanthem fühlt sich wie Sandpapier an, kann konfluieren und schuppt sich später kleieförmig. Charakteristisch ist auch das blasse Munddreieck.
Zu **(D)**: Die **Röteln** beginnen oft mit einer flammenden Gesichtsrötung, dann breiten sich rosafarbene rundliche Flecke vom Kopf unter Einschluss des Munddreiecks über den Körper aus. Jedoch kommt es nur bei etwa der Hälfte der Fälle zum

Exanthem. Charakteristisch sind dagegen die Schwellung der Lymphknoten hinter dem Ohr und im Nacken.

F95

Frage 8.93: Lösung B

Die beschriebene Symptomatik mit generalisierten Lymphknotenschwellungen, rötelnähnlichem Exanthem, Splenomegalie, Angina mit pseudomembranösen Belägen und geringer Ikterus ist charakteristisch für das Pfeiffersche Drüsenfieber **(infektiöse Mononukleose).** Dafür gibt es nur eine symptomatische Behandlung, eine Therapie mit Ampicillin (bei Verdacht auf Streptokokkenangina) ist kontraindiziert, da sich danach juckende masernähnliche Exantheme bilden.

F00 **!**

Frage 8.94: Lösung D

Die beschriebene Symptomatik mit hohem Fieber, Lymphknotenschwellungen, ausgeprägter Angina tonsillaris und Hepatosplenomegalie ist typisch für die **infektiöse Mononukleose** (Pfeiffer'sches Drüsenfieber).

Zu **(A)**: Gegen **Diphtherie** sollte ein Kind geimpft sein, die diesbezügliche Anamnese ist zu erheben, insbesondere bei Kindern aus den GUS-Staaten ist das Risiko erhöht. Die pseudomembranösen Beläge sind ebenfalls typisch für die Diphterie, jedoch nicht die generalisierten Lymphknotenschwellungen und die Hepatosplenomegalie. Eine toxische Myokarditis tritt häufig auf. Charakteristisch ist der faulig-süßliche Mundgeruch. Die Erkrankung ist meldepflichtig.

Zu **(B)**: Auch bei einer **Leukämie** können generalisierte Lymphknotenschwellungen, eine Hepatosplenomegalie und Fieber vorkommen, die ausgeprägte Tonsillitis und der Ikterus sind jedoch atypisch.

Die Leukozytenzahlen sind oft erniedrigt, können aber auch erhöht oder normal sein. Eine Anämie oder Petechien als Zeichen der Markverdrängung und unzureichenden Thrombozytenfunktion sind häufig. Nur die Knochenmarkpunktion bringt eine sichere Diagnose.

Zu **(E)**: Das mukokutane Lymphknoten-Syndrom (**Kawasaki-Syndrom**) weist folgende Symptome auf:

- Fieber
- Konjunktivitis (fehlt hier)
- Lacklippen (Veränderungen der Mundschleimhaut) – fehlen hier ebenfalls
- Rötung, Schwellung und Schuppung der Hände und Füße (hier nicht beschrieben)
- polymorphe Exantheme wie bei Purpura Schönlein-Henoch
- nichteitrige Lymphadenitis, besonders im Halsbereich.

F95

Frage 8.95: Lösung A

Es ist richtig, dass normalerweise ein IgM-Antikörper die Plazentaschranke nicht überwinden kann, da das Molekulargewicht mit 900 KD (Kilodalton) zu hoch ist. Daher deutet die Anwesenheit im Nabelschnurblut auf eine akute Infektion des Feten mit Röteln hin.

IgM ist ein Frühantikörper mit zwei leichten und zwei schweren Ketten (H2L2).

IgG – als Spätantikörper – hat dagegen ein Molekulargewicht von nur 150 KD, IgE – das für allergische Reaktionen wichtig ist – 190 KD, IgA – als von den lokalen Schleimhäuten sezernierter Antikörper – ein Molekulargewicht von 160 KD.

F95 **!!**

Frage 8.96: Lösung C

Die Ansteckungsgefahr (Kontagiosität) ist gerade bei **Masern** besonders während des Prodromalstadiums hoch (d.h. nicht nur während der Exanthemphase).

Bei 1 von 1000 (!) Erkrankten kommt es zu der gefürchteten Masernenzephalitis. Dies ist auch der Grund für die Impfung, bei der die Komplikation natürlich sehr viel seltener als bei den Wildmasern auftritt (weniger als 1 : 1 Million bei Beachtung der Impfkontraindikationen), sonst wäre die Impfung nicht öffentlich empfohlen.

Die Immunität bleibt lebenslang bestehen – sei es nach Erkrankung oder Impfung.

Die Koplik-Flecken sind weißliche Nekrose auf der Schleimhaut des Mundes, die aber sehr flüchtig sind. Sie sind sehr typisch für die Masern; später zeigt sich ein dunkelrotes Enanthem des gesamten Rachens.

F95

Frage 8.97: Lösung B

Bei jungen Säuglingen besteht wegen der Apnoeanfälle statt der Hustenanfälle oft Lebensgefahr. Encephalopathie und Bronchopneumonie sowie Mittelohrentzündung sind typische Komplikationen.

Zu (**1**): Beim **Keuchhusten** gibt es keine von der Mutter übertragene Immunität (kein Nestschutz wie bei viralen Erkrankungen).
Er wird durch das Bakterium Bordetella pertussis hervorgerufen. Heute ist eine schonendere Impfung als früher möglich (die frühere Impfung verursachte häufiger relativ hohes Fieber).
Zu (**2**): Mädchen werden aus unklaren Gründen deutlich häufiger krank als Jungen.
Zu (**3**): Meist ist eine starke Erhöhung der Leukozyten zu finden, mit absoluter und relativer Erhöhung auch der Lymphozyten.

F00 !

Frage 8.98: Lösung D

Nur bei Neugeborenen sind die häufigsten Erreger der **bakteriellen Meningitis** B-Streptokokken und E. coli. Nach den ersten vier Lebenswochen sind die häufigsten Erreger Haemophilus influenzae, Meningokokken oder Pneumokokken.

H95

Frage 8.99: Lösung C

Bei der Kinderlähmung (**Poliomyelitis epidemica anterior acuta**) sind zum Glück nur etwa 1 % der Patienten von Lähmungen betroffen, die asymmetrisch sind.
Zu Beginn dominieren allgemeine Krankheitszeichen wie Fieber, Unwohlsein, nach 3–5 Tagen können nach einer meningitischen Beteiligung Lähmungserscheinungen auftreten. Leichte Lähmungen können sich bis zu 6 Wochen danach zurückbilden, bei schweren sind Besserungen bis zu zwei Jahre danach möglich.
Angesichts des internationalen Reiseverkehrs ist die regelmäßige Impfung (alle 10 Jahre) wichtiger denn je, um erneute Epidemien zu vermeiden. Derzeit sind nur noch 70 % der Bevölkerung ausreichend geimpft. Bei Erwachsenen verläuft die Erkrankung meist schwerer als bei Kindern.
In sehr seltenen Fällen können auch enzephalitische Verlaufsformen mit Krämpfen vorkommen.
Seit 1998 wird bei Polio nicht mehr die orale Lebendimpfung (Schluckimpfung) empfohlen, sondern die parenterale (i.m.) Totimpfung, weil durch den Rückgang der Poliofälle in Deutschland mehr Impfpoliofälle vorkamen als echte Poliofälle – auch bedingt durch die AIDS-Kranken. Diese können, wenn sie im Haushalt eines mit Lebendimpfstoff Geimpften leben, durch die Impfviren, die mit dem Stuhl ausgeschieden werden, erkranken.

H00 !

Frage 8.100: Lösung C

Zu (**C**): Gegen **Tuberkulose** wird eine Impfung mit für den Menschen weitgehend apathogenen Keimen als **Lebendimpfung** durchgeführt (abgeschwächter Lebendimpfstoff; BCG= Calmette-Guerin). Im Allgemeinen impft man streng intrakutan direkt nach der Geburt. In Deutschland wird jedoch die BCG-Impfung von der STIKO (ständigen Impfkommission) seit 3/98 nicht mehr empfohlen. Nebenwirkungen können verstärkte Ulzerationen, eine generalisierte BCG-Erkrankung, eine BCG-Osteomyelitis oder BCG-Meningitis sein. Der Schutz der BCG-Impfung scheint auf 6–10 Jahre beschränkt zu sein und verhindert offensichtlich nur die schweren generalisierten Erkrankungen. Tuberkulinpositive Kinder dürfen nicht geimpft werden. Der Impferfolg muss durch eine erneute Tuberkulintestung überprüft werden.
Zu (**A**): Der **Tetanus-Impfstoff** ist ein Totimpfstoff (Toxoid). Es ist kein Zeitabstand zu anderen Impfungen erforderlich und jede Impfung gilt, d. h. bei unterbrochener Grundimmunisierung und längeren „Boosterabständen" muss nicht von vorne begonnen werden.
Zu (**B**): Der **Diphtherie-Impfstoff** wird aus dem Toxin des Corynebacterium diphteriae gewonnen. Durch Formaldehydeinwirkung wird das Toxin entgiftet, ohne dass seine Immunisierungsfähigkeit verloren geht. Impfschutz besteht über zehn Jahre nach kompletter Grundimmunisierung. Auch in der Pubertät und im Erwachsenenalter sollte stets an eine Auffrischung gedacht werden, da zunehmend Diphterie-Fälle aus den Ländern der ehemaligen Sowjetunion eingeschleppt werden. Man darf nicht vergessen, dass die Diphterie noch vor 75 Jahren in Deutschland allein 15 000 Todesopfer forderte.
Zu (**D**): Der **Hämophilus-influenzae-Impfstoff** wird aus dem Kapselpolysaccharid gewonnen und für die Kombinationsimpfung an das Diphterie-Toxoid gebunden. Er verhütete die gefährliche Meningitis und Epiglottitis.
Zu (**E**): Gegen die **Meningokokkenmeningitis** Gruppe A und C (und W135 und Y) existiert ein Totimpfstoff. Ein Abstand zu anderen Impfungen ist nicht notwendig. Die Immunantwort bei Kleinkindern unter zwei Jahren ist eingeschränkt (nur 60–70 %). Der Impfschutz beginnt nach 10 Tagen und endet nach drei Jahren.
In Deutschland wird die Impfung nur auf Anordnung des Gesundheitsamtes durchgeführt. Bei Risikopersonen (z. B. medizinische und soziale Berufe) mit Kontakten zur Bevölkerung endemischer Meningokokkengebiete (tropisches Afrika, Indien,

Nepal, Golfstaaten, ggf. Saudi-Arabien) wird die Impfung empfohlen. Es besteht eine Impfpflicht bei Mekka-Pilgern bei Einreise nach Saudi-Arabien.

H00 !

Frage 8.101: Lösung D

Zu (D): Die **Masern-Mumps-Röteln-Impfung** wird ab dem 12. Monat empfohlen. Eine Auffrisch-Impfung sollte im 6. Lebensjahr erfolgen.
Zu (A): Die **Diphtherie-Impfung** wird ab dem 3. Lebensmonat empfohlen.
Zu (B): Gegen **Hämophilus influenzae** sollte ab Vollendung des 3. Lebensmonats geimpft werden, da das erste und zweite Lebensjahr die gefährlichste Zeit für die Entwicklung einer Meningitis oder Epiglottitis ist.
Zu (C): Auch die **Keuchhusten-Impfung** (Pertussis) wird ab dem 3. Lebensmonat empfohlen, da die Sterblichkeit im ersten Lebensjahr am höchsten ist. Durch die inzwischen azellulären Vakzine sind Nebenwirkungen wie heftige Fieberreaktion sehr viel seltener geworden.
Zu (E): Die **Polio-Impfung** wird auch ab dem 3. Lebensmonat empfohlen. Seit Januar 1998 wird sie allgemein als parenterale Impfung (IPV) mit Totimpfstoff durchgeführt, um eine Impfpolio zu vermeiden und um immungeschwächte Patienten mit Kontakt zum Impfling nicht zu gefährden.

F00 !

Frage 8.102: Lösung A

Die wahrscheinlichste Diagnose ist eine **Pneumokokken-Pneumonie**, da die Pneumokokken im Schulkindalter zu den häufigsten Erregern einer Pneumonie gehören. Dafür ist auch die Begrenzung auf einen Lappen typisch. Eine begleitende Pleuritis kann vorkommen. Penicillin G ist Mittel der Wahl für 7–10 Tage. Otitis media, Pleuraempyem und Meningitis sind die typischen Komplikationen.
Zu (B): Die **Staphylokokken-Pneumonie** ist die Pneumonie des Säuglings- und Kleinkindalters. Eitrige Pleuritis, bronchopleurale Fistel mit Pneumo- oder Pyopneumothorax sowie Abszedierung sind gefürchtete Komplikationen. Eine Dekortikation ist im Kindesalter nicht erforderlich, da sich auch ausgedehnte Pleuraverschwartungen meist völlig zurückbilden.
Zu (C): Bei der **Mykoplasmen-Pneumonie**, die auch als atypische Pneumonie bezeichnet wird, sieht man interstitielle Infiltrate (etwa ein Fünftel der Pneumonien im Schulkindalter).
Zu (D): Die primäre **Masern-Pneumonie** ist ebenfalls eine interstitielle Pneumonie, die gleichzeitig mit dem Exanthemausbruch auftritt als Zeichen einer hyperergischen Reaktion. Die häufigere sekundäre Masern-Pneumonie ist gegen Ende des Exanthems zu erwarten und bietet das Bild einer Bronchopneumonie.
Zu (E): Die **interstitielle plasmazelluläre Pneumonie** ist das Bild der Pneumozystis carinii-Pneumonie, wie sie typisch ist für Kinder mit AIDS oder anderen Immunschwächen. Hochdosiertes Co-Trimoxazol ist Mittel der Wahl.

9 Immunologie, Immunpathologie, rheumatische Erkrankungen

H93

Frage 9.1: Lösung E

Siehe auch Lerntext IX.1.
Die typische Hautveränderung ist das Erythema anulare, meistens am Stamm auftretende, blassrote ringförmige Erythemstreifen. Auch sogenannte Rheumaknötchen sind typisch in und unter der Haut.
Die gravierendste Komplikation ist der Befall des Herzens, der sich durch beschleunigten Herzschlag, Herzgeräusche, Herzinsuffizienz und Herzdilatation bemerkbar machen kann.

Rheumatisches Fieber **IX.1**

Das rheumatische Fieber ist eine Folgeerkrankung einer **Streptokokkeninfektion.** Ein bis vier Wochen nach einem Infekt mit β-hämolysierenden Streptokokken der Gruppe A kommt es, wahrscheinlich auf dem Boden einer Antigen-Antikörper-Reaktion, zu einer sterilen, nichteitrigen Entzündung der Gelenke, des Herzens, des subkutanen Gewebes und des ZNS. **Therapie:** Penicillin mindestens 10 Tage, zur Vermeidung eines Rezidivs Langzeitprophylaxe mindestens 5 Jahre mit einem langwirksamen Penicillin einmal/Monat.
Bei Gelenkschmerzen: Salicylate, weiter Physiotherapie
Bei rheumatischer Karditis: zusätzlich Cortison.

Diagnosekriterien nach **Jones:**
Hauptkriterien:
- Polyarthritis
- Karditis (Peri-, Myo-, Endokarditis)
- Chorea minor (Veitstanz)
- Erythema anulare
- Rheumaknötchen

Nebenkriterien:
- Gelenkschmerzen
- Fieber
- anamnestisch rheumatisches Fieber, rheumatischer Herzfehler
- kurz vorher durchgemachter Streptokokkeninfekt
- Iridozyklitis
- EKG-Veränderungen (z.B. verlängertes PR-Intervall)
- Erhöhung der Blutsenkung, der Leukozyten
- positives C-reaktives Protein.

Mindestens zwei Hauptkriterien oder ein Haupt- und zwei Nebenkriterien sind für die Diagnose rheumatisches Fieber erforderlich.
Der Rheumafaktor ist negativ.

! Merke: Das rheumatische Fieber „beleckt die Gelenke" und „beißt sich am Herzen fest".

F97

Frage 9.2: Lösung D

Das **Erythema chronicum migrans** ist charakteristisch für die Borrelieninfektion, die durch Zecken übertragen wird. Dabei sieht man ein ringförmiges Erythem mit zentraler Abblassung, das leicht erhaben sein und wechselnde Körperstellen betreffen kann.
Beim **rheumatischen Fieber** sieht man dagegen das **Erythema anulare** (blassrote, ringförmige Erythemstreifen besonders am Stamm, das rasch flüchtig ist.
Eines der Hauptkriterien des rheumatischen Fiebers ist die **Chorea minor (Sydenham),** ein extrapyramidales Syndrom mit Hyperkinesien, Müdigkeit und allgemeiner Hypotonie der Muskulatur – im Volksmund: Veitstanz.

F97

Frage 9.3: Lösung C

Das **Kawasaki-Syndrom** ist ein mukokutanes Lymphknoten-Syndrom, bei dem fünf von den sechs der folgenden Kriterien erfüllt sein müssen:
1. Fieber mindestens 5 Tage – antibiotikaresistent
2. Konjunktivitis, nicht Uveitis
3. Rötung, Schwellung und spätere Schuppung der Haut
4. trockene, oft aufgesprungene Lippen („Lacklippen"), Rötung im Mund und Rachen
5. nicht-eitrige Lymphknotenschwellung besonders im Halsbereich
6. polymorphe Exantheme wie bei Purpura Schoenlein-Henoch.

Gelenkbeteiligung, Karditis, aseptische Meningitis, Leberbeteiligung und Thrombozytose können vorkommen, ebenso häufig Koronaraneurysmen.
Zugrunde liegt eine **Vaskulitis.** Therapiert wird mit hochdosierter Immunglobulingabe und Acetylsalicylsäure, da Corticoide nicht helfen.
Zu **(C):** Eine **Uveitis** kann bei der juvenilen rheumatoiden Arthritis vorkommen, ebenso bei Infektionen wie der angeborenen Toxoplasmose, Zytomegalie, Tuberkulose, Brucellose, Lues, HIV u.a. Als Uvea bezeichnet man den Bereich von Iris, Ziliarkörper und Aderhaut.

H98 **!**

Frage 9.4: Lösung D

Beim mukokutanen Lymphknotensyndrom **(Kawasaki-Syndrom)** kommt es zu einer systemischen Vaskulitis der mittleren und kleinen Gefäße. Aneurysmen im Koronarbereich drohen als folgenschwere Komplikation.
Betroffen sind vorwiegend Säuglinge und Kleinkinder. Die Ursache ist unbekannt.
Nachfolgend die **wichtigsten Symptome:**
- hohes Fieber über mindestens fünf Tage, Antibiotika zwecklos
- Vergrößerung der seitlichen Halslymphknoten
- starke Konjunktivitis beidseits
- oropharyngeale Symptome (hochrote Lippen, Erdbeerzunge, Enanthem)
- Polymorphes Exanthem am Stamm sowie an Plantar- und Palmarflächen; in der 2.–3. Woche Schuppung an den Akren.

(Für die Diagnose des kompletten Syndroms sind mindestens fünf Hauptsymptome oder vier Hauptsymptome mit dem gleichzeitigen Nachweis von Koronaraneurysmen notwendig!)
Zu **(D):** Beim **Kawasaki-Syndrom** kommt es zu polymorphen Exanthemen wie bei der Purpura Schoenlein-Henoch, nicht aber zu thrombopenischen Hautblutungen.

F94 **!**

Frage 9.5: Lösung D

Das **Kawasaki-Syndrom** beruht auf einer Arteriitis. Die Symptome sind u.a. Fieber unklarer Genese über mehr als 5 Tage, Lacklippen, Konjunktivitis, Schuppung der Haut an Händen und Füßen, nicht-eitrige Lymphknotenvergrößerungen besonders im Halsbereich und polymorphe Exantheme wie bei der Purpura Schoenlein-Henoch – jedoch keine Blutungen.

H99

Frage 9.6: Lösung D

Die beschriebenen Symptome wie „Erdbeerzunge" (Glossitis), 5-tägiges hohes Fieber, Konjunktivitis, Rötung der Handflächen, Schuppung der Haut an Händen und Füßen sowie Lymphknotenschwellungen gehören zu den Hauptsymptomen des **Kawasaki-Syndroms**, das auf einer Arteriitis beruht.
Zur Therapie wird Acetylsalicylsäure empfohlen. Corticoide sind wirkungslos. Auch Immunglobuline hochdosiert können die Gefäßveränderungen abmildern.
Zu **(A)**: Bei Masern kommt es zwar auch zu hohem Fieber, das aber typischerweise zweigipflig verläuft, und zur Konjunktivitis, gelegentlich auch zu Lymphknotenschwellungen aber nicht zu den übrigen Symptomen.
Zu **(B)**: Lymphknotenschwellungen im Nacken sind zwar auch für Röteln typisch, aber nicht die übrigen Symptome.
Zu **(C)**: Für Scharlach ist die „Himbeerzunge" und nicht die „Erdbeerzunge" typisch. Penicillin wird hier erfolgreich eingesetzt.
Zu **(E)**: Bei der Purpura Schoenlein-Henoch kommt es zu Blutungen an den Streckseiten der Extremitäten.

F97

Frage 9.7: Lösung A

Als **Naevus flammeus** wird ein Feuermal bezeichnet, das schon im Säuglings- oder Kleinkindalter als hellroter oder blauroter scharf begrenzter Fleck, der sich nicht über das Hautniveau erhebt, erkennbar wird. Die erweiterten Blutgefäße sind mit dem Spatel wegdrückbar.
Therapien wie z.B. Laser- oder oberflächliche Kryotherapie sind im Erwachsenenalter erfolgreicher. In der Medianlinie gelegene Naevi bilden sich häufig spontan zurück. Sonst bleibt nur das Überschminken als Lösung.
Ein Naevus flammeus kann auch Teil einer **Phakomatose** (neurokutane Dysgenesie) sein, wie z.B. bei der encephalotrigeminalen **Angiomatose Sturge-Weber.**
Zu **(B)**: Als **Kasabach-Merritt-Syndrom** bezeichnet man das gemeinsame Auftreten eines **Riesenhämangioms** und einer hämorrhagischen Diathese im Rahmen einer Verbrauchskoagulopathie, bei der es durch erhöhte Thrombozytenaktivierung und -verbrauch zu einer Thrombozytopenie kommen kann.
Zu **(C)**: Bei der **akuten lymphoblastischen Leukämie** kommt es zur Anämie, Thrombozytopenie und Granulozytopenie infolge der Überwucherung durch weiße Zellen im Knochenmark, die alle anderen Zellen verdrängen. Es kommt zu Blutungen, Fieber, Infektionen, Infiltrationen im Zahnfleisch, Knochen- und Gelenkschmerzen.
Unbehandelt führt sie in Wochen bis Monaten zum Tode, dank moderner Chemotherapiemethoden überleben heute über 90 %. Bei Knochenmarksrezidiven nach dem ersten Jahr gibt es noch die Möglichkeit der Knochenmarks- oder Stammzelltransplantation.
Zu **(D)**: **Wiskott-Aldrich-Syndrom** nennt man eine thrombozytopenische Blutung, (bakterielle, virale oder mykotische) Infektion und Ekzem. Die hämatopoetische Stammzelle bildet nur abnormale Megakaryozyten und Thrombozyten. Die Erkrankung wird X-chromosomal rezessiv vererbt. Eine Knochenmarktransplantation ist die Therapie der Wahl.
Zu **(E)**: Die chronische Immunthrombozytopenie (= **Morbus Werlhof**) ist eine Autoimmunerkrankung durch spezifische Plättchenantikörper unklarer Genese.
Meist sind Kinder nach dem 10. Lebensjahr betroffen. Es kommt zu mehreren Krankheitsschüben, wobei die Krankheit spontan in Remission treten kann. Wenn dies nicht erfolgt und die Blutungen bedrohlich sind, kann man durch eine Cortisontherapie die Zahl der Plättchen erhöhen. Eine Entfernung der Milz oder Immunsuppression wird man nur in verzweifelten Fällen versuchen.

F98

Frage 9.8: Lösung A

Bei 90% der Fälle mit **juveniler chronischer Arthritis** ist der Rheumafaktor negativ.

H98 !

Frage 9.9: Lösung D

Antinukleäre Faktoren und Rheumafaktoren sind in der Mehrzahl der Fälle der **juvenilen chronischen Arthritis (JCA)** oder **Still-Syndrom** nicht nachweisbar.
Bei der seronegativen JCA (70 %) gibt es drei Gruppen:

- die systemische Form (Still-Syndrom)
- die polyarthritische Form
- die oligoarthritische Form

In 10 % kommen seropositive ICA vor, 16 % juvenile Spondylarthritiden (**M. Bechterew**) und 4 % andere Formen.

F99 *!*

Frage 9.10: Lösung A

Eine **juvenile chronische Arthritis** zeigt nur in 10 % der Fälle positive Rheumafaktoren. Diese Form ist häufiger bei Mädchen, deren Finger- und Zehengelenke symmetrisch betroffen sind.

F96

Frage 9.11: Lösung D

Der **disseminierte Lupus erythematodes** ist eine Autoimmunkrankheit mit zirkulierenden antinukleären Antikörpern.
Allgemeinsymptomen wie Fieber, Gewichtsabnahme und psychischen Veränderungen können Gelenk-, Haut-, Nieren- und Herzbeteiligung folgen.
Zu (**1**): Der Lupus erythematodes ist im Kindesalter und besonders im Kleinkindalter selten, eine schnelle Zunahme sieht man in der Pubertät. Mädchen sind 6–10mal häufiger befallen.
Zu (**5**): Durch Cortison (hochdosiert) kann die Erkrankung in praktisch allen Fällen geheilt werden. Es besteht eine vitale Indikation für die Therapie, da ohne Behandlung sehr schwere Verläufe mit Todesfolge möglich sind.

H97

Frage 9.12: Lösung D

Zur Therapie des rheumatischen Fiebers, das durch Streptokokken mitbedingt ist, sind **Penicilline** und bei Penicillinunverträglichkeit Erythromcyin geeignet.
Zu (**4**): **Ofloxacin** wird bei der Behandlung von Weichteilinfektionen oder Infektionen im HNO-Bereich durch Haemophilus influenzae oder andere gramnegative multiresistente Bakterien, wie z.B. Pseudomonas, Klebsiellen oder Enterokokken eingesetzt.

H95

Frage 9.13: Lösung D

Beim **Asthma bronchiale** und beim **Schock** liegt eine IgE-vermittelte Reaktion vom Soforttyp zu Grunde. Dabei werden anaphylaktische Mediatoren, z.B. Histamin, von IgE-beladenen Mastzellen (unter anderen) ausgeschüttet. Siehe Lerntext IX.2.

Allergische Reaktionen IX.2

Nach Coombs und Gell unterscheidet man vier verschiedene Typen von allergischen Reaktionen:

- Typ I (anaphylaktischer Typ oder Soforttyp):
  IgE-vermittelt kommt es innerhalb von Sekunden bis Minuten zur Freisetzung von Histamin und anderen Entzündungsmediatoren aus den Mastzellen. Beispiele sind der anaphylaktische Schock (z.B. nach Bienenstich oder Kontrastmittelgabe), die allergische Rhinitis und das Asthma bronchiale.
- Typ II (zytotoxischer Typ):
  IgG- und IgM-Antikörper bilden mit Antigenen auf Zellmembranen Immunkomplexe. Dadurch kommt es zur Aktivierung von Komplementfaktoren und zytotoxischen Killerzellen mit nachfolgender Zytolyse. Beispiele sind allergisch bedingte hämolytische Anämien und Transfusionszwischenfälle.
- Typ III (Arthus-Typ):
  Zirkulierende Immunkomplexe (Antigen plus IgG) werden in verschiedenen Geweben abgelagert und verursachen über die Aktivierung von Komplement lokale Entzündungsprozesse, z.B. bei der Serumkrankheit oder der exogen-allergischen Alveolitis.
- Typ IV (zellvermittelter oder verzögerter Typ):
  Innerhalb von 12–72 Stunden kommt es durch Vermittlung antigensensibilisierter T-Lymphozyten zur Proliferation von Makrophagen mit Infiltration und Entzündungsreaktion der betroffenen Areale (z.B. Tuberkulinreaktion oder Kontaktallergie).

H95

Frage 9.14: Lösung B

Zu (**A**) und (**E**): Die **Tuberkulinreaktion** und das **Kontaktekzem** sind typische Typ IV-Reaktionen, d.h. in der Haut kommt es bei sensibilisierten Personen nach Injektion von Tuberkulin bzw. Kontakt mit einem Allergen (z.B. Nickel) zu einer massiven Invasion von Makrophagen und T-Lymphozyten. Dies führt später zur Gewebsnekrose.
Auch bei **Autoimmunerkrankungen** wie z.B. Diabetes mellitus Typ I und Hashimoto-Thyreoditis werden ähnliche Mechanismen vermutet.
(Autoantigene sind hierbei das Inselzellantigen und das Thyreozyten-Antigen).

Zu **(B)**: Die **Serumkrankheit** wird als **Typ III-Reaktion** vom Arthus-Typ bezeichnet. Dazu kann es kommen, wenn bei hohen Titern an Antikörpern (IgG oder IgM) das Antigen injiziert wird. Dies führt zur Bildung von Antigen-Antikörper-Komplexen im Antigen-Überschuss.
Die Immunkomplexe werden in die Gefäßwand eingelagert und bei der Zerstörung durch Granulozyten geschädigt.
Zu **(C)**: Der **Morbus haemolyticus neonatorum** kommt bei Rhesus-Inkompatibilität vor, wenn die Mutter rhesus-negativ und das Kind Rhesus-positiv ist. Die Mutter bildet dann IgG-Antikörper gegen das Antigen (Anti-D), sobald kindliche Erythrozyten in den mütterlichen Kreislauf gelangen.
Die autoimmunhämolytischen Anämien, die Coombs-positiv sind, gehören zu den Typ II-Reaktionen wie das Goodpasture-Syndrom, bei dem sich Antikörper gegen das Kollagen der Basalmembran der Lunge und der Niere richten.

F00 **!**

Frage 9.15: Lösung B

Die Serumkrankheit und die allergische Vaskulitis sind Sofortreaktionen vom Artustyp (Typ III)
Zu **(A)**: Die Tuberkulinreaktion beruht auf einer Allergie Typ IV, einer Allergie vom verzögerten Typ.
Zu **(C)**: Der **Morbus haemolyticus neonatorum** beruht auf einer Allergie Typ II, Sofortreaktion vom zytotoxischen Typ.
Zu **(D)**: Das Asthma bronchiale ist auf eine Reaktion Typ I (Soforttyp) zurückzuführen.
Zu **(E)**: Die **Immunthyreoiditis** tritt gehäuft auf bei Kindern mit Down- oder Klinefelter-Syndrom.

F93

Frage 9.16: Lösung D

Ein **Antikörpermangelsyndrom** aufgrund eines B-Zell-Defektes macht sich jenseits des sechsten Lebensmonats durch gehäufte Infekte mit pyogenen Bakterien bemerkbar (Staphylokokken, Haemophilus influenzae, Pneumokokken und Meningokokken. Staphylokokken lösen z.B. die Osteomyelitis aus.
Zu **(2)** und **(4)**: Die Abwehr gegenüber Viren (2), Pilzen und intrazellulären Erregern (4) – wie Mykobakterien und Mykoplasmen – ist dagegen nicht eingeschränkt.
Die Diagnose wird durch die quantitative Immunglobulinbestimmung gestellt. Hinweise können eine Hypoplasie der Gaumentonsillen oder eine Verminderung der Gammaglobulinfraktion in der Immunelektrophorese sein. Therapeutisch werden intravenös Immunglobuline alle 4 Wochen verabreicht.
Zu **(3)**: Chronische Durchfälle sind dagegen meist Folge von Virusinfektionen oder Infektionen mit Candida albicans, wie sie bei **T-Zell-Defekten** gehäuft vorkommen.
Die Frage ist nicht exakt gestellt, da nicht zwischen Antikörpermangelsyndrom aufgrund von B- oder T-Zell-Defekten unterschieden wird.

F90

Frage 9.17: Lösung E

Der mit einer Inzidenz von 1 : 600 (Europäer) auftretende selektive **IgA-Mangel** ist der häufigste angeborene Immundefekt, wobei sowohl das Serum-IgA als auch das sekretorische IgA (Schleimhäute, sekrete) betroffen sind. Die Patienten können zwar asymptomatisch sein; häufig finden sich jedoch vermehrte Infekte des oberen Respirationstrakts und chronische Durchfallerkrankungen, was durch das Fehlen des sekretorischen IgA zu erklären ist. Außerdem besteht eine Disposition zu allergischen und Autoimmunerkrankungen, die noch nicht geklärt ist.
Beim IgA-Mangel werden auch intrauterine Infektionen wie Toxoplasmose, Zytomegalie und Röteln als Auslöser beschrieben.
Die Therapie besteht in symptomatischen Maßnahmen, eine Substitution von IgA ist nicht sinnvoll, da dies das Auftreten von Antikörpern gegen IgA begünstigen würde.
Zu **(E)**: Rezidivierende bakterielle Infektionen mit schwerem, septischem Verlauf finden sich beim IgG-Mangel.
Eine Sepsis durch Pneumokokken oder Haemophilus findet sich gehäuft nach Splenektomie.

F90

Frage 9.18: Lösung D

Das **Reye-Syndrom** (Fettleber mit Encephalopathie) kommt bei Kindern bis zum 15. Lebensjahr vor. Morphologisch finden sich Fettvakuolen in Leber und Nierentubuli.
Klinisch stehen Symptome von Seiten der Leberschädigung und die Encephalopathie im Vordergrund. Laborchemisch finden sich Transaminasenerhöhung, Gerinnungsstörungen, Hypoglykämie, metabolische Azidose und erhöhte Ammoniakspiegel.
Die Pathogenese ist bisher nicht geklärt. Neben verschiedenen Viren wird auch die Einnahme von Acetylsalicylsäure als Ursache diskutiert.

Die Therapie besteht in symptomatischen Maßnahmen wie Gabe von Glukose, frischgefrorenem Plasma und Mannitol zur Hirnödemtherapie. Die Letalität liegt bei 50 %.

F94 F91

Frage 9.19: Lösung D

Wegen der erhöhten Gefahr einer schwer verlaufenden Pneumokokkensepsis sollte eine Splenektomie möglichst erst nach dem 3. Lebensjahr erfolgen, außerdem sollte prophylaktisch gegen Pneumokokken geimpft werden.

H90

Frage 9.20: Lösung A

Das **Reye-Syndrom** kann bei Kindern nach Gabe von Acetylsalicylsäure auftreten (selten). Es beginnt mit gastrointestinalen Beschwerden wie Erbrechen, dann kommen Krämpfe und zerebrale Störungen bis zum Koma hinzu. Die Transaminasen sind stark erhöht, meist tritt ein Ikterus auf. Fast die Hälfte der Kinder stirbt.
Wegen dieser zwar seltenen, aber schweren Nebenwirkung sollte man im Kindesalter möglichst auf Salicylate verzichten – oder sie nur bei Nichtwirksamkeit anderer Antiphlogistika einsetzen. So wird man beim Still-Syndrom die nichtsteroidalen Antiphlogistika wie Ibuprofen u.a. einsetzen zur symptomatischen Therapie neben Krankengymnastik, Basistherapeutika und Corticoiden (bei Iridozyklitis); Salicylate sind jedoch nicht kontraindiziert.

H91

Frage 9.21: Lösung E

Immunglobulin A kommt in den Körperflüssigkeiten wie Muttermilch, Bronchialsekret, Speichel und Darmflüssigkeit vor und ist für die lokale Abwehr zuständig. Es wird von den B-Zellen produziert.
IgA passiert mit einem Molekulargewicht zwischen 150 000 und 400 000 die Plazentaschranke nicht und hat eine kurze Halbwertszeit von drei Tagen.
Bei **Immunglobulin A-Mangel** können (müssen aber nicht) am häufigsten rezidivierende Infekte der Atemwege auftreten. Es ist der häufigste humorale Immundefekt (1 : 700).
Da auf die Masernimpfung hin Immunglobulin M und Immunglobulin G gebildet werden, besteht bei Immunglobulin A-Mangel keine Kontraindikation gegen die Masernlebendimpfung.
Zu **(B)**: Die Veränderungen des humoralen Immunsystems unter **Phenytoin** können noch nicht abschließend gewertet werden. Bekannt ist, dass durch Phenytoin bei Kindern die Schilddrüsenhormone beeinflusst sowie die Vitamin D- und B_6-Resorption beeinträchtigt werden.
Erworbene Immundefekte des B-Zell-Systems und damit eine Verminderung der Immunglobuline können ausgelöst werden durch:

- Verbrennungen
- renalen oder enteralen Proteinverlust
- Rachitis
- Dystrophie als Folge von Unterernährung.

H93

Frage 9.22: Lösung E

Bei der systemischen Form der **juvenilen Arthritis (Morbus Still)** ist ein kleinfleckiges rötliches Exanthem typisch. Außerdem sind außer Gelenkbeteiligungen natürlich auch Fieber, Milz-, Leber- und Lymphknotenschwellung, Peri- oder Myokarditis, eventuell auch Iridozyklitis und Anämie zu erwarten.
Zu **(A)**: Dies war die häufigste Falschantwort.
Das **Erythema anulare** oder Erythema marginatum ist ein zartrosa ringförmiges Exanthem, was für das **juvenile rheumatische Fieber** des Kindes charakteristisch ist, das vom M. Still abzugrenzen ist. S. Lerntext IX.1.
Zu **(B)**: Das **Granuloma anulare** ist durch helle oder hautfarbene derbe Papeln, die ringförmig an Handrücken, Fingern oder Fußrücken sitzen, charakterisiert. Eine Ursache ist nicht bekannt.
Beschwerden macht es keine. Bei massiver Ausbreitung können lokal Cortisonsalben eingesetzt werden.
Zu **(C)**: Das **Erythema exsudativum multiforme** ist eine symmetrische Hautrötung, die oft polyzyklisch konfluiert, vor allem an den Streckseiten der Extremitäten. Auslöser können Arzneimittel, virale oder bakterielle Infekte oder maligne Erkrankungen sein.
Zu **(D)**: **Noduli rheumatici** sind in der Unterhaut gelegene Knötchen beim rheumatischen Fieber.

Juvenile chronische Arthritis (JCA) IX.3

Früher wurde die JCA auch als primär chronische Polyarthritis (pcP) oder bei Systembeteiligung als **Still-Syndrom** bezeichnet. JCA nennt man länger als drei Monate dauernde Erkrankungen vor dem 16. Lebensjahr, die zwar häufig Allgemeinsymptome aufweisen, aber in der Regel nur eine Schädigung der Gelenke hinterlassen.

Man unterscheidet folgende Untergruppen:
1. seronegative JCA (in 70%) mit 3 Formen:
   - systemische Form
   - polyarthritische Form
   - oligoarthritische Form
2. seropositive JCA (10 %) – häufig jugendliche Mädchen mit symmetrischer Finger-/Zehenerkrankung
3. juvenile Spondylarthritiden (16 %)
4. andere Formen der JCA (4 %)

Folgende Symptome sind bei der **systemischen Form** möglich:
- septische Fieberschübe
- Beeinträchtigung des Allgemeinbefindens
- Vergrößerung von Lymphknoten, Leber, Milz
- seröse Ergüsse (Perikarditis, Pleuritis, Peritonitis – nie Endokarditis)
- schnell wechselnde Exantheme
- Anämie
- Gewichtsverlust
- Gelenksymptome oft erst später.

Bei der polyarthritischen Form sind symmetrisch mindestens fünf Gelenke betroffen, sowohl große wie kleine. In der Hälfte der Fälle ist das Hüftgelenk beteiligt. Die Gelenke können dauerhaft geschädigt werden, das Herz in Fällen mit Perikarditis nicht.

Bei der oligoarthritischen Form sind ein bis vier Gelenke – meist große Gelenke wie das Kniegelenk – betroffen, aber nie symmetrisch. Weichteile und Sehnenscheiden können mitbefallen sein.

Labor: Stark erhöhte Blutsenkung, Rheumafaktor meist negativ – außer bei der seropositiven Form, auch andere Autoantikörper selten nachweisbar, hypochrome Anämie.

Therapie: nichtsteroidale Antiphlogistika (NSAID), zuerst Salicylate, dann Indometacin oder ähnliche NSAID. Als Basistherapie D-Penicillamin, Gold. Corticoide nur bei vitaler Indikation, bei progressiver Iridozyklitis evtl. auch Immunsuppressiva. Die Physiotherapie ist eine entscheidende Maßnahme, um der Versteifung der Gelenke vorzubeugen, Kontrakturen zu verhindern. Synovektomie oder andere chirurgische Maßnahmen sind bei Kindern eher selten indiziert.

Prognose: 75 % heilen ohne Spätfolgen aus!

F94 H92

Frage 9.23: Lösung C

Bei der systemischen Form der **juvenilen Arthritis** (Still-Syndrom) findet man eine generalisierte Organbeteiligung mit Splenomegalie, Hepatomegalie, Lymphknotenvergrößerung, Oligo- oder Polyarthritis und Peri- oder Myokarditis – aber keine Endokarditis.

F94

Frage 9.24: Lösung A

Bei Kindern mit **Still-Syndrom** (juvenile chronische Arthritis) ist der Rheumafaktor meist negativ. Nur in etwa 10 % ist der Rheumafaktor – oft bei heranwachsenden Mädchen – positiv.
Auch die antinukleären Faktoren sind nur selten nachweisbar.
Diese sind vor allem bei Erwachsenen mit Autoimmunerkrankungen zu finden. HLA-B27 ist dagegen bei Morbus Bechterew und beim Reiter-Syndrom (Arthritis, Urethritis und Konjunktivitis) häufig positiv.

F94

Frage 9.25: Lösung B

Die typische Hautveränderung des **rheumatischen Fiebers** ist das Erythema anulare, ringförmige blassrote Erythemstreifen, die am Körper auftreten können.
Außerdem können die Noduli rheumatici z.B. an den Händen auftreten.
Siehe Lerntext IX.1.
Zu (**2**): Der IgM-Rheumafaktor ist bei etwa 10 % der heranwachsenden Mädchen mit **juveniler chronischer Arthritis** positiv – nicht bei rheumatischem Fieber.
Zu (**4**): An den Gelenken bleiben im Gegensatz zur juvenilen chronischen Arthritis keine bleibenden Folgen zurück.

H97

Frage 9.26: Lösung B

Es kommt zwar keine Endokarditis vor wie beim rheumatischen Fieber, aber eine Perikarditis mit Erguss ist nicht selten bei der **juvenilen chronischen Arthritis,** die in 70 % seronegativ ist, d.h. kein Nachweis von Rheumafaktoren. S. Lerntext IX.3.
Zu (**A**): Eine Oligo- oder Monarthritis kommt in einem Sechstel der Fälle vor. Überwiegend sind große Gelenke wie das Kniegelenk betroffen. Die Gelenke dabei sind nie symmetrisch befallen.
Zu (**E**): Ein Übergang in einen Morbus Bechterew soll in ca. 16 % der Fälle vorkommen.

H92

Frage 9.27: Lösung C

Beim **Kawasaki-Syndrom** tritt ein Purpura Schoenlein-Henoch ähnliches Exanthem polymorpher, nicht varizellenähnlicher Art auf.
Außerdem kommt es zu Rötung und Schuppung sowie Schwellung der Haut an Füßen und Händen.
Es ist ein rheumatischer Formenkomplex, der auch Fieber (A), Konjunktivitis (D), Lymphknotenschwellungen im Halsbereich (B) und trockene Lippen (Lacklippen) umfasst. Gefäßaneurysmen v.a. der Koronarien und Arteriitis kommen in etwa 40 % der Fälle vor.

H97

Frage 9.28: Lösung E

Alle genannten Symptome wie Bauchschmerzen, Gelenkbeschwerden und Hämaturie können bei der **Purpura Schoenlein-Henoch** vorkommen; eine **Mikrohämaturie** ist allerdings viel häufiger als eine **Makrohämaturie.**
Charakteristisch ist, dass etwa ein bis drei Wochen nach einem Infekt der oberen Luftwege sich an der Haut vielgestaltige Exantheme zeigen, die sich aus Petechien (= kleine Blutungen) zusammensetzen.
Ursache, so vermutet man, ist eine entzündlich-allergische Gefäßschädigung. Man kann nur symptomatisch mit Analgetika und Bettruhe behandeln, da auch Cortison in der Wirksamkeit umstritten ist.
Nur bei schweren Darmkoliken mit Darmblutungen gibt man kurzfristig Glucocortikoide.

F00 **!**

Frage 9.29: Lösung D

Eine Antibiotikatherapie mit Penicillin ist beim **rheumatischen Fieber**, das durch β-hämolysierende Streptokokken verursacht wird, indiziert.

F92

Frage 9.30: Lösung D

Polyarthritis, Karditis (d.h. Endo-, Myo- oder Perikarditis) und die Chorea minor gehören zu den Hauptkriterien des rheumatischen Fiebers.
Zu **(D)**: Die Iridozyklitis kommt im Rahmen der juvenilen chronischen Arthritis (Still-Syndrom) vor.

F92

Frage 9.31: Lösung C

Beim **Lupus erythematodes** handelt es sich um eine auf dem Boden einer Immunkomplexvaskulitis entstandene Autoimmunerkrankung unbekannter Genese (Ausnahme: medikamentös induzierter Lupus erythematodes z.B. durch Hydralazin) mit hohen Titern von Anti-DNA. Nahezu alle Organe können befallen sein, häufig sind eine Polyarthritis, ein schmetterlingsförmiges Erythem im Gesicht und eine Nierenbeteiligung, die prognostisch besonders bedeutsam ist.
Die Erkrankung ist bei Mädchen 8mal häufiger als bei Jungen und beginnt häufig um bzw. kurz vor der Pubertät.

H94

Frage 9.32: Lösung B

Das Fieber ist nur ein Nebenkriterium des **rheumatischen Fiebers,** da es relativ unspezifisch bei einer Vielzahl von Erkrankungen auftreten kann. Es ist Folge einer Infektion mit β-hämolysierenden Streptokokken.

H94

Frage 9.33: Lösung C

Die **akute idiopathische thrombozytopenische Purpura** wird auch akute Immunthrombozytopenie genannt, weil – oft nach Virusinfektionen-Immunglobuline gebildet werden, die sich an die Plättchen anheften und zu deren vermehrten Zerstörung in der Milz führen.
Zu **(A)**: Kompensatorisch treten aufgrund der erniedrigten Plättchenzahl vermehrt Megakaryozyten auf, weil das Knochenmark versucht, den erhöhten Abbau, der zu Thrombozytenzahlen unter 20 000/mm^3 führen kann, auszugleichen.
Zu **(B)**: Im Blutbild zeigen sich erhöhte junge Megathrombozyten, keine Thrombozytenfragmente.
Zu **(D)**: Die Prognose ist gut, meist erfolgt innerhalb von Tagen bis Wochen die spontane Heilung. Daher sollte man sehr zurückhaltend mit den möglichen Therapien durch Cortison oder Immunglobulinen sein. Thrombozytenkonzentrate werden nur bei gefährlichen Blutungen gegeben, da auch sie mit Immunkomplexen beladen werden.
Zu **(E)**: Es ist keine Erkrankung des Komplementsystems, daher sind die Serumkomplemente auch nicht vermindert.

Von Schäden sind besonders häufig das **Skelett,** das **Nervensystem** und das **Endokrinium** betroffen.
Chemo- und Radiotherapie wirken toxisch auf das Nervensystem, schon 18 Gy wirken neurotoxisch, der Intelligenzquotient kann um 10–15 Punkte abfallen. Diese Effekte sind auch alters- und dosisabhängig. Bei Kindern unter fünf Jahren ist die Gefährdung besonders hoch.
Die Hormonbildung ist nach Schädelbestrahlung häufig beeinträchtigt, besonders Wachstumshormon ist bereits ab einer Dosis von 24 Gy verringert; auch TSH, FSH und LH können vermindert sein. Die Hypophyse ist weniger empfindlich als der Hypothalamus. Die Eierstöcke werden schon ab 4–8 Gy geschädigt (je älter die Mädchen, desto mehr), die Testes ebenfalls ab 4 Gy. Über 6 Gy kommt es zur Azoospermie, d.h. es werden keine Spermien mehr erzeugt; die Virilität bleibt dagegen erhalten.
Erhöhtes TSH und erniedrigte Schilddrüsenhormone sind Risikofaktoren für Schilddrüsenkrebs, sodass eine präventive Hormontherapie indiziert ist.
Nach asymmetrischer Bestrahlung kann es zu Skoliosen und Kyphosen kommen, daher bestrahlt man heute Kinder mit Wilms-Tumor lieber symmetrisch. Es kommt zu Wachstumsstörungen der Knochen, wenn deren Wachstumszonen geschädigt wurden.
Ein chronischer Immundefekt mit einer Verschiebung des Verhältnisses von T-Helfer zu T-Suppressor-Zellen, ähnlich wie die AIDS, bleibt oft zurück.

H91

Frage 10.8: Lösung E

Das **Neuroblastom** ist die dritthäufigste bösartige Erkrankung bei Kindern (10 % der Tumoren). Der sehr bösartige Tumor geht überwiegend in den ersten 5 Lebensjahren von den Nebennieren oder Sympathikusganglien aus und sezerniert Katecholamine. Er metastasiert sehr früh (zu 80 % bei Diagnosestellung) und die Heilungsrate liegt bei nur 30 %.

H98 **!**

Frage 10.9: Lösung C

Die **akute lymphoblastische Leukämie** ist die **häufigste Leukämie des Kindesalters** und zeigt eine **Häufung zwischen dem 2. und 6. Lebensjahr.**

Neben Knochenschmerzen können **zu den ersten Symptomen** zählen: Blässe, Müdigkeit, Appetitlosigkeit, Gewichtsverlust und Fieber unklarer Genese. Einen spezifischeren Hinweis auf die Erkrankung können Vergrößerungen von Lymphknoten, Leber und Milz bieten.
Die **Immuntypisierung** erfolgt durch monoklonale Antikörper gegen B-Zellantigene **(B-ALL mit schlechtester Prognose),** T-Zellantigene (T-ALL) und gegen das Common ALL-Antigen = CALLA (Common-ALL). Null-ALL bedeutet keine Antigene.
Zu **(C)**: Das Blutbild zeigt als Folge der Knochenmarkinsuffizienz durch die Verdrängung der blutbildenden Zellen durch Blasten eine Anämie, **nicht** Polyglobulie, sowie Thrombopenie.
Die Leukozyten können normal, aber auch erniedrigt oder erhöht sein.

F99 **!!**

Frage 10.10: Lösung B

Bei der **akuten lymphoblastischen Leukämie** kann es zu den genannten Symptomen aufgrund der Knochenmarksinsuffizienz kommen:
- petechiale Hautblutungen und Nasenbluten als Folge der Thrombopenie
- Fieber als Folge der Neutropenie
- Blässe als Zeichen der Anämie
- Knochenschmerzen als Folge des Leukämiewachstums

Weiter sind folgende Symptome möglich:
- Lymphknotenschwellung
- Vergrößerung von Milz und Leber (Bauchschmerzen)
- Kopfschmerzen, Sehstörungen, Erbrechen, Hirnnervenlähmungen und Atemnot sind seltene Symptome.

Zu **(A)**: Als **Louis-Bar-Syndrom** bezeichnet man eine Ataxia teleangiectasia, die zu den Phakomatosen (neurokutanen Dysplasien) im weiteren Sinne gehören. Ein Immundefekt mit vorwiegender T-Zell-Störung gehört dazu. Maligne Tumore treten gehäuft auf. Eine kausale Therapie ist nicht bekannt. Von den beschriebenen Symptomen passt das Fieber als Zeichen eines Infektes zu dem Syndrom, nicht aber Anämie und Hautblutungen.
Zu **(C)**: Die **Purpura Schoenlein-Henoch** gehört zu der Gruppe der Vaskulitiden, bei der ein hämorrhagisches Exanthem mit petechialen Blutungen v.a. an den Streckseiten der Beine und am Po auftritt. Unspezifische Infekte werden als Auslöser genannt. Anämie und Fieber gehören nicht regelhaft dazu. Eine Anämie kann nur gelegentlich durch Blutungen im Magen-Darm-Trakt ausgelöst werden. Es kann zu Arthralgien kommen.

Zu (**D**): Die **idiopathische thrombozytopenische Purpura** kann u.a. als Komplikation der Röteln auftreten oder nach Einnahme bestimmter Medikamente. Sie führt weder zu Knochenschmerzen noch zu einer Anämie mit geringen Retikulozytenzahlen.
Zu (**E**): Als **von Willebrand-Jürgens-Syndrom** bezeichnete man eine vererbte Störung des Faktor VIII-Trägerproteins. Schleimhautblutungen stehen im Vordergrund. Seltener sind im Vergleich zur Hämophilie A Gelenk- und Nierenblutungen.

F99 !

Frage 10.11: Lösung C

10 % aller bösartigen Tumore im Kindesalter sind **Neuroblastome.** Jungen erkranken häufiger.
Der Erkrankungsgipfel liegt im ersten Lebensjahr. Eines von 7000 Kindern ist betroffen. Das mittlere Alter bei Diagnosestellung beträgt zwei Jahre. Zu hoffen ist, dass mit einem neuen Früherkennungsprojekt, bei dem die Katecholaminausscheidung im Windeltest geprüft wird, dieser Zeitpunkt nach vorne verschoben wird, was für die Prognose entscheidend ist.
Derzeit erkranken etwa 120–130 Kinder pro Jahr in Deutschland.
Durch folgende Eigenschaften sind Neuroblastome charakterisiert:

- Sie stammen von der **Neuralleiste** ab und sind mit dem **sympathischen Nervensystem** und der Nebenniere verwandt.
- **50–70 % sind intraabdominal** – aber **nicht** in der Niere, sondern im Nebennierenmark oder den Sympathikusganglien.
- Im Säuglingsalter sind die intrathorakalen Formen im **hinteren** Mediastinum häufiger.
- Metastasierung **früh** in Leber, Haut, Knochenmark, nicht aber im Knochen
- häufig tastbarer, derber Tumor im Bauch
- Ernährungsstörungen, Erbrechen, Gewichtsabnahme

Thorakale Neuroblastome führen zu

- Husten
- Stridor
- Dyspnoe oder Dyphagie

Bei Kindern, die älter als ein Jahr sind, sind die häufigsten Symptome Schmerzen, Fieber, Blässe.
Spontanremissionen bei Säuglingen kommen vor.
Kriterien für die Diagnose sind:

- erhöhte Katecholaminausscheidung im Urin und eindeutiger Nachweis von Tumorzellen im Knochenmark **oder**
- eindeutige histologische Diagnose aus Tumorgewebe und erhöhter Spiegel von Katecholaminen im Urin.

F96

Frage 10.12: Lösung D

Bei **Wilms-Tumoren** im Stadium I und II liegt die Heilungsrate über 90 %, nicht bei 15 %. Im Stadium III beträgt sie noch 70 % und im Stadium IV 50 %.
Bilaterale Wilms-Tumoren, die in 5 % aller Fälle auftreten, haben Remissionsraten von 60 % bei optimaler Therapie.
Angesichts dieser, durch präoperative Chemo- oder Radiotherapie möglichen Heilungschancen, ist es unverantwortlich, ein Kind – wie 1995 in den Zeitungen erwähnt – der Therapie zu entziehen.
Solitäre Lungenmetastasen sollten operativ entfernt werden.

F96

Frage 10.13: Lösung D

Die **Thalassaemia minor** gehört zu den angeborenen Störungen der quantitativen Hämoglobinsynthese und führt zu einer leichten hypochromen, mikrozytären, eisenrefraktären Anämie. Das Hämoglobin besteht aus zwei Polypeptidketten – α und β. Die verminderte Produktion der β-Kette bei der β-Thalassämie führt zu einer verminderten Beladung der Erythrozyten mit Blutfarbstoff (Hypochromie).
Da die andere Polypeptidkette zum Ausgleich vermehrt produziert wird, wird sie oft in Form so genannter Innenkörper ausgefällt, was zur Zerstörung der Zellen (Hämolyse) führt.
Charakteristisch ist die Vermehrung von HbA_2 auf das Zweifache der Norm (3,5–7 %), HbF (fetales Hämoglobin) kann, muss aber nicht vermehrt sein.
Die Thalassaemia minor muss nicht behandelt werden. Bei ihr ist als heterozygote Form der Hämoglobinsynthesestörung nur eine leichte Anämie nachweisbar – gehäuft bei Menschen aus den Mittelmeerländern und dem asiatischen Raum.
Diagnostisch wegweisend ist die Hämoglobinelektrophorese.
Zu (**A**): Die Serumeisenkonzentration ist bei der Thalassaemia minor nicht erhöht.
Bei der Thalassaemia major kommt es durch die Hämolyse und notwendigen Transfusionen zu einer Eisenüberladung, der mit Chelatbildnern vorgebeugt werden muss, um Komplikationen zu vermeiden (frühe Eiseneinlagerung in Herz, Leber, Pankreas).
Heute gibt es durch die Knochenmarkstransplantation neue Therapiemöglichkeiten.
Das **Serumeisen** ist dagegen erhöht bei den **sideroblastischen Anämien,** die Folge einer gestörten Hämsynthese und damit eines gestörten Eisenein-

baus sind. In den roten Blutkörperchen sieht man ringförmig um den Zellkern Körner von nicht verwertetem Eisen. Diese Zellen im Knochenmark werden Ringsideroblasten genannt.
Im Blut zeigt sich eine hypochrome, mikrozytäre Anämie und im Urin eine gesteigerte Koproporphyrinausscheidung als Zeichen der gestörten Hämsynthese.
Auch hier muss mit Chelatbildnern behandelt werden, um Schäden durch Eisenüberladung zu vermeiden.
Zu (**B**): Das **Ferritin** ist die wichtigste Form des gespeicherten Eisens.
Bei hämolytischen Anämien ist die Serumferritinkonzentration normal oder erhöht.
Bei der Thalassaemia minor würde man eher einen normalen Wert erwarten. Dies ist jedoch völlig unspezifisch und daher zur Diagnosesicherung nicht geeignet.
Zu (**C**): Eine **Hypoplasie des Knochenmarks** liegt bei der Thalassaemia minor nicht vor, bei ihr findet man eher eine gesteigerte Aktivität des Knochenmarks.
Eine Hypoplasie des Knochenmarks findet man z.B. bei der **Fanconi-Anämie,** einer autosomal rezessiven Störung, bei der auch Fehlbildungen des Urogenitaltrakts, des Skeletts und des ZNS gehäuft auftreten. Das fetale Hämoglobin ist meist deutlich erhöht (über 10 %). Typisch ist jedoch die erhöhte Chromosomenbrüchigkeit durch ionisierende Strahlen oder alkylierende Substanzen.
Das Risiko für bösartige Neubildungen ist ebenfalls erhöht.
Andere Hypoplasien des Knochenmarks können durch Bestrahlung, Chemotherapie, Chloramphenicol, Indometacin, chlorierte Kohlenwasserstoffe und Viruserkrankungen u.a. ausgelöst werden. Aber nur in der Hälfte der Fälle lässt sich eine Ursache finden.
Therapie der Wahl ist die Ausschaltung von Auslösern, falls möglich, Infektionsschutz und -therapie, Erythrozyten- und Thrombozytentransfusion nach Bedarf, ggf. Immunsuppression.
Eine Knochenmarkstransplantation hat, falls ein geeigneter Spender zur Verfügung steht, mit 70 % derzeit die höchsten Heilungschancen.
Zu (**E**): Bei der **Thalassaemia minor** liegt eine hypochrome, mikrozytäre Anämie vor.
Eine normochrome oder auch hyperchrome makrozytäre Anämie kommt z.B. bei der megaloblastischen Anämie als Folge eines Folsäure- oder Vitamin-B_{12}-Mangels vor.

H95 | F93 | F91

Frage 10.14: Lösung E

Alle genannten Tumore (Rhabdomyosarkom, Osteosarkom, Wilms-Tumor und Ewing-Sarkom) metastasieren in die Lunge.
Bei solitären oder einer begrenzten Anzahl von Metastasen kommt hier zunehmend die chirurgische Resektion – auch Laserresektion – in Frage, falls auf Chemotherapie keine Remission erfolgt.
Zu (**1**): Das **Rhabdomyosarkom** ist der häufigste Weichteiltumor bei Kindern, besonders im Kleinkindalter und später in der Pubertät. Von quergestreifter Muskulatur im Kopf- oder Halsbereich, Extremitäten oder Urogenitaltrakt ausgehend, wächst er sehr aggressiv und metastasiert bevorzugt ins Knochenmark und die Lungen. Im Stadium 1 und 2 liegen die Überlebensraten bei 70 %, in den fortgeschrittenen Stadien 3 (lokal chirurgisch nicht saniert) und 4 (mit Fernmetastasen) nur bei 40 % nach drei Jahren. Operation, Strahlen- und Chemotherapie werden eingesetzt.

H95

Frage 10.15: Lösung D

S. Lerntext X.1.
Zu (**1**): Beispiel eines **Enzymdefekts** der Hämoglobinsynthese sind die sideroblastischen Anämien, wobei die Synthese des Häms (also des roten Blutfarbstoffes) gestört ist. Es gibt auch Störungen der Porphyrinsynthese.
Bei den sideroblastischen Anämien ist auch der Eiseneinbau gestört, sodass es zu einer Eisenüberladung des Körpers kommt (Hämosiderose).
Zu (**2**): Beispiel für einen **Membrandefekt** bei den Anämien ist die Kugelzellanämie, bei der aufgrund eines Mangels an Spectrin die Membran zur Instabilität neigt und die Erythrozyten von der Milz daher schneller entfernt werden.

H95

Frage 10.16: Lösung E

Die Heilungsrate liegt dank intensivierter Chemotherapie inklusive prophylaktischer Schädelbestrahlung bzw. intrathekaler Methotrexat-Therapie bei etwa 70 % für alle verschiedenen Gruppen der **akuten lymphoblastischen Leukämie** – nicht bei nur 30 %.
Bei der akuten nicht-lymphoblastischen Leukämie überleben etwas weniger als die Hälfte aller Kinder rezidivfrei 5 Jahre.

H95

Frage 10.17: Lösung C

Laborchemisch findet man bei der **Hämophilie A** einen normalen, nicht erniedrigten Quick-Wert, eine verlängerte PTT (partielle Thromboplastinzeit) und eine normale Blutungszeit sowie eine erniedrigte Aktivität von Faktor VIII.
Die Vererbung ist X-chromosomal rezessiv, daher sind in der Regel nur Jungen betroffen. Bei etwas mehr als 30 % treten Neumutationen auf und führen zu sporadischen Erkrankungen.
Eine pränatale Diagnostik ist inzwischen ab der 16. bzw. 18. Woche möglich (Hämophilie B und Hämophilie A).
Intramuskuläre Injektionen sind kontraindiziert.

H95

Frage 10.18: Lösung C

Das **Neuroblastom** ist der dritthäufigste Tumor im Kindesalter und beginnt in mehr als zwei Drittel der Fälle im Bauchraum.
Es geht von embryonalen sympathischen Neuroblasten der Sympathikusganglien oder vom Nebennierenmark aus – meist innerhalb der ersten fünf Lebensjahre. Da es sehr früh metastasiert, ist die Prognose mit einer 5-Jahres-Überlebensrate von ca. 52 % eher schlecht. Die Metastasierung betrifft meist das Skelett – so auch den Schädel (dazu passt also der in der Frage beschriebene mottenfraßähnliche Befall des Schädels), aber auch das Knochenmark, die Lymphknoten und die Leber.
Seit dem 1. Mai 1995 gibt es im Rahmen einer Studie in Baden-Württemberg die Möglichkeit einer freiwilligen Vorsorgeuntersuchung, bei der im Urin, der in der Windel aufgefangen werden kann, erhöhte Katecholamine nachgewiesen werden können.
Das Angebot wird im Rahmen der U6 zwischen dem 10. und 14. Lebensmonat gemacht.

Zu **(A)**: Der **Wilms-Tumor** (Nephroblastom) gehört mit 6 % nach den Leukämien (ca. 33 %), den Hirntumoren (ca. 19 %) und den Neuroblastomen (ca. 9 %) zu den häufigsten Tumoren im Kindesalter.
Er metastasiert überwiegend in die Lungen, selten auch in Gehirn und Knochen (aber erst sehr spät), sodass der mottenfraßartige Befall des Schädels gegen einen Wilms-Tumor spricht. Auch sind beim Wilms-Tumor Verformungen des Nierenbeckenkelchsystems häufig zu erwarten.
Die 5-Jahres-Überlebensrate aller Stadien beträgt ca. 84 %, sodass Therapieverweigerung durch die Eltern – wie 1995 spektakulär geschehen – unverantwortlich erscheint.
Zu **(B)**: **Hepatoblastome** sind im Kindesalter insgesamt selten – am häufigsten innerhalb der ersten beiden Lebensjahre.
Jedoch würde man dabei einen tastbaren Tumor – von der rechten Bauchseite ausgehend – erwarten.
Zu **(D)**: Das **Nierenzellkarzinom** ist eine sehr seltene Erkrankung des Kindesalters – häufiger kommt das Rhabdomyosarkom vor, das oft im Weichteilgewebe oder der quergestreiften Muskulatur in der Umgebung des Urogenitaltraktes beginnt.
Auch hier würde man eine Destruktion des Nierenbeckenkelchsystems erwarten.
Zu **(E)**: Zum **Hodgkin-Lymphom** passt das Alter nicht, da Kleinkinder nur sehr selten erkranken – meist junge Erwachsene zwischen 20 und 30 Jahren, Kinder um etwa 12 Jahre.
Jungen sind doppelt so häufig betroffen wie Mädchen.
Die Hodgkin-Tumoren machen 4 % aller Tumore im Kindesalter aus und haben dank Chemo- und Strahlentherapie eine 5-Jahres-Überlebensrate von ca. 95 %.
Auch passt der tastbare Bauchtumor nicht dazu, da mehr als vier Fünftel aller Tumore mit Lymphknotenvergrößerungen im Halsbereich anfangen. Häufig ist auch ein Befall des Mediatinums.
Nur etwa ein Drittel hat die beschriebenen Allgemeinsymptome, wie sie bei Erwachsenen häufig sind.

F95

Frage 10.19: Lösung E

Das **hämolytisch-urämische Syndrom** (HUS) befällt meistens Kinder unter zwei Jahren, oft nach einem Infekt, z.B. einem gastrointestinalen Infekt mit Diarrhoe. Die glomeruläre thrombotische Mikroangiopathie führt zur Oligurie bis zum Nierenversagen. Kurz nach dem Infekt findet man seltsam

eierschalenförmige Fragmente von Erythrozyten im Blutausstrich.
Außerdem kommt es zur Anämie und Thrombozytopenie mit Hautblutungen.
Es können sich auch ZNS-Symptome aufgrund der Thrombozytenaggregate bilden. Therapeutisch versucht man den Einsatz von Thrombozytenaggregationshemmern und eine frühzeitige Dialyse. Ohne Dialyse kann die Erkrankung in bis zu 30 % tödlich sein.

H97

Frage 10.20: Lösung B

Beim **Waterhouse-Friderichsen-Syndrom** findet man die Zeichen einer schweren Verbrauchskoagulopathie mit multiplen Hautblutungen und hämorrhagischen Infarkten in den Nebennieren. In der Blut- und Liquorkultur sind oft Meningokokken nachzuweisen. Die Kinder kommen schnell vom Wohlbefinden heraus in den Schock, der ohne ärztliche Hilfe nicht zu überleben ist.
Typisch, also pathognomonisch, sind die intravitalen Totenflecken. Eine sofortige antibiotische und antifibrinolytische Therapie ist erforderlich.
Zu **(A)**: **Nebennierenrindenadenome** können bei Männern mit ungenügend behandeltem adrenogenitalen Syndrom auftreten infolge der permanenten Überstimulation. Ein Nebennierenrindenadenom kann ebenso zum Cushing-Syndrom führen wie das sehr seltene Nebennierenrindenkarzinom. Symptomatisch sind das „Vollmondgesicht", die Striae, Stammfettsucht, erhöhter Blutdruck, Hyperglykämie und Wachstumsstillstand infolge der erhöhten Cortisolproduktion.
Zu **(E)**: Die Blutungen beim Waterhouse-Friderichsen-Syndrom sind eher flächenhaft, flohstichartig (= Petechien) sind z.B. die Blutungen bei Thrombozytopenie oder bei Vitamin-C-Mangel.

F95 **!**

Frage 10.21: Lösung D

Die **akute lymphoblastische Leukämie** führt ohne Therapie in wenigen Monaten zum Tode. Bei konsequenter Zytostatikabehandlung liegt eine Langzeitüberlebensrate bei 70 %, bei der nicht lymphoblastischen Leukämie dagegen nur um 40 %. Bei letzterer findet man auch die Auer-Stäbchen in den Blasten. Bei der lymphoblastischen Leukämie sind die Blasten kleiner und enthalten keine Auer-Stäbchen.
Die Symptome sind uncharakteristisch wie Fieber, Bauchschmerzen, Knochenschmerzen, Blässe als Folge der Anämie. Hautblutungen treten bei Thrombopenie auf. Diese Symptome sind Folge der Überwucherung des Knochenmarks durch unreife Blasten und fehlende reife Blutzellen aller Stammreihen (Erythrozyten, Leukozyten, Thrombozyten).
Zu **(5)**: Eine Anämie ist eher häufig, die Leukozyten können erhöht sein, sind aber meist normal oder eher erniedrigt. Die Lymphozyten können erhöht sein.
Diagnostisch ausschlaggebend ist die Knochenmarkspunktion.

F92 H89

Frage 10.22: Lösung E

Eine **Eisenmangelanämie** führt nicht zur **Milzvergrößerung,** die bei hämolytischen Anämien, zahlreichen Infektionen wie z.B. der Mononucleosis infectiosa, Leukämien, Speichererkrankungen und Herz-Kreislauf-Erkrankungen vorkommen kann.
Wie beschrieben sind Mikrozytose, d.h. kleinere Erythrozyten, Anisozytose, d.h. ungleich große Zellen, erniedrigtes Serumeisen mit erhöhter Eisenbindungskapazität und ein systolisches Herzgeräusch (infolge des kompensatorischen schnelleren Blutdurchflusses) typisch für die Eisenmangelanämie. Klinisch fallen Blässe, leichte Ermüdbarkeit und Appetitlosigkeit auf. Als Ursache kommen Ernährungsfehler, rezidivierende Blutungen, Verdauungs- und Resorptionsstörungen (z.B. Zöliakie), Darmpolypen, Wurminfektionen u.a. in Frage.

F95

Frage 10.23: Lösung D

Typisch für die angeborene **Kugelzellanämie** ist bei drei Vierteln der autosomal dominante Erbgang, die Splenomegalie, die oft durch Infekte ausgelösten aplastischen Krisen und die verminderte osmotische Resistenz der Erythrozyten.
Das mittlere Zellvolumen der Erythrozyten ist nicht verändert.
Die Therapie besteht in der Entfernung der Milz, falls möglich erst nach dem 5. Lebensjahr (erhöhte Gefahr von Infektionen!). Bei aplastischen Krisen müssen Transfusionen gegeben werden.

F97

Frage 10.24: Lösung C

Die **Kugelzellanämie** ist in 75 % der Fälle autosomal dominant – nicht X-chromosomal dominant vererbt.

Die übrigen Fälle sind entweder Neumutationen oder rezessiv vererbt.
Die Therapie der Wahl ist nicht die Knochenmarkstransplantation, sondern die Milzentfernung, durch die man die vorzeitige Entfernung der abnormen roten Zellen verhindern kann. Wenn möglich, sollte die Milz erst nach dem 5. Lebensjahr entfernt werden. Eine Impfung gegen Pneumokokkeninfektionen danach ist obligat.

H99

Frage 10.25: Lösung *** Diese Frage wurde aus der Wertung genommen.

Die Frage wurde vom IMPP nicht gewertet, wahrscheinlich, weil Aussage (A) und (D) als Falschantwort zu vertreten sind.
Das mittlere Erythrozytenvolumen ist normal, auch wenn die typischen Kugelzellen bei der **Kugelzellanämie** einen verminderten Durchmesser haben. Aufgrund ihrer erhöhten Dicke sind sie sehr farbdicht, und eine ausgeprägte Anisozytose ist charakteristisch für den Blutausstrich. Auch findet man erhöhte Retikulozytenzahlen außerhalb aplastischer Krisen.
Die osmotische Resistenz ist vermindert. Durch Entfernung der Milz (möglichst nicht vor dem 5. Lebensjahr) verhindert man die vorzeitige Elimination der Erythrozyten, die trotz ihrer Anomalie dann eine normale Lebensdauer haben.
Eine schwere Hyperbilirubinämie beim Neugeborenen ist nicht typisch. Das indirekt reagierende Bilirubin ist meist nur leicht erhöht. Wenn das direkt reagierende Bilirubin erhöht ist, lässt dies auf eine Komplikation seitens der Gallenwege oder der Leber schließen. Zu einem massiven Bilirubinanstieg kommt es in der Regel bei den hämolytischen Krisen, die zum Beispiel durch fieberhafte Infekte ausgelöst werden.

F95

Frage 10.26: Lösung D

Für ein **Medulloblastom** des Kleinhirns sprechen die Gangataxie, der Blicknystagmus und das morgendliche Erbrechen als Zeichen des Hirndruckes.
Zu **(A)**: Bei einer **Stammhirnenzephalitis** wäre Fieber (nicht immer) zu erwarten sowie Schluckstörungen, Veränderungen des Schlaf-Wach-Rhythmus, vegetative Störungen (Schweißausbrüche, gestörte Blutdruckregelung) und Pyramidenbahnzeichen wie spastische Lähmung (positiver Babinski-Reflex, fehlender Bauchhautreflex und Cremaster-Reflex).
Außerdem kann es zu Änderungen des Bewusstseins kommen und zu unspezifischen Symptomen wie Bauch- und Kopfschmerzen oder Erbrechen. Fokale und halbseitige Krämpfe und umschriebene Lähmungen der Augenmuskelnerven, des N. facialis sind möglich.
Zu **(B)**: Die **Friedreich-Ataxie** ist ein Syndrom von erkrankten spinocerebellaren Bahnen, Hintersträngen und ggf. auch der Pyramidenbahnen.
Es kommt zum Verlust der Lageempfindung, der Unterscheidungsfähigkeit von lokalen Reizen und des räumlichen Vorstellungsvermögens. Daher kommt es zur Ataxie und bei Beteiligung der Pyramidenbahnen zu einer spastischen Komponente mit Ausbildung eines Hohlfußes.
Da keine tumoröse Raumforderung vorliegt, fehlen die Hirndruckzeichen wie morgendliches Erbrechen und Kopfschmerzen.
Zu **(E)**: Die **Kraniopharyngeome** wachsen langsam und haben eine relativ gute Prognose (95 % 5-Jahresüberlebensrate) – sie machen 10 % aller Hirntumoren aus. Gesichtsfeldausfälle stehen im Vordergrund neben endokrinologischen Zeichen wie Minderwuchs, Hypothyreose und Unterbrechung der sexuellen Reifung.
Außerdem können unspezifische Hirndruckzeichen wie morgendliches Erbrechen dazukommen.

F90

Frage 10.27: Lösung A

Das **Retinoblastom** ist ein hochmaligner Tumor, der von der Retina ausgeht, somit neurogenen Ursprungs ist und histologisch dem Neuroblastom und dem Medulloblastom ähnelt. Der Tumor tritt zumeist in den ersten drei Lebensjahren auf. Erstes Zeichen ist ein graugelber Fleck in der Pupille (amaurotisches Katzenauge). Die Therapie besteht in der Enukleation des betroffenen Auges. Bei beidseitigem Befall wird das stärker betroffene Auge enukleiert und das zweite Auge bestrahlt.
In einigen Fällen ist das Retinoblastom autosomal dominant vererblich.

H99 **!**

Frage 10.28: Lösung B

Das **Kraniopharyngeom** fällt durch folgende Symptome auf:
- Visusverluste
- Wachstumsstillstand/Minderwuchs
- Hypothyreose
- Stillstand der sexuellen Entwicklung
- Fettsucht

Kopfschmerzen und Erbrechen sind Hirndruckzeichen. Nach der Therapie tritt häufig ein Diabetes insipidus centralis auf.
Selten zeigen sich Zeichen der Nebenniereninsuffizienz. Epileptische Anfälle sind zwar denkbar, aber nicht beschrieben. Wenn solche auftreten sollten, dann jedoch nicht als BNS-Anfälle, die auch als maligne Säuglings-Epilepsie bezeichnet werden und meist schon im 5./6. Lebensmonat beginnen.

H97

Frage 10.29: Lösung D

Das Kraniopharyngeom ist ein langsam wachsender Tumor, der sich an der Sella turcica ausdehnt und diese ausdünnt und durch Druck zu Hypophysenausfällen wie Minderwuchs, Hypothyreose und zum **Diabetes insipidus** führen kann – **nicht** zum Diabetes mellitus. Über dem Diaphragma sellae kommt es zu einer Schädigung des Sehnervens durch Druck auf das Chiasma opticum.
Zu (**2**): Der **Diabetes mellitus** im Kindesalter ist ein Insulinmangeldiabetes, die häufigste Stoffwechselerkrankung im Kindesalter. Durst, nächtliches Wasserlassen, Gewichtsverlust, Leistungsschwäche oder ein initiales Coma diabeticum oft nach Infekten sind die Symptome.
Beim neuronal ausgelösten Diabetes insipidus findet man eine sehr starke Polydipsie und Polyurie (4–6 l/Tag). Der Urin ist hell und hat ein spezifisches Gewicht von weniger als 1005 im Gegensatz zum Diabetes mellitus, bei dem das spezifische Gewicht hoch liegt. Beim Diabetes insipidus neurohormonalis wird zu wenig ADH (= antidiuretisches Hormon) ausgeschüttet, weshalb die Niere den Urin nicht ausreichend konzentrieren kann. Therapeutisch muss lebenslang ADH nasal gegeben werden, wenn die Hypophyse durch Tumor, OP, Trauma, Meningitis in ihrer hormonellen Funktion irreparabel zerstört ist.

F00 **!**

Frage 10.30: Lösung D

Als **Schistozyt** bezeichnet man ein abnorm gestaltetes rotes Blutkörperchen – meist in Dreieckform – als Folge mechanischer Schädigung, z.B. durch Hämolyse bei künstlichen Herzklappen, Marschhämoglobinurie und mikroangiopathischen hämolytischen Anämien.
Bei der **Thalassämie** sieht man im Blutausstrich farbstoffarme flache Mikrozyten, Kokardenzellen und basophil punktierte Erythrozyten. Für die **Thalassämia major** sind eine deutliche Anisozytose mit Poikolozytose (=Vielgestaltigkeit der Zellen, z. B. Birnen- und Keulenform) und vielen kernhaltigen Zellen typisch.

F91

Frage 10.31: Lösung C

Aufgrund der Befunde handelt es sich um eine schwere, hypochrome (MCV ↓), hämolytische (Retikulozyten ↑) Anämie, was bei gegebener Anamnese (türkische Nationalität) am ehesten an eine Thalassaemia major denken lässt. Diagnostisch beweisend ist die Hämoglobinelektrophorese mit Nachweis von 10–90 % HbF.
Zu (**A**): Die hereditäre Sphärozytose zeigt eine normochrome Anämie; die osmotische Resistenz der Erythrozyten ist dabei vermindert.
Zu (**B**): Beim Glukose-6-Phosphat-Dehydrogenase-Mangel (normochrome Anämie) kommt es nach Einnahme bestimmter Medikamente oder dem Genuss von Favabohnen zu hämolytischen Krisen. Der Enzymdefekt lässt sich in den Erythrozyten nachweisen.
Zu (**D**): Gegen eine Infektanämie sprechen das unbeeinträchtigte Allgemeinbefinden, das normale weiße Blutbild und der Schweregrad der Anämie.
Zu (**E**): Eine aregeneratorische Anämie lässt sich wegen der erhöhten Anzahl von Retikulozyten ausschließen.

F91

Frage 10.32: Lösung D

Siehe Kommentar zu Frage 10.31.

H91

Frage 10.33: Lösung E

Bei **Kindesmisshandlung** sind die Blutungsparameter natürlich unauffällig. Typisch sind Hämatome (gerade auch verschiedenen Alters), Sugillationen, d.h. blutunterlaufene Stellen, periostale Blutungen und subdurales Hämatom (gerade bei Säuglingen). Wenn mehrere Verletzungsmuster vorhanden sind, gibt es meist keine plausible Erklärung dafür.

H91

Frage 10.34: Lösung B

Beim **Willebrand-Jürgens-Syndrom** ist die Blutungszeit verlängert und das Faktor VIII-assoziierte Antigen vermindert. Außerdem ist die Plättchenadhäsivität (d.h. die Anhaftung) und die Plättchenaggregation mit Ristocetin vermindert.

Es wird autosomal dominant vererbt (bei einer Form X-chromosomal) und führt zu ausgedehnten Hämatomen nach Bagatelltraumen – selten zu Gelenkblutungen wie bei der Hämophilie. Es ist etwa halb so häufig wie die Hämophilie und tritt meist schon im Säuglingsalter in Erscheinung.
Zu **(A)**: Es gibt Thrombozytopenien allergischer, postinfektiöser und posttransfusioneller sowie idiopathischer Ursache, häufig auch bei Frühgeborenen.
Zu **(C)**: Die beschriebenen ausschließlich petechialen Hautblutungen an Gesäß und Streckseiten der unteren Extremität sind charakteristisch für die Purpura Schoenlein-Henoch (anaphylaktoide Purpura), die meist nach Infekten der oberen Atemwege auftritt.
Zu **(D)**: Petechien und Ekchymosen kommen bei Thrombozytopathien vor.

H93

Frage 10.35: Lösung D

Die **idiopathische thrombozytopenische Purpura (ITP)** ist gekennzeichnete durch häufiges Vorangehen einer viralen oder auch bakteriellen Infektion oder einer Impfung, durch eine Häufung zwischen zwei und sechs Jahren bei gleicher Geschlechtsverteilung und nach einigen Tagen bis Wochen durch Petechien und Ekchymosen (= flächenhafte Blutungen).
Intrakranielle Blutungen sind möglich, aber sehr selten.
Bei der akuten ITP werden die Thrombozyten mit Immunglobulinen oder Immunkomplexen beladen, was zu einem beschleunigten Abbau in der Milz führt. Die Milz ist aber nur selten leicht vergrößert.
Als Therapie kommt die Gabe von Immunglobulinen oder Cortison in Frage, wenn man nicht die hohe Selbstheilungstendenz abwarten will. Von der akuten ITP abzugrenzen ist die **chronische Immunthrombozytopenie (M. Werlhof)**, die eine Autoimmunerkrankung mit spezifischen Plättchenantikörpern ist, bis auf seltene, aus der akuten ITP hervorgegangenen Fälle.

H96

Frage 10.36: Lösung C

Zu **(1)**: Das **Wiskott-Aldrich-Syndrom** ist ein Immundefekt mit Thrombopenie und dadurch bedingter Blutungsneigung, die oft zu tödlichen Hirnblutungen führt.
Immunglobulin M ist erniedrigt. Die Erkrankung beruht auf einem angeborenen Membrandefekt (ein Glykoprotein fehlt). Die Therapie ist symptomatisch bzw. falls möglich, heute Knochenmarkstransplantation.
Zu **(2)**: Als **Morbus Werlhof** bezeichnet man eine chronische Thrombopenie, die auf einer Autoimmunerkrankung beruht und nicht erblich ist. Meist sind Kinder betroffen, die älter sind als 10 Jahre. Therapeutisch werden Cortison, hochdosierte Immunglobuline, Milzentfernung und als letzte Möglichkeit eine immunsuppressive Medikation angewandt.
Zu **(3)**: Die **Fanconi-Anämie** ist autosomal rezessiv vererbt. Bei der Geburt fällt Minderwuchs auf, oft Skelettanomalien, Fehlbildungen des Urogenitaltraktes, des ZNS und eine dunkle Hautpigmentierung. Das gesamte Knochenmark wird allmählich insuffizient, das fetale Hämoglobin ist erhöht. Das Risiko ist die erhöhte Chromosomenbrüchigkeit gegenüber Strahlen und alkylierenden Substanzen. Die Knochenmarkstransplantation bietet eine 70%ige Heilungschance.
Zu **(4)**: Die angeborene **Thrombopenie mit ein- oder beidseitiger Radiusaplasie** wird wahrscheinlich autosomal rezessiv vererbt. Außerdem können auch Hypoplasien der Elle, der Finger und des Unterkiefers auftreten sowie Hüftgelenksluxationen, Herz- und Nierenfehler. Die weißen Blutkörperchen sind oft wie bei einer Leukämie vermehrt. Die Therapie ist symptomatisch.
Zu **(5)**: Das **Willebrand-Jürgens-Syndrom** ist ein meist autosomal dominant vererbter Defekt des Faktor VIII-Trägerproteins. Es ist keine Thrombopenie im eigentlichen Sinne, auch wenn drei verschiedene Plättchenfunktionsstörungen vorliegen können. Die Adhäsion der Plättchen kann beeinträchtigt sein, der Ristocetinfaktor vermindert, die Blutungszeit verlängert sein, da eine Mischung zwischen Thrombozyto*pathie* (nicht -penie) und Koagulopathie vorliegt.

F94

Frage 10.37: Lösung C

Die hier beschriebenen Osteolysen weisen primär auf einen bösartigen Prozess hin. Typisch ist auch das Alter (95 % der Patienten sind unter 25 Jahre), besonders häufig um die Pubertät herum, etwas häufiger bei Jungen.
Das sehr bösartige **Ewing-Sarkom** imponiert radiologisch oft mit einer zwiebelschalenartigen, lamellenähnlichen Periostreaktion – wie hier beschrieben; sie ist jedoch nicht spezifisch und kann ebenso bei der Osteomyelitis oder dem Osteosarkom auftreten. Osteolysen wie Sklerosierungen können radiologisch gefunden werden.

Fieber kann in etwa 30 % Begleitreaktion sein, Schwellung der Weichteile in etwa 20 %. Der Schmerz steht mit ca. 80 % an erster Stelle der Symptomatik. Inzwischen wurde eine Chromosomentranslokation (11,22) beschrieben. Mit Kombination von Operation, Radiotherapie und Chemotherapie konnte inzwischen die Überlebensrate von 8 % (nach 5 Jahren) auf über 50 % (bis zu 70 %) verbessert werden.
Bei der hämatogenen Metastasierung ist die Lunge häufigstes Zielorgan; es können aber auch andere Knochen, Lymphknoten und Meningen befallen sein.
Zu (A): Die **fibröse Dysplasie (Jaffé-Lichtenstein)** führt aufgrund der Wucherung von zurückgebliebenen embryonalen Inseln von Bindegewebe zu einzelnen oder mehreren Fibromen. Diese führen zu Schmerzen, Knochenverformungen, Hinken und Spontanfrakturen.
Im Röntgenbild sieht man eine hirtenstabähnliche Verkrümmung des Femurs, die Röhrenknochen sind aufgetrieben und die Kompakta verschmälert. Eine bösartige Entartung kommt praktisch nie vor. Nach der Pubertät hört die Erkrankung auf.
Zu (B): Das **Myxochondrosarkom** ist sehr selten im Kindesalter. Synonyme sind Chondrosarkom, Osteochondrofibrosarkom, Osteochondrosarkom. Das primäre Chondrosarkom geht vom Knorpelgewebe aus – meist bei Erwachsenen zwischen dem 4. und 7. Lebensjahrzehnt.
Das sekundäre Chondrosarkom entsteht durch maligne Entartung – häufig im Becken und Schultergürtelbereich – aber auch im Femur und Humerus. Es metastasiert im Gegensatz zu Osteosarkom und Ewing-Sarkom sehr spät in die Lungen. Therapeutisch kommt nur die Operation in Frage, Radiotherapie und Chemotherapie sind bisher erfolglos.
Zu (D): Beim **eosinophilen Granulom** findet man radiologisch einzelne osteolytische Herde in den Knochen – häufig als Zufallsbefund, da kaum klinische Symptome bestehen.
Zu (E): Die **akute Osteomyelitis** bei älteren Kindern beginnt meist plötzlich mit Fieber, Krankheitsgefühl und Schmerzen in der betroffenen Region. Erhöhte Blutsenkung, Leukozytose, positives CRP (C-reaktives Protein) und in der Hälfte der Fälle eine positive Blutkultur sind zu erwarten.
Radiologisch kann sich ein subperiostaler Abszess und als dessen Folge (Sklerosierung von Knochenschalen durch Knochenneubildung durch das Periost) eine Sequesterbildung, die sogenannte Totenlade, zeigen – jedoch frühestens erst zwei bis drei Wochen nach Erkrankungsbeginn. Auch Osteolysen sind möglich.
Auch die Knochenszintigraphie (mit Technetium) ist diagnostisch wertvoll. Bei sehr frühem antibiotischem Behandlungsbeginn, wie er heute zu fordern ist, kann sich radiologisch auch noch gar nichts zeigen.
Häufig sind Anginen, Otitiden oder eitrige Hauterkrankungen Ausgangspunkt für die akute Osteomyelitis.

Histiozytosis X **X.4**

Unter dem Oberbegriff Histiozytosis X werden das eosinophile Granulom, die Hand-Schüller-Christian-Krankheit und die Abt-Letterer-Siwe-Krankheit zusammengefasst. Aus unbekannter Ursache kommt es bei den genannten Erkrankungen zu einer Proliferation von Histiozyten. Die Erkrankung kommt bei Jungen häufiger vor als bei Mädchen.
Das **eosinophile Granulom** zeigt multiple oder solitäre Osteolysen vorwiegend an den flachen Knochen wie Schädel und Becken, auch Lymphknoten können befallen sein. Die Erkrankung heilt auch ohne Behandlung innerhalb von ein bis zwei Jahren aus. Bei großen Granulomen oder Frakturgefahr kommt die Exzision oder Radiatio in Frage.
Bei der **Hand-Schüller-Christian-Krankheit** findet sich die typische Trias von Exophthalmus (Infiltration der Orbita), Diabetes insipidus (Schädigung der Hypophyse bei Befall der Sella turcica) und multiplen Osteolysen (Landkartenschädel). Haut, Schleimhäute und Lungen können ebenfalls befallen sein. Therapeutisch empfiehlt sich eine Kombination aus Corticosteroiden und einem Zytostatikum (z.B. Vinblastin), außerdem ggf. die Radiatio von Knochenherden. Die **Abt-Letterer-Siwe-Krankheit** ist durch einen rascheren Verlauf und generalisierten Befall multipler Organe (Leber, Milz, Lymphknoten, Knochenmark) gekennzeichnet. Bei Nichtansprechen auf die Chemotherapie kann die Erkrankung rasch tödlich verlaufen.

F94

Frage 10.38: Lösung C

Bei der **Purpura Schoenlein-Henoch** kommt es charakteristischerweise zu petechialen, d.h. punktförmigen Blutungen, die zum Zusammenfließen neigen, insbesondere an den Streckseiten der Beine und am Gesäß.
Sugillationen, d.h. flächenhafte Blutungen, kommen bei Koagulopathien, z.B. Faktor VIII-Mangel vor.

F93

Frage 10.39: Lösung E

Die **Purpura Schoenlein-Henoch** beruht auf einer Immunreaktion Typ III mit Komplexbildung meist 7–14 Tage nach Infekten (manchmal auch nach Impfungen oder Medikamentengabe). Es kommt zur Vaskulitis, die zu Blutungen vieler Organe führen kann. Insbesondere die Haut ist betroffen. Es kommt zu symmetrischen, petechialen Blutungen an den Streckseiten der Unterschenkel und am Gesäß, zu Gelenkblutungen, abdominellen Blutungen, die zu Koliken führen, außerdem auch zu Mikro- oder Makrohämaturie (begleitend kann eine Proteinurie sein).
Durch die massiven Darmkoliken kann es auch gelegentlich zur Invagination kommen.
Auch eine ZNS-Beteiligung oder Hodenödeme sind möglich.
Meist heilt die Erkrankung spontan nach ein oder mehreren Schüben aus, sodass Corticoide nur bei schweren Darmkoliken indiziert sind. Die Nierenbeteiligung oder Blutungen werden nicht durch Cortison beeinflusst. Cortison hat zwar einen gewissen gefäßabdichtenden Effekt und führt bei Thrombozytopenien zu einem Anstieg der Plättchenzahl, jedoch brauchen diese Wirkungen Zeit. Bettruhe sollte eingehalten werden.

F93

Frage 10.40: Lösung D

Die **Kraniopharyngeome** machen etwa 10 % aller Hirntumoren aus und führen durch sellanahen Sitz zu Sehstörungen (Kreuzung der Nervi optici) und durch Beeinträchtigung der zentralen Hormonsteuerung zu Kleinwuchs (verminderte Ausschüttung des Wachstumshormons), Schilddrüsenunterfunktion und Einhalten der sexuellen Entwicklung (z.B. primäre Amenorrhoe, keine Hodenvergrößerung – aber **nicht** der Virilisierung).
Die Behandlung sollte durch Operation und evtl. Nachbestrahlung erfolgen bei einer 5-Jahres-Überlebensrate von 95 %.
Da sich fast immer ein Diabetes insipidus neurohormonalis entwickelt, muss eine entsprechende Hormonsubstitution erfolgen, ggf. auch von Schilddrüsenhormonen und ADH, sowie Corticoiden.

F93 !

Frage 10.41: Lösung C

Es handelt sich um das **hämolytisch-urämische Syndrom,** das gekennzeichnet ist durch Nierenversagen, akute hämolytische Anämie und Thrombopenie.
Ursache – meist postinfektiös – ist eine renale Mikroangiopathie. Es kommt zu Hautblutungen einerseits, andererseits auch zu Ablagerungen von Thrombozytenaggregaten.
Zerebrale Komplikationen können auftreten.
Charakteristisch im Blutausstrich sind die eierschalenförmigen fragmentierten Erythrozyten.
Zum größten Teil sind Kinder unter 2 Jahren betroffen.
Therapeutisch entscheidend – unbehandelt ist eine etwa 30%ige Letalität zu erwarten – ist der rechtzeitige Beginn der Dialyse – außerdem kann die Plättchenaggregation durch Acetylsalicylsäure gehemmt werden.
Zu **(A)**: Die **akute Glomerulonephritis** ist durch Proteinurie und Hämaturie gekennzeichnet, Oligurie und Ödeme können hinzukommen.
Ursache ist eine Immunkomplexbildung, häufig nach einem Infekt mit β-hämolysierenden Streptokokken der Gruppe A.
Anämie und Thrombopenie gehören nicht dazu.
Zu **(B)**: Bei einer **Sepsis** gehört auch hohes Fieber – meist intermittierend zum Krankheitsbild. Thrombozytopenie und Verbrauchskoaguloatphie sind Zeichen eines weit fortgeschrittenen Stadiums.
Milz- und Lebervergrößerung (auch mit Ikterus), Myokardschädigung und Herdnephritis sind weitere Symptome, der durch Bakterien oder auch Pilze (bei Immunsupprimierten) ausgelösten Erkrankung.
Zu **(D)**: Zu den **Salmonellosen** gehört sowohl die schwere Salmonellengastroenteritis als auch der durch Salmonella typhi verursachte Typhus abdominalis. Bei letzterem kommt es auch zu Allgemeinerscheinungen wie Müdigkeit, Kopfschmerzen, Fieberkontinua (bei Kindern oft auch nur ein rezidivierendes Fieber) zusätzlich zu den charakteristischen, oft blutigen Durchfällen und den Roseolen, Milztumor, Leukopenie und Bradykardie (ab dem Schulkindalter).
Zu **(E)**: Beim **Kawasaki-Syndrom** beobachtet man Fieber unklarer Ätiologie über mindestens fünf Tage, trockene Lippen, gerötete Schleimhäute im Mund und Rachen, „Erdbeerzunge" (Glossitis), Konjunktivitis, vielgestaltige Exantheme, Rötung, Schwellung und Schuppung der Haut an Händen und Füßen, nicht-eitrige Lymphknotenschwellung besonders im Halsbereich u.a.

F00 F93 !

Frage 10.42: Lösung C

Das **Neuroblastom** tritt in etwa 7 % (1: 7700) der kindlichen Krebserkrankungen auf und entwickelt sich in 70 % der Fälle im Bauchraum. 90 % der betroffenen Kinder sind unter 5 Jahren, angeborene

Fälle kommen vor. Es metastasiert früh und überschreitet im Bauchraum fast immer die Mittellinie. Die mottenfraßartigen Herde im Schädel und Humerus sind typisch.

Derzeit läuft in einigen Bundesländern ein Modellprojekt zur Früherkennung im Rahmen der Vorsorgeuntersuchung U 6 im Alter von 10–14 Monaten. Mit dem Urintest sollen erhöhte Werte an Katecholaminen festgestellt werden. Während des Testzeitraumes darf das Kind keine Bananen, Nüsse oder Schokolade gegessen haben.

Zu **(A)**: Der **Wilmstumor** (Häufigkeit 1:10 000) überschreitet in der Regel nicht die Mittellinie und metastasiert spät – fast nur in die Lungen.

Zu **(B)**: Das **Hepatoblastom** weist erhöhte alpha-Fetoprotein-Spiegel auf und der Tastbefund wäre auf der rechten Seite zu erwarten. Es ist mit einer Häufigkeit von 1: 50 000 sehr selten. Es gilt als embryonaler, d.h. pränatal determinierter Tumor, der meist innerhalb der ersten drei Lebensjahre auftritt.

Bei älteren Kindern kommen Karzinome auf Zirrhose-Basis bei frühkindlicher Hepatitis B vor. Bei Kombination von Operation und Chemotherapie gelten heute 5-Jahres-Überlebensraten von 66 % als erreichbar- früher 35 %.

Zu **(D)**: **Nierenzellkarzinome** treten gehäuft beim autosomal dominant erblichen Von-Hippel-Lindau-Syndrom auf. Sie zerstören meist das Kelchsystem.

Zu **(E)**: Das Haupterkrankungsalter liegt zwischen 20 und 30 Jahren beim **Hodgkin-Lymphom**, bei Kindern um 12 Jahre, Kleinkinder erkranken nur sehr selten. Die Lymphknotenschwellungen sind überwiegend zervikal, in der Hälfte mediastinal. Eine Milz- und Lebervergrößerung findet man nur bei einem Drittel der Patienten.

F00 **!!**

Frage 10.43: Lösung E

Alle genannten Tumoren metastasieren in die Lunge.

Zu **(1)**: Das **Rhabdomyosarkom** ist der häufigste Weichteiltumor bei Kindern und hat einen Anteil von 5–8 % der Kinderkrebserkrankungen. Es metastasiert früh – besonders in die Lungen und Knochen. Je nach Stadium ist eine Kombination aus Operation, Chemotherapie und Radiotherapie erforderlich. Ältere Kinder haben bei diesen embryonalen Tumoren eine schlechtere Prognose als jüngere.

Zu **(2)**: Das höchste Risiko für ein **Osteosarkom** besteht während der Pubertät. Das Risiko ist erhöht bei dem familiären Li-Fraumeni-Syndrom, einer Mutation des p53 Gens. Es kann auch durch die Bestrahlung anderer Tumore ausgelöst werden. Der Tumor metastasiert spät bevorzugt in Lunge und Knochen. Die Therapie besteht aus einer Kombination von Operation und Chemotherapie. Dadurch können in 80 % der Patienten durch präoperative Chemotherapie Amputationen vermieden werden. 20–30 % der Patienten mit einer begrenzten Zahl von Lungenmetastasen können durch eine aggressive Chemotherapie und eine operative Enukleation der Lungenmetastasen geheilt werden.

Zu **(3)**: Der **Wilms-Tumor**, ein embryonaler Nierentumor, metastasiert erst sehr spät in die Lungen. Er tritt gehäuft bei angeborenen Anomalien auf (im genitourethalen Bereich, Hemihypertrophie, sporadische Aniridie). Das mittlere Alter bei der Diagnosestellung ist 3 Jahre. Nur 10–15 % haben bei Diagnosestellung bereits Lungenmetastasen. Die Überlebensraten sind stadienabhänig von 97 % 4-Jahres-Überlebensrate im Stadium I bis 82 % im Stadium IV und 54 % bei der anaplastischen Untergruppe, die eine deutlich schlechtere Prognose hat.

Zu **(4)**: Das **Ewing-Sarkom** metastasiert hämatogen, am häufigsten in die Lungen (zu 80 % innerhalb eines Jahres). Eine Kombination von präoperativer Chemotherapie, Operation und Bestrahlung hat die früher schlechte Prognose verbessert. In der Nachsorge muss auf Sekundärmalignome und Spätrezidive (bis zu 10 Jahre danach) geachtet werden.

H99

Frage 10.44: Lösung B

Das erste Verdachtssymptom eines **Wilms-Tumors** ist der tastbare einseitige Bauchtumor, nicht die Makrohämaturie.

Die Hämaturie als Zeichen der Organüberschreitung ist ein prognostisch ungünstiges Zeichen.

F92

Frage 10.45: Lösung B

Ein erworbener, nach einem Virusinfekt auftretender hämolytischer Ikterus findet sich meist im Rahmen eines hämolytisch-urämischen Syndroms. Infolge einer Mikroangiopathie (vorwiegend in den Glomerula) kommt es zur Hämolyse, daher ist das indirekte, nicht glukuronidierte und nicht wasserlösliche Bilirubin erhöht.

Bei Cholestase findet sich dagegen eine Erhöhung des direkten Bilirubins (1).

Zu **(3)**: Ferritin ist bei Eisenmangel erniedrigt.

Zu **(4)**: Haptoglobin bildet mit durch Hämolyse freigesetztem Hämoglobin Komplexe, daher fällt die Konzentration des freien Haptoglobins nach

Hämolyse stark ab. Maximal 5 g Hämoglobin können durch das Gesamthaptoglobin gebunden werden, sodass eine Haptoglobinverminderung ein sehr sensitiver Marker für Hämolyse ist.
Zu **(5)**: Sichelzellen finden sich bei der Sichelzellanämie. Beim hämolytisch-urämischen Syndrom entstehen durch Alteration in den geschädigten Nierenkapillaren Fragmentozyten.

Sichelzellanämie in Deutschland **X.5**

Bei der **Sichelzellanämie** wird ein anomales Hämoglobin gebildet, das sogenannte Sichelzellhämoglobin (HbS). Die Diagnose erfolgt durch Hämoglobinelektrophorese. Gehäuft tritt die Erkrankung in bestimmten afrikanischen, arabischen, asiatischen (Indien) und Mittelmeerländern auf. Dass trotz der Letalität von 20 % bei Homozygoten die Erkrankung so häufig ist, wird durch einen Vorteil der Heterozygoten gegenüber der Malaria-Erkrankung erklärt (balancierter Polymorphismus).
Bei **Homozygoten der Sichelzellanämie** kann es zu folgenden Symptomen kommen:

- chronisch hämolytische Anämie mit Hämoglobin-Werten um 9 g/dl
- krisenhafte Infarkte durch Gefäßverschlüsse bei rigiden HbS-Erythrozyten, die zu Schmerzen im Abdomen, Knochen, Muskeln, Gelenken, Lungen führen
- Hämaturie mit zunehmender Niereninsuffizienz
- Gehirninfarkte
- Milztumor im Säuglingsalter

Von 7,3 Millionen Einwanderern 1996 in Deutschland kommen etwa 4 Millionen aus Ländern, in denen Hämoglobinerkrankungen wie Thalassämien und Hämoglobinopathien häufig sind. In einer Studie wurden 265 Patienten an deutschen Kinderkliniken mit Sichelzellanämien erfasst. Eine kausale Therapie ist nicht möglich. Folgende symptomatische Therapien sind Standard:

- Schmerztherapie nach dem WHO-Schema
- Transfusionen nach strenger Indikation, z.T. partielle Austauschtransfusion
- Knochenmarkstransplantationen nach strikten Kriterien
- Hydroxyharnstoff-Therapie ausgewählter Patienten
- Infektprophylaxe, z.B. Penicillindauergabe nach Splenektomie

Durch die Hydroxyharnstoff-Therapie, ein Zytostatikum, kommt es bei den meisten Sichelzellpatienten zu einem Anstieg des HbF-Spiegels, aber auch zu Veränderungen von Erythrozyteneigenschaften. Sie ist für Patienten mit schweren Schmerzkrisen, rezidivierendem Thorax-Syndrom vorbehalten unter der Bedingung der Antikonzeption bei jungen Frauen. Indikationen für eine einmalige Transfusion:

- aplastische Krise
- Milzsequestration
- akutes Thorax-Syndrom

Indikationen für chronische Transfusion:

- nach ZNS-Ereignis
- chronische, renale, pulmonale oder kardiale Probleme.

H94

Frage 10.46: Lösung B

Zur **akuten lymphoblastischen Leukämie** passen sowohl die Anämie als auch die durch Thrombopenie verursachten petechialen Hautblutungen, das Fieber und die Knochenschmerzen.
Zu **(A)**: Bei der **Hämophilie A,** bei der der Gerinnungsfaktor VIII fehlt, kommt es eher zu Gelenkblutungen. Fieber und Knochenschmerzen gehören nicht dazu.
Zu **(C)**: Bei der **Purpura Schoenlein-Henoch** fehlen ebenfalls die Knochenschmerzen, das Fieber und die Anämie. Bei ihr kommt es zu einer Immunreaktion Typ III, es lagern sich Immunkomplexe in den Gefäßen an und aktivieren dort das Komplementsystem.
Zu **(D)**: Die **akute idiopathische Thrombozytopenie** ist oft Folge eines Virusinfektes, bei dem die Thrombozyten mit Immunglobulinen beladen und häufiger in der Milz zerstört werden.
Zu **(E)**: Die **von Willebrand-Jürgens-Syndrom** ist meist autosomal dominant vererbt und zeigt sich als Thrombozytopathie und als Defekt des Faktor VIII-Transportproteins. Es zeigen sich oft flächenhafte Blutungen. Gelenkblutungen sind seltener als bei der Hämophilie – selten außerdem Petechien.

H94

Frage 10.47: Lösung E

Leitsymptome für das 10 % aller Hirntumoren ausmachende **Kraniopharyngeom** sind Minderwuchs – nicht Akromegalie – und Visusverlust. Hirndruckzeichen wie morgendliche Übelkeit und Erbrechen können auftreten, ebenso wie Hypothyreose und Stillstand der sexuellen Entwicklung (Amenorrhoe), da der sellanahe Tumor die Hypophysenfunktionen beeinträchtigt und auf das Chiasma opticum drükken kann. Eine **Akromegalie** kommt nach der Pubertät, wenn die Epiphysenfugen bereits geschlossen sind, bei dem seltenen eosinophilen Adenom des Hypophysenvorderlappens vor. Dann wird vermehrt Wachstumshormon durch den Tumor sezerniert; vor der Pubertät kommt es zum Riesenwuchs.

H94

Frage 10.48: Lösung C

Das **Medulloblastom** ist ein sehr aggressiver Hirntumor, der meist im Alter zwischen 7 und 12 Jahren auftritt; Verhältnis Jungen zu Mädchen 7 : 3. Er sitzt im Kleinhirn oder Ponsbereich und metastasiert schnell in die Liquorräume.
Allgemeine Hirndrucksymptome sind Kopfschmerzen, Erbrechen und Übelkeit. Symptome, die auf das Kleinhirn hinweisen, sind Rumpf- und Gangataxie, Nystagmus, niedriger Blutdruck, Nackensteifigkeit, tonische Streckspasmen.
Die Prognose ist sehr schlecht.

H94

Frage 10.49: Lösung D

Zu (**1**): Das **Ewing-Sarkom** tritt gehäuft um die Pubertät herum auf – nicht erst danach.
Zu (**2**): Es tritt bevorzugt in den langen Röhrenknochen auf – kann aber jeden Knochen befallen.
Zu (**3**): Es metastasiert hämatogen – vor allem in die Lungen – bei längerem Überleben auch in andere Knochen, Lymphknoten oder Meningen.
Bei aggressiver Chemo- und Radiotherapie nach der Operation können heute 3-Jahres-Überlebensraten von 50 % erreicht werden – im Gegensatz zu früher, als 85 % der Patienten in den ersten beiden Jahren starben.
Zu (**4**): Schmerzen gehören meist zu den Frühsymptomen, in einem Drittel auch Fieber und einem Fünftel auch Weichteilschwellung.
Zu (**5**): Im Röntgenbild zeigen sich sowohl osteolytische wie auch sklerosierende Herde; auch die Spikulae wie beim Osteosarkom können vorkommen. Es kann einer Osteomyelitis sehr ähnlich sehen.

F95

Frage 10.50: Lösung A

Die wahrscheinlichste Diagnose ist der **Wilms-Tumor** (mit einem Anteil von 6 % an allen Tumoren im Kindesalter), ein embryonaler Tumor der Nieren, der meist im Kleinkindalter, in 50 % unter drei Jahren, auftritt.
Typisch ist der einseitig tastbare Bauchtumor.
Hämaturie ist ein für die Prognose ungünstiges Zeichen, da es das bereits weit fortgeschrittene Wachstum des Tumors mit Einbruch in die Harnwege anzeigt. Weitere Symptome können auch Blässe (Anämie), Bauchschmerzen, Bluthochdruck sein.
Der Tumor metastasiert relativ spät, dann meist in die Lungen, selten in Leber, Lymphknoten, Knochen und ZNS.
Durch Kombination von Operation und, je nach Stadium, Chemotherapie und Bestrahlung kann eine Heilungsrate um 80 % erreicht werden.
Häufiger haben die Kinder Missbildungen am Urogenitaltrakt, den Augen oder Hypertrophie einer Körperhälfte.
Zu (**B**): Das **Neuroblastom** ist mit ca. 9 % der dritthäufigste kindliche Tumor und ist sehr bösartig. Er beginnt sein Wachstum in den Sympathikusganglien oder dem Nebennierenmark (Verteilung: Bauchraum 70 %, Thorax 30 %).
Der Tumor kann bereits angeboren sein, ansonsten tritt er meist innerhalb der ersten fünf Lebensjahre auf.
Da der Tumor sehr früh metastasiert – mit entsprechend schlechter Prognose (10 % in Stadium IV) – sind oft die Metastasen ausschlaggebend für die Symptome: Bauchschmerzen, Blässe, Knochenschmerzen, Fieber; im Gegensatz zum Wilms-Tumor jedoch **nicht** ein einseitig tastbarer Bauchtumor.
Seit 1995 gibt es die Möglichkeit der Früherkennung im Rahmen einer Studie des Stuttgarter Olga-Hospitals – durch Screening des Urins auf erhöhte Katecholamine bei der U6.
Zu (**C**): Das **Rhabdomyosarkom** wächst sehr aggressiv und ist ebenfalls sehr häufig bei Kleinkindern – tritt aber auch noch in der Pubertät auf.
Es ist ein mesenchymaler Tumor, der in oder bei quergestreifter Muskulatur entsteht – oft im Kopfgebiet, den Extremitäten oder dem Urogenitaltrakt. Oft sind Schmerzen oder eine lokale Schwellung Symptome.
Er metastasiert in die Lunge, in die Knochen und ins Knochenmark. Der Tumor ist empfindlich gegenüber Chemotherapie und Bestrahlung und wird dadurch oft erst operabel.
In den fortgeschrittenen Stadien III und IV liegt die 3-Jahresüberlebensrate bei unter 40 %, in den ersten beiden Stadien um etwa 70 %.
Zu (**D**): Das differenzierte **Hodenteratom** gehört zu den Keimzelltumoren und verursacht einen einseitig vergrößerten Hoden, der verhärtet oder

knotig sein kann, aber meist nicht druckschmerzhaft ist.
Er metastasiert häufig in die Lungen. Bei vereinzelten Metastasen, die nicht auf eine Chemotherapie ansprechen, ist eine Resektion indiziert. Der Tumor spricht im allgemeinen sehr gut auf Chemotherapie an.
Zu (**E**): Die **Hydronephrose** im Kleinkindalter ist oft Folge eines Abflusshindernisses subvesikal, d.h. unterhalb der Blase, z.B. in Form einer angeborenen Urethralklappe oder einer Blasenhalsstenose. Dann ist aber eine beidseitige, nicht eine einseitige Hydronephrose die Folge.
Eine einseitige Hydronephrose kann als Folge eines Abflusshindernisses unterhalb des Nierenbekkens, z.B. einer Ureterstenose, entstehen.
Die Hydronephrose ist in der Regel nicht tastbar und auch primär nicht mit Hämaturie und Blässe verbunden.
Bei den angeborenen **beidseitigen Zystennieren** können die Nieren als Tumor palpabel sein und zu Hämaturie, Hypertonie und Polydipsie führen – bereits im Säuglingsalter.

11 Herz- und Kreislauferkrankungen

F93 **!**

Frage 11.1: Lösung B

Gegen die Diagnose postduktale **Aortenisthmusstenose** spricht der normale, eher niedrige Blutdruck an beiden Armen (3), weil es bei dieser Stenose proximal des Isthmus zu einer Blutdruckerhöhung und distal davon zu einer Blutdruckerniedrigung kommt, was zu nicht oder kaum fühlbaren Pulsen in den Leisten und am Fuß führt – im Gegensatz zu Aussage (4).
Zu (**1**): Die körperliche Entwicklung ist im frühen Kindesalter meist unbeeinträchtigt. Später kann es zur Herzinsuffizienz und zu Folgeerkrankungen des hohen Blutdruckes bis hin zum Apoplex kommen.
Zu (**2**): Eine Linkshypertrophie im EKG ist bei älteren Kindern Folge der Druckbelastung.
Zu (**5**): Rippenusuren durch die Kollateralenbildung sind meist erst ab dem 8., nicht schon im 6. Lebensjahr zu erkennen.

F94

Frage 11.2: Lösung B

Die **Transposition der großen Gefäße** gehört zu den zyanotischen Herzfehlern (wie die Trikuspidalatresie und die Fallot Tetralogie). Sie ist nur überlebensfähig bei zusätzlichem Shunt, von dem auch ein eventuelles Herzgeräusch abhängig ist.
Im EKG zeigt sich eine Rechtshypertrophie, nur bei zusätzlichem VSD (= Ventrikelseptumdefekt) eine Linkshypertrophie, im Röntgen sieht man das schmale Gefäßband.
Bei fehlendem Shunt muss schon beim Neugeborenen ein Ballonkatheter in den linken Vorhof eingeführt, anschließend mit Kontrastmittel gefüllt und dann ruckartig zurückgezogen werden. Dies nennt man die Ballonatrioseptostomie nach **Rashkind.** Statt der früheren Operation nach Mustard (Vorhof-Umkehr) wird heute schon in der zweiten Lebenswoche eine arterielle Umschaltoperation mit Koronarientransfer (Switch-OP) durchgeführt. Dabei beträgt die Letalität etwa 5–10 %.
Zu (**A**): Bei der **Fallot-Tetralogie** (1. Pulmonalstenose, 2. VSD, 3. reitende Aorta, 4. Rechtshypertrophie), die zwar auch zu den zyanotischen Herzfehlern gehört, ist im Gegensatz zur Frage ein Systolikum aufgrund des VSD auszukultieren und ein Schwirren zu tasten.
Zu (**C**): Beim **VSD** ist auch ein Systolikum zu hören, außerdem gehört er zu den azyanotischen Herzfehlern. Im EKG zeigt sich eine Hypertrophie beider Ventrikel.
Zu (**D**): Auch der **Vorhofseptumdefekt** gehört zu den azyanotischen Herzfehlern und weist ein Systolikum auf.
Im EKG zeigt sich beim Secundum-Typ ein Steil- oder Rechtstyp und partieller Rechtsschenkelblock, beim Primum-Typ ein überdrehter Linkstyp mit partiellem Rechtsschenkelblock.
Zu (**E**): Der **offene Ductus arteriosus Botalli** ist ebenfalls ein azyanotischer Herzfehler und zeigt ein charakteristisches Maschinengeräusch vor allem im 2. ICR parasternal links.
Siehe Tabellen 11.1 und 11.2.

H93 **!!**

Frage 11.3: Lösung B

Die **Fallot-Tetralogie** besteht aus
1. Pulmonalstenose
2. Ventrikelseptumdefekt (hochsitzend)
3. reitende Aorta
4. Rechtshypertrophie.

Siehe auch Tabelle 11.2.

Durch die Pulmonalstenose bedingt kommt es zur Druckerhöhung im rechten Ventrikel (E).
Der Grad des Rechts-Links-Shuntes ist von dem Grad der Pulmonalstenose abhängig, nicht von der Lage der Aorta; je ausgeprägter die Stenose, desto höher muss der rechtsventrikuläre Druck sein, um diese zu überwinden; je höher aber der Druck, desto mehr Blut fließt auch in den linken Ventrikel über den Ventrikelseptumdefekt und verstärkt so die Zyanose.
Die Häufigkeit im Rahmen der angeborenen Herzfehler wird mit ca. 10 % angegeben. Gemeinsam mit der Transposition der großen Gefäße gehört die Fallot-Tetralogie zu den häufigsten zyanotischen Herzfehlern. Die Häufigkeit der Transposition wird mit ca. 5 % angegeben, sodass die Reihenfolge strittig sein kann, je nachdem, ob man den Maximalwert oder den Durchschnittswert zugrunde legt (A).

H93 !

Frage 11.4: Lösung B

Eine **Pulmonalstenose** ist ein häufiger angeborener Herzfehler mit 8 %. Allerdings ist die Stenose oft nicht isoliert, sondern häufiger mit anderen Missbildungen vergesellschaftet. Nur wenn gleichzeitig eine offene Verbindung z.B. ein Ventrikelseptumdefekt besteht, kommt es zur Zyanose.

Tabelle 11.**1** Azyanotische Herzfehler (HF)

Azyanotische HF	Klinik	Geräusche	EKG	Therapie
Vorhofseptumdefekt = ASD a) Primum-Typ 10 % b) Secundum-Typ 90 %	Retardiertes Wachstum, bei großem Defekt: Belastungsdyspnoe	a) Lautes Systolikum (Mitralinsuffizienz), Diastolikum (rel. Trikusspidalstenose), permanent gespalt. 2. HT b) Systolikum bei rel. Pulm.stenose, gesp. 2. HT atemun-abh.	a) Überdrehter Linkstyp und part. Rechtsschenkelblock b) Part. Rechtsschenkelblock; Steil- oder Rechtstyp	Operativer Verschluss zwischen 5.–10. Lebensjahr
Ventrikelseptumdefekt = VSD	3 Schwergrade; blasses Aussehen, zunehmende Leistungsminderung, Zyanose und Dyspnoe am Ende der Mahlzeiten	Systolikum leiser werdend bei pulm. Hypertonie, präkordiales Schwirren	Biventrikuläre Hypertrophie	Op. Verschluss ab 3.–5. Lebensjahr, bei gr. Shuntvol. Banding (künstl. Pulmonalstenose)
Pers. Ductus Botalli	Fakultativ Dyspnoe, oft beschwerdefrei, rez. Pneumonien, Pulsus celer et altus, gr. Blutdruckamplitude	Systolisch-diastolisches Maschinengeräusch, bes. 2. ICR li. parasternal	Linksbelastung (Volumenbelastung)	Therapieversuch mit Indometacin, sonst frühe OP
Aortenstenose	Rasche Ermüdbarkeit, kl. Blutdruckamplitude (Lungenödem bei akutem Linksversagen)	Systolikum in Karotiden fortgeleitet	Linkshypertrophie (Druck-, belastung)	OP bei Druckgradienten > 60 mmHg
Aortenisthmusstenose	Hypertension der oberen Körperhälfte, fehlende Femoralispulse (Rippenusuren im Röntgen!)	Systolikum und Kollateralgeräusche	Linksbelastung (Druckbelastung) + Linkshypertrophie	möglichst frühe OP – cave: Hypertoniefolgen
Pulmonalstenose	Belastungsdyspnoe, bei schwerer Form verminderte Lungendurchblutung	Systolikum mit P.m. über 2.–3. ICR li., dort evtl. tastbares Schwirren	Rechtshypertrophie, inkompletter Rechtsschenkelblock	OP-Valvulotomie

P.M. = Punctum maximum, HT = Herzton
Bei azyanotischen Vitien mit Links-Rechts-Shunt besteht eine vermehrte Lungendurchblutung, die zur pulmonalen Hypertonie (über Pulmonalsklerose) mit nachfolgender Gefahr der Shuntumkehr führt (Eisenmenger-Reaktion) → starke Rechtsbelastung im EKG.
part. = partieller
diast. = diastolisch
syst. = systolisch

Tabelle 11.2 Zyanotische Herzfehler (HF)

Zyanotische HF	Klinik	Geräusche	EKG	Therapie
Fallot-Therapie 1. Pulmonalstenose 2. VSD 2. reitende Aorta 3. Rechtshypertrophie	Zyanose, Hockstellung, Trommelschlegelfinger, Uhrglasnägel, Polyglobulie	Systolikum, tastbares Schwirren	Rechtshypertrophie	Verschluss des VSD und Entfernung der Stenose; als Palliativ-OP: Blalock-Taussig-Anastomose (A. subcl.-A. pulm.) zur Verbesserung der Lungendurchblutung
Trikuspidalatresie: Keine direkte Verbind. zw. re. Vorhof und re. Ventrikel	Nur überlebensfähig bei zusätzlich offenem Duct. Botalli oder VSD; Zyanose, Polyglobulie, verstärkter Herzspitzenstoß, frühzeitig schwere Herzinsuffizienz, verminderte Lungendurchblutung	Systolikum bei VSD	Linkstyp, Linkshypertrophie	Sofort Prostaglandine **(E)** zum Offenhalten des Duct. Bot., dann Blalock-Taussig-Anastomose, schlechte Prognose
Transposition der großen Gefäße	Nur lebensfähig bei zusätzlichem Shunt; Zyanose mit schwerer Herzinsuffizienz	Uncharakteristisch, je nach vorliegendem Shunt verschieden	Rechtshypertrophie bei VSD, auch Li.-hypertrophie	vorläufig atriale Septotomie, im 1. Lebensj. OP n. Mustard (Umleitung der Zuflüsse auf Vorhofebene), risikoreichere Switch-OP bei leistungsfähigem li. Ventrikel (Verlagerungs-OP)

Seltene zyanotische Herzfehler sind: Tr. arteriosus communis, Lungenvenenfehlmündung, Pulmonalatresie, Ebstein-Anomalie (Ansatz der Trikuspidalklappe in re. Ventrikel verlagert → rel. Trikuspidalinsuffizienz).
Bei allen angeborenen (Häufigkeit etwa 1 %) und erworbenen Herzfehlern besteht ein erhöhtes Embolie- und Endokarditisrisiko sowie vermehrtes Auftreten pulmonaler Erkrankungen.
VSD = Ventrikelseptumdefekt

Das rechte Herz muss einen höheren Druck ausüben, um das Blut rechtzeitig über die Pulmonalstenose in die Lunge zu bringen (C), daher zeigt sich im EKG eine Rechtsbelastung (D), auf dem Röntgenbild eine Rechtsherzvergrößerung und plumpe Herzspitze sowie die Aufweitung der A. pulmonalis (E), die durch poststenotische Wirbel entsteht. Die Kinder sind bei isolierter Pulmonalstenose oft relativ lange beschwerdefrei, nur bei sehr hochgradigen Stenosen kann es bereits bei Säuglingen zur Dekompensation kommen (A).
Heute kann im Ultraschall des Herzens mit dem Doppler genau der Druckgradient bestimmt werden.
Heute wird statt einer OP meist eine Ballondilatation oder -valvuloplastik ab etwa einem Druckgradienten von 60 mm Hg durchgeführt, wobei sich die Grenzen – je nach OP-Zentrum – zunehmend nach unten bewegen.
Über der Pulmonalklappe ist ein Systolikum auszukultieren und der zweiten Herzton ist gespalten und im Pulmonalteil abgeschwächt.

H93

Frage 11.5: Lösung B

Beim **Vorhofseptumdefekt**, der in 90 % der Fälle im Septum secundum liegt, führt die vermehrte Volumenbelastung des rechten Vorhofs zu einer – auch radiologisch sichtbaren – Vergrößerung des rechten Vorhofs und des rechten Ventrikels (dadurch Einengung des Retrokardialraumes (D)) und erhöhter Belastung des Lungenkreislaufs mit erweiterter Arteria pulmonalis (A) und dadurch verstärkten Hiluspulsationen (E).
Später kann sich die sogenannte Eisenmenger-Reaktion zeigen, d.h. Shunt-Umkehr bei fixiertem pulmonalem Hochdruck.

F94 **!**

Frage 11.6: Lösung B

Siehe Kommentar zu Frage 11.7.

F94 **!**

Frage 11.7: Lösung D

Bei der **Aortenisthmusstenose** kommt es zur Erniedrigung des Blutdruckes distal der Stenose – also in den unteren Extremitäten – und kompensatorisch zu einer Erhöhung des Blutdruckes proximal davon, um trotzdem eine ausreichende Durchblutung der unteren Körperhälfte zu gewährleisten.

Die körperliche Leistungsfähigkeit ist meist nicht eingeschränkt – als Folge der Hypertonie können Kopfschmerzen auftreten.
Die Pulse an den unteren Extremitäten sind abgeschwächt.
Im Röntgen-Thorax zeigt sich die Einkerbung am Isthmus der Aorta und die Rippenusuren als Folge der verstärkten Kollateralenbildung (etwa ab 8 Jahren).
Der Gerinnungsstatus ist unauffällig. Das Nasenbluten ist wohl am ehesten auf den erhöhten Blutdruck zurückzuführen.

F98

Frage 11.8: Lösung D

Die Lungen sind bei der **Fallot-Tetralogie** vermindert durchblutet wegen des **Rechts-Links-Shuntes.** Die Fallot-Tetralogie ist der häufigste zyanotische Herzfehler, bei dem folgendes vorliegt:
- Pulmonalstenose
- Ventrikelseptumdefekt
- überreitende Aorta
- Rechtshypertrophie.

F00 !!

Frage 11.9: Lösung A

Die beschriebene Symptomatik mit lautem systolischen Geräusch p.m. im 3.–4. ICR, dem tastbaren Schwirren und der vermehrten Lungengefäßzeichnung sind typisch für den **Ventrikelseptumdefekt**, bei dem es durch den Shunt zu einer verstärkten Lungendurchblutung kommt.
Zu **(B)**: Beim **Ductus arteriosus persistens** (Botalli) hört man ein charakteristisches systolisch-diastolisches Maschinengeräusch.
Zu **(C)**: Die **Mitralinsuffizienz** ist meist Folge einer rheumatische Karditis, nur selten angeboren. Man sieht eine sichtbare Pulsation des Herzens und einen hebenden Spitzenstoß und hört ein systolisches Geräusch mit p.m. über der Spitze, was von Schwirren begleitet sein kann. Es wird oft in die Axilla fortgeleitet.
Zu **(D)**: Die **Transposition der großen Gefäße** gehört zu den zyanotischen Herzfehlern, die nur bei zusätzlichem Shunt lebensfähig sind.
Zu **(E)**: Die **Pulmonalstenose** geht in schweren Fällen mit einer **verminderten** Lungendurchblutung und Dyspnoe einher.

H98 !

Frage 11.10: Lösung B

Beim Ventrikelseptumdefekt ist es sinnvoll, gerade **vor** Eintritt der Eisenmenger-Reaktion, also der Shunt-Umkehr, zu operieren, gerade um diese irreversible Situation zu vermeiden. Ist die Eisenmenger-Reaktion bereits eingetreten, ist eine Operation sogar kontraindiziert, da sie die Leistungsfähigkeit des Kindes herabsetzt, da aufgrund der fixierten Pulmonalsklerose das Herzminutenvolumen nur über den Defekt erhöht werden kann.

H99 !

Frage 11.11: Lösung C

Für den **Ventrikel-Septum-Defekt (VSD)**, den häufigsten azyanotischen Herzfehler, sind typisch:
- lautes systolisches Geräusch im 3.–4. ICR
- evtl. tastbares Schwirren
- bei mittelgroßem bis großem Defekt: deutlicher Links-Rechts-Shunt mit vermehrter Lungengefäßzeichnung und gespaltener 2. Herzton
- die Herzvergrößerung kann sich als Herzbukkel abzeichnen

Zu **(A)**: Beim Vorhof-Septum-Defekt hört man zwar auch ein Systolikum, der 2. Herzton ist dauernd gespalten. Im Röntgenbild sieht man aber den deutlich vergrößerten rechten Vorhof und rechten Ventrikel (nicht nur eine leichte Herzvergrößerung wie beim VSD), was zur Einengung des Retrokardialraumes führt.
Zu **(B)**: Beim Ductus arteriosus persistens (Ductus Botalli) hört man ein Maschinengeräusch.
Zu **(D)**: Die Pulmonalstenose gehört ebenfalls zu den azyanotischen Herzfehlern, weist bei der schweren Form aber eine verminderte Lungendurchblutung auf.
Zu **(E)**: Die Transposition der großen Gefäße gehört zu den zyanotischen Herzfehlern.

F94 H91 !

Frage 11.12: Lösung B

Der **Vorhofseptumdefekt** vom Secundum-Typ liegt in etwa 90 % der Fälle vor. Man hört ein Systolikum über dem 2. ICR links parasternal und, durch die Volumenbelastung des rechten Ventrikel bedingt, das Geräusch einer relativen Pulmonalstenose mit fixierter Spaltung des zweiten Herztons.
Radiologisch zeigt sich die vermehrte Lungendurchblutung. Der rechte Vorhof und der rechte Ventrikel sind aufgrund des Links-Rechts-Shunt vergrößert.
Zu **(5)**: Die operative Korrektur sollte im 5.–10. Lebensjahr erfolgen – nicht erst nach dem 10. Lebensjahr, da sonst die Gefahr besteht, dass durch die Eisenmenger-Reaktion mit Shunt-Umkehr die pulmonale Hypertonie bereits irreversibel fixiert

ist, was beim Vorhof-Septum-Defekt sehr viel seltener und später der Fall ist als beim Ventrikel-Septum-Defekt.

Endokarditisprophylaxe **XI.1**

Eine Endokarditisprophylaxe ist erforderlich bei kongenitalen und erworbenen Vitien, Z.n. Klappenersatz, Endokarditis oder Herzoperationen mit „Conduit", außerdem beim Mitralklappenprolapssyndrom mit Mitralinsuffizienz und bei der hypertrophisch-obstruktiven Kardiomyopathie. Beim Vorhofseptumdefekt und Z.n. Ligatur eines offenen Ductus Botalli ist eine Endokarditisprophylaxe nicht erforderlich.
Bei Eingriffen (Operationen, Zahnextraktionen, aber auch diagnostischen Eingriffen wie starre Bronchoskopie), die mit einer Bakteriämie einhergehen können, ist eine Prophylaxe mit Amoxicillin erforderlich (bei Abszessen Flucloxacillin), bei hospitalisierten Patienten in Kombination mit Gentamycin. Im Falle einer Penicillinallergie wird die Gabe von Clindamycin (Oropharynx) bzw. Vancomycin (Intestinal- und Urogenitaltrakt) empfohlen. Wichtig ist es, sowohl den behandelnden Hausarzt als auch die Eltern über die Notwendigkeit einer Endokarditisprophylaxe zu informieren.

H94

Frage 11.13: Lösung B

Als häufigste Erreger einer **Endokarditis** im Kindesalter bei natürlichen Herzklappen findet man Staphylokokken und Streptococcus viridans.
Erst danach folgen Pneumokokken, seltener noch Haemophilus influenzae, Meningokokken und Gonokokken.

F99 **!!**

Frage 11.14: Lösung A

Die **Fallot-Tetralogie** gehört zu den häufigsten **zyanotischen Herzfehlern.** Charakteristisch sind:

- Pulmonalstenose – oft infundibulär
- überreitende Aorta (**nicht** überreitende Pulmonalklappe (3))
- Ventrikelseptumdefekt
- Rechtshypertrophie
- Verminderte Lungendurchblutung (1)
- Rechts-Links-Shunt mit zentraler Zyanose und Hypoxie: Polyglobulie, Uhrglasnägel
- Im EKG: Rechtshypertrophie – nicht Linkstyp (4)

Durch die Pulmonalstenose kommt es zu einem Rückstau in der rechten Herzkammer, der aufgrund des Ventrikelseptumdefektes zu einem Rechts-Links-Shunt führt (2).
Siehe auch Tabelle 11.2.

F96

Frage 11.15: Lösung C

Beim **Ullrich-Turner-Syndrom** findet man den Karyotyp 45,X0. Minderwuchs ist kennzeichnend, oft auch Flügelfell am Hals, Lymphödeme nach der Geburt an Händen und Füßen, gehäuft zu finden sind auch Aortenisthmusstenose, Pulmonalstenose und Nierenmissbildungen, manchmal auch Seh- oder Hörstörungen.
Die Mädchen entwickeln einen hypergonadotropen Hypogonadismus und sind unfruchtbar aufgrund von nur rudimentär angelegten Ovarien.
Zu **(A)**: Es gibt angeborene Herzfehler mit und ohne Shunt, mit und ohne Zyanose (Blauverfärbung infolge unzureichender Sauerstoffsättigung). Dabei liegt nicht automatisch eine Linksbelastung vor. Pulmonalstenose und Fallot-Tetralogie führen z.B. zu einer Rechtsbelastung.
Zu **(B)**: Die **Fallot-Tetralogie** gehört mit der Transposition der großen Gefäße mit 3,6–6 % zu den häufigsten angeborenen Herzfehlern. Sie führt zu einer primären Zyanose.
Die Transposition der großen Gefäße wird mit einer Häufigkeit von mindestens 5 % angegeben.
Zu **(D)**: Die **isolierte Pulmonalstenose** führt nicht zur Zyanose, die Kinder sind oft sogar relativ beschwerdefrei. Es ist mit 8 % einer der häufigsten angeborenen Herzfehler und somit häufiger als die Fallot-Tetralogie.
Man hört ein Systolikum über der Pulmonalklappe, und es besteht eine Druckerhöhung im rechten Ventrikel. Bei Drücken über 60 mm Hg besteht eine Operationsindikation.
Nur bei hochgradigen Stenosen sind die Kinder in ihrer Leistung eingeschränkt.
Zu **(E)**: Der **Ventrikelseptumdefekt** ist der häufigste angeborene azyanotische Herzfehler (30–42 %).
Im Röntgenbild zeigt sich eine vermehrte, nicht verminderte, Durchblutung der Lungen und eine Erweiterung der Lungengefäße, im EKG eine Volumenbelastung des linken Ventrikels. Infolge des höheren Druckes in der linken Kammer fließt das Blut von links nach rechts und führt somit zu einer erhöhten Lungendurchblutung mit dementsprechender verstärkter Gefäßzeichnung.

H95

Frage 11.16: Lösung C

Bei der **isolierten Pulmonalstenose** – 8 % aller Herzfehler – kommt es zu einer Druckerhöhung im rechten Herzen. Nur bei Vorliegen eines zusätzlichen Shunts – wie in (A) beschrieben – kommt es zu einer Zyanose.

Zu **(B)**: Bei einer **Transposition der großen Gefäße** entspringt die Aorta aus dem rechten Ventrikel und führt daher nicht mit Sauerstoff angereichertes Blut zum großen Kreislauf. Daher ist dieser Herzfehler nur überlebensfähig, wenn gleichzeitig ein Septumdefekt vorliegt, der einen Shunt und damit eine Mischung von oxygeniertem und nicht oxageniertem Blut erlaubt. Zwangsläufig ist jedoch die Anreicherung mit Sauerstoff nicht ausreichend und es kommt daher zur Zyanose.

Zu **(D)**: Der **Ductus Botalli apertus** gehört zu den nicht zyanotischen Herzfehlern mit Links-Rechts-Shunt zwischen Aorta und Pulmonalarterie.

Zu **(E)**: Bei der totalen **Lungenvenenfehlmündung** münden alle Lungenvenen im rechten Vorhof.

Es kommt zu einem Links-Rechts-Shunt ohne Zyanose.

H90 **!**

Frage 11.17: Lösung A

Beim Säugling kommt es selten zur isolierten Linksinsuffizienz, sondern meistens zur kombinierten Rechts- und Linksinsuffizienz. Dementsprechend weisen auch die Rechtsinsuffizienzzeichen des Rückstaus wie Lebervergrößerung und Ödeme auf die **Herzinsuffizienz** hin. Durch den bei zu geringem Herzzeitvolumen entstehenden Sauerstoffmangel kommt es zur Erhöhung der Atemfrequenz. Es treten auch Trinkschwierigkeiten auf, da jede Anstrengung, wie sie ja auch das Trinken ist, zu einer Verstärkung der Atemnot führt. Außerdem können Säuglinge nicht gleichzeitig atmen und trinken (daher sind auch Trinkschwierigkeiten beim Schnupfen möglich).

Im Extremfall kann der Rückstau sogar zum Lungenödem führen. Folge einer chronischen Lungenstauung kann durchaus Husten sein, jedoch nie keuchhustenartige Hustenanfälle.

H00 **!**

Frage 11.18: Lösung D

Zu **(D)**: Der **Ventrikelseptumdefekt** ist mit 25–30 % aller angeborenen Herzfehler der häufigste. Insgesamt werden **Herzfehler** diagnostiziert bei:

- 0,5–0,8 % der Lebendgeborenen
- 3–4 % der Totgeburten
- 10–25 % der Fehlgeburten
- 2 % der Frühgeborenen (ausgenommen Ductus arteriosus Botalli)

Trotz aller Fortschritte in der Kinderherzchirurgie bleiben angeborenen Herzfehler die häufigste Todesursache bei Kindern mit angeborenen Fehlbildungen.

Zu **(A)**: Die **Fallot Tetralogie** wird bei 5–7 % der Kinder mit Herzfehlern diagnostiziert.

Zu **(B)**: Die **Aortenisthmusstenose** macht etwa 4–7 % der angeborenen Herzfehler aus.

Zu **(C)**: Einen **offenen AV-Kanal** vom Primum-Typ findet man bei bei etwa 10 % der Vorhofseptumdefekte (VSD). Die Vorhofseptumdefekte machen etwa 10 % der angeborenen Herzfehler aus.

Zu **(E)**: Bei 1–3 % der Kinder mit Herzfehlern wird ein **hypoplastisches Linksherz** festgestellt.

F91

Frage 11.19: Lösung E

Die Herzinsuffizienz im Säuglingsalter zeigt oft nur uncharakteristische Symptome wie Blässe, Trinkschwierigkeiten und Tachypnoe. Bei der Untersuchung findet man Tachykardie und Lebervergrößerung als Zeichen der Rechtsherzinsuffizienz und feuchte Rasselgeräusche als Zeichen der Linksherzinsuffizienz. Wie auch beim Erwachsenen sieht man im Röntgenbild des Thorax eine Herzvergrößerung. Im Gegensatz zum Erwachsenen sind periphere Ödeme und Halsvenenstauung meist nur gering ausgeprägt, dafür finden sich häufiger Lidödeme und Gewichtszunahme.

H97 F91

Frage 11.20: Lösung D

Der typische Auskultationsbefund beim persistierenden **Ductus arteriosus Botalli** ist ein kontinuierliches systolisch-diastolisches Maschinengeräusch mit Punctum maximum über dem 2. ICR links parasternal.

Zu **(2)**, **(3)** und **(4)**: Durch die Kurzschlussverbindung zwischen Aorta und A. pulmonalis kommt es aufgrund der Druckverhältnisse postnatal zu einem Links-Rechts-Shunt mit vermehrter Lungendurchblutung (Gefahr der pulmonalen Hypertonie) und linksventrikulärer Volumenbelastung. Mittels Rechtsherzkatheteruntersuchung kann ein Anstieg des Sauerstoffpartialdrucks in der A. pulmonalis gemessen werden und über die O_2-Differenz das Shuntvolumen errechnet werden.

Zu **(5)**: Wenn es erst einmal zu einer Shuntumkehr (Eisenmenger-Reaktion) gekommen ist, ist eine Operation sogar kontraindiziert, da es bei Shuntverschluss postoperativ zum Rechtsherzversagen kommen würde. Die baldige Operationsindikation ist bei niedriger Operationsletalität (insgesamt 1 %) wegen der Endokarditisgefahr gegeben.
(E) war mit 18 % häufigste Falschantwort.

H91

Frage 11.21: Lösung D

Bei der **orthostatischen Dysregulation** in der Präpubertät kommt es zu hypotonen Phasen bei längerem Stehen und dadurch zu Schwindel (dies war offensichtlich weniger bekannt, da viele die Falschantwort (C) wählten). Im sogenannten Schellong-Test (Stehversuch) steigt die Pulsfrequenz beim Wechsel vom Liegen ins Stehen, um einen Ausgleich für das in den Beinen versackte Blut zu schaffen, und der Blutdruck sinkt anfänglich, um sich nach wenigen Minuten dann zu normalisieren. Da die Anpassungsfähigkeit und -geschwindigkeit des Organismus in dieser Phase verringert ist, kommt es zu Beschwerden durch den vorübergehend zu niedrigen Blutdruck.

H00 !

Frage 11.22: Lösung A

Zu **(A)**: **Akzidentelle Herzgeräusche**, d. h. Herzgeräusche ohne klinische Bedeutung, sind fast immer systolisch, kurz und spindelförmig. Am häufigsten können sie über der Pulmonalis oder dem 3. ICR links und nur selten über der Herzspitze auskultiert werden.
Funktionelle Herzgeräusche hingegen treten bei Erkrankungen auf, die den Blutfluss beschleunigen wie Hyperthyreose, Anämie oder Fieber.
Zu **(B)**: Über der **Herzspitze** wäre z. B. ein Systolikum mit Fortleitung zur Axillarlinie bei einer Mitralinsuffizienz zu auskultieren.
Zu **(D)**: Ein Systolikum mit p. m. im 2.–3. ICR und **Fortleitung zum Rücken** sowie einer fixierten Spaltung des 2. Herztons kann Zeichen eines Vorhofseptumdefekts mit relativer Pulmonalstenose sein.
Zu **(E)**: Ein **tastbares Schwirren** ist typisch für den **Ventrikelseptumdefekt.**

F93

Frage 11.23: Lösung E

Beim **Ventrikelseptumdefekt** mit wirksamer Volumenbelastung muss gerade *vor* der Shunt-Umkehr operiert werden, weil sonst die pulmonale Hypertonie bereits fixiert ist und es damit zu irreversiblen Spätfolgen gekommen ist.
Siehe auch Tabelle 11.1.

H92

Frage 11.24: Lösung D

Bei der länger bestehenden (adulten) **Aortenisthmusstenose** kommt es durch die Druckbelastung zur **Links-,** nicht zur Rechtshypertrophie.
Siehe auch Tabelle 11.1.

F92

Frage 11.25: Lösung C

Die Schwierigkeit der Frage (nur 35 % richtige Antworten) besteht darin, dass es sich um die präduktale Form der Aortenisthmusstenose handelt, d.h. die Stenose liegt noch vor dem Ductus Botalli. Daraus lassen sich aber auch die beschriebenen Symptome erklären. Über den offen gebliebenen Ductus Botalli fließt sauerstoffarmes Blut in die dadurch zyanotische untere Körperhälfte (A). Dies führt zu einer schweren Rechtsherzbelastung und einer ausgeprägten Herzinsuffizienz bereits im Säuglingsalter (B). Die präduktale Aortenisthmusstenose ist mit 20 % sehr viel seltener als die postduktale (80 %), ohne Operation sterben 90 % der betroffenen Kinder bereits im ersten Lebensjahr.
Zu **(C)**: Rippenusuren finden sich typischerweise bei der postduktalen Aortenisthmusstenose, jedoch auch erst beim älteren Kind.

F92 !

Frage 11.26: Lösung D

Zu **(1)**: Bei der Transposition der großen Arterien entspringt die Aorta aus dem rechten Ventrikel, die Pulmonalarterie aus dem linken Ventrikel, sodass zwei getrennte Kreisläufe für venöses und arterielles Blut entstehen. Ohne weitere Fehlbildungen wie Vorhof- oder Ventrikelseptumdefekt oder offenen Ductus Botalli sind die Kinder nicht lebensfähig. Über diese Shuntverbindungen kann venöses Blut aus dem großen in den kleinen Kreislauf gelangen und dort oxygeniert werden und umgekehrt, sodass die Kinder bis zu einer Korrekturoperation überleben können.
Zu **(2)**: Der Canalis atrioventricularis communis (kompletter AV-Kanal) ist die schwerste Form des Vorhofseptumdefekts. Dabei kommt es infolge eines Endokardkissendefekts neben dem Septum-primum-Defekt auch zu einem Ventrikelseptumde-

fekt. Mitral- und Trikuspidalklappe bilden eine gemeinsame AV-Klappe. Wegen des überwiegenden Links-Rechts-Shunts finden sich zunächst keine Zyanose, erst nach Shuntumkehr infolge Eisenmenger-Reaktion kommt es zur Zyanose.
Zu (**3**): Beim Truncus arteriosus communis entspringt über einem hoch sitzenden Ventrikelseptumdefekt ein großes Gefäß, aus dem sowohl die Pulmonalarterien als auch die großen Arterien des Körperkreislaufs abgehen, was zu einer Mischung von arteriellen und venösem Blut führt.
Zu (**4**): Bei der Trikuspidalklappenatresie besteht keine Verbindung zwischen rechtem Vorhof und rechtem Ventrikel, das Blut muss über einen ASD in den linken Vorhof und Ventrikel fließen und gelangt von dort über einen zusätzlich vorhandenen VSD in den rechten Ventrikel und die Pulmonalgefäße. Dementsprechend finden sich als Symptome Zyanose, Linksherzbelastung und verminderte Lungendurchblutung.

H94

Frage 11.27: Lösung A

Die **paroxysmale supraventrikuläre Tachykardie** ist viel häufiger als die ventrikuläre und hat eine bessere Prognose.
Sie kann schon bei Säuglingen auftreten und zeigt im freien Intervall im EKG oft eine verkürzte PQ-Zeit und eine QRS-Verbreiterung durch eine Delta-Welle (Wolff-Parkinson-White-Syndrom; Ursache ist ein zusätzliches Leitungsbündel, das unter Umgehung des Aschoff-Tawara-Knotens die Erregung beschleunigt vom Vorhof zur Kammer überleitet).
Digitalis ist Mittel der Wahl und die Therapie wird bei Säuglingen prophylaktisch für 6 Monate fortgesetzt.

Fetale myokardiale Fibroelastose XI.2

Die Ursache der Fibroelastose, von der vor allem das linke Herz betroffen ist, bleibt unklar; intrauterine infektiöse Noxen oder konstitutionelle Faktoren sind in der Diskussion.
Das Endokard ist sehr stark verdickt und glänzt perlmuttähnlich. Manchmal sind auch naheliegende Klappen oder Papillarmuskeln mit betroffen. Häufig ist sie mit anderen schweren Herzfehlern kombiniert wie Aortenklappenstenose, Aortenisthmusstenose oder Anomalien der Koronarien. Klinisch zeigt sich eine zunehmende Herzinsuffizienz mit Unruhe, Ernährungsproblemen, Husten, Atemnot, Erbrechen und Zyanose. Radiologisch zeigt sich ein hypertrophiertes, kugeliges Herz mit Tachykardie; die Vergrößerung des linken Vorhofs im rechten schrägen Durchmesser weist man durch die Kontrastdarstellung des nach hinten verlagerten Ösophagus nach. Im EKG sieht man Linkshypertrophiezeichen mit extrem hoher R-Zacke in V5. Die Prognose ist schlecht, meist sterben die Kinder vor dem zweiten Lebensjahr, oft schon in den ersten 6 Monaten.

12 Erkrankungen der Atmungsorgane

F00 !

Frage 12.1: Lösung B

Heiserkeit ist am ehesten ein Symptom bei einer entzündlichen Kehlkopferkrankung mit Stridor beim Pseudokrupp.
Die häufigste Ursache für Heiserkeit sind „Schreiknötchen“ = Stimmlippenknötchen infolge funktioneller Überlastung.

Hustentypen XII.1

Lockerer, rasselnder Husten: häufigster Hustentyp, vor allem bei Bronchitis aufgrund von Schleimbewegungen.
Pharyngealer Husten: Hüsteln und Räuspern bei chronischer Pharyngitis, Reizung durch eine Eiter-Schleim-Straße in der hinteren Rachenwand verursacht.
Kupierter Husten: Der Hustenreiz wird wegen Atemnot oder Schmerzen (Pleura oder frische OP-Narben) unterdrückt.
Bitonaler Husten: bei Einengung der Trachea, z.B. durch Lymphknotenschwellungen.
Krampfhusten: stakkatoförmiger, anfallsartiger Husten mit juchzendem Inspirium am Schluss des Anfalls, vor allem bei Keuchhusten.
Krupphusten: heiserer, bellender, tonloser Husten bei stenosierender Laryngotracheitis, echter Krupp nur bei Diphtherie und Masern, sonst der etwas lautere Pseudokrupp.

H93

Frage 12.2: Lösung A

Die geschilderten Beschwerden der behinderten Nasenatmung, dadurch hervorgerufenes Schnarchen und Schleimstraße an der Rachenhinterwand

sind typisch für **vergrößerte Rachenmandeln (adenoide Vegetationen)** und stellen bei einer derartigen Ausprägung eine OP-Indikation dar.
Zu **(B)**: Als **allergische Rhinopathie** wird der „Heuschnupfen" bezeichnet, bei dem durch Kontakt mit Allergenen (Gräserpollen, Hausstaub, Tierhaare) Niesen und vermehrte Nasensekretion sowie behinderte Nasenatmung und Juckreiz ausgelöst wird – oft auch zusammen mit Symptomen der allergischen Bindehautentzündung (Konjunktivitis), Juckreiz, Augentränen.
Zwar kann die allergische Rhinitis wiederholte Erkältungen vortäuschen, jedoch ist die Nasenatmung nicht über Monate behindert und es besteht keine ständige Schleimstraße.
Nasenpolypen sind relativ seltene, gutartige Wucherungen in der Nase, die durch eine chronische Entzündung oder allergiebedingte Reizung ausgelöst werden.
Sie werden operativ abgetragen.
Zu **(D)**: Zur **Nasenseptumdeviation** passt die Schleimstraße an der Rachenhinterwand nicht, allenfalls im Extremfall ist die Nasenatmung stark behindert. Die Verbiegung der Nasenscheidewand sollte nur bei dauernder starker Behinderung nach Abschluss des Nasenwachstums operativ durch eine Septumplastik korrigiert werden.
Zu **(E)**: Die **Hyperplasie der Gaumenmandeln** ist für das Kindesalter charakteristisch und entspricht ihrer Bedeutung als immunologisches Abwehrorgan. In der Pubertät wird sie wieder kleiner.

H00 !

Frage 12.3: Lösung A

Zu **(A)**: Hier wird die typische Symptomatik von **adenoiden Vegetationen** (Hyperplasie der Rachenmandel) beschrieben:
- behinderte Nasenatmung
- Schnarchen
- Schleimstraße an der Rachenhinterwand

Eine Operation ist indiziert.
Zu **(B)**: Bei der **allergischen Rhinitis** ist zwar die Nasenatmung ebenfalls behindert, der Rachen ist jedoch frei, sodass es nicht zum Schnarchen kommt.
Zu **(C)**: Die **Sinusitis maxillaris** wird erst ab dem 4. Lebensjahr häufiger, da die Pneumatisation des Gesichtsschädels zuvor noch nicht abgeschlossen ist. Neben der Rhinitis mit behinderter Nasenatmung besteht ein Druckschmerz über den Kieferhöhlen und eine Eiterstraße an der Rachenhinterwand. Dies kann vor allem nachts zu Reizhusten, jedoch nicht zu Schnarchen führen, da der Rachenraum selbst frei ist.
Zu **(D)**: Als **Septumdeviation** bezeichnet man eine angeborene Verbiegung der Nasenscheidewand. Meist handelt es sich dabei um knorpelige Auswüchse am unteren Drittel der Scheidewand, die zur Behinderung der Nasenatmung und zur Reizung (chronische Rhinitis) führen können. Auch hierbei muss es nicht zum Schnarchen kommen, da der Rachenraum selbst frei durchgängig ist. Ist die Nasenatmung nicht ständig behindert, sollte eine Operation erst nach Abschluss des Nasenwachstums durchgeführt werden.
Zu **(E)**: Die **Hyperplasie der Gaumenmandel** ist im Kindesalter physiologisch!

F97

Frage 12.4: Lösung D

Adenoide Vegetationen nennt man die Hyperplasie der Rachenmandel – nicht der Gaumenmandel (2). Sie können zu einer chronischen Rhinitis, zu rezidivierenden Otitiden und zum Schnarchen führen. Die Kinder atmen typischerweise immer durch den Mund, die Schleimhäute trocknen dadurch leichter aus, weil die Nase die Luft nicht anfeuchtet. Bei rezidivierenden Infekten der Nasennebenhöhlen und behinderter Nasenatmung ist eine operative Entfernung der Rachenmandel indiziert. Siehe Lerntext XII.5.

H97

Frage 12.5: Lösung D

Es stimmt zwar, dass viele virale Infekte im Kleinkindalter zu einer **Rhinitis** führen, aber im Alter von zwei bis drei Jahren sind noch nicht alle Nasennebenhöhlen belüftet, sondern erst die Kieferhöhlen und Siebbeinzellen. Bei akuten Siebbeinhöhleninfektion kann es zur ödematosen Schwellung der Augenlider kommen und mit einer Orbitalphlegmone verwechselt werden.

F98

Frage 12.6: Lösung C

Zu **(3)**: Zu einer Dämpfung des Klopfschalles kommt es z.B. bei einem Pleuraerguss.

F98 !

Frage 12.7: Lösung B

Bei der **allergischen Alveolitis** hilft außer Allergenkarenz nur die hochdosierte Gabe von Corticoiden.
Eine antibiotische Therapie oder die Gabe von nichtsteroidalen Antiphlogistika ist sinnlos.

H98

Frage 12.8: Lösung C

Schwere Atemnot und maximale Überblähung der Lungen sind charakteristisch für die **Bronchiolitis.**
Zu (**A**): Am häufigsten erkranken Säuglinge an der **Bronchiolitis obliterans.**
Zu (**B**): RS-Viren sind die häufigsten Verursacher der Bronchiolitis.
Zu (**D**): Schnupfen und Husten gehören zwar zu den Symptomen, aber der Husten ist nicht pertussiform (= keuchhustenartig). Man hört neben Giemen und Brummen feinblasige Atemgeräusche.
Zu (**E**): Da Viren und nicht Bakterien die Erreger sind, ist eine Therapie mit Antibiotika wie Chinolonen sinnlos. Diese sind sowieso wegen möglicher Knorpelschäden und anderer Nebenwirkungen im Kindesalter kontraindiziert.
Die Therapie besteht in Ruhe, Sauerstoffgabe, Anfeuchtung der Atemluft; Antibiotika nur bei bakterieller Superinfektion.
Zusätzlich werden Bronchodilatoren (Beta-2-Mimetika) und Epinephrin (schleimhautabschwellend) gegeben.

F00 !

Frage 12.9: Lösung B

Der bellende Husten (Krupphusten) ist das Leitsymptom der **subglottischen stenosierenden Laryngitis** (oder Pseudokrupp). Ursprünglich kam der Begriff Krupp von der Kehlkopfdiphterie.
Die Larnyngitis wird am häufigsten durch Parainfluenzaeviren und Echo-11-Viren verursacht. Dementsprechend bleibt nur die symptomatische Behandlung: Befeuchten der Einatemluft, in kühlem Raum lagern, bei deutlicher Atembehinderung rektal Kortikoide (30–100mg). Falls sich die Situation weiter verschlechtert, kann in der Klinik die Inhalation von vernebeltem Epinephrin zum Abschwellen versucht werden vor einer eventuell notwendig werdenden Intubation.
Zu (**A**): Das **humane Herpesvirus Typ 6** löst häufig das Dreitagefieber aus.
Zu (**D**): Die Kinder erkranken meist innerhalb der ersten beiden Lebensjahre, aber nicht mit Schwerpunkt im ersten Lebenshalbjahr, weil bei gestillten Kindern die diesbezügliche Abwehr noch besser ist, da auch Immunglobuline über die **Muttermilch** aufgenommen werden.

F00 !

Frage 12.10: Lösung C

Da der Erreger der **akuten Epiglottitis**, die meist nach dem 2. Geburtstag auftritt, Haemophilus influenzae ist, kann durch die HIB (=Haemophilus influenzae-B-Impfung) der Erkrankung vorgebeugt werden, ebenso wie der entsprechenden Meningitis, die die Ursache für die Einführung der Impfung war.
Zu (**E**): **Aciclovir** ist indiziert bei der schweren Herpesenzephalitis und zur Prophylaxe bei Immunsuppression nach Organtransplantation. Es wird dann als Infusion gegeben. Ein Spray von Aciclovir gibt es bisher nicht, sondern nur Infusionslösungen, Tabletten, Cremes und Augensalben.

H98 !

Frage 12.11: Lösung D

Da die **subglottische Laryngotracheitis** durch Parainfluenzaviren hervorgerufen wird, gegen die es keine Impfmöglichkeit gibt, kann sie auch nicht mit einer Impfung verhindert werden.
Mit der Impfung gegen Hämophilus B, die man wegen der Gefährdung einer Meningitis empfiehlt, wird gleichzeitig die **akute Epiglottitis** verhütet, eine bakteriell bedingte Erkrankung, die häufig eine Intubation erfordert.

F99 !

Frage 12.12: Lösung A

Die Symptomatik spricht für eine **Fremdkörperaspiration,** die zu einer Verlegung des rechten Hauptbronchus mit Ventilmechanismus geführt hat. Das heißt, bei der Einatmung geht noch etwas Luft in die Lunge hinein, bei der Ausatmung aber nicht mehr vollständig heraus, was eine Überblähung und somit hypersonorem Klopfschall und Zwerchfelltiefstand sowie Verlagerung des Herzens nach links verursacht.
Kleinkinder sind durch Fremdkörperaspiration oft von Erdnüssen, Apfelstücken und Spielzeugteilen besonders gefährdet, da sie meist noch vieles mit dem Mund erforschen. Ein länger in der Lunge verbleibender Fremdkörper kann zur chronischen Pneumonie führen.
Zu (**B**): Ein **Spontanpneumothorax** weist folgende Symptome auf:

1. akut auftretender Schmerz
2. trockener Husten, Atemnot und eventuell Zyanose
3. hypersonorer Klopfschall
4. leises bis aufgehobenes Atemgeräusch
5. bei einem ausgedehnten Pneumothorax Ver-

lagerung des Mediastinums nach der vom Pneumothorax betroffenen Seite (im Gegensatz zur Frage) – allerdings nicht beim Spannungspneumothorax, bei diesem wird das Mediastinum auf die Gegenseite verlagert
6. abgeflachtes Zwerchfell
7. Im Röntgenbild: Vergrößerung des Hemithorax auf der betroffenen Seite
8. Im Röntgenbild: entweder Mantelpneumothorax oder Totalkollaps der betroffenen Lunge

Gehäuft ist der Spontanpneumothorax beim Marfan-Syndrom und beim Mitralklappenprolaps sowie familiär.

Zu **(C)**: Im akuten **Asthmaanfall** kann es ebenfalls zu einer Überblähung kommen und ein Giemen auskultierbar werden. Die Überblähung ist jedoch in der Regel beidseitig und meist gibt es eine Vorgeschichte wie allergische Erkrankungen in der Familie oder Auslösung des Asthmas durch Infekte.

Zu **(D)**: Die akute **stenosierende Laryngitis** wird viral ausgelöst. Unter Infektzeichen wie Fieber, rauher Husten tritt ein Stridor auf. Man spricht auch von **Infektkrupp.**

Zu **(E)**: Die **Bronchiolitis** betrifft meist die ersten beiden Lebensjahre. Nach einem Infekt kommt es zu Fieber, Tachypnoe, „Nasenflügeln", in- und exspiratorischer Dyspnoe, Hustenattacken und zuletzt Zyanose. Zu auskultieren sind zu Beginn der Einatmung feinblasige klingende Rasselgeräusche sowie exspiratorisches Giemen. Der Klopfschall ist hypersonor. Die Blutsenkung und das C-reaktive Protein (= CRP) ist erhöht, das Differenzialblutbild kann verändert sein. Da es sich meist um Infekte durch RS-Viren handelt, muss es jedoch nicht zu einer Leukozytose kommen.

F96

Frage 12.13: Lösung A

Der bellende Husten ist für die viral ausgelöste subglottische stenosierende Laryngotracheitis typisch, nicht für die Epiglottitis.

F96

Frage 12.14: Lösung D

Bei einem **Asthmaanfall** gehört zur notwendigen Mukolyse (C) auch und gerade die ausreichende Flüssigkeitszufuhr, sodass eine Einschränkung derselben kontraindiziert wäre.

F96

Frage 12.15: Lösung D

Zu **(1)**: Bei der **allergischen Alveolitis** besteht eine allergische Reaktion vom Typ III.
4–8 Stunden nach Allergenkontakt kommt es zu Kurzatmigkeit, Husten, eventuell Fieber sowie allgemeinem Unwohlsein.
Der Nachweis gelingt durch Anamnese, allergische präzipitierende Antikörper und eventuell eine (nur unter klinischen Bedingungen erlaubten) Provokation.
Häufige Antikörper sind die Proteine von Vögeln (Wellensittiche, Papageien, Tauben – daher auch Vogelhalterlunge) und thermophile Pilzsporen (Farmerlunge – auch durch Aktinomyceten).

Zu **(4)**: Eine Desensibilisierung ist nicht möglich, der Versuch kontraindiziert und lebensgefährlich. Nur eine absolute Allergenkarenz kann zur Rückbildung der interstitiellen Zeichnungsvermehrung mit der gefürchteten Folge der Lungenfibrose (verminderte Lebenserwartung und -qualität) führen sowie im akuten Stadium die hochdosierte Cortisontherapie.

F96

Frage 12.16: Lösung A

Die **Respiratory syncytial-Viren** (RS-Viren) sind die häufigsten Verursacher (80 %) der **akuten Bronchiolitis** des Säuglings, danach folgen Parainfluenzaviren, Adenoviren, Rhinoviren und eher selten Mykoplasmen.
Der Beginn ist oft sehr plötzlich. Innerhalb von ein bis zwei Tagen entwickeln sich Atemnot, massive Überblähung, Giemen, Brummen und feinblasige Rasselgeräusche.
Als seltene Komplikation kann ein Pneumothorax auftreten.
Diese Frage haben fast alle richtig beantwortet.

Zu **(B)**: **Mykoplasma pneumoniae** ist ein auf Antibiotika (Makrolide wie z.B. Erythromycin, Clarithromycin) empfindlicher Erreger, der keine Zellwand besitzt und bei Schulkindern für etwa ein Fünftel aller Pneumonien verantwortlich ist, oft begleitet von einer Otitis.
Typisch ist eine interstitielle Zeichnungsvermehrung, oft beidseitige hilifugale Infiltrationen, häufig Blutsenkungserhöhung, Linksverschiebung und positive Kälteagglutinine.

Zu **(C)**: Bei Viruspneumonien wie durch **Influenza A- oder B-Viren** findet man meist normale Leukozytenzahlen und eine relative Lymphozytose. Die Diagnose kann serologisch gestellt werden oder durch Nachweis im Nasopharyngealsekret. Auch

kommen schwere, zerstörende, hämorrhagische Entzündungen im Bereich der kleinen Bronchien vor, die die Flimmerepithelien bleibend zerstören können.
Zu (**D**): Parainfluenzaviren verursachen oft eine Laryngotracheitis, können aber auch (Typ 3) ähnlich wie die RS-Viren zu einer Bronchiolitis führen. Der Nachweis erfolgt aus dem Antigennachweis im Nasopharyngealsekret.
Zu (**E**): **Chlamydien** können eine Pneumonie bei Neugeborenen (Chlamydia **trachomatis**) verursachen. Sie sind intrazelluläre Erreger, die auch Bindehautentzündungen, das Lymphogranuloma inguinale und entzündliche Erkrankungen des Urogenitaltraktes bewirken. Pneumonien durch Chlamydia **psittaci** nennt man Ornithosen.
Ornithosen sind meldepflichtig. Reservoir für die Erreger sind die meist gesund erscheinenden Papageien, Wellensittiche, aber auch Hühner, Enten, Puten, Möwen.
Therapie der Wahl ist Erythromycin.

F88

Frage 12.17: Lösung D

Beim juvenilen **Nasenrachenfibrom** handelt es sich um einen gutartigen gefäßreichen Tumor, ein sogenanntes Angiofibrom, der gehäuft bei männlichen Jugendlichen nach dem 10. Lebensjahr auftritt. Symptome sind Behinderung der Nasenatmung, Nasenbluten und Kopfschmerzen. Wegen der erheblichen Blutungsneigung und der verlegten Nasenatmung kann man die spontane Rückbildungstendenz des Tumors meist nicht abwarten, sondern muss den Tumor operativ entfernen. Bis zum 25. Lebensjahr kann es noch zu Rezidiven kommen.

H97

Frage 12.18: Lösung C

Bei der **exogen-allergischen Alveolitis** der Kinder steht die Verursachung durch Vogelantigene, wie Wellensittich- oder Papageienproteine, im Vordergrund; in der Landwirtschaft kommt u.a. auch verschimmeltes Heu in Frage.
Der Röntgenbefund zeigt eine akute oder chronische Entzündung, die in eine Fibrosierung übergeht.
Zu (**3**): Lobäre oder segmentale Infiltrate sind dagegen eher für die Pneumonie charakteristisch.
Zu (4): Als Therapie steht die Allergenkarenz im Vordergrund und die hochdosierte Cortisontherapie (5 mg/kg KG) bis zum Abklingen der Akutsymptomatik von Fieber, Belastungsatemnot und Husten.

H00

Frage 12.19: Lösung C

In der Lungenfunktion zeigt sich bei der **exogen-allergischen Alveolitis** eine **restriktive Ventilationsstörung**. Gleichzeitig kann die Diffusionskapazität eingeschränkt sein und die Blutgasanalyse unter Belastung eine Hypoxie zeigen.

H95

Frage 12.20: Lösung C

Die Bestimmung der Schweißelektrolyte ist nur diagnostisch für die **Mukoviszidose** einsetzbar, dabei wird der Schweißtest verwendet.
Wenn der Natrium- oder Chloridgehalt über 70 mval/l liegt, ist die Diagnose sicher, bei Werten unter 40 mval/l unwahrscheinlich.
Zu (**A**): Bei der **Lungentuberkulose** leiden die Betroffenen zwar häufig an Nachtschweiß, dabei ist jedoch nur die Quantität, nicht die Zusammensetzung des Schweißes verändert.
Bei Verdacht auf Tuberkulose sollte zunächst ein Tine-Test auf der Haut durchgeführt und bei positivem Ausfall (bei nicht BCG-geimpften Kindern) ein Röntgenbild der Lunge angefertigt werden.
Zu (**B**): Die **Mukopolysaccharidosen** – nicht zu verwechseln mit der Mukoviszidose! – sind vererbte Speicherkrankheiten, bei denen komplizierte Kohlenhydrate nicht abgebaut werden und deren Einlagerungen – je nach Subtyp – zu Hepatomegalie, Splenomegalie, Hornhauttrübung, geistiger Retardierung, Dysostosis multiplex u.a. führen können. Auch im Herzen werden die Mukopolysaccharide eingelagert, ebenfalls kommt es vermehrt zu pulmonalen Infekten. Der Schweiß ist nicht verändert.
Zu (**D**): Die **Zöliakie** wird durch eine Unverträglichkeit des Glutens, eines Klebereiweißes verschiedener Getreidesorten, verursacht und führt zur chronischen Malabsorption und Veränderung der Dünndarmschleimhaut, die sich unter glutenfreier Nahrung zurückbildet und nach erneuter Glutenbelastung wieder auftritt.
Der Schweiß ist nicht verändert. Die Diagnose wird durch Dünndarmbiopsie gestellt.
Zu (**E**): Das **adrenogenitale Salzverlustsyndrom** ist eine Nebenniereninsuffizienz, bei der die Cortisolbiosynthese und die Aldosteronsynthese gestört sind.
Bei dem einfachen AGS ohne Salzverlust ist nur die Cortisolsynthese gestört.
Aufgrund der zu niedrigen Cortisolspiegel wird Cortison-Releasing-Hormon (CRH) und ACTH vermehrt ausgeschüttet, was wiederum zur Nebennie-

renhypertrophie und zur erhöhten Ausschüttung von Androgenen führt.
Bei Mädchen kommt es deshalb zur Vermännlichung.
Der Aldosteronmangel verursacht eine Hyperkaliämie, eine Hyponatriämie und eine Hypochlorämie. Es kommt zu Erbrechen und Gewichtsabnahme. Die Elektrolytentgleisung (im Blut, nicht im Schweiß) lässt die Kinder ohne Therapie meist bis Ende des ersten Lebensmonats sterben.

H00 !!

Frage 12.21: Lösung E

Siehe Lerntext XII.2.
Die Aussage war früher richtig. Zum Glück werden **Mukoviszidose**-Patienten heute dank optimaler Therapie in der Regel älter als 18 Jahre, einige haben sogar die 50 erreicht. Das mediane kumulative Überlebensalter beträgt 30 Jahre. Die verbesserte Prognose wird durch intensivierte antibiotische und physiotherapeutische Therapie erreicht. Die Lungentransplantation bietet in weit fortgeschrittenen Fällen eine weitere Chance.

H96

Frage 12.22: Lösung D

Beschrieben wird die durch Haemophilus influenzae hervorgerufene **akute Epiglottitis.**
Differenzialdiagnostisch ist die viral ausgelöste Laryngotracheitis abzugrenzen. Dabei fehlen jedoch der Speichelfluss sowie Schluckbeschwerden. Außerdem husten Kinder mit akuter Laryngotracheitis typisch bellend.
Auch erkranken bei der stenosierende Laryngotracheitis meist Kinder unter zwei Jahren. Die akute Epiglottitis ist lebensbedrohlich, oft muss intubiert werden. Daher ist die sofortige Einweisung in die vorinformierte Kinderklinik im Notarztwagen die einzig richtige Entscheidung. Die Kinder müssen sitzen wegen der Atemnot, da hierbei durch die Atemhilfsmuskulatur (Interkostalmuskeln) die Atmung verbessert wird.

H96

Frage 12.23: Lösung E

Bei der **Fremdkörperaspiration** ist akut kein Fieber zu erwarten. Meist haben die Kinder Hustenreiz, in- und exspiratorischen Stridor. Falls der Fremdkörper nicht gleich entdeckt und entfernt wird, kann es sekundär zu Pneumonien, Bronchiektasen und Atelektasen kommen. Die **Bronchiolitis** ist eine Erkrankung der kleinsten Bronchien und Bronchiolen, die überwiegend im Säuglingsalter vorkommt. Symptome sind plötzlich einsetzender Schnupfen und Husten ohne wesentliches Fieber. Es kommt bei Überblähung der Lunge zu starker Atemnot. Man hört feinblasige Rasselgeräusche über der Lunge neben Giemen und Brummen.
Ein **viraler Infekt** der oberen Luftwege führt zwar zu Husten und Halsschmerzen, aber nur selten zur Atemnot.

H95

Frage 12.24: Lösung E

Aufgrund der Zeichen der respiratorischen Insuffizienz, Zyanose durch Sauerstoffmangel, erhöhte Atemfrequenz und Atemarbeit (inspiratorische Einziehungen), die das Kind auf Dauer nicht leisten kann, muss zwingend die Intubation und Beatmung erfolgen zur Sicherstellung einer ausreichenden Oxygenierung.
Dieser Zustand kann entweder durch die Epiglottitis (häufiger, meist älter als zwei Jahre, bakteriell verursacht) oder die stenosierende Laryngotracheitis (Kinder meist unter zwei Jahren, viral verursacht) hervorgerufen werden.
Zu **(A)**: Durch Paracetamol rektal kann nur das Fieber gesenkt sowie die Schmerzen bekämpft werden. Eine rektale Verabreichung ist im allgemeinen in der Notfallmedizin nicht angezeigt, da sie zu langsam und unsicher in der Resorption ist.
Zu **(B)**: Durch Prednison (Cortison) i.v. kann man ein Abschwellen der Schleimhäute und Bekämpfung der Entzündung erreichen, jedoch ist dies bei der beschriebenen akuten respiratorischen Insuffizienz nicht allein ausreichend, jedoch zur Unterstützung indiziert.
Zu **(C)**: Diazepam i.v. wirkt sedierend und ist bei der geschilderten Situation nur bei gleichzeitiger Beatmung erlaubt, da es auch atemdepressiv wirkt und die Zyanose bereits die nicht ausreichende Sauerstoffversorgung trotz erhöhter Atemarbeit zeigt.
Zu **(D)**: Sauerstoffmaske und beruhigendes Zureden wäre in einem früheren Stadium der Erkrankung vielleicht noch ausreichend, aber die erhöhte Atemarbeit und die persistierende Zyanose führen zwangsläufig zur Erschöpfung, wie der bereits vorhandene Sopor (Stadium des schlafähnlichen Zustandes, aus dem man nur noch durch Schmerzreize erweckt werden kann) zeigt. In so einem Zustand ist das Kind für Zureden nicht mehr zugänglich.
Hier bleibt nur noch die Intubation, damit das Kind wieder ausreichend Sauerstoff erhält und sich erholen kann.

H97

Frage 12.25: Lösung B

Die Diagnose der **Mukoviszidose** ist am zuverlässigsten durch den Schweißtest zu stellen, der den erhöhten Natriumchloridgehalt im Schweiß nachweist. Die autosomal rezessiv vererbte Störung ist auf dem Chromosom 7 lokalisiert. Mehr als 500 unterschiedliche Mutationen sind inzwischen identifiziert. Eine pränatale Diagnose ist möglich. Derzeit gibt es auch verschiedene Ansätze der Gentherapie, die aber noch nicht optimal sind bezüglich langfristiger Wirksamkeit und Verträglichkeit.

Zu **(A)**: Die Zottenatrophie des Dünndarmes ist charakteristisch für die **Zöliakie,** eine Glutenunverträglichkeit. Gluten ist das Klebereiweiß des Getreides, das in Weizen, Roggen, Hafer und Gerste enthalten ist – nicht aber in Hirse, Mais und Reis. Die Zöliakie führt zur chronischen Malabsorption.

Zu **(C)**: Mit der **Chymotrypsin**bestimmung im Stuhl kann man nur allgemeine Hinweise auf eine **exogene Pankreasinsuffizienz** erhalten ohne die zugrundeliegende Störung genauer differenzieren zu können. Normal sind 6,6 ± 4 mg/kg 3 Tage.

Ursachen können sein:

primär: zystische Fibrose, isolierte Enzymdefekte (Lipase, Trypsinogen, Amylase, Co-Lipase), Shwachman-Diamond-Syndrom;

sekundär: angeborene Röteln, Pankreatitis, Malnutrition, Speicherkrankheiten (M. Wilson, Hämochromatose etc.), Tumore, Zustand nach Resektion;

vorübergehend: durch Früh- oder Mangelgeburt;

Zu **(D)**: Bei etwa zehn Prozent der Mukoviszidose-Kinder kommt es zu einem **Mekoniumileus** aufgrund der erhöhten Viskosität des Stuhls. Es gibt auch einen Test, mit dem man den erhöhten Albumingehalt feststellen kann, dieser ist aber bei weitem nicht so sicher und pathognomonisch wie der Schweißtest.

Zu **(E)**: Beim **Trypsinogen-Mangel** sind die Stühle faulig stinkend und dünn. Im Serum kann der Enzym-Mangel nachgewiesen werden.

Mukoviszidose **XII.2**

Die Mukoviszidose ist die häufigste autosomal rezessiv vererbte Stoffwechselstörung. 1985 wurde der verantwortliche Genort für die zystische Fibrose auf dem langen Arm des Chromosoms Nr. 7 lokalisiert. Dadurch können heute in 90 % der Familien mit bereits einem Mukoviszidosekranken Zweiterkrankungen pränatal an Chorionbiopsien nachgewiesen werden (in der 8.–10. Schwangerschaftswoche).

In 70 % der Fälle fehlt nur eine Aminosäure, nämlich ein Phenylalanin in Position 508 des Proteins, weshalb die Mutation Δ F 508 genannt wird.

Durch einen Enzymdefekt wird der Schleim der exokrinen Drüsen zu zäh (Pankreas, Lunge). Die mukoziliäre Clearance ist daher vermindert. Der Schweißtest weist bei Kindern den erhöhten Chloridgehalt im Schweiß nach.

Um das Ausmaß einer begleitenden **Pankreasinsuffizienz** zu erfassen, werden die Pankreasenzyme im Serum und Stuhl bestimmt. Durch Gabe von Pankreasenzymen und Unterstützung mit hochkalorischer Kost versucht man die dadurch verursachte Gedeihstörung positiv zu beeinflussen.

Die Komplikationen von seiten der Lunge bestimmen die Prognose:

- Rezidivierende Infektionen, z.B. mit Pseudomonas aeruginosa
- Lobäre Atelektase (häufig bei Säuglingen, hohe Letalität)
- Massive Hämoptoe (Blutung aus einer arrodierten Pulmonalarterie)
- Bronchiale Hyperreaktivität (Entwicklung eines Asthmas, allergische Reaktionen auf Aspergillus fumigatus)
- Pneumothorax (in 3–5 % der Fälle – frühzeitige Pleurodese = Verklebung der Pleurablätter, operative Sanierung empfohlen)
- Pulmonale Hypertonie und Cor pulmonale.

Wichtige therapeutische Konzepte sind:

- Intensive Physiotherapie (Klopfdrainage, Lagerungstherapie u.a. zur Entfernung des zähen Schleims, der einen idealen Nährboden für Bakterien bildet)
- intensive Inhalationstherapie
- Frühzeitige antibiotische Behandlung
- Sauerstoffheimtherapie (falls unter optimaler Therapie der Sauerstoffpartialdruck in Ruhe mehrfach unter 70 Torr gemessen wird, z.T. noch umstritten)
- In präterminalen Fällen kann eine Herz-Lungentransplantation versucht werden.

Dabei ist von den Komplikationen die Pseudomonasinfektion sicher die bedeutendste. Deshalb wird oft auch prophylaktische antibiotische Therapie empfohlen.

Heute erreichen die meisten Patienten das junge Erwachsenenalter. Daher weiß man auch, dass die meisten männlichen Patienten steril sind.

F97

Frage 12.26: Lösung A

Zu **(2)**: Antitussiva sind kontraindiziert bei der **Mukoviszidose,** bei der es entscheidend ist, den zähen Schleim abzuhusten. Man gibt daher schleimlösende Substanzen wie Acetylcystein, Ambroxol. Zusätzlich wird mit physiologischer NaCl-Lösung inhaliert und durch Klopfmassage, Autodrainagelagerung und Physiotherapie versucht, den Schleim so gut wie möglich zu entfernen.
Zu **(4)**: Eine **Dünndarmbiopsie** zur Diagnosesicherung ist bei der Zöliakie, nicht der Mukoviszidose erforderlich.
Die Mukoviszidose wird durch den erhöhten NaCl-Gehalt im Schweiß durch den **Schweißtest** gestellt (mehr als 70 mval/l NaCl im Schweiß ist beweisend, Werte zwischen 40 und 70 mval/l verdächtig).
Heute kann man auch den genetischen Defekt auf dem langen Arm des Chromosoms 7 nachweisen. Es gibt unterschiedliche Punktmutationen.
Als Screeningtest gab es den **Mekoniumtest** auf Albumin, dessen Konzentration bei homozygot Mukoviszidosekranken im Mekonium erhöht ist. Allerdings wurden 10–15 % der Erkrankten mit diesem Test nicht erkannt. Eine pränatale Diagnostik ist möglich.

F90

Frage 12.27: Lösung D

Auf dem Röntgenbild sieht man einen **Pneumothorax** links, erkennbar daran, dass sich die Lungengefäßzeichnung nicht bis in die Peripherie verfolgen lässt. Außerdem sieht man die Pleura visceralis als feine Begrenzungslinie. Zu dem Röntgenbild passt die für einen Spontanpneumothorax typische Anamnese. Man findet bei der Untersuchung einen normalen Klopfschall rechts und einen hypersonorem Klopfschall links, verbunden mit einer verminderten Atemverschieblichkeit. Ein abgeschwächter Klopfschall ist z.B. bei einem Pleuraerguss zu erwarten.

F90

Frage 12.28: Lösung C

Auf der betroffenen Seite ist bei einem Pneumothorax das Atemgeräusch abgeschwächt bis aufgehoben, während man auf der gesunden Seite ein normales Atemgeräusch findet. Bronchialatmen hört man bei einer pneumatischen Infiltration; Giemen, Pfeifen und Brummen sind für einen Asthmaanfall typisch.

F91

Frage 12.29: Lösung A

Bei der subglottischen Laryngitis handelt es sich um eine Virusinfektion; häufigste Erreger sind Parainfluenzaviren.

F91

Frage 12.30: Lösung C

Im Gegensatz zur subglottischen Laryngitis verläuft die akute Epiglottitis sehr viel dramatischer und macht häufiger eine Intubation erforderlich.
Zu **(B)**: Ein verlängertes Exspirium findet sich beim Asthma bronchiale; Laryngitis und Epiglottitis können einen inspiratorischen Stridor bedingen.
Zu **(D)**: Die subglottische Laryngitis tritt gehäuft im Alter von 1/2 bis 3 Jahren auf.
Zu **(E)**: Die Mukoviszidose prädisponiert aufgrund des zähen Sekrets zu häufigen Bronchitiden und zur Bildung von Bronchiektasen.

H91

Frage 12.31: Lösung D

Viele haben die Falschantwort (E) gewählt. Heiserkeit gehört jedoch nicht zu den Symptomen der **akuten Epiglottitis,** sondern zur Laryngotracheobronchitis (Pseudokrupp).

H91

Frage 12.32: Lösung B

Nicht psychische Konflikte, durch die das **Asthma bronchiale** allerdings häufig verstärkt werden kann, sondern Allergene sind in etwa 70 % der Fälle ätiologischer Faktor.
Besonders im Kleinkindalter werden die Asthmaanfälle durch Infekte – meist Virusinfekte – ausgelöst, da Infekte die Reagibilität der Bronchialschleimhaut erhöhen. Daher empfiehlt sich bei bakteriellen Infekten eine frühzeitige Antibiotikagabe – ansonsten eventuell prophylaktische Gabe eines inhalativen Corticoids.
Siehe auch Lerntext XII.3.
Zu **(4)**: Bei etwa 50 % der Kinder verschwindet das Asthma mit der Pubertät.

Asthma bronchiale XII.3

Ätiologie: Das Asthma bronchiale gehört wie die allergische Rhinitis und die Neurodermitis zum Formenkreis der atopischen Erkrankungen

(70 % der erkrankten Kinder weisen eine allergische Diathese auf).
Häufige Allergene sind Hausstaub und Pollen. In über der Hälfte der Fälle können Asthmaanfälle durch psychische Faktoren ausgelöst und verstärkt werden.
Symptomatik: Akuter Asthmaanfall mit Atemnot, verlängertem Exspirium und Einsatz der Atemhilfsmuskulatur aufgrund spastisch verengter Bronchiolen.
Zusätzlich finden sich Angstgefühl, Tachykardie, Schweißausbruch, thorakale Einziehungen, Husten und über den Lungen ein hypersonorer Klopfschall (alveoläres Emphysem) mit auskultatorisch Pfeifen, Giemen, Brummen.
Bei allergisch bedingtem Asthma bronchiale können im RAST-Test (Radio-Allergo-Sorbent-Test) spezifische IgE-Antikörper nachgewiesen werden.
Therapie: Im akuten Anfall gibt man β-Sympathikomimetika (z.B. Fenoterol, Salbutamol oder Terbutalin) und Aminophylline. In schweren Fällen Corticosteroide, Sauerstoffgabe, Azidoseausgleich.
Anfallsprophylaxe: Allergenkarenz bzw. möglichst frühzeitige Hyposensibilisierung, Sekretolytika, Dinatrium-Chromoglykat (Intal), das die Histaminfreisetzung aus den Mastzellen hemmt und inhalative Corticosteroide. Außerdem Atemtherapie.

F97

Frage 12.33: Lösung E

Betablocker sind nicht nur beim Asthma bronchiale des Kindes, sondern auch beim Asthma bronchiale des Erwachsenen kontraindiziert, da sie schwere Asthmaanfälle auslösen können. Bereits die Gabe eines Betablocker-Augentropfens kann einen Asthmaanfall auslösen. Beim Asthma bronchiale gibt man akut zur Bronchialerweiterung u.a. Beta-2-Mimetika per inhalationem.

Berufsberatung Jugendlicher mit Atemwegserkrankungen XII.4

Folgende respiratorische Erkrankungen sollten bei der Berufswahl berücksichtigt werden, natürlich entsprechend ihres Schweregrades: Rhinitis, Sinusitis, obstruktive bronchiale Erkrankungen, Erkrankungen des Lungenparenchyms.
Auch eine Atopieneigung sollte kritisch gewertet werden für Berufe, bei denen eine wesentliche Allergenexposition vorkommt, wie z.B. Bäcker.
Folgende Berufe sind Beispiele, die bei Vorliegen einer chronischen Erkrankung der Atemwege nicht zu empfehlen sind:
A = Exposition gegenüber Allergenen
T = Exposition gegenüber toxisch-chemischen Substanzen

- Mehlverarbeitende Berufe: z.B. Bäcker, Konditor, Lagerarbeiter in Mehlsilos, Koch, Müller (A, T)
- Tischler oder andere holzverarbeitende Berufe (A, T)
- Berufe mit engem Tierkontakt: z.B. Tierarzt, Tierpfleger, Pferdewirt, Schlachter, Vogelzüchter, Zoohändler, Fischverarbeiter, Pharmazeut im Umgang mit Laboratorien, Jäger, Aquariumshändler (Fischfutter!) (A, T)
- Kürschner, Pelznäher, Zuschneider (A, T)
- Gärtner, Florist, Landwirt, Forstwirt (A, T)
- Futtermittelarbeiter (A, T)
- Lackierer(T)
- Chemotechniker, Zahntechniker (T, A)
- Friseur, Kosmetiker/in (T, A)
- Dekorateur, Raumausstatter (T, A)
- Polsterer (T, A)
- Schuhfabrikarbeiter (T, A)
- Desinfektor (T, A)
- Müllwerker, Kanalarbeiter (T, A)
- Maurer (T, A)
- bergmännische Berufe in Untertagearbeit, Tiefbauarbeiter (T, A)
- Industriearbeiter im Umgang mit allergen (z.B. Enzyme in der Waschmittelproduktion) oder chemisch-irritativ wirkenden Substanzen (z.B. Säuren, Laugendämpfe) (T, A)

Gegebenenfalls ist eine **Berufserprobung,** z.B. im Rahmen eines Berufsvorbereitungsjahres oder eines Grundausbildungslehrganges (vom Arbeitsamt angeboten), zu erwägen.
Am ehesten sind *Büroberufe,* z.B. im kaufmännischen oder EDV-Bereich, *pädagogische* oder *soziale* Berufe wie Logopäde, Musiktherapeut und handwerkliche Berufe im *emissionsarmen* Bereich wie Optiker, Feinmechaniker, Uhrmacher usw. zu empfehlen.
Immer sollte jedoch eine Einzelfallentscheidung nach individuellen Gesichtspunkten und Kriterien unter Abwägung aller möglicher Risiken getroffen werden.

H91

Frage 12.34: Lösung A

Die plötzlich einsetzende Atemnot muss in Verbindung mit dem Hustenreiz gerade bei einem Kleinkind, das noch alles, was es findet (besonders gern Erdnüsse), in den Mund steckt, an eine **Fremdkörperaspiration** denken lassen. Das Giemen ist ein Zeichen der Behinderung der Ausatmung, wie sie auch im verlängerten Exspirium zum Ausdruck kommt und die zu einer Überblähung der Lunge führt (und dadurch zum Zwerchfelltiefstand rechts).
Zu (**B**): Gegen einen Spontanpneumothorax, der radiologisch bei dieser Symptomatik immer ausgeschlossen werden muss, spricht das Röntgenbild. Beim Pneumothorax sind die Pleuraränder und der Kernschatten der zusammengefallenen Lunge erkennbar.

H90

Frage 12.35: Lösung D

Weicher Kehlkopf und Kehldeckel sind die häufigsten (harmlosen) Ursachen für den **inspiratorischen Stridor** des Neugeborenen. Mit 1–2 Jahren ist die sog. Laryngomalazie ausgewachsen. Dabei kommt es beim Einatmen zu einem Kollaps des weichen Kehldeckels und so zu dem typischen inspiratorischen Stridor.
Alle Einengungen der Trachea von außen wie durch konnatale Struma (B), doppelten **Aortenbogen** (A) (OP-Indikation!) führen ebenfalls zum inspiratorischen Stridor.
Kehlkopfzysten (E) sind seltene Ursachen für einen Stridor – und eine **Thymushyperplasie** (C) wird meist zu Unrecht diesbezüglich angeschuldigt.

H93

Frage 12.36: Lösung E

Alle Aussagen sind richtig, jedoch haben viele zu Unrecht die Aussage (3) verneint.
Zu (**3**): Jedoch ist es richtig, dass ein gastroösophagealer **Reflux,** der im Liegen ein Überlaufen von saurem Magensaft in die Lunge bewirkt, ebenso bei Kindern wie bei Erwachsenen zu einer **chronischen Bronchitis** führen kann.
Dieser Reflux ist auch eine häufig bei Erwachsenen unterschätzte (Mit-)Ursache bei Asthma bronchiale und bei Bronchitis.
Als Therapie kommen Antazida bzw. H_2-Blocker in Frage sowie das Schlafen mit etwas erhöhtem Oberkörper. Auch sollten sich die Patienten nicht direkt nach dem Essen hinlegen.
Zusätzlich kann die Nahrung angedickt werden.
Zu (**1**): Zu einer **bronchopulmonalen Dysplasie** kann es bei länger erforderlicher Beatmung insbesondere Frühgeborener kommen. Vor allem, wenn hohe Sauerstoffkonzentrationen über 60 %, hohe Beatmungsdrucke und gehäuft Infekte und Sekretstau vorliegen, kommt es zu emphysematösen und fibrotischen Veränderungen sowie Atelektasen (nicht belüftete Areale der Lunge), was wiederum die Beatmung erschwert und, wenn die Situation überlebt wird, aufgrund dieses dyplastischen Umbaus, (also Vorschädigung), gehäuft zu chronischen Bronchitiden führt. Siehe Lerntext IV.3.
Zu (**2**): Als **Kartagener-Syndrom** bezeichnet man eine angeborene Funktionsstörung der Zilien in den Atemwegen, sodass bei kompletter Bewegungslosigkeit der Zilien der Schleim nicht richtig abtransportiert wird. Als Folge davon kommt es zu gehäuften Infekten, chronischer Bronchitis und schließlich zu Bronchiektasen (Aussackungen der Bronchien), die durch den Sekretstau wiederum noch mehr zu Infekten führen.
Außerdem gehört zum Kartagener-Syndrom ein Situs inversus (Herz auf der rechten Seite, Leber auf der linken Seite), eine Bewegungslosigkeit der Spermien und eine Sinusitis.
Zu (**4**): **Angeborene Herzfehler** mit Links-Rechts-Shunt führen aufgrund der erhöhten Drucke im kleinen Kreislauf und der dadurch bedingten Vorschädigung ebenso wie durch den chronischen Sauerstoffmangel zu einer erhöhten Infektanfälligkeit – und dabei wiederum gehäuft zu chronischen Bronchitiden.
Zu (**5**): Inzwischen ist allgemein anerkannt und durch zahlreiche Studien bewiesen, dass **Passivrauchen** zu einer erhöhten Infektanfälligkeit im Bereich der Atemwege führt, auch entwickelt sich doppelt so häufig ein Asthma bronchiale bei diesen Kindern.

H93

Frage 12.37: Lösung C

Zu (**2**): Antibiotika der Wahl bei Infektionen durch Mykoplasma pneumoniae sind Makrolidantibiotika wie das **Erythromycin** oder neuere Derivate wie Roxithromycin (Rulid®) oder Clarithromycin (Klacid®).
Penicillin ist das Mittel der Wahl jenseits des zweiten Lebensjahres, wobei Pneumokokken die häufigsten Erreger sind.
Zu (**4**): Die **Pneumonie** im Säuglingsalter und Kleinkindalter bei Masern wirkt klinisch wie die Bronchiolitis, radiologisch sieht man eine vermehrte Hiluszeichnung und Überblähung peripher.

Letzteres sieht man auch bei größeren Kindern. Außerdem findet man pneumonische Infiltrate, aber nicht typischerweise eine Lobärpneumonie. Eine Lobärpneumonie ist Ausdruck einer relativ guten Abwehr und kommt im Rahmen anderer Infekte eher bei älteren Kindern vor (Schulkindalter).

F94

Frage 12.38: Lösung E

Die **Mukoviszidose,** die die häufigste autosomal rezessiv vererbte Stoffwechselerkrankung ist, fällt bei Neugeborenen in etwa 10 % der Fälle mit einem Mekoniumileus auf.
Die häufigsten Symptome sind seitens der Lunge zu erwarten mit chronisch rezidivierenden Infektionen (meist Pseudomonas aeruginosa), da der zu zähe Schleim nicht ausreichend abgehustet werden kann und dadurch einen Nährboden für Bakterien bildet.
Zu **(E)**: Ein Vitamin K-Mangel liegt nicht vor. Dieser tritt gehäuft bei Frühgeborenen auf.

F94

Frage 12.39: Lösung D

Die **Bronchiolitis,** die besonders im Säuglingsalter auftritt, wird in 80 % durch RS-Viren ausgelöst. Sie führt zur extremen Lungenüberblähung, auskultatorisch zu Giemen und feinblasigen Rasselgeräuschen und zu schwerer exspiratorischer Dyspnoe, sodass die Differenzialdiagnose Asthma bronchiale bedacht werden muss. Es besteht ein leises abgeschwächtes Atemgeräusch – kein exspiratorischer Stridor.

F93

Frage 12.40: Lösung D

Fieber, Atemnot, feinblasige Rasselgeräusche mit verlängerter Exspiration sind im Säuglingsalter bei radiologisch nachweisbarer Überblähung und kleineren Atelektasen (d.h. nicht belüfteten Bezirken) typisch für die **Bronchiolitis.**
Diese tritt meist im ersten Lebensjahr auf und wird durch Viren (RS-Viren, Parainfluenzaeviren) verursacht.
Die kleinen Bronchien und Bronchiolen sind entzündet, über ein Ödem der Bronchialschleimhaut kommt es zur Obstruktion. Bei sehr starker Obstruktion, die mit Lungenüberblähung einhergeht, können diese Geräusche wieder leiser werden (silent chest). Durch Verschluss kleiner Bronchien kommt es zur Atelektasenbildung.
Zu **(A)**: Bei der **Bronchopneumonie** lässt sich radiologisch eine Verschattung nachweisen.
Zu **(B)**: Die **akute phlegmonöse Epiglottitis** wird durch Haemophilus influenzae verursacht, daher ist eine antibiotische Therapie z.B. mit Ampicillin indiziert. Sie tritt meist zwischen 3 und 7 Jahren mit starken Schluckbeschwerden auf. Außer hohem Fieber zeigt sich ein stark geröteter Rachen mit geschwollenem Kehldecke. Es kommt zum inspiratorischen Stridor, eine Intubation kann erforderlich werden.
Zu **(C)**: Beim **Asthma bronchiale** wäre Besserung auf Theophylline zu erwarten.
Außerdem gehört das Fieber nicht dazu. Allerdings kommt es bei bekanntem Asthma bei Infekten oft zur Verschlechterung.
Zu **(E)**: Die stenosierende Laryngitis ist viral ausgelöst und macht sich im 1.–3. Lebensjahr mit bellendem Husten bemerkbar. Sie zeigt einen allmählichen Krankheitsbeginn. Auch sie kann zu inspiratorischem Stridor – nicht exspiratorischer Obstruktion wie in diesem Beispiel – führen.

F93

Frage 12.41: Lösung C

Die **akute Epiglottitis** ist am wahrscheinlichsten aufgrund des hochakuten Beginns und der Schwere des Krankheitsbildes mit dem charakteristischen Stridor. Sie wird meist durch Haemophilus influenzae bei Kindern zwischen 3 und 7 Jahren verursacht und oft wird eine Intubation mit den hochfiebernden, nach Luft ringenden Kindern notwendig. Charakteristisch sind die kloßige Sprache, die Schluckstörungen und der vermehrte Speichelfluss.
Zu **(A)**: Bei einer sekundären Pneumonie nach **Fremdkörperaspiration** ist das Intervall zwischen Aspiration und Pneumonie länger, oft ein bis drei Wochen.
Zu **(B)**: Der Unterschied zwischen dem **Infekt-Krupp** und der akuten Epiglottitis besteht in dem bellenden Krupp-Husten, der meist durch virale Infekte ausgelöst wird. Als Krupp-Syndrom bezeichnet man alle akut einengenden Erkrankungen von Larynx und Trachea.
Therapeutisch können Corticoide eingesetzt werden zum Abschwellen der Schleimhaut. Auch Epinephrin-Inhalationen können eventuell eine notwendig werdende Intubation verhindern.
Bei bakterieller Superinfektion sollte eine entsprechende antibiotische Therapie erfolgen.
Zu **(D)** und **(E)**: Bei der Angina tonsillaris und der akuten Pharyngitis kommen Halsschmerzen, jedoch keine Atemnot vor.

H00 !!

Frage 12.42: Lösung B

Zu **(B)**: Hier wird in typischer Form die **Symptomatik des Pseudokrupp** geschildert:
- inspiratorischer Stridor
- bellender Husten
- Unruhe
- Heiserkeit

Die **Therapie** besteht aus:
- Anfeuchtung der Atemluft
- Beruhigung
- kühler Raum
- bei deutlicher Atemnot Prednison rektal 30–100 mg
- bei nicht ausreichender Besserung kann zum Abschwellen der Atemwege in der Klinik Epinephrin vernebelt inhaliert werden
- falls kein ausreichender Erfolg: Intubation.

Meist ist die rechtzeitige rektale Gabe von Kortison ausreichend (1- bis 2-mal).

Zu **(A)**: Die Kinder mit der bakteriell durch Hämophilus influenzae ausgelösten **akuten Epiglottitis** sind meist älter als zwei Jahre und wirken schwer krank. Sie weisen Schluckbeschwerden und Speichelfluss auf, haben eine kloßige, nicht heisere Stimme und Fieber über 38 Grad. Nach Luft ringend sitzen die Kinder im Bett. Wegen des foudroyanten Verlaufes ist unbedingt eine stationäre Einweisung und häufig eine Intubation erforderlich mit zusätzlicher Gabe von Antibiotika.

Zu **(C)**: Bei der akuten **Pharyngitis** (Rachenentzündung) kommt es auch zur heiseren Sprache, aber nicht zu Unruhe und inspiratorischem Stridor.

Zu **(D)**: Die **Fremdkörper-Aspiration** ist am häufigsten im 2. und 3. Lebensjahr. Es kommt zu Hustenanfällen, Atemnot und in schweren Fällen zur Zyanose. Der **Stridor** ist dabei **in- und exspiratorisch** mit zusätzlichem exspiratorischen Giemen. Infektzeichen – wie im Fallbeispiel beschrieben – gehören nicht zu den Symptomen.

Bei kleinen Fremdkörpern kann es auch zu einer verzögerten Symptomatik mit chronischer Pneumonie kommen (z. B. nach Erdnussaspiration).

Zu **(E)**: Bei einer **Angina tonsillaris** hat das Kind Fieber, Kopfschmerzen, Halsschmerzen und Schluckbeschwerden, jedoch keinen Stridor. Die Lymphknoten im Kieferwinkel sind typischerweise geschwollen.

H92

Frage 12.43: Lösung C

Die **Bronchiolitis** wird überwiegend durch Viren hervorgerufen (respiratory syncytial (RS-)Viren in 80 % der Fälle, auch durch Rhinoviren, Adenoviren, Parainfluenzaviren und Mykoplasmen).

Sie tritt meist in den ersten zwei Lebensjahren auf und die Kinder leiden unter extremer Atemnot beim Ausatmen.

Daher ist die Differenzialdiagnose auch das Asthma bronchiale.

Zu **(4)**: Das typische Alter für die **Epiglottitis** liegt erstens zwischen drei und sieben Jahren und zweitens leiden die Kinder an einem inspiratorischen Stridor.

Zu **(5)**: Da die Bronchiolitis fast immer viral ausgelöst ist, kommt eine antibiotische Therapie nicht in Frage – es sei denn bei bakterieller Superinfektion, auf die ein purulentes Sputum hinweisen würde. Daher verbleibt nur eine symptomatische Therapie wie Anfeuchten der Atemluft, Sauerstoffgabe falls erforderlich und Ruhe.

H97

Frage 12.44: Lösung D

Die **Bronchiolitis** des Säuglings, die meist durch RS-Viren verursacht wird, kann nur symptomatisch behandelt werden, ggf. antiobstruktive Inhalationstherapie, antiödematöse Corticoide und Mukolytika, d.h. schleimlösende Mittel.

Zu **(4)**: **Aciclovir** ist die Therapie der Wahl bei Erkrankungen durch **Herpesviren,** z.B. Varizella-Zoster-Infektionen, Herpes-simplex-Meningoencephalitis. Zusätzlich gibt man bei der Herpes-Encephalitis Cortison als antiödematöse Therapie. Bei Windpocken mit epithelialer Keratitis (= Hornhautentzündung) ist Aciclovir lokal, in schweren Fällen auch systemisch indiziert.

F92

Frage 12.45: Lösung D

Die **subglottische Laryngitis** wird am häufigsten durch Parainfluenzaviren hervorgerufen, seltener durch Adeno-, Influenza- oder RS-Viren. Sie tritt gehäuft im 1.–3. Lebensjahr auf, Symptome sind mäßig hohes Fieber, Heiserkeit, bellender Husten und inspiratorischer Stridor.

Zu **(B)** und **(C)**: Kloßige Sprache und septische Temperaturen finden sich bei der phlegmonösen Epiglottitis.

F92

Frage 12.46: Lösung A

Siehe Kommentar zu Frage 12.44.

H94

Frage 12.47: Lösung C

Beim **Asthma bronchiale** kommt es zu einer Überblähung der Lunge und zum Teil zum Phänomen der „trapped air" (= gefangenen Luft), sodass es zur exspiratorischen Dyspnoe und nicht zum inspiratorischen Stridor kommt.

F95

Frage 12.48: Lösung C

Die **Mukoviszidose** ist die häufigste angeborene autosomal rezessiv vererbte Erkrankung, deren Gen auf dem langen Arm von Chromosom Nr.7 lokalisiert ist.
Eine pränatale Diagnose ist heute möglich.
Trotz deutlich verbesserter Therapiemöglichkeiten – inzwischen auch mit gentechnisch hergestelltem Faktor zum Verflüssigen des zähen Schleims – ist die Lebenserwartung noch deutlich herabgesetzt, wenn auch höher als früher.
Die Lungentransplantation bietet für Kinder und Jugendliche im Endstadium eine Chance – ist jedoch natürlich auch mit hohen Risiken und lebenslanger Immunsuppression verbunden.

F95

Frage 12.49: Lösung D

Der bellende **Husten** ist eher bei der viral ausgelösten subglottischen Laryngotracheitis zu erwarten, während bei der bakteriell durch Haemophilus influenzae ausgelösten **Epiglottitis** überwiegend eine kloßige Sprache und Schluckbeschwerden bestehen.

Otitis media acuta im Säuglings- und Kleinkindesalter XII.5

Die akute **Otitis media** wird meist durch Pneumokokken, Streptokokken der Gruppe A oder Haemophilus influenzae verursacht. Gerade bei Kindern ist die Eustachi-Röhre besonders kurz und weit und begünstigt somit die Entstehung einer aszendierenden Infektion.
Symptome sind Ohrenschmerzen und Fieber; Kleinkinder können jedoch den Schmerz noch nicht lokalisieren, daher gehört die Inspektion des Trommelfells bei jeder fieberhaften Erkrankung im Kindesalter zum unbedingten „Muss".
Unter einer entsprechenden antibiotischen Therapie (Amoxicillin wegen Haemophilus influenzae als möglichem Erreger bis zum 6. Lebensjahr, später Penicillin V, da dann Hämophilusinfektionen die Ausnahme bilden) und ggf. Parazentese (Inzision des Trommelfells) heilt die Otitis media meist folgenlos ab.
Außerdem werden abschwellende Nasentropfen und bei Bedarf Analgetika (Paracetamol) gegeben.
Bei unzureichender oder fehlender Behandlung kann es zur Mastoiditis und zur chronischen Otitis media mit Bildung eines Cholesteatoms kommen. Auch eine periphere Fazialisparese kann komplizierend hinzukommen.

13 Erkrankungen des Verdauungstraktes

Atresien XIII.1

Nach der Geburt füllt sich der Magen-Darm-Trakt langsam von oben nach unten mit verschluckter Luft. Bei Atresien in diesem Bereich kann aus dem Abbruch der Luftfüllung und der Spiegelbildung auf die Lokalisation der Atresie geschlossen werden. Eine Röntgen-Kontrast-Darstellung erübrigt sich meist, falls erforderlich sollte sie mit wasserlöslichem Kontrastmittel (Gastrographin) – nicht Barium – durchgeführt werden, weil bei einer Ösophagotrachealfistel die Aspiration droht und eine etwaige spätere Operation erschwert wird.
Um eine Ösophagusatresie schnell zu diagnostizieren, sollte bei der Erstuntersuchung auch der Magen sondiert werden; ein Hydramnion ist oft ein erster Hinweis.

H98 *!*

Frage 13.1: Lösung D

Zu **(A)**: Beim **Megacolon congenitum** (Morbus Hirschsprung) sind nicht die Darmabschnitte, bei denen die Ganglienzellen im Plexus submucosus (Meissner) und myentericus (Auerbach) fehlen, erweitert, sondern die davorliegenden Kolonabschnitte. Der betroffene Darmabschnitt selbst ist eng gestellt und hat keine Peristaltik.
Zu **(B)**: Die Biopsie der Rektumschleimhaut und **nicht** des dilatierten Darmabschnittes (der nicht befallen ist) liefert die Diagnose durch den histochemischen Nachweis des Ganglienzelldefektes und einer gesteigerten Acetylcholinesterase-Aktivität.

Zu **(C)**: Nur die Resektion der befallenen, **nicht** der nur reaktiv erweiterten Darmabschnitte, ist die richtige Therapie.
Zu **(E)**: Jungen sind viermal häufiger betroffen als Mädchen.

F00 *!*

Frage 13.2: Lösung C

Beim **Megacolon congenitum** kommt es beim Neugeborenen oft zum Mekoniumverhalt und Erbrechen. Ursache ist ein angeborener Mangel an Ganglienzellen im Plexus submucosus und myentericus im Rektum und Sigma, wobei die Acetylcholinesteraseaktivität erhöht ist. Das Rektum ist bei der digitalen Untersuchung **eng gestellt und leer**, und es fehlt der Relaxationsreflex bei der rektalen Dehnung. Deshalb kommt es zur Obstipation mit Weitstellen der darüberliegenden Kolonanteile (Megacolon).

H98 *!!*

Frage 13.3: Lösung D

Bei der **Invagination** stülpt sich **ein proximaler in einen distalen Darmabschnitt,** z.B. das Ileum in das Caecum und das Colon ascendens – nicht umgekehrt wie in Antwort (D) beschrieben. Es kommt dabei zur rektalen Blutung und Ileussymptomatik. Vorwiegend das späte Säuglingsalter ist betroffen. Eine Ätiologie ist unbekannt, selten finden sich Polypen, Lymphosarkome oder ein Meckel-Divertikel. Enteritiden oder Lymphadenitis mesenterialis können begleitend oder auslösend auftreten. Auch eine gestörte Darmmotilität kann zur Invagination beitragen.
Man denke immer auch an die schnelle Fehldiagnose Gastroenteritis wegen ein bis mehrerer blutiger Stühle, die das Kind unter heftigen Schmerzen, Unruhe und Schreien absetzt. Zwischen den Schmerzattacken bleiben die Kinder ruhig, oft geradezu apathisch.
Die Therapie erfolgt durch hydrostatische Reposition (z.B. wie in Antwort E beschrieben), eventuell muss operiert werden.

H00

Frage 13.4: Lösung E

Beim **Megacolon congenitum** ist die Invagination keine typische Komplikation. Rektum und Sigma sind verengt, die darüberliegenden Kolonabschnitte hingegen erweitert. Grund ist ein Mangel an Ganglienzellen im Plexus submucosus.

Die **Symptome** sind folgende:
- Mekoniumverhalt und Erbrechen
- eventuell schwere Enterokolitis in der Neugeborenenperiode
- ausgeprägte Verstopfung
- Auftreibung des Leibes

Komplikationen können sein:
- Kolongeschwüre
- Kotsteine
- Perforation
- Peritonitis.

F99 *!*

Frage 13.5: Lösung E

Vor allem das eingefallene Abdomen wegen des in den Thorax gerutschten Magens und Darmanteilen gibt den entscheidenden Hinweis auf die **Zwerchfellaplasie.** Man hört tympanitischen Klopfschall, Darmgeräusche, sowie ein aufgehobenes oder abgeschwächtes Atemgeräusch auf der betroffenen Seite.
Bei einer Zwerchfellaplasie oder Hernie ist eine Maskenbeatmung kontraindiziert, weil Magen und Darm durch die Luft gebläht werden und dadurch die funktionsfähige Lunge der Gegenseite einengen. Eine primäre Intubation ist indiziert. Durch eine Magensonde sollte die bereits eingedrungene Luft entfernt werden. Eine notfallmäßige Operation ist erforderlich. Da die verdrängte Lunge (häufiger links) hypoplastisch ist, wird es postoperativ länger dauern, bis sie funktionsfähig wird. Beatmungsprobleme sind häufig. Idealerweise sollte die Zwerchfellhernie bereits bei der Ultraschallkontrolle der Schwangeren entdeckt werden, sodass die sofortige Operation nach der Geburt vorbereitet werden kann. In den USA wurden solche Operationen in Einzelfällen bereits in utero durchgeführt. Die Letalität kann je nach Ausdehnung des Defektes und Zeitpunkt der Diagnosestellung bis zu 50 % betragen.
Zu **(A)**: Bei einem Atemnotsyndrom aufgrund eines **Surfactant-Mangels** (wie er bei Frühgeborenen vorkommt) ist der Auskultationsbefund nicht seitendifferent.
Zu **(B)**: Bei einem **Hämatothorax** kommt es radiologisch zur Spiegelbildung. Eine Drainage muss gelegt werden. Bei arteriellen Blutungen ist in der Regel eine Operation erforderlich. Das Atemgeräusch ist einseitig abgeschwächt bis aufgehoben.
Zu **(C)**: Eine **Mekoniumaspiration** kann während der Geburt erfolgen. Sie kann zur Pneumonie und Ateminsuffizienz führen. Auch ein Pneumothorax kann als Komplikation auftreten. Die Intubation vor dem ersten Atemzug ist bei sichtbarem Meko-

nium im Mund-Rachen-Raum die Methode der Wahl. Eine O_2-Gabe bis zur Intubation sollte die Zyanose beheben.
Zu (**D**): Selbst bei einem großen **Ventrikelseptumdefekt** mit großem Links-Rechts-Shunt sind die Symptome sofort nach der Geburt nicht so schwerwiegend, dass eine kaum zu beeinflussende Zyanose beim Neugeborenen auftritt. Vielmehr sind Gedeihstörungen, Trinkprobleme, verstärktes Schwitzen und Infektanfälligkeit die Symptome.
Es sind ein Systolikum, ein diastolisches Mitralströmungsgeräusch und ein betonter 2. Herzton zu auskultieren.
Im Röntgenbild sieht man eine Kardiomegalie sowie ein prominentes Pulmonalissegment mit vermehrter Lungendurchblutung.
Zunächst muss die Herzinsuffizienz behandelt werden, gegen Ende des ersten oder zweiten Lebensjahres erfolgt dann die Korrekturoperation.

H96 **!**

Frage 13.6: Lösung C

Die **Zöliakie** ist nicht autosomal rezessiv vererbt. Es gibt allerdings gewisse immunologische genetische Faktoren, sodass es eine familiäre Häufung mit einem Erkrankungsrisiko von 10 % gibt, wenn ein Familienangehöriger daran erkrankt ist.
Als Zöliakie bezeichnet man ein chronisches Malabsorptionssyndrom als Folge einer Glutenunverträglichkeit. Sie führt zu ausgeprägten Schäden der Dünndarmschleimhaut. Gluten ist das Klebeeiweiß in verschiedenen Getreidesorten wie Weizen, Roggen, Gerste und Hafer (nicht in Reis, Mais und Hirse).
Die Diagnose erfolgt durch Dünndarmbiopsie.

H95 **!**

Frage 13.7: Lösung D

Bei der **Invagination** ist nur innerhalb der ersten 24 Stunden der Kontrasteinlauf das Mittel der Wahl, nicht drei Tage lang.
Nach dieser Zeit ist bereits eine weitgehende Schädigung des Darms zu erwarten und eine Operation aus vitaler Indikation erforderlich.
Durch den Wasserdruck des Einlaufes kann der invaginierte Darmteil nach vorne geschoben werden.
Die Ursache für die Invagination kann oft nicht geklärt werden. Gehäuft tritt sie auf im Rahmen von Virusinfekten; andere Möglichkeiten sind das Mekkel-Divertikel, Fremdkörper, Darmpolypen, Zysten, Hämangiome.

F99 **!**

Frage 13.8: Lösung E

Durch eine Dünndarmbiopsie wird die Diagnose einer **Zöliakie,** für die eine Glutenunverträglichkeit pathognomonisch ist, am besten gesichert. Die Dünndarmmukosa weist eine subtotale Zottenatrophie auf, die sich unter glutenfreier Nahrung normalisiert und nach erneuter Glutenbelastung wieder Schäden aufweist.
Zu (**A**): Die Ursache der Zöliakie ist nicht genau bekannt. Zwar sind immunologisch genetische Faktoren bedeutsam, wie eine erhöhte Korrelation mit den Histokompatibilitätsantigenen HLA B1, B8, DRw3, DRw5 und DRw7 zeigt, aber es ist kein einheitlicher molekularer Gendefekt auf Chromosom 7 festgestellt worden.
Zu (**B**): Ein erhöhter Kochsalzgehalt des Schweißes ist charakteristisch für die **Mukoviszidose.**
Zu (**C**): Eine erhöhte Fettausscheidung im Stuhl findet man bei verschiedenen Formen der Pankreasinsuffizienz (im Kindesalter ist die häufigste Ursache eine Mukoviszidose), die zur **Maldigestion** führt und bei verschiedenen **Malabsorption**ssyndromen wie der eiweißverlierenden Enteropathie.
Zu (**D**): Einen erniedrigten **Chymotrypsin**gehalt im Stuhl findet man bei unterschiedlichen Formen der Maldigestion.

F94 **!**

Frage 13.9: Lösung A

Bei der geschilderten Symptomatik von rezidivierenden Atemnotsanfällen und schaumigem Speichel vor dem Mund ist am ehesten an eine **Ösophagusatresie** zu denken, eine Missbildung, die mit einer Häufigkeit von 1 : 3000 vorkommt. Die Atmung ist rasselnd durch das Überlaufen von verschlucktem Speichel. Oft liegt eine ösophagotracheale Fistel eines Blindsackanteils vor, in 90 % der Fälle endet der obere Anteil des Ösophagus blind und der untere mündet in die Trachea. Oft liegen auch noch andere Missbildungen vor. Therapeutisch bleibt nur die sofortige Operation.
Zu (**B**): Eine **Mukoviszidose** macht sich erst nach längerer Zeit mit pulmonalen Symptomen bemerkbar, meist mit einer Pneumonie.
Zu (**C**): Ein **Lungenödem** führt zu zunehmender Atemnot mit resultierender Tachypnoe und Tachykardie, eine intermittierende Besserung ohne Therapie, wie hier beschrieben, wäre untypisch. Neugeborene werden damit rasch beatmungspflichtig.
Zu (**D**): Bei angeborenen **zyanotischen Herzfehlern** (Fallot-Tetralogie, Trikuspidalatresie, Transposition der großen Gefäße) weisen die Kinder ei-

ne zentrale Zyanose auf; jedoch passen die Rasselgeräusche über der Lunge und der blasige Speichel vor dem Mund nicht dazu.
Zu **(E)**: Die massive Fruchtwasseraspiration führt zur Pneumonie (oft auch zur Sepsis) und ist in etwa 8 % Ursache für das Atemnotsyndrom. Komplikation kann ein Pneumothorax sein.
Auch hier sprechen die rasche Erholung sowie der blasige Schaum vor dem Mund gegen die Diagnose. Therapeutisch sollten eine sofortige Antibiose und, wenn erforderlich, Beatmung erfolgen.

F99 **!!**

Frage 13.10: Lösung C

Das Erbrechen bei der **hypertrophischen Pylorusstenose** ist schwallartig, jedoch nicht gallig, sondern sauer und leicht aromatisch.

H93 F91

Frage 13.11: Lösung C

Die **Leistenhernie** ist bei Kindern fast immer eine indirekte Hernie, da der Bruchsack sich mit inkarzerationsgefährdeten Darmschlingen entlang des offengebliebenen Processus vaginalis peritonei ausstülpt.
Wegen der Gefahr der Inkarzeration mit Absterben von nicht ausreichend durchbluteten Darmschlingen (oft Dünndarmschlingen) besteht eine OP-Indikation auch im freien Intervall, das Risiko einer erneuten Hernienbildung wird dadurch auf ein Promille gesenkt. Bei Jungen ist die Leistenhernie 9mal häufiger als bei Mädchen, da bei Mädchen der Leistenkanal entlang des Ligamentum teres uteri schmäler ist.
Es ist die häufigste chirurgisch zu behandelnde Erkrankung bei kleinen Kindern, Säuglinge sind besonders gefährdet.

H95

Frage 13.12: Lösung C

Die **Hepatitis A** heilt im Kindes- und Erwachsenenalter ohne Folgen aus, kann daher nicht zu einer Leberzirrhose führen.
Zu **(E)**: Bei der **Mukoviszidose** kommt es zu einem zähen Schleim in den kleinen Gallenwegen. Dies führt langfristig zu einer Leberzirrhose, schon im zweiten Lebensjahrzehnt bei intestinalem Befall.
Daraus folgen der portale Hochdruck und die Ösophagusvarizen.
Es kommt zu Hepatosplenomegalie, Aszites und es kann bei zunehmender Leberinsuffizienz und dadurch bedingtem Ammoniakanstieg zur Enzephalopathie kommen.

H93 **!**

Frage 13.13: Lösung C

Eine **Invagination** ist eine Einstülpung eines Darmteils, meist des Ileums in das Zäkum und das Colon ascendens und ist stets eine lebensbedrohliche Erkrankung (Endstadium Ileus).
Als Therapie kommt bei akuten Fällen der Kontrasteinlauf in Frage, bei dem durch den hydrostatischen Druck das Invaginat zurückgeschoben werden kann; wenn dies nicht gelingt oder in späteren Fällen, bei denen es bereits durch abgeschnürte Mesenterialgefäße zur Darmnekrose gekommen ist, bleibt nur die Operation.
Als Ursache werden funktionelle Störungen angenommen, jedoch gibt es ein gehäuftes Vorkommen bei Durchfällen im Rahmen einer Gastroenteritis (1) zum Beispiel oder bei Verstopfung und massiven Abführmaßnahmen.
Auch können tumorähnliche Hindernisse der Darmwand dazu führen, die wie ein Fremdkörper vom Darm vorgeschoben werden, z.B. Darmpolyp, enterogene Zyste, **Meckelsches Divertikel** (3).
Die abdominelle Form der analphylaktoiden **Purpura Schoenlein-Henoch** (5) ist eine Differenzialdiagnose zur Invagination – gleichzeitig kommt es bei ihr gehäuft als Komplikation zur Invagination.
Die Symptome beginnen mit kolikartigen Schmerzen und Erbrechen, dann kommt es nach einem symptomarmen Intervall zum mechanischen Ileus.
Zu **(2)**: Bei einer **hypertrophischen Pylorusstenose** findet die vermehrte Peristaltik im Magen und nicht im Dünndarm statt – eine vermehrte Koinzidenz ist daher nicht bekannt.
Zu **(4)**: Beim **Megacolon congenitum** ist die Peristaltik im betroffenen Abschnitt aufgrund mangelnder Ganglienzellen nicht möglich. Die davorgelegenen Dickdarmabschnitte hypertrophieren und erweitern sich wegen der Stauung des Stuhls riesig.
Diese angeborene Störung kommt mit einer Häufigkeit von 1 : 2000 vor, etwa 4-mal häufiger bei Jungen als bei Mädchen.

F96

Frage 13.14: Lösung D

Bei der **Invagination** stülpt sich ein Darmanteil in den nächstfolgenden, d.h. der proximale stülpt sich in den distalen Darmanteil und nicht umgekehrt.

H97

Frage 13.15: Lösung A

Das Erbrechen bei der **hypertrophischen Pylorusstenose** ist **nie** gallig, sondern schwallartig in direktem Anschluss an die Mahlzeit oder mit ein bis zwei Stunden Verzögerung. Unmittelbar nach dem Erbrechen trinkt der Säugling wieder begierig. Das Erbrochene riecht sauer. Gewichtsabnahme und Dehydratation sind die Folge. Im Labor sieht man eine Hypochlorämie mit metabolischer Alkalose und Kaliumverlust.

Diarrhoe XIII.2

Bei Diarrhoe führt die verminderte Resorption und vermehrte Sekretion der Darmepithelien zu einer Störung des Wasser-Elektrolyt-Haushalts:

- Exsikkose (eingesunkene Fontanelle, stehende Hautfalten bei vermindertem Turgor, Oligurie, Erhöhung der Blutviskosität)
- Metabolische Azidose (vertiefte Atmung – Kußmaul)
- Hypokaliämie (Adynamie, seltener Lidschlag)

Häufig tritt eine Diarrhoe (Dyspepsie) als Begleitsymptom banaler Infekte (z.B. Atemwegserkrankungen) oder Ernährungsumstellung (z.B. Abstillen) auf; weitere Ursachen sind:

- Gastroenteritis durch Salmonellen, Staphylokokken, E. coli, Viren, Amöben, Würmer
- Nahrungsmittelallergie, z.B. Kuhmilchallergie, Glutenallergie (Zöliakie)
- Mukoviszidose
- Lactoseintoleranz
- AGS mit Salzverlustsyndrom

Therapie: Volumensubstitution, Ausgleich der Azidose und Elektrolytstörungen stehen im Vordergrund der symptomatischen Behandlung (in schweren Fällen bei infektiöser Ursache evtl. Antibiotika).

Schon ab 10 % Gewichtsverlust kommt es beim Säugling rasch zum Coma dyspepticum. Dann ist parenterale Flüssigkeitssubstitution indiziert.

In schweren Fällen 12- bis 24stündige Nahrungskarenz (Teepause mit Glukose-Salz-Tee), anschließend vorsichtiger Nahrungsaufbau, z.B. mit Reis-, Karottenschleim; die Pektine (in Karotten, Äpfeln, Johannisbrot) führen durch Quellung und Adsorption zu geformtem Stuhl.

Weil eine erhöhte Empfindlichkeit gegenüber Fetten und Kohlenhydraten (sek. Disacchardiasendefekt) besteht, kommt es leicht zu Rezidiven bei zu schnellem Nahrungsaufbau.

F91

Frage 13.16: Lösung B

Bei der **Säuglingstoxikose** im Rahmen einer schwer verlaufenden **Gastroenteritis** kommt es infolge der metabolischen Azidose zu einer vertieften Kußmaul-Atmung. Die Azidose beruht zum einen auf dem Verlust von Bikarbonat, Natrium und Kalium über den Darm, zum anderen führt die Exsikkose zu Hypotonie und Gewebshypoxie mit vermehrtem Anfall von sauren Metabolien (anaerobe Glykolyse). Außerdem kann selten ein ebenfalls hypovolämiebedingtes Nierenversagen die Azidose weiter verstärken. Siehe Lerntext XIII.2.

Zu **(A)**, **(C)**, **(D)** und **(E)**: Somnolenz, eingesunkene Fontanelle, schneller Puls und Oligo- bzw. Anurie sind Folge der durch den Flüssigkeitsverlust bedingten Hypovolämie.

F96

Frage 13.17: Lösung C

Als **Melaena** bezeichnet man Blut im Stuhl.

Zu **(A)**: Hellrotes Blut, das auf dem Stuhl aufgelagert ist, ist bei Blutungen aus dem unteren Darmtrakt, z.B. auch bei Hämorrhoiden zu finden. Teerstuhl spricht für Blutungen aus dem Magen, wobei das Blut durch die Magensäure zersetzt ist.

Zu **(B)**: Eine sekundäre Kuhmilchintoleranz, z.B. nach Darminfekten, äußert sich durch Durchfälle, manchmal schleimig-blutig und durch Erbrechen.

Zu **(C)**: Ein **Meckel-Divertikel** ist bei 3 % aller Menschen vorhanden. Es ist der nicht rückgebildete Ductus omphaloentericus, der am unteren Ileum eine Ausstülpung bildet.

Es kann zu plötzlichen ausgeprägten Darmblutungen führen, da sich in dem Divertikel häufig ektope Magenschleimhaut befindet, die ulzerieren kann.

Die Blutungen können, müssen aber nicht, mit heftigen Leibschmerzen einhergehen.

Eine bleibende Verbindung zum Nabel kann Anlass für einen Strangulationsileus sein.

Zu **(E)**: Nur bei der **Melaena neonatorum spuria,** die durch Verschlucken von mütterlichem Blut unter der Geburt oder aus blutenden Wunden der mütterlichen Brust verursacht wird, kann man von einer Melaena ohne Krankheitswert sprechen.

Eine **Melaena vera neonatorum,** die in 0,5 Promille aller Neugeborenen vorkommt, führt zu blutigen Stühlen und teilweise auch Bluterbrechen am 2.–4. Lebenstag.

Das Blut stammt aus Erosionen oder Geschwüren im Magen-Darmbereich. Größere Blutverluste müssen durch Transfusionen ersetzt werden. Eine Gerinnungsstörung sollte immer ausgeschlossen werden. Falls Blut erbrochen wird, kann man mit Thrombin eine Magenspülung versuchen.

F96

Frage 13.18: Lösung B

Die Symptomatik des sofortigen Erbrechens und raschen Gewichtsverlustes verbunden mit dem Polyhydramnion spricht eindeutig für eine **Duodenalatresie.**
Schon in der Gebärmutter kann das normalerweise immer in kleinen Mengen verschluckte Fruchtwasser nicht den Darm passieren, daher kommt es zum Polyhydramnion, d.h. einem Übermaß an Fruchtwasser. Ohne sofortige Operation ist das Kind nicht lebensfähig.
Das gallige Erbrechen ist ein Zeichen des Ileus und Folge der ersten Fütterungsversuche.
Der Oberbauch ist aufgetrieben, im Röntgenbild zeigt sich das typische Bild der sogenannten „double bubble", d.h. ein großer Flüssigkeitsspiegel im Magen und ein kleinerer Flüssigkeitsspiegel rechts im erweiterten Duodenum.
Zu **(A)**: Bei der **hypertrophen Pylorusstenose** tritt das Erbrechen erst ein bis drei Wochen nach der Geburt auf und ist nicht gallig.
Sie kommt fünfmal häufiger bei Jungen als bei Mädchen vor und tritt familiär gehäuft auf.
Zu **(C)**: Der Mekoniumileus kommt bei 10 % aller Kinder mit Mukoviszidose vor.
Nach der Geburt wird im Gegensatz zu der in der Frage beschriebenen Symptomatik kein Mekonium entleert. Es kommt zu einem geblähten Bauch und galligem Erbrechen.
Manchmal kann ein Gastrographin-Einlauf das zähe Mekonium lösen (kein Bariumsulfat wegen Perforationsgefahr).
Zu **(D)**: Bei der **Analatresie,** die bei 1 : 5000 Geburten vorkommt, fehlt der Mekoniumabgang, falls nicht zusätzlich eine Fistel vorliegt.
Das gallige Erbrechen als Ileuszeichen tritt erst nach ein bis zwei Tagen auf.
Oft sind die anorektalen Verschlüsse mit anderen Missbildungen kombiniert, wie z.B. Ösophagusatresie, Wirbelsäulenanomalien und Herz- oder Gefäßfehler.
Zu **(E)**: Beim **adrenogenitalen Syndrom** (AGS) ist die Cortisolsynthese in der Nebenniere gestört, z.T. auch die Aldosteronsynthese, was zu einer erhöhten Androgenbildung führt, weil die Nebenniere aufgrund des Regelkreises mit ACTH und Corticoid-Releasing-Hormon ständig stimuliert wird.
Beim Salzverlustsyndrom beginnt das Erbrechen und Nichtzunehmen in der zweiten Lebenswoche.
Neugeborene Mädchen sind vermännlicht durch den bereits vor der Geburt vorhandenen Androgenüberschuss.

H95

Frage 13.19: Lösung B

Zu **(1)**: Bei der **Duodenalatresie** beginnt die Symptomatik mit galligem Erbrechen sofort nach der Geburt. Im Röntgenbild sieht man „double bubble" – also zwei Flüssigkeitsspiegel, den einen im Magen, den anderen im erweiterten Duodenum.
Mekonium wird bei der Duodenalatresie abgesetzt.
Zu **(4)**: Der **Mekoniumileus** tritt ebenfalls unmittelbar nach der Geburt auf, ohne freies Intervall von drei Wochen, gehäuft bei Mukoviszidose-Kindern.

F90

Frage 13.20: Lösung C

Im Rahmen einer chronischen Nierenerkrankung kommt es erst bei hochgradiger Einschränkung der Nierenfunktion zu Urämiesymptomen (Gastroenteritis, Perikarditis, Enzephalopathie). In diesem Stadium besteht dann jedoch auch immer eine renale Anämie, sodass ein Hb von 150 g/l diese Erkrankung ausschließt. Die anderen Erkrankungen müssen differenzialdiagnostisch einbezogen werden. Die Erstmanifestation eines Diabetes mellitus kann z.B. eine Pseudoperitonitis diabetica sein.

F90

Frage 13.21: Lösung A

Ein Urinstatus zum Ausschluss einer Pyelonephritis ist vor der Entscheidung über eine evtl. notwendige Operation unbedingt erforderlich.
Zu **(B)** und **(C)**: EKG und Röntgen-Thorax können dann im Rahmen der präoperativen Diagnostik noch durchgeführt werden, wenn die Operationsindikation gestellt ist, sie sind aber nicht zwingend erforderlich.
Zu **(D)** und **(E)**: Serumkreatinin und Harnstoff tragen zur Differenzialdiagnose zwischen Appendizitis, Pyelonephritis, Pseudoperitonitis diabetica und Lymphadenitis mesenterica nichts bei.

H00

Frage 13.22: Lösung C

Zu **(C)**: Die **Rotaviren** sind die häufigsten Erreger der **Säuglingsenteritiden**. Die Inkubationszeit be-

trägt 1,5–3 Tage, die Erreger werden eine Woche lang ausgeschieden. Nur die Hälfte der Kinder hat Fieber. Nach initialem heftigen Erbrechen folgen schleimig-wässrige Durchfälle. Nach vier Tagen ist die Erkrankung in der Regel abgeklungen. Als Komplikation wird die nekrotisierende Enterokolitis diskutiert.
Zu **(A)**: Die **Enteroviren** verursachen meist Durchfälle bei **Kindern zwischen zwei und drei Jahren**.
Zu **(D)**: Die gefürchteten **Salmonellenenteritiden** treten erst bei älteren Kindern auf, die z. B. an einer Gemeinschaftsverpflegung teilnehmen. Riskant sind hier v. a. nicht durchgegarte Geflügel- oder Eiprodukte (Mayonnaisen z. B. an Kartoffelsalat). Bei gestillten bzw. mit korrekt hergestellter industrieller Milchfertignahrung ernährten Säuglingen besteht nur Gefahr, wenn die Mutter Keimträgerin ist.
Zu **(E)**: Von **Shigellenerkrankungen** sind **Kinder zwischen ein und vier Jahren** am häufigsten betroffen. Heftige Durchfälle mit Blut und Eiter sind die Folge, Erbrechen findet sich selten. Häufig sind ZNS-Komplikationen (Meningitis und Enzephalitis). Auch eine Otitis media oder Bronchopneumonien sind möglich.

H96 !

Frage 13.23: Lösung D

Ein **Meckel-Divertikel** haben etwa 3 % aller Menschen – meist ohne Symptome. Es kann aber plötzlich zu ausgeprägten, schmerzlosen Darmblutungen führen aufgrund eines peptischen Ulcus im Divertikel, weil dort dystope Magenschleimhaut angesiedelt sein kann. Bei Jungen kommt es doppelt so häufig vor.
Durch Röntgenuntersuchungen kann die Diagnose nicht gestellt werden, die Blutungsquelle kann szintigraphisch herausgefunden werden – sonst durch Laparotomie.
Da das Meckel-Divertikel im unteren Ileum liegt (Rest des Ductus emphaloentericus), kann es auch nicht durch Koloskopie diagnostiziert werden.

H91

Frage 13.24: Lösung B

Die Röntgenbilder zeigen das typische „double bubble"-Bild der **Duodenalatresie** oder -stenose; man sieht links die mit Luft gefüllte Magenblase mit Flüssigkeitsspiegel und rechts das mit Luft gefüllte Duodenum mit Flüssigkeitsspiegel, das blind endet. Da diese Missbildung ohne Korrektur nicht mit dem Leben vereinbar ist, ist eine sofortige Operation indiziert.
Siehe auch Lerntext XIII.1.

Zu **(A)**: Bei der **Pylorushypertrophie** sieht man im Röntgenbild einen stark geblähten Magen, bei der Kontrastuntersuchung gelangen kleine Mengen Kontrastmittel in das Duodenum. Eine Einbuchtung im Antrumbereich wird durch den Pylorustumor verursacht. Jedoch ist im Unterschied zur Duodenalatresie auf der Nativaufnahme (d.h. ohne Kontrastmittel) auch Luft in den übrigen Darmabschnitten erkennbar.
Zu **(C)**: Bei der **Ösophagusatresie** ist in der Regel weder im Magen noch im Duodenum Luft erkennbar, nicht passieren kann. Bei ösophagotrachealer Fistel des unteren Teiles des Ösophagus (Typ III B – 90 % aller Fälle) bei blind endendem, proximalen Ösophagus ist allerdings Luft im Magen-Darm-Trakt zu erkennen – aber keine Überblähung.
Zu **(D)**: Bei Kardiainsuffizienz wird der Magenfundus gegenüber der Speiseröhre nicht dicht verschlossen, sodass es zum Reflux kommt, der bei Kontrastmitteldarstellung im Röntgen erkennbar ist. Da kein Passagehindernis vorliegt, ist auf der Nativaufnahme der gesamte Magen-Darm-Bereich mit Luft gefüllt erkennbar.
Zu **(E)**: Beim **Dünndarmileus** sieht man mehrere stehende Flüssigkeitsspiegel, nicht nur zwei: Der Unterbauch erscheint leer.

H93

Frage 13.25: Lösung C

Zu **(A)**, **(B)** und **(E)**: Dass die Mutter des Jungen über ähnliche Beschwerden klagt, macht eine infektiöse Ursache des Geschehens sehr wahrscheinlich, was fast alle richtig beantworteten.
Das schließt den M. Crohn (B), die atopische Dermatitis (A) und die Nahrungsmittelallergie (E) aus.
Der sechsjährige Junge leidet unter den typischen Symptomen eines **Madenwurmbefalls** (Oxyuriasis vermicularis), der in den gemäßigten Breiten der am weitesten verbreitete Darmparasit beim Menschen ist, besonders häufig bei Kindern.
Die Infektion entsteht durch Aufnahme von Wurmeiern von der Perianalregion (autogene Reinfektion) oder durch Staub, Bettwäsche oder verschmutzte Kleidung.
Bis auf perianalen Juckreiz entstehen keine wesentlichen Beschwerden.

H93

Frage 13.26: Lösung C

Die Diagnose ist durch Nachweis von Wurmeiern im Stuhl (oder auf dem perianalen Klebestreifen) mikroskopisch zu stellen.
Die Therapie sollte mit Pyriviniumembolat (Mole-

vac) einmalig 5 mg/kg KG durchgeführt werden. Helmex (Pyrantelembolat) und Vermox (Mebendazol) sind mögliche Alternativen.
Alle zusammen Wohnenden sollten behandelt werden, da sonst Rückfälle häufig sind.
Zu **(D)**: Der **Spulwurmbefall (Ascariasis)** wird durch mit Fäkalien gedüngte Gemüse und Salat übertragen und führt abhängig von der Zahl zu klinischen Symptomen wie dem Löfflerischen eosinophilen Infiltrat in der Lunge mit ausgeprägter Bluteosinophilie und hämorrhagischer Bronchopneumonie bei massivem Befall. Außerdem führt die Ascariasis zu Bauchschmerzen und Unwohlsein. Bei geringem Befall sind es oft Zufallsbefunde.
Die Diagnose ist durch Wurmeier im Stuhl oder bei Oxyuriasis direkt durch den perianalen Klebestreifen zu stellen.
Die Therapie besteht in Pyrantelembolat (Helmex) 10 mg/kg/KG als Eimaldosis oder Mebendazol (Vermox) 2 × 100 mg über 3 Tage.
Prophylaktisch sollte alle Rohkost entweder sehr gründlich gewaschen oder kurz in kochendes Wasser getaucht (blanchiert) werden.

Helicobacter pylori-Infektion XIII.3

Die Helicobacter pylori-Infektion ist ein nachgewiesener Risikofaktor für Magengeschwüre. Sie ist von der International Agency for Research on Cancer (IARC) als kanzerogen klassifiziert. Die Rolle bei unspezifischen Oberbauchbeschwerden der sogenannten „non ulcer disease" (NUD) ist noch nicht abschließend geklärt. Zunehmend wird die Helicobacter pylori-Infektion auch für Oberbauchbeschwerden bei Kindern verantwortlich gemacht.
Der Übertragungsweg ist fäkal-oral, die Infektion wird meist in der frühen Kindheit erworben. In Entwicklungsländern mit schlechten hygienischen Bedingungen ist die Durchseuchungsrate (mehr als 70 %) höher als bei uns (ca. 35 %). Schon in den Mittelmeerländern ist die Durchseuchungsrate 40 % und höher.
Die Therapie besteht aus einer Dreifachtherapie, der sogenannten „Italian Triple Therapie":
- Omeprazol (z.B. Antra®)
- Clarithromycin (z.B. Klacid®)
- Metronidazol (z.B. Clont®).

F93

Frage 13.27: Lösung E

Die **Zöliakie** ist eine Unverträglichkeit von Gluten, dem Klebereiweiß vieler Getreidearten und führt zu chronischen Durchfällen mit konsekutiver Malabsorption.
Die Durchfälle sind massig, fettig und sauer. Die Kinder werden reizbar und bekommen ein sogenanntes Tabaksbeutelgesäß (durch Abmagerung und Abbau der Muskeln), sobald getreidehaltige Beikost zugefüttert wird.
Die Diagnose wird histologisch gestellt; man sieht eine ganz flache Dünndarmmukosa, die sich unter glutenfreier Kost normalisiert und unter erneuter Glutenbelastung wieder pathologisch verändert.
Die genaue Ursache ist nicht geklärt bei dieser Krankheit, die in Deutschland 1 : 1000 vorkommt. Jedoch gibt es Korrelationen zu bestimmten Histokompatibilitätsantigenen und eine familiäre Häufung.
Außer einer Wachstumsstörung, die sich auch isoliert zeigen kann, treten als Folge der Malabsorption, insbesondere der fettlöslichen Vitamine D und K, Rachitis oder Gerinnungsstörungen auf. Anämie mit Eisenmangel, Folsäuremangel, Hypoproteinämie, erniedrigtes Zink, erhöhte alkalische Phosphatase bei normalem Calcium und eine Hypoprothombinämie sind weitere Symptome.

F00 **!**

Frage 13.28: Lösung D

Die häufigsten Verursacher für **Säuglingsenteritiden** in Deutschland sind **Rota-Viren** (80 %).
Zu **(A)** und **(B)**: Bakterielle Enteritiden machen nur 5 % der Durchfälle im Säuglingsalter aus, meist verursacht durch **E. coli** und **Salmonellen**.
Zu **(C)**: **Campylobacter jejuni** und **Yersinia enterocolitica** spielen eine zunehmende Rolle, sind im Vergleich zu den Rota-Viren jedoch deutlich untergeordnet.
Zu **(E)**: **Staphylokokken** verursachen nur bei abwehrgeschwächten Säuglingen Enteritiden oder wenn durch vorherige Antibiotikatherapie eine Selektion stattgefunden hat.

F00 H97 **!**

Frage 13.29: Lösung E

Bei einer fortgeschrittenen **Durchfallerkrankung**, die bis zum Coma dyspepticum führen kann, sieht man statt der für Säuglinge typischen abdominellen Atmung eine tiefe pausenlose thorakale Atmung, die auch als **Kußmaul-Atmung** bezeichnet wird. Sie ist Zeichen der metabolischen Azidose. Der seltene Lidschlag ist zusammen mit der Lethargie ein höchstes Alarmzeichen, da das Kind dann schon sehr geschwächt ist.

Die eingesunkene Fontanelle und stehende Hautfalten sind Zeichen der Exsikkose, ebenso die Oligurie.

H97

Frage 13.30: Lösung A

Bei einer unkompliziert verlaufenden **Gastroenteritis** ist eine ausreichende Flüssigkeitszufuhr entscheidend. Bei gestillten Säuglingen ist dies idealerweise Muttermilch, bei Säuglingen, die mit künstlich hergestellter Milch ernährt werden, sollte diese mit Glukose-Elektrolyt-Lösung verdünnt werden, weil ihr die Lipase fehlt, die das Fett in der Muttermilch leichter verdaulich macht.
Heilnahrung ist nur bei älteren, nicht mehr ausschließlich mit Milch ernährten Säuglingen indiziert.
Zu **(3)**: Eine lactosefreie Milchzufuhr ist nur bei Verdacht auf Laktoseintoleranz gerechtfertigt.
Zu **(4)**: Eine Behandlung mit Loperamid (Imodium®) ist bei Kindern unter zwei Jahren nicht zugelassen und bei älteren Kindern nur in sehr schweren Fällen indiziert.

H92 **!**

Frage 13.31: Lösung C

Das **Megacolon congenitum** (Morbus Hirschsprung) ist durch fehlende Ganglienzellen im Plexus Meissner und Auerbach im Enddarm und Sigma gekennzeichnet. Als Folge kann der Stuhl in diesem Bereich nicht transportiert werden und es kommt davor zur Erweiterung des Kolons durch Kotaufstau.
Die Diagnose wird aus einer Rektumbiopsie gestellt. Zusätzlich muss ein Röntgenkolonkontrasteinlauf und eine Manometrie (Druckmessung) durchgeführt werden. Dieser zeigt dann den Lumensprung von dem riesig erweiterten Kolonabschnitt zum enggestellten Sigma.
Die rektale Untersuchung zeigt eine enge Ampulle, die leer von Stuhl ist.
Zu **(3)**: Diarrhoen sprechen nicht gegen ein Megacolon congenitum, weil es durch Verflüssigung des Stuhls durch Bakterien zu plötzlicher Entleerung größerer Stuhlmengen (= paradoxe Diarrhoe) kommen kann.

F92

Frage 13.32: Lösung B

Durch die bei der **Mukoviszidose** vermehrte Viskosität des Sekrets exokriner Drüsen kommt es zu einer Verstopfung der Pankreasgänge mit nachfolgender Gewebeatrophie und -fibrose. Die dadurch bedingte exokrine Pankreasinsuffizienz (klinisch Durchfall, Fettstühle) lässt sich mit Pankreasenzymen behandeln.
Zu **(C)**: Die **Disaccharidasen** sind Enzyme in der Mukosa des Dünndarms, die Disaccharide in Monosaccharide aufspalten. Die im Pankreassekret enthaltene Amylase spaltet jedoch Polysaccharide in Disaccharide auf ((C) war mit 6 % die häufigste Falschantwort).

H96

Frage 13.33: Lösung E

Als **Morbus Hirschsprung** bezeichnet man eine Darmentleerungsstörung, die durch das angeborene Fehlen von Nervenzellen (Ganglienzellen) im Rektum und Sigma verursacht wird.
Jungen erkranken viermal häufiger als Mädchen.
Mekoniumverhalt und/oder Erbrechen sind oft die ersten Zeichen. Die erkrankten Darmabschnitte sind eng gestellt, die darüberliegenden erweitert, weshalb es zum **Megakolon** kommt. Da der Stuhl nicht durch den verengten Darmabschnitt transportiert wird, tastet man eine leere Rektumampulle. Durch Druckmessung im Rektum (Manometrie) und Kolonkontrastdarstellung sowie Biopsien der Schleimhaut im Bereich des Plexus myentericus (Auerbach) und des Plexus submucosus (Meissner) wird die Diagnose gestellt.

Obstipation XIII.4

Bis zu 5 % der Kinder leiden mehr als sechs Monate lang an Verstopfung (= **Obstipation**). Außer Fehlernährung, Analekzem, Analfissuren, Analfisteln, Proktitis und psychischen Faktoren wird zunehmend auch die Kuhmilchintoleranz als Ursache diskutiert. Letztere führt zwar häufiger zu Durchfällen, aber in 6 % der Fälle auch zu Obstipation.
Wenn eine Ursache diagnostizierbar ist, sollte kausal behandelt werden. Ansonsten bei Fehlernährung, zu wenig Bewegung oder familiärer Veranlagung sollte auf folgendes bei der Ernährung geachtet werden:

- viel Ballaststoffe, z.B. Vollkornprodukte, Leinsamen, Sonnenblumenkerne, Weizenkleie
- viel Obst, viel Fruchtsäfte, keine Limonaden, kein Cola
- viel Trinken (2–3 l/Tag) – ohne oder mit wenig Kalorien
- eventuell Milchzucker

Ausreichende Bewegung unterstützt die Verdauung. Nikotin, das die Verdauung anregt, ist keine Lösung (beliebt bei jungen Mädchen und Frauen)!
Regelmäßige Einnahme von Abführmitteln sollte wegen der Gefahr von Folgeschäden unbedingt vermieden werden.

F97

Frage 13.34: Lösung A

Eine spätere **Leberzirrhose** ist bei der chronischen Hepatitis B (E), nicht der Hepatitis A, zu befürchten. Außerdem kann sie bei Alpha-1-Antitrypsin-Mangel, beim Morbus Wilson (pathologische Kupferspeicherung), bei Gallengangsatresie und bei immunologischen Autoaggressionskrankheiten vorkommen.
Zu **(C)**: Die autosomal rezessiv vererbte **Fruktoseintoleranz** kommt in ca. 1 : 20 000 Geburten vor. Eine Wachstumsstörung, Hepatomegalie, Transaminasenanstieg und verminderte Gerinnungsfaktoren, die in der Leber produziert werden, sind die Folge. Nach intravenöser Fruktosegabe sterben die Kinder meist.

H94

Frage 13.35: Lösung A

Die **hypertrophische Pylorusstenose** zeigt ihre typische Symptomatik mit schwallartigem Erbrechen nach jeder Mahlzeit meist um die 3. Lebenswoche herum.
Zu **(B)**: Sie ist häufiger bei Jungen als bei Mädchen.
Zu **(C)**: Die Säuglinge haben guten Appetit, nur erbrechen sie nach jeder Mahlzeit.
Zu **(D)**: Durch das Erbrechen verlieren die Kinder Magensäure, d.h. HCl und somit auch Chlor. Daher kommt es eher zur Hypochlorämie, nicht zur Hyperchlorämie.
Zu **(E)**: Atropin ist nicht sinnvoll zur Behandlung, sondern Hochlagerung nach jeder Mahlzeit – und bei fehlendem Erfolg der konservativen Maßnahmen eine OP.
Atropin wird als Anticholinergikum bei Vergiftungen mit Cholinesterasehemmern oder zur Behandlung bradykarder Herzrhythmusstörungen eingesetzt.

Hypertrophische Pylorusstenose XIII.5

Folgende Charakteristika weist die hypertrophische Pylorusstenose auf, die im Alter von ein bis drei Wochen, aber auch bis zu acht Wochen auftreten kann:

- schwallartiges Erbrechen mehrfach täglich – bis zu 2 Stunden nach der Mahlzeit
- das Erbrochene riecht sauer – ist nie gallig gefärbt
- sichtbare Magenperistaltik – tastbarer Pseudotumor (Pylorustumor)
- Pseudoobstipation durch Wasserverlust
- Hypochlorämie mit metabolischer Azidose durch Verlust des sauren Magensaftes
- Hypokaliämie
- Alkalose
- Gewichtsabnahme
- Greisengesicht
- familiäre Disposition – Jungen sind häufiger betroffen
- Ursache unklar: Achalasie des Sphincter pylori wird vermutet
- Therapie: Operation nach Weber und Ramstedt (Pylorotomie) – zuvor Ausgleich von Alkalose und Elektrolyten durch Infusionstherapie.

H99 **!**

Frage 13.36: Lösung D

Das schwallartige Erbrechen nach zunächst unauffälliger Neugeborenenperiode ist typisch für die **hypertrophische Pylorusstenose**. Der ständige Flüssigkeitsverlust führt zur Pseudoobstipation.
Zu **(A)**: Die nekrotisierende Enterokolitis ist gehäuft bei Frühgeborenen. Verminderte Darmmobilität kann zu Mekoniumverhalt führen oder aber zur Dehnung des Darmes durch Nahrung und Gas. Dies bewirkt wieder eine Mikrozirkulationsstörung. Wenn es dann zum Ileus kommt, wird die Darmwand nekrotisch. Clostridien können in die Darmwand einwandern. Dies passiert aber direkt nach der Geburt und nicht erst nach 5 Wochen.
Zu **(B)**: Der Mekonium-Ileus ereignet sich auch in den ersten Tagen nach der Geburt und nicht erst nach 5 Wochen.
Zu **(C)**: Die Duodenalstenose macht sich ebenfalls gleich nach der Geburt mit Erbrechen bemerkbar, das typischerweise gallig ist.
Zu **(E)**: Bei der Kardiainsuffizienz kommt es zu einem atonischen Erbrechen, d.h. zu einem Herauslaufenlassen der Nahrung – nicht zu einem schwallartigen Erbrechen. Durch den Rückfluss von Magensaft in den Ösophagus wird eine Refluxösophagitis verursacht, die zu Blutaustritten und dadurch zu Hämatinbeimengungen im Erbrochenen führt. Durch die wiederholten geringen Blutverluste kann sogar eine hypochrome Anämie entstehen.

H94

Frage 13.37: Lösung B

Die Ursache der **nekrotisierenden Enterokolitis** ist nicht sicher; ein Missverhältnis zwischen Durchblutungsbedarf und Blutversorgung wird diskutiert, da eine Häufung bei Herzfehlern oder anderen zur Hypoxie führenden Zuständen beobachtet wurde.
Frühgeborene und männliche Kinder sind ebenso wie Säuglinge in den ersten Lebenswochen gehäuft betroffen.
Nach einer Nekrose der Darmschleimhaut kommt es zur bakteriellen Durchwanderung der Schleimhaut und zur Sepsis mit Peritonitis. Daher werden Antibiotika, deren Wirkspektrum auch Anaerobier einschließt, gegeben, der Darm durch parenterale Ernährung und Magensonde entlastet; bei Ileus und Perforation bleibt natürlich nur die Operation. Als Folge können narbige Strikturen entstehen. Vgl. auch Lerntext IV.8.

F95

Frage 13.38: Lösung B

Die geschilderte Symptomatik des tastbaren walzenförmigen Tumors zusammen mit dem Blut am Finger bei der rektalen Untersuchung und dem plötzlichen Beginn in diesem Alter (am häufigsten in den ersten beiden Lebensjahren) spricht am ehesten für eine **Invagination,** bei der es durch das Ineinanderschieben verschiedener Darmteile zum Ileus kommt.
Zu **(A)**: Bei der **Leistenhernie** ist der Tumor in der Leiste zu tasten, bei der rektalen Untersuchung zeigt sich normalerweise kein Blut am Finger.
Zu **(C)**: Bei der **akuten Gastroenteritis** stehen Erbrechen, Durchfälle und Exsikkose im Vordergrund.
Weder zeigt sich ein tastbarer Tumor noch Blut bei der rektalen Untersuchung. Fieber kann, muss aber nicht vorkommen.
Zu **(D)**: Bei der akuten **Appendizitis** zeigen sich die Schmerzen im rechten Unterbauch, ein Tumor ist im allgemeinen nicht tastbar – ebensowenig wie Blut bei der rektalen Untersuchung.
Zu **(E)**: Beim abdominellen **Non-Hodgkin-Lymphom** gibt es einen Häufigkeitsgipfel im Kleinkindalter (aber selten schon mit 6 Monaten) und einen in der Pubertät; bei zwei Drittel der Kinder liegt der Tumor oberhalb des Zwerchfells. Der im Bauchraum sitzende Tumor liegt meist in der Ileozökalregion und wird oft mit einer Appendizitis verwechselt.
Es kann zu Invagination oder Darmverschluss führen. Die Überlebensrate beträgt heute dank intensiver Chemotherapie ca. 70 %. Eine ZNS-Prophylaxe mittels Radiotherapie wird ab Stadium II empfohlen.

H99 **!**

Frage 13.39: Lösung D

Bei etwa 10 % der Neugeborenen mit Mukoviszidose kommt es zu einem **Mekonium-Ileus**, da nicht nur der Schleim der Bronchien sondern auch das Mekonium hyperviskös verändert ist. Ileus-ähnliche Zustände sind auch in der Pubertät gehäuft.
Zu **(A)**: Eine Hypothyreose führt zwar zu Obstipation aber nicht zum Ileus. Die Symptomatik entwickelt sich erst in den ersten drei Lebensmonaten. In der zweiten/dritten Lebenswoche kommt es als Folge der verzögerten Leberreifung zum verlängerten Ikterus.
Zu **(B)**: Ein Vitamin K-Mangel führt zu einer Gerinnungsstörung mit Blutungsgefahr.
Zu **(C)**: Neugeborene mit angeborener extrahepatischer Gallengangsatresie weisen einen nach der Geburt zunehmenden Verschlussikterus auf. Der Urin wird dunkel, der Stuhl weißgrau.
Nach dem ersten Trimenon kommt es zu einer biliären Zirrhose mit Vergrößerung der Milz und Aszites.
Zu **(E)**: Die Zöliakie ist die Folge einer Gluten-Unverträglichkeit. Gluten ist das Klebereiweiß vieler Getreide. Es kommt zur chronischen Malabsorption, aber erst nach Beginn der Zufütterung von Getreide. Klinisch imponieren meist Durchfälle, nur in 15 % eine Obstipation.

H99

Frage 13.40: Lösung C

Die enterokutane Fistelbildung ist typisch für den **Morbus Crohn** und nicht für die **Colitis ulcerosa**.

14 Erkrankungen der Nieren, der ableitenden Harnwege und der äußeren Geschlechtsorgane

H97

Frage 14.1: Lösung D

Zu **(1)**: Bei der **Hufeisenniere** sind die unteren Nierenpole verbunden. Sie hat in der Regel keinen

Krankheitswert, es sei denn, der Ureter ist verlagert und neigt zu Rückstau mit der Folge von Harnwegsinfektionen oder Steinbildung.
Sie kommt beim Turner-Syndrom (45,X0) gehäuft vor ebenso wie andere Nierenmissbildungen.
Zu (**2**): Bei **Doppelniere** mit **Ureter duplex** gibt es zwei getrennte Harnleitermündungen. Die untere Mündung ist dem kranialen Nierenanteil zugeordnet und mündet meist ektop in die Blase (selten auch in die Urethra oder Vulva). Dabei kommt es häufig zum vesikoureteralen Reflux. Das obere Ostium ist dem unteren Nierenanteil zugeordnet und mündet in der Regel orthotop im Trigonum vesicae. Beide Ureteren überkreuzen sich.
Zu (**3**): Eine **Ureterabgangsstenose** führt zum Harnrückstau und damit zur Hydronephrose. Diese hat, wenn sie nicht rechtzeitig erkannt und behoben wird, eine irreversible Schädigung der Niere mit Niereninsuffizienz zur Folge.

F94 **!**

Frage 14.2: Lösung A

Beim Leistenhoden lässt sich der Hoden im Bereich des Leistenkanals tasten, aber nur bis maximal zum Ansatz des Skrotums verschieben.
Bei einem Jungen mit beidseitigem **Leistenhoden** sollte mit 18 Monaten sofort eine HCG-Behandlung (humanes Choriogonadotropin) beginnen, um eine spätere Infertilität zu vermeiden.
In etwa der Hälfte der Fälle ist mit einem Erfolg zu rechnen, die andere Hälfte muss operativ korrigiert werden, da ansonsten auch eine höhere Entartungsgefahr besteht.
Zu (**B**): Eine Hodenbiopsie ist bei regelrechtem Tastbefund des Hodens nicht erforderlich, da ein bösartiger Hodentumor in diesem Alter nur sehr selten vorkommt (etwa 1 % aller kindlichen soliden Tumoren). Dann zeigt sich meist eine Verhärtung und knotige Veränderungen und eine Vergrößerung (mehr als 3 ml vor der Pubertät), es findet sich kein Druckschmerz.
Zu (**C**): Der spontane Deszensus darf in diesem Alter nicht abgewartet werden, da sonst eine größere Gefahr der Unfruchtbarkeit besteht (bei einseitigem Leistenhoden in etwa 30 % – bei beidseitigem Leistenhoden in etwa 60 % keine normale Spermienzahl).
Außerdem ist das Entartungsrisiko erhöht beim Maldeszensus testis.
Zu (**D**): Eine Testosteronbehandlung führt nicht zum Deszensus der Hoden, sondern zu einer vorzeitigen Pubertätsauslösung mit Ausbildung der sekundären Geschlechtsmerkmale. Nur das auch in der Schwangerschaft dazu führende humane Choriongonadotropin (HCG) kann den Deszensus testis veranlassen.
Zu (**E**): Ein **LH-RH-Test** ist zur Unterscheidung einer echten **Pubertas praecox** von einer Pseudopubertas praecox indiziert. Er zeigt bei der zentralen, echten vorzeitigen Pubertät einen Gonadotropinanstieg.
Bei der echten Pubertas praecox ist die hypothalamische Ebene (in ca. 70 % idiopathisch, sonst aufgrund von Hirnläsionen, manchen Hirntumoren, Phakomatosen) aktiviert, und es kommt zur Ausschüttung von LH und FSH.

H93

Frage 14.3: Lösung C

Hier haben viele Studenten die falsche Aussage (D) gewählt, jedoch ist es gerade das Problem des **Harnwegsinfekts** im ersten Lebensjahr, dass die Symptome sehr unspezifisch sind und also nicht wie beim älteren Kind bzw. beim Erwachsenen Pollakisurie und Dysurie hervorrufen. Beim Säugling kommt es oft zur Sepsis, manchmal auch mit cholestatischem Ikterus, ansonsten Fieber, Gewichtsverlust, Erschöpfung, Bauchschmerzen, Erbrechen, Reizbarkeit und Berührungsempfindlichkeit.
Ein Reflux (oft leichterer Art) kommt in etwa 30 % aller Harnwegsinfekte vor, ein schwerer Reflux bei 5–10 % insgesamt und 1–2 % der Mädchen.
Der häufigste Erreger ist Escherichia coli. Siehe Lerntext XIV.1.

Harnwegsinfekt XIV.1

Der akute Harnwegsinfekt (HWI) ist durch Pyurie und Bakteriurie gekennzeichnet, wobei die Symptome, besonders bei Säuglingen und Kleinkindern, sehr unspezifisch sein können; Dysurie, sekundäre Enuresis nocturna (nächtliches Wiedereinnässen bei bereits trockenen Kindern), Fieber, Rücken- und Bauchschmerzen, Kopfschmerzen, Appetitlosigkeit, Erbrechen.
Bei **Säuglingen** können Durchfälle, aufgetriebenes Abdomen, stinkender Urin mit Makrohämaturie die Symptome sein – als Komplikation droht die Urosepsis.
Ein HWI sollte stets an Missbildungen der ableitenden Harnwege und der Nieren denken lassen. Bei wiederholten Harnwegsinfekten sollte neben der Ultraschalldiagnostik eine Miktionszystourethrographie durchgeführt werden, bei

Jungen schon nach dem ersten HWI. Gerade bei Jungen sind Urethralklappen eine häufige Ursache, weitere Missbildungen sind: Blasenhalsstenose, fibromuskuläre Urethrastenose, Phimose, Ureterostiuminsuffizienz, Ureterduplikatur, Nierenmissbildungen und Lageveränderungen der Nieren.
Missbildungen mit höhergradigem vesikoureteralem Reflux bedürfen einer operativen Korrektur, da sie sonst aufgrund rezidivierender Pyelonephritiden zum Endstadium der pyelonephritischen Schrumpfniere mit Niereninsuffizienz führen können.
Die Harnstauung führt zunächst zur Erweiterung der Harnleiter (Megaureteren) und Nierenbeckenkelchektasie, später zur **irreversiblen Hydronephrose** mit Funktionseinschränkung.
Häufigste Erreger des HWI:

- E. coli (> 50 %)
- Proteus
- Enterokokken
- Klebsiellen
- Pseudomonas

Bei obstruktiven Erkrankungen verschiebt sich das Erregerspektrum zu Klebsiellen, Pseudomonas, Candida albicans, außerdem Staphylokokken. Zur Therapie und Prophylaxe sind Nitrofurantion, Cotrimoxazol und Gyrasehemmer (z.B. Ofloxazin) geeignet; cave. Erregerwechsel oder Resistenzentwicklung, siehe Antibiogramm.

F98

Frage 14.4: Lösung E

Einer der häufigsten Erreger für eine **Diarrhoe** sind die verschiedenen **E. coli**-Subtypen wie z.B. O 157, O 011-B4. Da sie in die Darmschleimhaut eindringen, verursachen sie blutige Durchfälle.
Zu **(A)**: **Clostridium perfringens** ist der Erreger des Gasbrandes. Dabei kommt es zu schweren nekrotisierenden ödematösen Prozessen im infizierten Muskelgewebe sowie zu Allgemeinsymptomen.
Zu **(B)**: Die **Yersinien** gehören zu den gramnegativen Stäbchen, die blutig-eitrige Durchfälle verursachen können (als zweit- oder dritthäufigster Erreger). Neben Meningitis, Osteomyelitis, Iritis, Leber- und Milzabszessen kann es auch zur akuten proliferativen Glomerulonephritis kommen. Antibiotisch sollte mit Tetrazyklinen, Cotrimoxazol oder Aminoglykosiden behandelt werden.
Zu **(C)**: Bei den **Rotaviren** kommt es zu wässrig-schleimigen Durchfällen, nicht zu blutigen.
Die Erkrankungen sind gehäuft in den Wintermonaten.
Zu **(D)**: Die **Leptospiren** gehören zu den Spirochäten, die durch Tiere übertragen werden.
Meist tritt die Erkrankung in den Sommermonaten auf. Nach meist zweigipfligem Fieber, Schüttelfrost, Kopf- und Gliederschmerzen kann es zu Durchfällen und Hautausschlägen kommen. Die schwerste Form wird **Morbus Weil** mit seiner ikterohämorrhagischen Verlaufsform genannt. Auch die Nieren können insuffizient werden (Kreatininanstieg). In diesem Zusammenhang kann es auch zu Darmblutungen kommen. Ratten sind die häufigsten Überträger.

F98

Frage 14.5: Lösung B

Der Komplement C3-Serumspiegel ist als Zeichen des Komplementverbrauches bei der **postinfektiösen Glomerulonephritis** erniedrigt.

H93

Frage 14.6: Lösung E

Hier wird mit der hämolytischen Anämie, dem Kreatininanstieg und der Hypertonie als Zeichen des beginnenden Nierenversagens nach einem unspezifischen Infekt wie Durchfällen das **hämolytisch-urämische Syndrom** (Gasser) beschrieben.

H93

Frage 14.7: Lösung B

Außerdem gehören eine Thrombopenie und vermehrte Thrombozytenaggregation zum Krankheitsbild des hämolytisch-urämischen Syndroms, bei dem eine glomeruläre thrombotische Mikroangiopathie nachweisbar ist. Die Letalität beträgt ohne Behandlung etwas über 30 %. Auch ZNS-Komplikationen können hinzukommen.
Therapeutisch ist der rechtzeitige Entschluss zur Dialyse bei progredientem Nierenversagen entscheidend. Zusätzlich kann die Thrombozytenaggregation durch Acetylsalicylsäure gehemmt werden und Gefäßverschlüsse lysiert werden.
Diagnostisch wegweisend (pathognomonisch) sind die eierschalenförmigen Bruchteile der Erythrozyten, sogenannte Schistozyten, im Blutausstrich im Zusammenhang mit der Anämie ohne Ikterus und dem Nierenversagen.
Durch die zunehmende Gerinnungsstörung kommt es zu einem erhöhten Verbrauch an Komplementfaktoren. Aufgrund der hämolytischen Anämie und

als Zeichen der Zellzerstörung ist das LDH erhöht. Eine Leukozyturie und Bakteriurie dagegen würde für eine bakteriell ausgelöste Pyelonephritis sprechen.
Bei der **Leptospirose (M. Weil)**, die durch Spirochäten hervorgerufen wird, ist dagegen ein hämolytischer Ikterus typisch. Charakteristisch ist ein zweigipfliger Fieberverlauf und erst beim zweiten Fieberanstieg kommt es zur allgemeinen Organbeteiligung, insbesondere renal, hepatisch und seitens des ZNS. Symptome sind Hepatosplenomegalie, Ikterus, Proteinurie, Erythrozyturie und Leukozyturie.
Todesfälle kommen am ehesten durch das Nierenversagen vor. Therapie der Wahl sind Penicillin G oder Cephalosporine.
Bei älteren Kindern und Erwachsenen kommen auch Tetrazykline in Frage.
Die mögliche Serodiagnostik bringt erst nach der 3. Woche Ergebnisse. Der von Tieren übertragene Erreger lässt sich erst nach einer Woche mikroskopisch und kulturell nachweisen, was für einen rechtzeitigen Therapiebeginn zu spät ist, da dieser schon in den ersten Krankheitstagen liegen muss, um die Prognose beeinflussen zu können.
Zur **Salmonellen-Enteritis** passt nicht die Anämie und das Nierenversagen, außerdem sind die Durchfälle nicht unbedingt blutig.
Gegen den **hypovolämischen Schock** spricht die Hypertonie. Es kommt dabei zur Hypotonie.

H98

Frage 14.8: Lösung C

Für das Vorliegen einer **Urethralklappe** (Persistieren embryonaler Membranen im Colliculusgebiet der männlichen Harnröhre) spricht, dass sowohl die Blase als auch beide Ureter, Nieren und Nierenbecken vergrößert sind, was durch den durch die Verengung bedingten Rückstau verursacht wird.
Zu **(A)**: Von **Potter-Syndrom** spricht man bei verschiedenen angeborenen Nierenfehlbildungen, die durch den erhöhten intrauterinen Druck zu verminderten Bewegungen des Feten und zu bestimmten Gesichtskennzeichen führt: Papageienschnabelnase, Retrognathie, dysplastische Ohren, infraorbitale Hautfalten, Klumpfüße. Durch den zu geringen Fruchtwassereinstrom in die fetalen Lungen kommt es zur Lungenhypoplasie, die postnatal durch Ateminsuffizienz meist tödlich ist.
Zu **(B)**: **Ureterozele** nennt man eine ballonförmige intravesikale Auftreibung der Schleimhaut des Ostiumdaches bei Ostiumstenose, oft in Kombination mit Doppelniere und vesikoureteralem Reflux.
Zu **(D)**: Bei einer **Ureterabgangsstenose** beidseits wäre nicht die Blase vergrößert.

Zu **(E)**: Als **Prune-Belly-Syndrom** bezeichnet man die Kombination eines Defektes der Bauchwandmuskulatur und eines Megazystis-Megaureter-Syndroms, die zu den funktionellen Störungen gezählt wird.

H98 !

Frage 14.9: Lösung C

Kennzeichen für das **hämolytisch-urämische Syndrom** (Gasser) sind:

- Erkrankungsalter unter zwei Jahren (meist geht eine Durchfallerkrankung voraus!)
- akute hämolytische Anämie ohne Ikterus (A)
- Thrombozytopenie (D)
- Nierenversagen
- thrombotische Mikroangiopathie
- ein Drittel Letalität unbehandelt – oft bei zerebralen Komplikationen
- postinfektiöse Erkrankung nach den verschiedensten Erregern (u.a. EHEC).

Die Therapie besteht in frühzeitiger Dialyse (Hämodialyse oder Peritonealdialyse) bei Oligurie und Anurie (senkt Mortalität auf unter 5 %!), Gabe von Thrombozytenaggregationshemmern (Dipyridamol oder Acetylsalicylsäure), Fibrinolyse von Gefäßverschlüssen.

H00 !

Frage 14.10: Lösung D

Zu **(D)**: Das hier beschriebene **hämolytisch-urämische Syndrom** (HUS) ist meist Folge eines oft durch E. coli ausgelösten gastrointestinalen Infektes. Die Symptome sind:

- hämolytische Anämie
- Thrombozytopenie
- akutes Nierenversagen
- abnorme Erythrozyten
- Proteinurie
- Erythrozyturie
- Zylindurie.

Zu **(A)**: Bei der **Zöliakie** – einer Glutenunverträglichkeit – kommt es zu einer chronischen Malabsorption mit massigen Durchfällen. Die Dünndarmschleimhaut weist eine Zottenatrophie auf, die sich nach glutenfreier Kost regeneriert. Blutbildveränderungen oder Oligurie gehören nicht zu dieser Erkrankung.
Zu **(B)**: Bei der **chronisch myeloischen Leukämie** stehen Blutbildveränderungen im Vordergrund. Diese fallen oft als Zufallsbefunde im Rahmen einer Untersuchung aus anderen Gründen auf. Dabei sind die Leukozyten oft massiv erhöht (manchmal

bis über 100 000) und man sieht unreife myeloische Zellen im Blutbild. Eosinophilie oder Basophilie sind möglich. Das Knochenmark ist hyperplastisch. Der Nachweis des Philadelphia-Chromosoms (22) ist meist positiv. Oligurie und Hypertonie sind nicht charakteristisch.
Zu **(C)**: Das typische Manifestationsalter der **Poststreptokokken-Glomerulonephritis**, die ein bis drei Wochen nach einem Atemwegs- oder gastrointestinalen Infekt auftritt, liegt bei ca. 7 Jahren und nicht im Kleinkindesalter. Hypertonie und ein akutes nephrotisches Syndrom mit Hämaturie. Ödemen und Niereninsuffizienz gehören dazu. Der Antistreptolysintiter ist zu 70 % positiv. In 95 % erfolgt eine Spontanremission.
Zu **(E)**: Das **Kawasaki-Syndrom** ist eine Arteriitis unbekannter Ursache und wird nicht durch Streptokokken verursacht. Charakteristisch sind:

- hohes Fieber über mindestens 5 Tage
- Vergrößerung der Halslymphknoten
- beidseits Konjunktivitis
- hochrote Lippen, Enanthem, Erdbeerzunge
- polymorphes Exanthem am Stamm sowie an Hand- und Fußflächen; in der 2.–3. Woche Schuppung an Händen und Füßen.

F99

Frage 14.11: Lösung D

Als **Paraphimose** bezeichnet man eine relative Vorhautverengung, bei der eine Retraktion des Präputiums prinzipiell noch möglich ist. Die durch die Stenose verursachte Kompression ist jedoch größer als der lymphatische Rückstrom, sodass es zu einer ödematösen Schwellung des distalen Präputialanteils kommt („spanischer Kragen"). Dadurch kann es auch zu einer Schädigung der Glans penis kommen.
Zu **(A)**: Ursache der Paraphimose kann ein gewaltsames Zurückstreifen der Vorhaut sein, z.B. beim Koitus oder bei der Masturbation. Sie ist also in der Regel nicht angeboren. Sie kann aber auch das Ergebnis von gewaltsamen Dehnungsversuchen beim Säugling sein. Diese sind daher unbedingt zu vermeiden. Auch nach Einlegen eines Dauerkatheters kann eine Paraphimose auftreten, wenn vergessen wird, die Vorhaut wieder zu reponieren.
Zu **(B)**: In den ersten Lebenswochen darf eine **Phimose,** nicht aber Paraphimose als normale Erscheinung gelten. Bei der Geburt haben nur 4 % der Jungen eine retrahierbare Vorhaut, im Alter von sechs Monaten 15 %, nach einem Jahr 50 % und nach drei Jahren 80–90 %. Dies beruht auf Verklebungen zwischen Präputium und Glans penis. Aufgrund des beschriebenen Entwicklungsprozesses sollte man erst ab dem 3. Lebensjahr von einer pathologischen Phimose sprechen.
Zu **(C)**: Die Vorhaut wird nicht aufgebläht, sondern sie kann ödematös schwellen.
Zu **(E)**: Die Therapie der **Paraphimose** besteht in der Kompression der Glans mit den Fingerkuppen unter gleichzeitiger Massage bis zur Rückbildung des Ödems und zum Zurückgleiten unter die Vorhaut. Eine rezidivierende Paraphimose stellt eine altersunabhängige Operationsindikation dar.

F99 !

Frage 14.12: Lösung C

Eine Therapie ist bei der **Poststreptokokken-Glomerulonephritis** nicht erst nach Nierenbiopsie zulässig, sondern nach gestellter klinischer Diagnose, wenn Hämaturie, Proteinurie, eventuell gemeinsam mit Ödemen und Oligurie zwei bis drei Wochen nach einem Streptokokken-Infekt die Diagnose wahrscheinlich machen.

H96 !

Frage 14.13: Lösung A

Der Häufigkeitsgipfel der **Poststreptokokken-Glomerulonephritis** liegt zwischen dem 7. und 9. Lebensjahr (insgesamt zwischen 2. und 12.).
Fieber, Müdigkeit, Makrohämaturie und Proteinurie treten ein bis drei Wochen nach einem Infekt der oberen Atemwege mit meist β-hämolysierenden Streptokokken der Gruppe A auf.
Im Labor sieht man eine Leukozytose, beschleunigte Blutsenkung, Erythrozytenzylinder im konzentrierten, natriumarmen Urin. In etwa 30 % kommt es zu Beginn zu einem Bluthochdruck. Selten sind Herzinsuffizienz, hypertensive Enzephalopathie, Nierenversagen.

F97 !

Frage 14.14: Lösung C

Zu **(A)**: Dies war die häufigste Falschantwort.
Eine selektive Proteinurie ist charakteristisch für das **nephrotische Syndrom.** Es ist der gemeinsame Endpunkt für verschiedene Erkrankungen. Die Form, bei der man nur minimale Veränderungen an den Glomerula findet, nennt man deshalb auch **Minimal-change-Glomerulonephritis.** Sie ist bei etwa 80 % der nephrotischen Syndrome im Kleinkindalter zu finden.
Weitere Symptome sind wegen der massiven Proteinverluste Hypoproteinämie mit Hypalbuminämie, Ödeme sowie z.T. Hyperlipidämie.

Die Erkrankung spricht meist gut auf Corticoide an.
Zu **(4)**: Im Anfang ist ein Bluthochdruck selten, wird später oft auch durch die Corticoidtherapie induziert.

F89 **!**

Frage 14.15: Lösung C

Das **nephrotische Syndrom** tritt meist idiopathisch, d.h. ohne erkennbare Ursache auf, häufig Manifestation der Ödeme nach Infekten.
Charakteristisch sind, wie bei dem Jungen gezeigt, Ödeme, Proteinurie, eine Hypoproteinämie und Hyperlipidämie.
Zu **(A)**: Die akute interstitielle Nephritis, die nach Infektionskrankheiten auftreten kann, hat eine Latenzzeit von nur 1–4 Tagen (nicht 2 Wochen) – häufig mit Makrohämaturie.
Zu **(B)**: Gegen das allergisch bedingte Quincke-Ödem spricht die diesbezügliche fehlende Anamnese, das langsame Auftreten innerhalb einer Woche und das nur morgendliche Erscheinen.
Zu **(D)**: Bei einer Herzinsuffizienz wären außerdem Tachykardie und weitere Stauungszeichen, z.B. Lebervergrößerung, Stauung der Halsvenen, Beinödeme bei Rechtsinsuffizienz und pulmonale Stauungszeichen mit Dyspnoe mit Linksinsuffizienz zu erwarten.
Zu **(E)**: Bei einer Gesichtsphlegmone tritt die Schwellung nicht nur morgens auf, außerdem fällt eine Rötung und meist Schmerzhaftigkeit, ggf. Fieber, auf.

F89

Frage 14.16: Lösung E

Die mit geringem Gesichtsödem abgebildete Schülerin leidet höchstwahrscheinlich an einer Poststreptokokken-**Glomerulonephritis,** einer immunologisch bedingten Erkrankung, die 1–3 Wochen nach einem überwiegend durch β-hämolysierende Streptokokken ausgelöstem Infekt (z.B. Angina, Otitis) auftreten kann. Daher findet man auch einen erhöhten Antistreptolysin-Titer (B), Mikrohämaturie, Proteinurie und Oligurie (C), (D).
Die erwähnte Hypertonie kommt bei etwas mehr als 30 % der Fälle vor.
Zu **(E)**: Eine signifikante Bakteriurie ist typisch für einen Harnwegsinfekt, der aber nicht zur Anamnese (Angina und allgemeine Krankheitszeichen bei einer 17jährigen) passt. Zusätzlich treten häufig Schmerzen beim Wasserlassen (Dysurie) sowie gehäuftes Wasserlassen (Pollakisurie) auf.

F97

Frage 14.17: Lösung D

Die akute **Poststreptokokken-Nephritis,** bei der Immunkomplexe auf der Basalmembran nachgewiesen werden können, wird nicht mit Corticoiden, sondern im Anfangsstadium und später zur Prophylaxe bei jedem streptokokkenverdächtigen Racheinfekt mit Penicillin behandelt.

H89

Frage 14.18: Lösung C

Bei **Diabetes insipidus renalis** spricht die Niere aufgrund einer erblich bedingten Störung (1) nicht auf das in ausreichender Menge gebildete Vasopressin an. Daher lässt sich auch durch exogen zugeführtes Vasopressin (ADH – antidiuretisches Hormon) nicht die Urinosmolalität erhöhen (2). Somit lässt sich der Diabetes insipidus neurohormonalis vom Diabetes insipidus renalis durch den ADH-Test abgrenzen. Beim neurogenen Diabetes steigt nämlich nach ADH-Gabe die Urindichte über 1010 mosm/l an, und die Urinmenge nimmt ab. Beim nierenbedingten Diabetes insipidus steigt die Urindichte nicht wesentlich über die Serumosmolalität von 300 mosm/l an.
Zu **(3)**: Beim Säugling stehen Exsikkosezeichen wie Fieber und Gedeihstörung u.a. im Vordergrund, später kommen Polyurie und Polydipsie (viel Durst) hinzu.
Zu **(4)**: Wichtigste Therapie ist die ausreichende Flüssigkeitszufuhr, auch intravenös, sowie kalorienreiche Ernährung ohne viel osmotisch wirksame Substanzen und ggf. Hydrochlorothiazid. Siehe Lerntext XIV.2.

F90 **!**

Frage 14.19: Lösung C

Die **Hodentorsion** ist im Säuglingsalter und in der Pubertät am häufigsten. Es treten starke Schmerzen auf bei Rötung und Schwellung einer Skrotalhälfte. Die Durchleuchtung (Transillumination) ist negativ.
Fieber und Schock können folgen. Wegen Gefahr des Infarktes für das eingeklemmte Gewebe ist eine sofortige Operation indiziert.
Zu **(A)**: Eine **Leistenhernie,** die häufig mit einem Leistenhoden kombiniert ist, verursacht eine blande Schwellung, die sich bei Bauchpresse (z.B. Schreien) verstärkt. Die Haut wäre nicht livide verfärbt.
Zu **(B)**: Bei der **Hydrozele,** einer Flüssigkeitsansammlung zwischen den Hodenhüllen, wäre die Transillumination positiv.

Zu (**D**): Eine **Orchitis** ist im frühen Kindesalter oder gar bei Neugeborenen extrem selten. In der Adoleszenz kann sie als Begleitinfektion bei verschiedenen Virusinfekten (Mumps, Coxsackie, Varizellen) vorkommen.
Zu (**E**): Als **Varikozele** bezeichnet man das erweiterte Venengeflecht im Skrotum, aufgrund von insuffizienten Klappen der V. testicularis, die meist links auftritt. Ab der Pubertät kommen Varikozelen bei bis zu einem Viertel der Jungen vor.
Durch eine hohe retroperitoneale Unterbindung der Vena testicularis sinistra (oder dextra) wird die Varikozele und damit eine mögliche Ursache für spätere Infertilität behoben.
Rasch entstandene linksseitige Varikozelen können Hinweis auf einen Nierentumor sein, da die linke V. testicularis in die linke Nierenvene mündet.

F90 **!**

Frage 14.20: Lösung A

Bei der **Hodentorsion** ist eine Operation und Detorquierung des betroffenen Hoden innerhalb von 4–6 h erforderlich, da der Hoden sonst nekrotisch wird.

F00

Frage 14.21: Lösung B

Das **De-Toni-Debre-Fanconi-Syndrom** kann idiopathisch oder symptomatisch sowie hereditär (autosomal-dominant und autosomal-rezessiv) mit folgender Symptomatik auftreten:

- Azidose (entsteht durch den Bikarbonatverlust)
- Glukosurie
- Phosphatdiabetes
- Hyperaminoazidurie
- Hyperkaliurie
- renaler Harnsäureverlust
- renale Konzentrationsstörung
- renale Proteinurie
- Hypophosphatämie.

Ursache ist eine Störung im Stoffwechsel der proximalen und/oder distalen Tubuluszellen, die bei bestimmten Stoffwechselerkrankungen sekundär durch Ablagerungen von toxischen Stoffwechselzwischenprodukten z.B. Fruktose-1-Phosphat entstehen kann. Die Folgen müssen symptomatisch behandelt werden:

- Vitamin D gegen die Rachitis
- orale Alkalitherapie wegen der Azidose + Kaliumphosphat
- viele kleine Mahlzeiten als Prophylaxe einer Hypoglykämie, die durch eine schwere Glukosurie entstehen kann.

H91

Frage 14.22: Lösung C

Bei der Abbildung und der geschilderten Schmerzsymptomatik handelt es sich am ehesten um eine **Hodentorsion,** die umgehend operativ zu behandeln ist wegen der Gefahr einer Inkarzeration mit folgender Infarzierung und Nekrose des Hodens.
Häufig kommen Hodentorsionen im Säuglingsalter und der Pubertät vor.
Zu (**A**): Eine **Leistenhernie** ist ein Eingeweidebruch, der entweder angeboren ist oder allmählich (nicht plötzlich wie hier beschrieben), ganz selten durch ein Trauma entsteht. Nur ein indirekter Leistenbruch, der lateral der epigastrischen Gefäße mit dem Samenstrang durch den Leistenkanal tritt, kann eventuell einmal in den Hodensack treten (= Skrotalhernie).
Zu (**C**): Bei einer **Orchitis** wäre Fieber zu erwarten.
Zu (**B**) und (**E**): Schmerzlos sind sowohl eine **Hydrocele** testis (= „Wasserbruch des Hodens") als auch eine **Varikozele** (= „Krampfaderbruch"). Letztere beruht auf einer krampfaderähnlichen Erweiterung der den Plexus pampiniformis bildenden Venae spermaticae internae und tritt am häufigsten zwischen 15 und 25 Jahren, meist linksseitig, auf.

H91

Frage 14.23: Lösung A

Siehe Kommentar zu Frage 14.22.

F93

Frage 14.24: Lösung B

Folgende Phänomene sind charakteristisch für das **idiopathische nephrotische Syndrom:** massive Proteinurie, Hypoproteinämie mit Hypalbuminurie (unter 2,5 g/dl), sowie fakultative Ödeme und eine Hyperlipidämie.
Hypertonie, Hämaturie und Niereninsuffizienz werden als nephritische Beteiligung bezeichnet, was eine schlechtere Prognose bedeutet.
Bei drei Viertel aller Kinder – vor allem das Kleinkindalter ist betroffen – zeigen sich nur minimale Glomerulusläsionen.
Eine makroskopische Hämaturie ist sehr selten und bedeutet eine schwere Glomerulusläsion.
Cortison ist das Mittel der Wahl, auf das 80 % der Kinder ansprechen, zudem müssen die infektanfälligen Kinder häufig antibiotisch behandelt werden. Nach zwei rezidivfreien Jahren kann man von einer Heilung ausgehen.

Im Labor zeigt sich die Verschiebung der Eiweiße (Dysproteinämie) mit Verminderung der Gammaglobuline, des Gesamteiweißes, des Albumins und Erhöhung der Alpha-2-Globuline.
Das Cholesterin kann auf bis zu 1000 mg/dl erhöht sein. In den Harnzylindern zeigen sich Lipoidschollen, die im Polarisationsmikroskop als „Malteserkreuzer" erscheinen.

H94

Frage 14.25: Lösung C

Die Proteinurie überschreitet bei der **postinfektiösen Glomerulonephritis** selten mehr als 1 $g/m^2/24$ h. Hauptsymptome sind die Makrohämaturie, in der Hälfte der Fälle Ödeme und in einem Drittel die Hypertonie.

F95

Frage 14.26: Lösung E

Ein **Pendelhoden** lässt sich ohne Spannung bleibend in das Skrotum zurückführen und steigt nur bei Kälte oder durch mechanische Auslösung des Kremasterreflexes bis zum äußeren Leistenring.
Daher ist auch keine Therapie erforderlich, da nur bei bleibender Lagerung des Hodens außerhalb des Skrotums eine spätere Infertilität zu befürchten ist.

F95

Frage 14.27: Lösung B

Ursache für eine beidseitige Erweiterung der Ureteren (Megaureteren), der Nieren und der Blase kann nur eine subvesikale Abflussstörung sein, z.B. eine **Urethralklappe.**
Zu **(A)**: Eine einseitige **Ureterabgangsstenose** bewirkt nur eine einseitige Hydronephrose.
Zu **(C)**: Eine beidseitige **Doppelniere** führt nur bei zusätzlichen Ureterstenosen zur Hydronephrose, aber nicht zur Erweiterung der Blase.
Zu **(D)**: Eine **beidseitige Ureterostiumstenose** führt zwar zu beidseitigen Megaureteren und Hydronephrose – jedoch nicht zur erweiterten Blase und zum tröpfelnden Harnabgang.
Zu **(E)**: Die autosomal rezessive Form der **polyzystischen Nierendysplasie** führt zu Hypertension, Hämaturie, tastbaren Nierentumoren – jedoch nicht zur Erweiterung der Harnwege und Harnblase.

F95

Frage 14.28: Lösung C

Die **angeborene zystische Nierendysplasie** ist fast immer beidseitig und kann im Ultraschall und radiologisch anhand der vergrößerten Nieren diagnostiziert werden. Schon bei Neugeborenen können die beidseits vergrößerten Nieren als Tumor tastbar sein. Die infantile Form ist mit einer Gallengangsfehlbildung verbunden, die zu Leberfibrose und portaler Hypertonie führt.
Die Nierenfunktion kann bei der Geburt noch ausreichend sein, verschlechtert sich aber rasch zum terminalen Nierenversagen.

F96

Frage 14.29: Lösung D

Bei Kindern sieht man fast nur eine kommunizierende **Hydrozele,** d.h. es besteht eine offene Verbindung vom Bauchraum über den offenen Processus vaginalis zu der Wasseransammlung.
Daher läuft während der Nacht die Flüssigkeit zurück in den Bauchraum.
Zu **(4)**: Es besteht nach den ersten sechs Monaten, in denen sich eine Hydrozele spontan zurückbilden kann, eine Operationsindikation.
Eine Punktion ist sinnlos und wegen der Infektionsgefahr kontraindiziert.

H99 F96

Frage 14.30: Lösung D

Zu **(3)**: Eine **Hämaturie** gehört nicht zu den Symptomen einer **renalen tubulären Azidose,** sondern diese macht sich durch Wachstumsstörungen, Verstopfung, Erbrechen, Polyurie und Rachitis bemerkbar.
Es gibt zwei Formen, die proximale und die distale renale tubuläre Azidose.
Mischformen sind möglich.
Bei der proximalen Form liegt ein Defekt in der Bicarbonatrückresorption vor (sporadisch – oft nur vorübergehend), bei der distalen Form liegt eine unzureichende H^+-Ionen-Sekretion vor.
Die distale, renale tubuläre Azidose kann sporadisch oder autosomal dominant vererbt vorkommen und ist meist eine dauerhaft therapiebedürftige Erkrankung.
Im Labor zeigt sich die metabolische Azidose durch einen erniedrigten pH, Hyperchlorämie, Hypokaliämie, hohen Urin-pH und Hyperkalzurie. Sekundärerkrankungen können Nierensteine, Pyelonephritis und Nephrokalzinose sein.

Die Therapie erfolgt durch Alkaligabe (Bikarbonat) mehrfach täglich.
Zu **(4)**: Das **Alport-Syndrom** ist in der Mehrzahl der Fälle eine dominant vererbte Störung, die sich im Schulalter zeigt mit rezidivierender Mikro- oder Makrohämaturie, Leukozyturie, mittlerer Proteinurie und renaler Konzentrationsschwäche. In 50 % der Fälle kommt eine Innenohrschwerhörigkeit, gelegentlich auch Augenveränderungen (Katarakt, Myopie) dazu.
Der Chromosomendefekt bei der klassisch geschlechtsgebundenen Form sitzt auf dem langen Arm des X-Chromosoms.

H99

Frage 14.31: Lösung C

Zu **(A)** und **(B)**: Die sogenannten **Zystennieren** kommen so gut wie immer beidseitig vor, sowohl bei den adulten autosomal dominanten als auch bei der infantilen rezessiv vererbten Form.
Ein Elternteil ist in der Regel betroffen.
Die **zystische Nierendysplasie** ist dagegen einseitig und häufig mit einer Ureterstenose kombiniert. Sie tritt durch rezidivierende Harnwegsinfektionen in Erscheinung.
Zu **(D)**: Bei einer **Hydronephrose** infolge eines Abflusshindernisses ist die Niere zwar gestaut, aber nicht funktionslos.
Zu **(E)**: Die **Nierenvenenthrombose** kommt am häufigsten bei jungen Säuglingen und Neugeborenen vor, die an einer Sepsis, Exsikkose oder diabetischen Fetopathie leiden.
Sie kann einseitig oder doppelseitig auftreten und fällt durch Hämaturie, Oligurie und Verbrauchskoagulopathie auf. Die betroffenen Nieren sind vergrößert. Zysten lassen sich nicht nachweisen.

Wasserhaushalt XIV.2

Der Wasseranteil am Körpergewicht ist bei Säuglingen mit 80 % größer als beim Erwachsenen mit 60 %.
Daher und aufgrund ihres höheren täglichen Wasserumsatzes (ca. 50 %) sind Kinder viel abhängiger von einer ausreichenden Flüssigkeitszufuhr. Dies macht sich besonders bei Durchfallerkrankungen und im Sommer bei starkem Schwitzen bemerkbar.
Eine **Dehydration** führt zu erniedrigtem Plasmavolumen und zentralem Venendruck; Hämoglobin und Eiweißkonzentration sind erhöht. Umgekehrt ist es bei der Überwässerung, der **Hyperhydration,** wie sie (isoton) bei der Herzinsuffizienz, (hyperton) bei zuviel Kochsalzfütterung an den Säugling oder beim Cushing- oder Conn-Syndrom vorkommen kann.
Eine **Hyponatriämie** (unter 120 mmol/l), wie sie zusätzlich bei der hypotonen **Dehydration** (z.B. beim adrenogenitalen Syndrom) vorkommt, führt zu Krämpfen und zum Schock.

15 Erkrankungen der Knochen und Gelenke

Hüftgelenksdysplasie XV.1

Die häufigste Gelenkfehlbildung ist die angeborene Hüftgelenksdysplasie, die bei Mädchen etwa 6-mal häufiger vorkommt und auch bei Beckenendlagen und Erstgeborenen gehäuft auftritt.
Das Pfannendach ist bei der Geburt abgeflacht und steilgestellt; bei Belastung und durch Muskelzug kann der Femurkopf nach hinten oben luxieren.
Die wichtigsten Hinweise darauf sind:

- Ortolani-Zeichen (Einschnapphänomen, wenn der luxierte Femurkopf in die Pfanne zurückgleitet)
- Abduktionshemmung bei gebeugter Hüfte
- Trendelenburg-Zeichen (bei Stehen auf der kranken Seite kippt das Becken zur gesunden Seite ab → Hinken bei einseitiger Luxation, Watschelgang bei beidseitiger Luxation)
- Asymmetrie der Oberschenkel- und Gesäßfalten bei einseitiger Dysplasie (unsicheres Zeichen), scheinbare Verkürzung des Beines

Bei klinischem Verdacht oder den genannten Risikofaktoren kann die Hüftgelenksdysplasie mittels Sonographie frühzeitig diagnostiziert werden.
Inzwischen gehört die Ultraschalluntersuchung der Hüfte zu der Vorsorgeuntersuchung U3 in der 4.–6. Lebenswoche (Stand 1999).
Therapie: durch Spreizhose oder geschlossene Reposition durch Gewichtszug am Bein; bei konservativ nicht mehr korrigierbaren Veränderungen: Varisierungsosteotomie, in schweren Fällen Beckenverschiebeosteotomie nach Chiari u.a.

F98

Frage 15.1: Lösung A

Die Neurofibromatose oder der **Morbus Recklinghausen** wird autosomal dominant vererbt. Die Häufigkeit ist etwa 1 : 2000 bis 1 : 3000. Die Störung liegt auf dem Chromosom 17. Es gibt zwei Arten von Neurofibromatose: Die Neurofibromatose I, die als klassische Form bezeichnet wird, weist die typischen neurokutanen Symptome und gehäuft Optikusgliome auf. Die Neurofibromatose II – auch akustische Form genannt – ist 100mal seltener und die Patienten haben nur minimale Hautveränderungen, keine Irishamartome (Lischknötchen), aber bilaterale Akustikusneurinome ab etwa dem sechsten Lebensjahr und weitere ZNS-Tumore.

F98

Frage 15.2: Lösung C

Zu (**B**): Zu den **autosomal rezessiven Erkrankungen** gehören u.a. die Mukoviszidose und die Phenylketonurie. Das Erkrankungsrisiko für weitere Kinder liegt bei 25 %, da nur homozygote Kinder erkranken und beide Eltern heterozygot sein müssen.
Zu (**C**): Bei einer **X-chromosomal rezessiven Vererbung** kann der Vater sein X-Chromosom mit dem mutierten Gen nur an seine Töchter, nicht an seine Söhne weitergeben. Die Töchter erhalten das X-Chromosom ihres Vaters und ihrer gesunden Mutter, sind daher heterozygot und phänotypisch gesund. Sie geben das kranke X-Chromosom auf die Hälfte ihrer Töchter und Söhne weiter. Es erkranken fast nur männliche Individuen.
Beispiele dafür sind – außer der Muskeldystrophie Typ Duchenne – die Hämophilie und die Rot-Grün-Schwäche.

Frage 15.3: Lösung B

Die **Muskeldystrophie vom Typ Duchenne** tritt mit einer Häufigkeit von 1 : 3000 bis 1 : 5000 der männlichen Neugeborenen auf. Sie ist eine sehr häufige X-chromosomal rezessiv vererbte Erkrankung, bei der die Mütter Konduktorinnen sind, falls keine Spontanmutation vorliegt. Durch Kreatinkinasebestimmung im Serum (in 60–70 % bei Konduktorinnen verändert) und sonographisch nachweisbare Muskelveränderungen lässt sich der Überträgerstatus klären, eine pränatale Diagnostik ist möglich. 50 % der Söhne sind betroffen.
Zu (**B**): Die Erkrankung zeigt sich mit Muskelschwächen im Oberschenkel- und Beckengürtelbereich zwischen dem 2. und 6. Lebensjahr – nicht Monat, wie hier beschrieben. Ab dem 11. Lebensjahr sind die Jungen meist auf den Rollstuhl angewiesen, spätestens jedoch im 16. Lebensjahr.
Zu (**C**): Beim Typ Duchenne und beim Typ Becker liegt das defekte Gen auf dem kurzen Arm bei Xp21. Die Mehrheit der Duchenne-Patienten produziert kein Dystrophin (ein Eiweißprodukt dieser Genregion), etwa 5 % einen geringen Rest, dagegen produzieren Patienten mit der milderen Form Typ Becker in 80 % ein verkürztes Dystrophin und Patienten mit anderen Dystrophien ein normales Dystrophin.
Zu (**D**): Die Serum-Kreatinkinase ist bereits im präklinischen Stadium – schon in der ersten Lebenswoche erhöht (über 1000 IU/l). Außerdem können Aldolase, Pyruvatkinase, GOT, GPT und LDH erhöht sein.
Im EKG sieht man hohe R-Zacken rechts und tiefe Q-Zacken links, die PQ-Zeit ist oft verlängert.
Die Muskelbiopsie weist degenerative Veränderungen nach, die Elektromyographie einen myopathischen Prozess.
Zu (**E**): Die meisten Patienten sterben bis zum 20. Lebensjahr an Ateminsuffizienz, manchmal durch Herzversagen.
Therapeutisch bleiben nur physiotherapeutische Betreuung und orthopädische Maßnahmen zur Vermeidung oder Beseitigung von Kontrakturen. Der Rollstuhl sollte so lange wie möglich hinausgezögert werden, da dann mit Skoliose und Übergewicht zu rechnen ist.

F98

Frage 15.4: Lösung D

Bei einer akuten **Osteomyelitis** jenseits des Säuglingsalters sind folgende Symptome zu erwarten:

- Fieber
- allgemeines Krankheitsgefühl
- lokaler Schmerz
- evtl. Schwellung und Rötung
- Leukozytose, erhöhte Blutsenkung
- erhöhtes CRP
- bei der Hälfte positive Blutkultur
- im Röntgenbild Sequesterbildung durch subperiostalen Abszess.

H98 **!**

Frage 15.5: Lösung C

Die prämature Synostose der Sagittalnaht ist die häufigste Synostose und führt zur Entwicklung eines Langschädels (**Dolichozephalus**) oder zu einem Kahnschädel (**Skaphozephalus**).

Zu (**A**): Der Brachyzephalus ist Folge einer vorzeitigen Verknöcherung der Koronarnaht und entspricht einem kurzen und breiten Schädel.
Zu (**B**): Als **Plagiozephalus** (Schiefschädel) bezeichnet man es, wenn es zu einer einseitigen Synostose von Lambdanaht oder Koronarnaht kommt. Dies bewirkt eine ausgeprägte Asymmetrie des Schädels.
Zu (**D**): Ein **Trigonozephalus** entsteht, wenn die Frontalnaht vorzeitig verknöchert. Dann springt die Stirn kammartig hervor.
Zu (**E**): Zu einem Turmschädel oder **Oxy-** oder **Akrozephalus** kommt es, wenn bei einem Brachyzephalus zusätzlich die Sagittalnaht verknöchert.

F91 *!*

Frage 15.6: Lösung C

Das **Ewing-Sarkom** ist ein hochmaligner Tumor, der bevorzugt die Diaphysen von Femur, Tibia und Humerus befällt und gehäuft am Ende der ersten und in der zweiten Lebensdekade auftritt. Röntgenologisch finden sich ausgedehnte Osteolysen und typischerweise zwiebelschalenartige periostale Knochenneubildungen. Neben Schmerzen und lokaler Schwellung ist die Erkrankung von Allgemeinsymptomen wie Fieber, Anämie und Leukozytose begleitet, die auch im Anfangsstadium an eine akute Osteomyelitis denken lassen.
Der Tumor metastasiert früh in Leber, Lunge und andere Knochen, die Therapie besteht in einer Kombination aus Operation, Bestrahlung und Zytostatika; die langfristige Prognose ist jedoch schlecht.
Zu (**A**): Die fibröse Dysplasie, bei der das Knorpel- und Fasergewebe betroffen ist, zählt zu den Osteochondrodysplasien, den generalisierten angeborenen Störungen der Knorpel- und Knochenentwicklung. Infolge einer Wucherung von Bindegewebsstrukturen im Knochen kommt es zu Spontanfrakturen und Auftreibung der flachen Knochen. Eine Therapie ist nicht möglich.
Zu (**B**): Ein Myxochondrosarkom ist ein Tumor des Erwachsenenalters.
Zu (**D**): Beim eosinophilen Granulom finden sich Osteolysen vorwiegend in den flachen Knochen wie Schädel und Becken. Die Erkrankung heilt in der Regel ohne Behandlung aus.
Zu (**E**): Eine akute Osteomyelitis kann ähnliche Symptome und initial auch einen ähnlichen Röntgenbefund aufweisen wie das Ewing-Sarkom. Die in der Frage beschriebenen zwiebelschalenartigen Knochenneubildungen sind jedoch typisch für das Ewing-Sarkom.

F99 *!!*

Frage 15.7: Lösung E

Seit etwa 1996 ist eine Ultraschalluntersuchung der Hüften in den Katalog der U3-Vorsorgeuntersuchung aufgenommen worden, um rechtzeitig eine **angeborene Hüftdysplasie** zu erkennen. Siehe auch Lerntext XV.1.
Eine Röntgenuntersuchung vor dem 4. Lebensmonat ist nicht sinnvoll, da nicht ausreichend aussagekräftig. Im Sinne des Strahlenschutzes und der besseren Beurteilbarkeit auch der knorpeligen Strukturen sowie der Bewegung im Gelenk ist die Ultraschalluntersuchung vorzuziehen.

H95

Frage 15.8: Lösung A

Die **progressive Muskeldystrophie** kann heute schon pränatal durch die Kreatinkinasebestimmung diagnostiziert werden. Bei dem generellen Neugeborenen-Screening wird die Bestimmung der Kreatinkinase, die in der ersten Woche schon auf 1000 IU/ml erhöht sein kann, jedoch nicht durchgeführt.
Die Erkrankung tritt bei Jungen mit einer Häufigkeit von 1 : 4000 Geburten auf.
Die Erkrankung ist die häufigste vererbte Muskelerkrankung, sie wird X-chromosomal rezessiv vererbt. In einem Drittel sind Neumutationen die Ursache.
Der Gendefekt liegt auf dem kurzen Arm des X-Chromosoms. Man kennt aber Markergene (DNA-Sonden), mit deren Hilfe eine indirekte Genotypdiagnostik bei Kenntnis des Familienstammbaumes möglich ist.

H96

Frage 15.9: Lösung C

Der **Morbus Perthes** gehört zu den ischämischen, aseptischen Knochennekrosen, die zwischen dem 2. und 10. Lebensjahr – bei Jungen viermal häufiger – auftreten.
Es kommt zu einer Nekrose der Hüft*köpfe*, nicht der Hüftpfannen (3).
Die Kinder weisen rasche Ermüdung des Beines und Schmerzen in dem belasteten Knie- und der Leistenregion auf. Als Folge hinken sie.
Wenn die Kinder älter sind als sechs Jahre, ist der Verlauf meist schwerer, und es besteht die Gefahr der frühzeitigen Coxarthrose.
Da die betroffene Knochenregion nicht mitwächst – im Gegensatz zu Nachbararealen – kommt es zu

einer Pseudovergrößerung des Gelenkspaltes.
Bei schweren Verläufen, die zu einer Seitlichstellung (Lateralisation) des Hüftkopfes führen, wird eine Umstellungsosteotomie mit Zentrierung des Hüftkopfes durchgeführt, um die Coxarthrose zu vermeiden.
In leichteren Fällen reicht eine Salicylattherapie und Mobilisation, wobei Schwimmen und Radfahren als gelenkschonende Sportarten erlaubt, Ballspiele und Sprungsportarten als belastende verboten sind.

F90

Frage 15.10: Lösung E

Die **Osteogenesis imperfecta** beruht auf einer angeborenen Störung der Osteoblastentätigkeit mit mangelnder Osteoidbildung. Die betroffenen Kinder leiden an einer abnormen Knochenbrüchigkeit (Glasknochen) mit zahlreichen Spontanfrakturen; außerdem sind die Schädelknochen unvollständig verknöchert, Schädelnähte und Fontanelle sind weit offen. Man unterscheidet zwei verschieden schwere Verlaufsformen.
Zu **(A)** und **(D)**: Beim Hydrozephalus und bei der Achondroplasie findet man keine Rippenfrakturen. Kinder mit Achondroplasie haben zwar einen relativ großen Schädel mit Sattelnase und Balkonstirn, jedoch keine offenen Schädelnähte oder große Fontanelle.
Zu **(B)** und **(C)**: Kindesmisshandlung und geburtstraumatische Schäden können die beschriebenen Schädelveränderungen nicht erklären.

F90

Frage 15.11: Lösung B

Auf den Abbildungen sieht man die zunehmende Destruktion des Femurkopfes bei erhaltenem Gelenkspalt, als Zeichen der aseptischen Femurkopfnekrose (M. Perthes).
Zu **(A)**: Bei der tuberkulösen Coxitis käme es zur Verschmälerung des Gelenkspalts.
Zu **(C)**: Bei der Epiphyseolysis capitis femoris käme auf der Aufnahme nach Lauenstein ein Abgleiten des Femurkopfes vom Schenkelhals zur Darstellung.
Zu **(D)**: Das Ewing-Sarkom befällt bevorzugt die Diaphysen der langen Röhrenknochen. Röntgenologisch sieht man lamellenartige, periostale Knochenneubildungen.
Zu **(E)**: Typisch für die Rachitis ist eine verwaschene Knochenstruktur, außerdem ist der Spalt zwischen Epiphyse und Metaphyse vergrößert.

H90

Frage 15.12: Lösung A

Typisch für die **Vitamin D-Mangel-Rachitis** sind die Kalkarmut der Knochen und die becherförmig verbreiterten, unscharf begrenzten Metaphysen sowie Kraniotabes (weicher, eindrückbarer Schädel). An Laborbefunden zeigt sich eine mittlere bis starke Erhöhung der alkalischen Phosphatase (im Gegensatz zu (4)) sowie ein verminderter Phosphatspiegel. Kalzium ist meistens im Normbereich, es kann jedoch auch erniedrigt sein und zur rachitogenen Tetanie führen.
Zu **(3)**: Die subperiostalen Blutungen sind charakteristisch für die Vitamin C-Mangel-Krankheit Skorbut.

H90 **!**

Frage 15.13: Lösung C

Die **Vitamin D-resistente Rachitis (Phosphatdiabetes)** ist eine X-chromosomal dominant vererbte Erkrankung, die im Kontrast zur üblichen Rachitis erst nach dem 1. Lebensjahr in Erscheinung tritt – und zwar bei Jungen ausgeprägt, bei Mädchen nur leicht bis mittelschwer.
Typisch ist der verminderte Phosphatgehalt im Serum, der wohl auf einer verminderten tubulären Rückresorption des Phosphats in den Nieren beruht. Das Kalzium im Serum ist normal, die Kalziumausscheidung im Urin vermindert.
5000 IE Vitamin D_3 pro Tag heilen die Vitamin D-Mangel-Rachitis, jedoch nicht den Phosphatdiabetes, für den man erheblich höhere Dosen braucht (0,75–2,5 mg/Tag).
Zu **(1)**: Die Hyperaminoazidurie ist jedoch kennzeichnend für die Vitamin D-Mangel-Rachitis.

H91

Frage 15.14: Lösung C

Die **Hackenfußstellung** des Neugeborenen ist eine häufige Fehlhaltung, die sich spontan in den ersten Lebenswochen zurückbildet. Es besteht eine extreme Dorsalflexion des Fußes, sodass der Fußrücken der Unterschenkelvorderseite angelegt werden kann. Das Fußlängsgewölbe ist erhalten, im Gegensatz zum angeborenen oder erworbenen Hackenfuß aufgrund eines neuromuskulären Ungleichgewichts, wie z.B. bei Spina bifida oder Hirnschädigung, Achillessehnenruptur, posttraumatischer Lähmung. Nur bei letzteren ist eine Gipsschienung indiziert.

H92

Frage 15.15: Lösung D

Der kongenitale **Klumpfuß** (Pes equinovarus) kann sich nicht spontan korrigieren und muss daher von Geburt an nach manueller Redression mit korrigierenden Gipsverbänden behandelt werden. Später müssen im Alter von 2–4 Monaten noch bestehende Kontrakturen operativ korrigiert werden.
Der Klumpfuß ist bei Jungen doppelt so häufig wie bei Mädchen und in der Hälfte der Fälle beidseitig. Er ist gekennzeichnet durch Spitzfuß, Hohlfuß, Adduktion des Vorfußes und Varusstellung der Ferse. Die Kinder laufen unbehandelt nur auf der äußeren Fußkante – manchmal sogar auf dem Fußrücken.
Zu **(A)**: Siehe Lerntext XV.1.

F94 **!**

Frage 15.16: Lösung B

Typische Zeichen der **Rachitis** als Folge eines Calcium- oder Vitamin D-Mangels sind Kraniotabes (d.h. Erweichungsbereiche am Hinterkopf), der rachitische Rosenkranz (Auftreibung der Knorpel-Knochen-Grenze der Rippen), die Harrison-Furche (horizontale Einbuchtungen des seitlichen Brustkorbes, die durch Einziehung der Rippen beim Einatmen entstehen), eine Schmelzhypoplasie der Zähne.
Es entstehen keine Genua valga bei einem 6 Monate alten Säugling, sondern erst bei Kindern, die schon laufen können, da die Belastung eine Voraussetzung für die Entwicklung von X-Beinen sind; es können auch Genua vara (O-Beine) entstehen. Muskelschwäche (Froschbauch) und Tetanie sind weitere Symptome.

H95

Frage 15.17: Lösung C

Die relativ späte Erstmanifestation der Muskelschwäche spricht für die **Gliedergürtel-Muskeldystrophie Leyden,** die autosomal rezessiv vererbt wird.
Sie zählt zu den „benignen" Formen der Muskeldystrophie, bei der die Betroffenen bis zum 3. Lebensjahrzehnt noch laufen können und etwa mit 50 Jahren sterben.
In der Diagnosestellung ist die erhöhte Kreatinkinase richtungsweisend, in der Muskelbiopsie sieht man degenerative Veränderungen.
Zu **(A)**: Die autosomal rezessiv vererbte **Muskeldystrophie Werdnig-Hoffmann** zeigt sich schon im ersten Lebensjahr und die Lebenserwartung beträgt bei der akuten Form nur 2–3 Jahre, bei der chronischen 10 Jahre und mehr. Es sind die proximalen Muskeln betroffen.
Zu **(B)**: Die **maligne Muskeldystrophie Duchenne** wird X-chromosomal vererbt und beruht auf einem Defekt des kurzen Arms des X-Chromosoms bei Xp21. Die Produktion von Dystrophin ist vermindert oder völlig aufgehoben. Die Kinder erkranken schon zwischen dem 2. und 6. Lebensjahr, sitzen im 2. Lebensjahrzehnt im Rollstuhl und sterben bis zum 20., längstens 30. Lebensjahr an der respiratorischen Insuffizienz.
Dies kann heute durch die nicht invasive Form der Heimbeatmung weiter hinausgezögert werden.
Zu **(D)** und **(E)**: Gegen die Polyradikulitis und die durch Coxsackie-Viren (Bornholm-Erkrankung) bedingte Myositis (beides infektiöse Genese) spricht, dass erste Anzeichen der Muskelschwäche schon seit dem 10. Lebensjahr beobachtet wurden.

16 Pädiatrisch wichtige Hauterkrankungen

Pädiatrisch wichtige Hauterkrankungen XVI.1

> Generalisierte Erkrankungen gehen im Kindesalter häufig mit Hautveränderungen einher, z.B. die klassischen Kinderkrankheiten. Daneben gibt es auch eigenständige, pädiatrisch wichtige Hauterkrankungen, wobei immer an parasitäre Erkrankungen wie Oxyuriasis, Skabies und Pediculosis capitis (Kopfläuse) gedacht werden muss.

F98

Frage 16.1: Lösung E

Die **Ichthyosis congenita** oder Fischschuppenkrankheit ist eine angeborene Erkrankung mit einer Hyperkeratose. Die Ichthyosis congenita gravis ist tödlich – statt des Alpha-Keratins wird meist Beta-Keratin gebildet. Letzteres kommt bei Reptilien und Vögeln vor. Die Haut ist verdickt und große Hornplatten sind durch Einrisse getrennt. Die Kinder kommen meist tot oder unreif zur Welt.
Die Ichthyosis congenita mitis ist autosomal rezessiv vererbt. Die Haut ist schuppend, welk und sehr trocken.

Zu (**B**): Charakteristisch für die **Sklerodermie** sind rattenbissartige Veränderungen an den Fingerspitzen. Die generalisierte progressive Sklerodermie kommt bei Kindern sehr selten vor, meist ist es die umschriebene Sklerodermie, bei der um ein weißes, derbes Hautzentrum ein fliederfarbener Ring besteht. Es kann zu entzündlichen Rötungen und zuletzt zur Verhärtung (Sklerose) der betroffenen Hautareale kommen.
Zu (**C**): Bei **Masern** sieht man ein leuchtendrotes Exanthem mit millimetergroßen, später konfluierenden, leicht erhabenen Flecken, die sich von den Ohren über das Gesicht und den Stamm zu den Extremitäten hin ausbreiten.
Zu (**D**): Das **Erythema anulare** gehört zu den Hauptsymptomen des rheumatischen Fiebers. Man sieht blassrote, oft ringförmige Streifen besonders am Körperstamm, die oft rasch flüchtig sind.

H98

Frage 16.2: Lösung C

Die Abbildung zeigt klassisch das Bild der **enzephalo-trigeminalen Angiomatose Sturge-Weber** mit der Ausbreitung des Naevus flammeus im Gebiet des Trigeminus – streng halbseitig. Dazu gehören Fehlbildungen der pialen Gefäße auf der gleichen Seite. Diese führen zu Hirnatrophie, girlandenförmigen Verkalkungen und Krampfanfällen. Spastische Paresen und geistige Retardierung gehören ebenfalls zum Vollbild, das in 1 : 200 000 Fällen auftritt.
Zu (**A**): Bei der **Pityriasis rosea** – einer erythematosquamösen Dermatose mit kleieförmiger Schuppung – bleibt das Gesicht meist frei, und sie zeigt oft am Körper einen ringförmigen Primärherd, der rot ist, schuppt und bei Abheilung in der Mitte sich bräunlich verfärbt. Nach einigen Wochen kann schubweise das eigentliche Exanthem mit roten Papeln folgen. Diese sind rundlich bis oval und treten an den Hautspaltlinien auf.
Die Ursache ist nicht bekannt.
Zu (**B**): Das **kavernöse Hämangiom** kann überall auftreten – auch über eine Gesichtshälfte. Es sieht aber anders aus als auf der Abbildung – nämlich dunkelrot bis bläulich schwammartig ausdrückbar. 80 % bilden sich innerhalb einiger Jahre zurück.
Zu (**D**): Gegen das **Erysipel** spricht, dass die Veränderung unverändert seit der Geburt besteht. Das Erysipel (Wundrose) ist aber eine durch eine Streptokokkeninfektion ausgelöste flammende Rötung, die meist in der Umgebung einer kleinen Verletzung anfängt und von hohem Fieber begleitet ist. Eine Behandlung mit Antibiotika, z.B. Penicillin, ist indiziert. Es besteht eine Neigung zu Rezidiven, besonders bei abwehrgeschwächten Personen wie Diabetikern.
Zu (**E**): Der **Morbus Bourneville-Pringle** gehört zu den neuroektodermalen Phakomatosen und wird auch tuberöse Sklerose genannt. Man sieht weißliche bis rötliche, derbe Knötchen – oft schmetterlingsförmig im Gesicht, das sog. Adenoma sebaceum sowie weißliche Depigmentierungen (white spots) und Café-au-lait-Flecke am ganzen Körper. Es handelt sich um eine autosomal dominant vererbte Erkrankung, bei der auch eine tuberöse Hirnsklerose auftritt, die zu Demenz, Krampfanfällen und spastischen Lähmungen führen kann. Außerdem findet man auch Zystennieren, Retinatumoren sowie Tumoren und Fehlbildungen an den inneren Organen.

H97

Frage 16.3: Lösung B

Die **Impetigo contagiosa** wird durch Streptokokken und Staphylokokken ausgelöst. Es zeigen sich Bläschen mit eitrig getrübtem Inhalt, die sich aus roten Flecken entwickeln. Meist erscheinen die Blasen im Gesicht, an Beinen und Armen sowie an der Vorderseite des Körperstammes. Handsohlen und Fußsohlen bleiben meist frei im Gegensatz zu den Blasen der Lues (Pemphigus syphiliticus).
Zu (**A**): Als **Mollusca contagiosa** bezeichnet man Dellwarzen, die durch Viren der Poxvirusgruppe übertragen werden. Man behandelt durch Ausdrücken des krümeligen Warzeninhaltes durch eine Pinzette und anschließende Desinfektion mit Mercurochrom oder Jodtinktur.
Zu (**C**): Die **Hand-Mund-Fuß-Krankheit** wird durch Coxsackie-Viren, besonders des Serotyps 16, übertragen. Es treten Flecken und Papeln auf, die später zu Bläschen werden und verschorfen. Außerdem leiden die Kinder unter Angina. Eine Behandlung ist nicht erforderlich.
Zu (**D**): Durch Kopfläuse wird die **Pediculose** übertragen. Stark juckende Papeln und Pusteln, vor allem hinter den Ohren, sind die Folge. Eine bakterielle Superinfektion ist häufig. Therapiert wird mit Gammahexachlorcyclohexan (Jacutin), womit das Haar eingerieben wird und für 3–12 Stunden unter einem Verband bleibt. Die Nissen werden mit einem speziellen Nissenkamm entfernt, nachdem das Haar mit warmem Essigwasser gewaschen wurde. Bei Säuglingen wird das weniger toxische Benzylbenzoat verwendet. Außer Kopfläusen gibt es noch Kleider- und Filzläuse.
Zu (**E**): Als **Skabies** wird die Krätze bezeichnet, die durch Milbe Acarus siro var. hominis ausgelöst

wird. Besonders die Hände, Füße, Genitalien und Brustwarzen sind betroffen. Eitrige Krusten und Papeln sind typisch. Der Juckreiz ist besonders im warmen Bett sehr stark. Benzylbenzoat, bei älteren Kindern auch Gammahexachlorcyclohexan, sind die Mittel der Wahl. Wichtig ist die Untersuchung aller Kontaktpersonen.

F96 F91 F85

Frage 16.4: Lösung C

Das **Erythema nodosum** ist eine akute Hautreaktion, wie sie z.B. bei Streptokokkeninfekten (Angina), anderen bakteriellen Infekten, Tuberkulose, Sarkoidose und verschiedenen Medikamenteneinnahmen, z.B. bei Sulfonamiden, vorkommt. Die Kinder – meist im mittleren Schulalter – zeigen druckschmerzhafte, derbe, etwas erhabene, kutansubkutane Knoten, die zunächst hellrot sind und sich dann dunkelrot und wie ein Bluterguss grünlich, gelblich und bräunlich verfärben. Hinzu kommen Abgeschlagenheit, Fieber und Gelenkschmerzen sowie eine sehr hohe Blutsenkung.

Zu **(4)**: Bei der **Purpura Schoenlein-Henoch** handelt es sich um eine generalisierte, primäre Vaskulitis der kleinsten Gefäße bei Kindern etwa im Kindergartenalter.

Eine Immunkomplexreaktion vom Typ III führt zu Ablagerungen in den Gefäßen, besonders aber der Haut. Das führt zu rötlich-braunen Papeln.

Es kann auch zu punktförmigen Blutungen, gastrointestinalen Symptomen, Gelenk- und Nierensymptomen kommen (Mikro- und Makrohämaturie).

Zu **(5)**: Beim Diabetes mellitus kommt es zu chronischen Mykosen und chronischen bakteriellen Hautinfektionen.

H93

Frage 16.5: Lösung A

BNS-Krämpfe, geistige Behinderung und Depigmentierungen (weiße Flecke) sowie angiofibröse Fehlbildungen (Adenoma sebaceum) wie die hier geschilderten bräunlichroten Papeln sind typisch für die **tuberöse Hirnsklerose,** die meist als Folge einer Neumutation in einer Häufigkeit von 1 : 50 000 – 1 : 150 000 auftritt. Außerdem können Rhabdomyome des Herzens, retinale Gliome, subependymale Verkalkungen, Nierengeschwulste und Honigwabenlunge auftreten.

Zu **(B)**: Der **Lupus erythematodes** ist eine Autoimmunerkrankung, bei der die Nieren, die Haut, die Gefäße, die Gelenke und die serösen Häute befallen sein können. Zirkulierende Autoantikörper sind diagnostisch wegweisend. Behandelt wird mit Cortison und gegebenenfalls mit Immunsuppressiva wie Azathioprin (Imurek®) oder Methotrexat (Endoxan®).

Die Erkrankung ist selten im Kindesalter, vor allem sind jüngere weibliche Erwachsene betroffen.

Zu **(D)**: Auch der **M. Sturbe-Weber (enzephalotrigeminale Angiomatose)** gehört zu den neurokutanen Missbildungen. Charakteristisch ist der Gesichtsnaevus in der Ausbreitung des Trigeminusnerven, Gefäßmissbildungen im Gehirn mit einseitiger Hirnatrophie und girlandenförmige Verkalkungen im Gehirn, die zu epileptischen Anfällen führen können. Gefäßmissbildungen an der Choroidea können Ursache eines Glaukoms werden.

Selten können auch einseitiger, teilweiser Riesenwuchs und Beteiligung innerer Organe vorkommen.

Zu **(E)**: Die **Neurofibromatose (M. Recklinghausen)** – ebenfalls eine neurokutane Dysgenesie – ist die häufigste der Phakomatosen mit 1 : 2000 – 1 : 3000 und wird autosomal dominant vererbt.

Gekennzeichnet ist sie durch milchkaffeefarbige Flecken auf der Haut (sog. Café-au-lait-Flecken) und Neurofibrome (an der Haut und an inneren Organen), die maligne entarten können; Skelettveränderungen sind häufig, außerdem Skoliose und Kyphose und angeborenes Glaukom; Nierenarterienstenose mit folgendem Hochdruck kann ebenfalls vorkommen; in 5 % entwickelt sich ein Phäochromozytom.

Epileptische Anfälle sind bei etwa 15 % Folge von Gefäßverschlüssen. Auch Meningeome, Akustikusneurinome, Optikusgliome treten oft schon im Kleinkindalter auf.

F99 !

Frage 16.6: Lösung B

Herzklappenfehler treten bei der **Neurofibromatose von Recklinghausen** nicht gehäuft auf. Es gibt Neurinome und Neurofibrome, die schon im Kindesalter maligne entarten können. Häufig sind Akustikusneurinome, Gliome und Magen-Darm-Tumore.

Eine pränatale Diagnostik ist möglich (Gendefekt auf Chromosom 17 oder 22).

Siehe auch Lerntext XVI.3.

Angeborene Herzfehler treten gehäuft zum Beispiel beim M. Down auf.

F90 F86

Frage 16.7: Lösung D

Zu (1): Bei der **Epidermolysis bullosa hereditaria** kommt es bei geringen Verletzungen schon zur Blasenbildung. Es gibt dominant und rezessiv vererbte (darunter eine letale) Formen. Die Verhütung von Sekundärinfektionen ist wichtig.
Zu (2): Das **Erythema exsudativum multiforme** betrifft überwiegend ältere Kinder und ist in seiner Ätiologie unterschiedlich. Das symmetrische Erythem mit wenig juckenden Flecken, Bläschen oder Papeln tritt bei bakteriellen oder virusbedingten Krankheiten sowie bei arzneimittel- oder infektallergischem Geschehen auf. Durch Zusammenfluss nebeneinander gelegener Erytheme kommt es zu polyzyklischen Bildern, oft an den Streckseiten der Extremitäten, Hand- und Fußrücken.
Zu (3): Die **Impetigo contagiosa** ist durch sekundär infizierte Blasen und honiggelbe Krusten gekennzeichnet und wird durch Strepto- und Staphylokokken verursacht.
Zu (4): Die **Dermatitis exfoliativa neonatorum** (M. Ritter von Rittershain) ist eine seltene, schwere, generalisierte, bullöse Erkrankung, die in den ersten Lebenswochen durch Staphylokokken hervorgerufen wird. Sie beginnt meist in der Nähe des Mundes und breitet sich schnell aus. Die Epidermis lässt sich leicht ablösen (Nikolski-Zeichen).
Zu (5): Die Dermatitis exfoliativa neonatorum ist die schwerste Form des **Pemphigoids des Neugeborenen,** das durch Blasenbildung besonders in Unterbauch- und Leistengegend (alle Körperflächen, selten Handflächen und Fußsohlen im Gegensatz zum syphilitischen Pemphigoid) gekennzeichnet ist.

F93 !

Frage 16.8: Lösung C

Typisch für die **Dermatitis seborrhoides infantum,** die in den ersten drei Lebensmonaten auftritt, ist, dass ohne Superinfektion durch Candida oder Bakterien kein Juckreiz besteht. Die Ursache der Rötung und gelblichen Schuppen, am Kopf als Gneis bezeichnet, ist unbekannt.
Therapeutisch findet zum Lösen der verkrusteten Schuppen Salicylvaseline Einsatz – jedoch sollte diese nicht zu ausgedehnt angewandt werden wegen der Gefahr der systemischen Resorption. Eventuell kann kurzzeitig Cortisoncreme verwendet werden. Behandlung einer Superinfektion z.B. durch Candida mit Nystatincreme.

F00 !

Frage 16.9: Lösung D

Das **seborrhoische Ekzem** des ersten Trimenons hat nichts mit einer Kuhmilchallergie zu tun. Auf dem behaarten Kopf sieht man fettige gelbliche Schuppen. Die Babies kratzen sich nicht, was für den fehlenden Juckreiz spricht.

F96

Frage 16.10: Lösung B

Zur **tuberösen Hirnsklerose Bourneville-Pringle** gehören ganz charakteristisch die epileptischen Anfälle gemeinsam mit einem schmetterlingsförmigen Adenoma sebaceum im Gesicht (weißliche bis rötliche, derbe Knoten, die Fibroadenomen entsprechen) und eine geistige Behinderung.
Man sieht auch Depigmentierungen (weiße Flecke) und auch Café-au-lait-Flecke wie beim Morbus Recklinghausen. Schwachsinn, Zystennieren, Retinatumoren u.a. Missbildungen an inneren Organen können auftreten.
Die Erkrankung wird autosomal dominant vererbt, nicht X-chromosomal rezessiv, wie in (E) angegeben.
Zu (A): Der **Naevus flammeus** im Gesicht ist typisch für das **Sturge-Weber-Syndrom,** das eine Angiomatose des gleichseitigen Auges mit Glaukom, entsprechende Beteiligung der Hirnhäute sowie intrakranielle Verkalkungen aufweist. Letztere können ebenfalls zu fokalen, epileptischen Anfällen führen.
Zu (C): Café-au-lait-Flecke sind charakteristisch für den **Morbus Recklinghausen,** der ebenso wie die tuberöse Hirnsklerose, der Morbus Sturge-Weber und der Morbus von Hippel-Lindau zu den Phakomatosen gehört. Mit diesem Ausdruck werden neurokutane Dysgenesien bezeichnet.

Die Neurofibrome an der Haut oder an inneren Organen können bösartig entarten.
Optikusgliome und Akustikusneurinome treten gehäuft auf.
Ein Phäochromozytom entsteht in 5 % der Fälle.
Zu **(D)**: Das Glaukom kommt bei einigen der Phakomatosen vor, nicht aber die Katarakt. Siehe Lerntext XVI.3.
Stoffwechselbedingt kann es beim Diabetes mellitus, beim Hypoparathyreoidismus und bei der Galaktosämie zu einer Katarakt (Linsentrübung) kommen.
Es gibt zahlreiche Allgemeinsyndrome, die mit einer Katarakt einhergehen, z.B. das Alport-Syndrom, die Ichthyosis congenita, das Marfan-Syndrom, die Osteogenesis imperfecta, die Osteopetrose (Albers-Schönberg-Krankheit), der Turmschädel oder das Hutchinson-Gilford-Syndrom.
Es gibt auch angeborene Linsentrübungen bei Kindern, deren Mütter während der Schwangerschaft an Röteln oder Toxoplasmose erkrankt waren.
Zu **(E)**: X-chromosomal rezessiv wird z.B. die Hämophilie A und B vererbt (Bluterkrankheit).

F00 *!*

Frage 16.11: Lösung C

Die Depigmentierungen der Haut (white spots) sind die ersten Symptome der **tuberösen Hirnsklerose** (Bourneville). Weitere Symptome dieser neuroektodermalen Erkrankung sind:

- BNS-Krämpfe (90 %)
- retinale Gliome
- Adenoma sebaceum (Pringle) – im Kleinkindalter: stecknadelkopfgroße braunrötliche Knötchen
- subependymale Verkalkungen
- viszerale Beteiligung von Nieren, Herz, Lunge, Knochen sind möglich.
- Schwachsinn bei ZNS-Beteiligung

Zu **(A)**: Eine Angiomatose der Chorioidea (30–40 %) bei der **enzephalo-trigeminalen Angiomatose Sturge-Weber** kann zum Glaukom führen.
Zu **(B)**: Der Naevus flammeus des Gesichts im Ausbreitungsgebiet eines Trigeminusastes ist Leitsymptom der **enzephalo-trigeminalen Angiomatose**.
Zu **(D)**: Eine Angiomatose der Retina ist charakteristisch für die **retinozerebelläre Angiomatose (von Hippel-Lindau).**
Zu **(E)**: Die Teleangiektasien in den Konjunktiven gehören zur **Ataxia teleangiectatica**
(Louis-Bar), ein Syndrom, das rezessiv vererbt wird. Störungen der zellulären und humoralen Immunität führen zu gehäuften Infektionen und Malignomen, sodass die Patienten meist schon im zweiten Lebensjahrzehnt sterben.

F96

Frage 16.12: Lösung B

Das **Exanthema subitum** wird durch das humane Herpesvirus Typ 6 verursacht. Es beginnt plötzlich mit hohem Fieber, manchmal Fieberkrämpfen, nach drei bis vier Tagen tritt dann mit Entfieberung das rötelnähnliche Exanthem sehr schnell (subitum) am ganzen Körper auf und erlischt nach ein bis drei Tagen wieder.
Während des Fieberschubs ist eine Leukozytose nachweisbar, mit Beginn des Exanthems dann sehr charakteristisch eine Leukopenie mit relativer Lymphozytose.
Zu **(A)**: Zu den **allergischen Reaktionen vom zytotoxischen Typ (II)** gehören die durch Arzneimittel wie Sulfonamide, Penicillin, Barbiturate u.a. vermittelten Reaktionen, die durch Agranulozytose oder hämolytische Anämie, Thrombopenie und Purpura auffallen.
Zu **(C)**: In den ersten drei Monaten tritt vor allem die **seborrhoische Dermatitis,** auch Trimenondermatose genannt, auf.
Betroffen sind der behaarte Kopf, die Windelregion und die Hautfalten. Die Haut ist gerötet und weist Auflagerungen von gelblichen Schuppen auf. Die Schuppen können durch Salicylvaseline entfernt werden – ansonsten heilt die Dermatitis in der Regel nach drei Monaten spontan ab.
Fieber tritt nicht auf.
Zu **(D)**: Die Verminderung eines **Komplementfaktors,** z.B. ein C1-Esterase-Inhibitor-Mangel, führt zu einer unkontrollierten Komplementaktivierung, was wiederum zu einer erhöhten Gefäßdurchlässigkeit mit angioneurotischem Ödem führt.
Zu **(E)**: Die **Purpura Schoenlein-Henoch** tritt meist an den Streckseiten der Unterschenkel auf. Sie wird durch eine Immunkomplex-Vaskulitis im Anschluss an einen z.B. viralen Infekt verursacht (Typ III Reaktion nach Coombs). Der Altersgipfel liegt zwischen zwei und fünf Jahren.
Außer den Hauterscheinungen (papelnähnliche Effloreszenzen sowie Petechien) treten oft Gelenkerscheinungen und eine Nierenbeteiligung mit Mikrohämaturie und Proteinurie auf.

F96

Frage 16.13: Lösung A

Bei den **Ichthyosen** gibt es verschieden stark ausgeprägte Formen: Die Ichthyosis congenita gravis

führt zum Tode, während die hier beschriebene Ichthyosis congenita mitis eine autosomal rezessiv vererbte Verhornungsstörung ist, bei der sich am ganzen Körper, inklusive der Gelenkbeugen, fischhautartige Schuppen zeigen.
Therapie der Wahl sind äußerliche, vorübergehend auch innerliche Cortisonanwendungen, Ölbäder und Harnstoff-Kochsalzsalbe.
Davon zu unterscheiden ist die Ichthyosis vulgaris, die autosomal dominant vererbt wird und eine Verhornungsstörung besonders am Stamm und an den Streckseiten von Armen und Beinen zeigt. Charakteristisch ist die vorzeitig gealtert erscheinende Hand mit verstärkter Linienzeichnung (Häufigkeit 1 : 300–1000).
Zu **(B)** und **(C)**: Die **Erythrodermia desquamativa Leiner** ist eine sehr stark ausgeprägte Form der seborrhoischen Dermatitis, die fast nur in den ersten drei Lebensmonaten vorkommt und meist nach dieser Zeit ohne Rezidive ausheilt. Superinfektionen sind möglich. Betroffen ist der behaarte Kopf, der Hals, die Windelregion, z.T. auch das Gesicht und der Stamm. Die Haut ist gerötet und fettige gelbliche Schuppen sind aufgelagert.
Durch 2%ige Salicylvaseline können die Krusten abgelöst werden, kurzfristig werden auch externe Corticoidbehandlungen durchgeführt, bei Superinfektionen die entsprechende spezifische Therapie.
Zu **(D)**: Die **Neurodermitis** gehört zu den atopischen Erkrankungen, die oft genetisch mitbestimmt sind. Sie wird auch Milchschorf genannt und tritt schon nach dem dritten Lebensmonat in Erscheinung. Man sieht im Bereich der Wangen und des Kopfes eine Rötung, Bläschen und gelbliche Krustenauflagerungen mit häufiger Superinfektion und intensivem Juckreiz.
Später kommt es zur Verdickung der Haut (Lichenifikation), wobei besonders Ellen- und Kniebeugen und die Halsregion betroffen sind, weshalb sie auch Beugeekzem genannt wird.
Nahrungsmittelüberempfindlichkeiten scheinen dabei häufiger zu sein.
Zu **(E)**: Die **systemische Sklerodermie** ist extrem selten im Kindesalter und bei Säuglingen nicht beschrieben.
Die **umschriebene Sklerodermie** ist eine Hauterkrankung unklarer Ursache, die eine Sklerose der betroffenen Hautareale bedingt und in 15 % der seltenen Erkrankung meist Mädchen im Schulalter betrifft. Oft beginnt die Erkrankung am Kopf mit einer säbelhiebartigen Verfärbung (coup de sabre).
Der Verlauf ist nicht vorhersagbar und eine therapeutische Beeinflussung extrem schwierig.

H97 **!**

Frage 16.14: Lösung A

Die **Windeldermatitis** ist sehr häufig, als Erreger im Vordergrund steht dabei eine Infektion mit Candida albicans. Bakterien lassen sich ebenfalls häufig in dieser nasswarmen, durch dichte Windeln abgedeckten Zone nachweisen.
Für den Heilungserfolg ist wichtig: So oft wie möglich wickeln, damit der Po nicht nass bleibt und damit den Keimen ideale Ernährungsbedingungen bietet, so oft wie möglich den Po ganz nackt lassen, z.B. im Sommer. Bei starker Ausprägung kann die Behandlung mit antibakteriellen Lösungen (z.B. Gentianaviolett) und Antimykotika (Paste oder Creme) sinnvoll sein. Bei ganz starker Entzündung kann man kurzfristig Corticoidcremes zum rascheren Abheilen auftragen. Der Po ist mit Zinkpasten zu schützen.
Zu **(C)**: Eine lokale Antibiotikacreme ist nicht erforderlich, allenfalls das Desinfizieren mit antimikrobiellen Lösungen. Siehe Lerntext XVI.2.

Windeldermatitis **XVI.2**

Die ammoniakalischen Ausscheidungen des Kindes sind sehr aggressiv und schädigen die empfindliche Haut, besonders bei zu seltenem Windelwechsel oder Luftabschluss durch Plastikhöschen. Die Haut wird flammendrot und ist häufig durch **Staphylokokken** oder **Candida albicans** (scharfbegrenzte, runde, rote Herde mit weißer Schuppenkrause) sekundär infiziert.
Die Therapie besteht in häufigem Windelwechsel (öfter mal „unten ohne"), sorgfältiger Pflege mit hautschützenden Pasten, Vermeiden von Gummi- und Plastikhöschen.
Wichtig sind ferner die durch Staphylokokken oft in Neugeborenenstationen hervorgerufenen Infektionen, sog. Pyodermien, die sich als Impetigo bullosa äußern können.

F87

Frage 16.15: Lösung C

Hämangiome sind gutartige Tumoren, die aus Blutgefäßen bestehen. Überwiegen kapillare Gefäße, handelt es sich um kapilläre Hämangiome, überwiegen weitlumige Gefäße, handelt es sich um kavernöse Hämangiome.
Sie können schon bei Geburt vorhanden sein oder sich erst im Neugeborenen- und Säuglingsalter entwickeln. In etwa 90 % der Fälle kommt es zu

spontaner Rückbildung. Eine maligne Entartung kommt nicht vor.
Zu (**A**): Bei Vorliegen eines (meist einseitigen) Naevus flammeus können an den weichen Hirnhäuten ähnliche Veränderungen zusammen mit intrakraniellen Verkalkungen vorkommen (Sturge-Weber-Syndrom).

H95 !

Frage 16.16: Lösung A

Der **Morbus Recklinghausen** ist durch zahlreiche Café-au-lait-Flecke und Neurofibrome, die maligne entarten können, charakterisiert.
Die inneren Organe können ebenfalls befallen sein. Die Erkrankung wird mit einer Häufigkeit von ca. 1 : 2000 autosomal dominant vererbt. Es gibt zwei unterschiedliche genetische Arten. Einmal ist der Defekt auf Chromosom 17, das andere Mal auf Chromosom 22 lokalisiert, im letzteren Fall häufig kombiniert mit einem Akustikusneurinom. Eine pränatale Diagnostik ist möglich.
Zu (**2**): Eine **Klitorishypertrophie** kommt beim adrenogenitalen Syndrom vor (AGS).
Zu (**3**): Eine **Retinopathia pigmentosa** ist eine vererbte Erkrankung der Netzhaut mit Pigmentablagerungen und zunehmender Gesichtsfeldeinschränkung, die sich zu Beginn mit Nachtblindheit bemerkbar macht.
Ein Zusammenhang mit dem M. Recklinghausen besteht nicht.
Es gibt eine Kombination von Retinopathia pigmentosa mit Taubstummheit, Schwachsinn, Dystrophia adiposogenitalis und Mehrfingrigkeit, die Lawrence-Moon-Bardet-Biedl-Syndrom genannt wird.

H94

Frage 16.17: Lösung E

Die Abbildung zeigt großblasige, eitrige Veränderungen (= eitrige Infektion mit Blasenbildung, auch **Pemphigus neonatorum** oder **Impetigo bullosa** genannt). Man behandelt systemisch antibiotisch, um septische Streuungen zu verhindern; außerdem trägt man lokal die Krusten ab und wendet desinfizierende Lösungen an. Die Erkrankung, meist durch koagulasepositive Staphylokokken ausgelöst, ist hochinfektiös.

H94

Frage 16.18: Lösung E

Die **Urticaria pigmentosa,** die schon im Säuglingsalter mit gelbbräunlichen, am gesamten Körper verbreiteten Flecken auffällt, bildet sich fast immer bis zur Pubertät spontan zurück: Es besteht keine Entartungsgefahr. Es können auch Papeln auftreten, die nach mechanischer Irritation zu Quaddeln werden.
Eine kausale Therapie gibt es nicht. Heiße Bäder sollten wegen der Gefahr von Kreislaufsymptomen unterbleiben.

H99

Frage 16.19: Lösung D

Die **Urticaria pigmentosa juvenilis** zeigt sich bereits im Säuglingsalter mit überall verteilten gelbbräunlichen etwa linsengroßen Flecken oder leichten Knötchen, die Histamine enthalten.
Bei plötzlicher Kälte- oder Wärmeexposition wird das Histamin ausgeschüttet und kann zu Kreislaufreaktionen führen. Die Flecke bilden sich in der Regel bis zur Pubertät spontan zurück. Eine Therapie ist nicht möglich.
Zu (**A**): Mit allergischen Erkrankungen hat die Urticaria pigmentosa nicht zu tun.
Die **Neurodermitis** wird als Hauterkrankung zum allergischen Formenkreis (atopische Erkrankungen) gezählt.
Zu (**B**): Bei **Kuhmilchprotein-Intoleranz** kommt es zu Durchfällen.
Zu einer Urticaria, Asthma und atopischer Dermitis kann es dagegegen bei der IgE-vermittelten **Kuhmilchallergie** kommen.
Zu (**C**): Schmerzen bei Druck auf die Innenseite der Fußsohle nennt man **Payr-Zeichen**. Es ist ein Frühzeichen bei Thrombose bzw. Phlebitis der tiefen Beinvenen.

F97

Frage 16.20: Lösung C

Als **Dermatitis exfoliativa neonatorum,** auch **Morbus Ritter von Rittershain** genannt, bezeichnet man eine dem **Lyell-Syndrom** ähnliche, generalisierte Abschälung der Haut im frühen Säuglingsalter durch ein **Exotoxin,** das von Staphylokokken produziert wird. Ein **Staphylokokkeninfekt** geht also voraus. Der Inhalt der Blasen ist durch festes Überstreifen mit dem Finger zur Seite zu schieben = **Nikolski-Phänomen,** jedoch steril. Die Haut lässt sich selbst in noch scheinbar unveränderten Bereichen wie bei einem reifen Pfirsich von der Unterhaut ablösen.
Der Unterschied zwischen den Blasen beim Lyell-Syndrom und denen bei der Dermatitis exfoliativa neonatorum besteht darin, dass sich beim medikamentös ausgelösten Lyell-Syndrom eine subepi-

dermale Blasenbildung mit Nekrosen zeigt, bei der Dermatitis exfoliativa dagegen eine hohe intradermale Blasenbildung ohne Nekrosen.
Man therapiert mit staphylokokkenwirksamen Antibiotika i.v., äußerlich muss die Haut wie bei einer Verbrennung behandelt werden.
Zu (**5**): Im zweiten Lebensjahr kommt die Erkrankung bei immunkompetenten Säuglingen meist nicht mehr vor, jedoch bei Kindern mit HIV-Infektion oder anderen Immunschwächen.

F91

Frage 16.21: Lösung E

Das **Lyell-Syndrom** ist bei älteren Kindern und Erwachsenen meist durch eine allergisch-toxische Reaktion auf Medikamente bedingt. Es kommt zu Temperaturanstieg, Erythem und danach zu ausgedehnten, blasigen Ablösungen der gesamten Epidermis wie bei zweitgradigen Verbrennungen mit der Gefahr von Sekundärinfektionen und Schock.
Zu (**3**): Das bei Säuglingen und Kleinkindern vorkommende staphylogene Lyell-Syndrom wird durch ein von Staphylococcus aureus produziertes Exotoxin hervorgerufen (Synonym: Dermatitis exfoliativa neonatorum oder Morbus Ritter von Rittershain).
Das Erythema exsudativum multiforme (postinfektiös oder medikamenteninduziert) beginnt ebenfalls mit Ausbildung von dunkelroten, erythematösen Flecken, häufig in Kokardenform, und später Bläschenbildung.

F91

Frage 16.22: Lösung B

Die Frage wurde von 95 % richtig beantwortet.

H00 **!**

Frage 16.23: Lösung D

Zu (**A**) und (**D**): Die **Impetigo contagiosa** ist eine durch Staphylokokken oder Streptokokken verursachte oberflächliche Hautinfektion, die am häufigsten im Gesicht und an den Händen auftritt. Durch Kratzen und Schmierinfektion kann sich die Erkrankung aber auf den gesamten Körper und auch auf den behaarten Kopf ausbreiten. Dann sollten Kopfläuse ausgeschlossen werden.
Zu (**B**): Die **Impetigo contagiosa** tritt am häufigsten im Kleinkind- und frühen Schulalter auf – nicht im Säuglingsalter.
Zu (**C**): Die Blasen bei Impetigo sind nicht dick- sondern dünnwandig und außerdem nicht gekammert. Gekammerte Bläschen finden sich typischerweise bei den **Pocken**, einer Erkrankung, die Dank der Impfprogramme der WHO als ausgerottet gilt. Die Letalität der Pocken lag früher bei 30 %.
Zu (**E**): Die Aussparung des Munddreieckes ist typisch für **Scharlach**.

F94

Frage 16.24: Lösung B

Die **atopische Dermatitis** (endogenes Ekzem) beginnt beim Säugling meist nach dem 3. Lebensmonat im Gegensatz zur seborrhoischen Dermatitis, die in den ersten 3 Lebensmonaten auftritt.
Sie tritt gehäuft bei allergischer Familiendiathese (70 %) auf; häufig beobachtet man auch Neigung zu Asthma bronchiale und Heuschnupfen.
Als Komplikationen kommen die bakterielle Superinfektion, die Candida-Infektion, die Superinfektion mit Herpesviren oder das Molluscum contagiosum hinzu. Das Ekzem beginnt im Wangenbereich, setzt sich typischerweise in den Gelenkbeugen fest.
Zu (**2**): Der Gneis am behaarten Kopf ist dagegen für die seborrhoische Dermatitis charakteristisch, die im Kontrast zur Neurodermatitis kaum zu Juckreiz führt.
Zu (**4**): Eine Kuhmilchallergie, wie sie bei etwa 2 % der Kinder in der BRD vorliegen soll, führt eher zu Durchfällen, als Begleitphänomen eventuell noch zu Urticaria und Asthma bronchiale – nicht zur Neurodermitis.
Auch wenn bei der Neurodermitis oft Nahrungsmittelunverträglichkeiten beobachtet werden, liegt diesen keine Allergie (mit IgE-Antikörperbildung) zugrunde.

F93

Frage 16.25: Lösung A

Die Mundschleimhautentzündung in Form von Aphten (Stomatitis aphtosa) wird durch eine Infektion mit Herpes-simplex-Virus Typ 1 verursacht und kann dadurch auch ansteckend sein. Auch die Bindehäute können befallen sein. Fast immer bleibt aber die Infektion mit diesen Viren ohne Symptome. Es gibt eine Kreuzreaktion mit Herpesviren Typ 2, die eher den Genitalbereich betreffen.
Häufig gibt es Rezidive bei fieberhaften Infekten, Sonneneinstrahlung oder mechanischen Irritationen der Haut. Der Speichel und das Vaginalsekret können ansteckend sein. Als Komplikation kann es zur Herpesencephalitis kommen – insbesondere bei immungeschwächten Kindern z.B. mit AIDS.

Die Erkrankung fängt mit hohem Fieber an und Krankheitsgefühl, dann zeigen sich kleine Bläschen, die sich in weißliche Flecken verwandeln, ulzerieren und zusammenfließen. Die Kinder haben insgesamt meist eine gerötete Schleimhaut, riechen aus dem Mund und lehnen wegen der Schmerzen das Essen ab. Nach einer Woche beginnt die Erholungsphase und meist sind die Kinder nach 2 Wochen geheilt, sodass eine symptomatische Therapie mit ausreichendem Flüssigkeitsersatz sowie symptomatisch Analgetika und Lokalanästhetika ausreicht. Bei Komplikationen wird Zovirax® (Aciclovir) i.v. gegeben.

H92

Frage 16.26: Lösung A

Zu **(A)**: Das **Sturbe-Weber-Krabbe-Syndrom** ist gekennzeichnet durch angiomatöse Missbildungen in den Hirnhäuten, **Glaukom** des gleichseitigen Auges und dem typischen Naevus flammeus im Trigeminusgebiet. Außerdem führen intrakranielle Verkalkungen oft zu neurologischen Symptomen wie z.B. epileptischen Anfällen.
Zu **(B)**: Die Café-au-lait-Flecken sind typisch für den **Morbus Recklinghausen.**

H92

Frage 16.27: Lösung C

Depigmentierungen der Haut sind charakteristisch für die **tuberöse Sklerose** (Morbus Bourneville-Pringle). BNS-Krämpfe lassen schon im Säuglingsalter an die Diagnose denken. Die Häufigkeit ist geschlechtsunabhängig 1 : 50 000 bis 1 : 150 000.
Zu **(D)**: Eine Antiomatose der Retina findet man beim **von Hippel-Lindau-Syndrom,** das ebenfalls einen Naevus flammeus aufweist sowie eine Angiomatose der Meningen des Kleinhirns.
Gehäuft sind Pankreas- und Nierenzysten, Leberkavernom und Phäochromozytom.
Die Erkrankung ist häufiger bei Jungen – insgesamt 1 : 20 000 bis 1 : 50 000.
Zu **(E)**: Teleangiektasien in den Bindehäuten können beim Louis-Bar-Syndrom und beim **Morbus Osler-Rendu** vorkommen (Teleangiectasia hereditaria haemorrhagica).

Phakomatosen XVI.3

Als Phakomatosen bezeichnet man dysplastisch-blastomatöse Entwicklungsstörungen von Gehirn und Haut oder Augen, die überwiegend **ektodermale** Strukturen betreffen → neurokutane Syndrome.

Neurofibromatose (v. Recklinghausen-Krankheit)
- dominant erblich
- Neurofibrome, Neurinome (Akustikusneurinom ein- oder beidseitig) an Nasenwurzeln (evtl. radikuläre Symptome) und Hirnnerven
- Pigmentflecken (Café-au-lait-Flecken)
- gehäuft Entartung der Neurofibrome
- oft später Kyphoskoliose

Tuberöse Hirnsklerose (Bourneville-Pringle-Krankheit)
- dominant erblich
- Gliawucherungen
- Adenoma sebaceum; schmetterlingsförmige Talgdrüsennävi (wärzchenartig) im Gesicht
- zerebrale Anfälle, Schwachsinn
- subunguale Fibrome (Koenen-Tumoren) an Fingern und Zehen
- Gingivitis hyperplastica

Enzephalofaziale Angiomatose (Sturge-Weber-Krabbe-Syndrom)
- Gefäßmissbildungen (Naevi flammei), besonders im Bereich des 1. und 2. Trigeminusastes, asymmetrisch lateral
- fokale Epilepsie, Intelligenzdefekt
- Geschlängelte Verkalkung an Hirnoberfläche
- evtl. Buphthalmus bei Angiomatose der Uvea

Retinozerebrale Angiomatose (Hippel-Lindau-Syndrom)
- Kleinhirnsymptome und Hirndruck im mittleren Lebensalter
- manchmal mit Zystennieren verbunden
- Netzhautangiome

Ataxia teleangiectatica (Louis-Bar-Syndrom)
- autosomal rezessiv vererbt
- zerebelläre Degeneration (Gang- und Rumpfataxie) im Kleinkindalter beginnend
- Dyskinesien, Sprachstörungen, okulomotorische Apraxie (Unfähigkeit, zielgerichtet zu handeln)
- okulokutane Teleangiektasien in den Konjunktiven, auf Wangen und Ohrmuscheln sowie am weichen Gaumen
- gestörte zelluläre und humorale Immunität führt zu gehäuften Infekten und Malignomen
- Tod meist im zweiten Lebensjahrzehnt

H99 !

Frage 16.28: Lösung D

Die **Phakomatosen** sind angeborene Erkrankungen – nicht durch Pharmaka ausgelöst – denen eine neurokutane Dysgenesie zugrunde liegt.

Depigmentierungen kommen bei der tuberösen Hirnsklerose (M. Bourneville-Pringle) vor, Pigmentierungen bei der Neurofibromatose (M. Recklinghausen), siehe auch Lerntext XVI.3.

Von Hippel-Lindau-Erkrankung XVI.4

Die **von Hippel-Lindau-Erkrankung** (VHL) gehört zu den Phakomatosen. Etwa 2000 Patienten sind in Deutschland betroffen. Sie gilt als Paradebeispiel erblicher Tumoren. Die molekulargenetische Analyse zeigt typische Veränderungen auf dem kurzen Arm des Chromosoms 3 (3p25-26). Folgende Tumore sind häufig:

- Retinale Angiome (85 %)
- Hämangioblastome des zentralen Nervensystems (25 %)
- klarzellige Nierenkarzinome (10 %)
- Phäochromozytome (20 %)
- Inselzelltumore des Pankreas

Sie treten überwiegend im jungen Erwachsenenalter auf.
Der Anlageträgerstatus kann in 90 % mit einer Blutprobe geklärt werden.
Personen, bei denen der Anlageträgerstatus festgestellt wurde, werden in ein spezielles Vorsorgeprogramm aufgenommen, das von Professor Neumann aus Freiburg konzipiert wurde.

Endogenes Ekzem XVI.5

Das **endogene Ekzem** oder Milchschorf ist eine Erscheinungsform des atopischen Formenkreises (Familienanamnese: Asthma, Rhinitis allergica, endogenes Ekzem).
Im ersten Lebensjahr sind bei trockener Haut vor allem Gesicht und behaarter Kopf befallen, später hauptsächlich die großen Gelenkbeugen **(Beugeekzem).**
Man findet rötliche Papeln, die mit sehr starkem Juckreiz verbunden sind, weshalb häufig Sekundäreffloreszenzen durch Kratzen entstehen (Sekundärinfektion). Ein lange bestehendes Ekzem führt zur Vergröberung der Hautfalten (Lichenifikation). In 80 % der Fälle verschwindet das Krankheitsbild bis zum Erwachsenenalter.

F97 **!**

Frage 16.29: Lösung E

Als **Erythema exsudativum multiforme** bezeichnete man eine akute Hautreaktion, bei der symmetrisch runde, kokardenartige Effloreszenzen auftreten. Auch die Schleimhäute können mitbeteiligt sein. Das Gesicht und die Streckseiten der Extremitäten sind am häufigsten befallen. Als Auslöser gelten Infekte – vor allem Herpes-simplex und Streptokokkenangina – und Medikamente – besonders Antibiotika.
Histologisch sieht man ein massives, lymphohistiozytäres Infiltrat, ein Ödem bis zur subepidermalen Blasenbildung
Zu (**B**): Der **Lupus erythematodes disseminatus** weist zwar ein schmetterlingförmiges Erythem auf, aber nicht an der Streckseite der Unterschenkel, sondern im Gesicht. Die Hauterscheinungen können jedoch überall am Körper auftreten. Autoantikörper sind für diese Autoimmunkrankheit, die durch u.a. Medikamente ausgelöst werden kann, charakteristisch. Bei Kindern ist sie selten, ab der Pubertät nimmt die Häufigkeit insbesondere bei Mädchen rasch zu. Gelenkbeteiligung, Ergüsse von Herzbeutel und Pleura sowie Rattenbissnekrosen an den Fingerspitzen sowie am Nasenseptum kommen ebenso wie Nieren- oder neurologische Symptome hinzu.
Die Therapie besteht in der Gabe von hochdosiertem Cortison, womit ein Überleben bei der früher oft tödlich verlaufenen Krankheit meistens möglich ist.
Zu (**C**): Das **Erythema anulare** tritt beim rheumatischen Fieber auf. Charakteristisch sind hellrote Streifen, oft ringförmig am Körper.
Zu (**D**): **Scharlach** ist eine bakterielle Erkrankung, die mit Penicillin – zur Vermeidung von Herz- und Nierenschäden – zu behandeln ist. Es kommt zu Fieber, dann zu einem stecknadelkopfgroßen Exanthem und der sogenannten Erdbeer- oder Himbeerzunge. Typischerweise bleibt das Munddreieck ausgespart. Die Haut schuppt sich nach der ersten Woche kleieförmig.
Zu (**E**): Als **Ringelröteln** wird das durch Parvoviren B 19 verursachte Exanthema infectiosum bezeichnet. Dabei tritt ein schmetterlingsförmiges Exanthem zunächst im Gesicht, dann girlandenförmig am Rumpf und den Extremitäten auf.
Wesentliche Vorerscheinungen wie Muskelschmerzen und Fieber können, müssen aber nicht bestehen. Ein Juckreiz kommt später nur in seltenen Fällen hinzu.

F97

Frage 16.30: Lösung E

Die atopische Dermatitis oder **Neurodermitis** zeigt sich im Neugeborenenalter als Milchschorf ab dem 3. Lebensmonat. Das sind entzündliche Rötungen

mit gelblichen Krustenauflagerungen am Scheitel und den Wangen. Das Ekzem ist stark juckend und wird durch Kratzen oft superinfiziert.
Weil später die prädisponierten Befallsregionen die Ellenbeugen und die Kniekehlen sind, wird die Neurodermitis auch Beugeekzem genannt.
Die Haut ist sehr empfindlich gegen Austrocknung, also muss auf die Rückfettung und Pflege mit Ölbädern besonderer Wert gelegt werden.
In 70 % liegt eine familiäre Disposition zur Atopie (Neurodermitis, allergische Rhinitis oder Asthma bronchiale) vor.
Bei manchen Kindern spielen meist zeitweise Unverträglichkeiten gegenüber manchen Nahrungsmitteln eine Rolle. Es gibt aber keine einheitlich sinnvolle „Neurodermitis-Diät", insbesondere ist es nicht sinnvoll, ohne konkreten Nachweis einer Milcheiweißunverträglichkeit den Kindern Milch und Milchprodukte vorzuenthalten.
Heute wird auch die Therapie mit Nachtkerzenöl diskutiert. Kurzfristig bei schweren Schüben werden lokal Corticoide appliziert, Superinfektionen bei Bedarf antibakteriell behandelt. Als Prophylaxe einer Atopie wird meistens sechsmonatiges Stillen empfohlen, der Verzicht auf Haustiere und Teppichböden (da später oft eine Hausstaubmilben- und Tierepithelienallergie hinzukommt).
Aufenthalte an der See, insbesondere auch am Toten Meer oder im Hochgebirge können hilfreich sein.
Zu (**E**): Als Kopfgneis bezeichnet man Rötungen und Schuppungen in Form dicker gelblicher Auflagen, die bei der Dermatitis seborrhoides (Trimenon-Dermatose) in den ersten drei Lebensmonaten auftreten. Therapeutisch werden die Schuppen mit 2%iger Salicylvaseline gelöst.

17 Erkrankungen des Nervensystems

Infantile Zerebralparese (ICP) **XVII.1**

Als eine wichtige Ursache der **ICP** wird eine perinatale Hypoxie angenommen (gehäuftes Auftreten bei Frühgeborenen).
Man findet spastische Paresen mit unterschiedlicher Beteiligung der Extremitäten sowie Rigidität, evtl. Athetosen und Hyperreflexie mit pathologischen Reflexmustern (Babinski, langerhaltener Moro-Reflex). Meist besteht keine Intelligenzbeeinträchtigung.
Sehr wichtig ist eine frühzeitig einsetzende krankengymnastische Therapie (n. Bobath und Vojta) zur Unterdrückung pathologischer und Bahnung physiologischer Reflexmuster. Außerdem müssen Kontrakturen vermieden werden (Spitzfuß, Beugekontrakturen)!

F98

Frage 17.1: Lösung C

Die **Polyradikulitis Guillain-Barré** ist die häufigste postinfektiöse Polyneuropathie bei Kindern, sie tritt gehäuft im Schulkindalter auf. Sie betrifft meist die motorischen Vorderhornzellen und es kommt zu symmetrischen Lähmungen der Muskulatur der Beine, am Anfang gelegentlich, wie hier beschrieben, von Sensibilitätsstörungen begleitet, die rasch zurückgehen. Auch die Hirnnerven sind in einem Drittel der Fälle betroffen. Die Muskeleigenreflexe sind abgeschwächt.
Charakteristisch ist die Eiweiß-Zell-Dissoziation im Liquor, d.h. eine starke Eiweißvermehrung bei fehlender oder geringer Zellvermehrung.
Bei 70–80 % der Betroffenen bilden sich die Symptome innerhalb eines Jahres spontan zurück.
Wenn die aufsteigende Lähmung auch die Atemmuskulatur betrifft (20 %), versucht man, durch Cortisongaben oder eine Plasmapherese das Krankheitsgeschehen zu beeinflussen.
Zu (**A**): Nur in 1–2 % der **Poliomyelitis**fälle kommt es zu den typischen schlaffen Lähmungen durch den Befall der motorischen Vorderhornzellen des Rückenmarks. Dies ist immer mit Fieber und seröser Meningitis kombiniert. 90 % aller Poliovirusinfektionen bleiben klinisch ohne Symptome. Im Gegensatz zu dem beschriebenen Krankheitsfall sind die Lähmungen immer asymmetrisch.
Zu (**B**): **Myasthenia gravis pseudoparalytica** nennt man eine angeborene Autoimmunkrankheit mit Antikörperbildung gegen Azetylcholinrezeptoren. Die Skelettmuskeln sind abnorm ermüdbar, besonders bei Belastung – am häufigsten die Augenmuskeln, die Gesichtsmuskulatur und proximale (nicht distale) Extremitätenmuskulatur.
Nach dem Schlaf oder nach Ruhepausen ist die Symptomatik deutlich gebessert. Therapie der Wahl ist Mestinon (Prostigmin) und eine operative Entfernung des Thymus.
Zu (**D**): Bei einer **Meningitis** wären außer einer deutlichen Zellvermehrung im Liquor auch Nackensteifigkeit, Kopfschmerzen, Fieber, Erbrechen und bei einer Meningoencephalitis eher Hirnnervenausfälle oder allgemeine ZNS-Symptome, nicht periphere Symptome, zu erwarten – insbesondere nicht symmetrisch.

Zu (E): Als **Myopathien** bezeichnet man Muskelkrankheiten, die sowohl angeboren als auch erworben sein können. Zu den erworbenen Myopathien gehören die entzündlichen (Myositis infectiosa), die sich meist mit Muskelschmerzen äußern, z.B. bei Coxsackie-B-Virusinfektionen (Bornhom-Krankheit) Schmerzen im Thoraxbereich.

F98

Frage 17.2: Lösung A

Nur bei ein bis zwei Prozent – nicht bei zwanzig Prozent – der Erkrankten kommt es zu den charakteristischen schlaffen Lähmungen der **Poliomyelitis.**

H00

Frage 17.3: Lösung E

Die **Leukomalazie** (Erweichung der weissen Gehirnsubstanz) ist **Folge eines hypoxisch-ischämischen Schadens** – insbesondere Frühgeborene sind gefährdet. Die Letalität beträgt 10–25 %, 25–50 % der Überlebenden weisen dauerhafte Schäden auf. Behandelt wird symptomatisch: Krämpfe antikonvulsiv, Entlastungspunktionen bei Hydrozephalus.
Eine prophylaktische Beatmung aller Frühgeborenen zur Verhütung der Asphyxie kann nicht erfolgen. Nur bei **Nachweis einer Hypoxie** ist die Beatmung indiziert, die auch Komplikationen zur Folge haben kann. Auch eine Hyperventilation ist in diesem Fall nicht angezeigt, da sie zu einer Alkalose führen würde.

H98

Frage 17.4: Lösung C

Da die **Polyradikuloneuritis Guillain-Barré** eine unspezifische postinfektiöse Polyneuropathie ist, die nicht durch Polioviren ausgelöst wird, kann eine Impfung gegen Poliomyelitis die Erkrankung auch nicht verhindern. Sie tritt eine Woche bis zwei Monate nach einem Infekt auf.
Kennzeichen der Polyradikulitis sind:

- Demyelinisierung peripherer Nerven
- immunologische Auslösung
- mehr Jungen als Mädchen erkranken
- symmetrische Schwächung bis Lähmung der Extremitätenmuskulatur
- Muskeleigenreflexe abgeschwächt
- Eiweiß-Zell-Dissoziation im Liquor, d.h. starke Eiweißvermehrung bei geringer Zellvermehrung
- Hirnnervenbeteiligung bei jedem Dritten
- in 20 % Schwächung der Atemmuskulatur bis zur Lähmung (Landry-Paralyse)
- 70–80 % Spontanremission innerhalb ein bis fünf Jahre
- Plasmapherese als Therapieversuch bei Atemlähmung

H98

Frage 17.5: Lösung B

Als Risikofaktoren für wiederholte, komplizierte **Infektkrämpfe** gelten:

- erster Infektkrampf im ersten Lebensjahr oder nach dem 4. Geburtstag (A)
- familiäre Belastung mit Epilepsie (B)
- mehrmalige Wiederholung von Krampfanfällen während eines Infektes
- mehr als drei Fieberkrämpfe bei Infekten
- Dauer länger als 15 Minuten
- fokale Anfälle
- hypersynchrone Aktivität im Intervall-EEG (E)
- zerebrale Vorschädigung (C).

Einfache Infektkrämpfe sind eine Form der Epilepsie mit guter Prognose – das Risiko, auch Krämpfe ohne Fieber zu bekommen, liegt bei 3–5 %. Es steigt auf 15–20 % an bei komplizierten Infektkrämpfen.
Fokale Krämpfe (D) können ein Hinweis für eine ungünstige Spätprognose sein.
Eine erbliche Belastung für Fieberkrämpfe (B), die fast in der Hälfte der Fälle vorliegt, ist ein Zeichen für eine gute Prognose laut Mumenthaler.
Da dies aber andererseits ein erhöhtes Risiko für komplizierte Fieberkrämpfe (laut Scheffner in Keller/Wiscott) bedeutet und diese in einem höheren Anteil zu einer Epilepsie führen, ist die Antwort (B) laut IMPP meines Erachtens nicht ganz eindeutig.
Auch laut Doose (in Reinhardt: Therapie der Krankheiten des Kindesalters) gilt eine familiäre Belastung mit Epilepsie als Risikofaktor für die Entwicklung einer Epilepsie. Die Unterscheidung zwischen Epilepsie und Fieberkrämpfen ist spitzfindig, da auch der Fieberkrampf als eine Form der Epilepsie definiert ist.

F99

Frage 17.6: Lösung E

Die Kreatinkinase und Transaminasen sind bei der **Muskeldystrophie Typ Duchenne,** nicht aber bei der **spinalen Muskelatrophie Werdnig-Hoffmann** erhöht.
Als Muskelatrophie Werdnig-Hoffmann wird die frühinfantile Form der Muskelatrophie bezeichnet,

die schon vor der Geburt beginnt, was an verminderten Kindsbewegungen erkennbar ist. Schon in den ersten drei Monaten kommt es zur respiratorischen Insuffizienz. Die gesamte Muskulatur ist stark hypotroph. Die Kinder sterben meist im ersten Lebensjahr an Atemwegsinfektionen. Der Erbgang ist autosomal rezessiv.

Progressive Muskeldystrophie XVII.2

Es handelt sich um eine primäre Degeneration der quergestreiften Muskulatur mit Erhöhung der Muskelenzyme (CK, ALD, GOT, GPT, LDH).
Die wichtigste X-chromosomal rezessiv vererbte Form ist der Typ Duchenne (Beckengürteltyp). Die Krankheit beginnt innerhalb der ersten drei Lebensjahre mit Gangunsicherheit und langsam zunehmender Schwäche, die später Gehunfähigkeit bedingt. Typisch sind pseudohypertrophe Gnomenwaden (Muskel wird durch Fett ersetzt) bei ansonsten dünnen Extremitäten. Die Jungen sterben meist im 2. Lebensjahrzehnt bei zunehmender respiratorischer Insuffizienz an einer Atemwegsinfektion.
Außer der konsequenten Prophylaxe von Beugekontrakturen gibt es keine Therapie.
Im EMG sind die Aktionspotentiale verkürzt, und die Reflexe sind abgeschwächt, später erloschen bei erhaltener Sensibilität.

F96

Frage 17.7: Lösung E

Als **Konversionssyndrom** bezeichnet man eine Neurose, bei der die psychische Energie aus einem ungelösten psychischen Konflikt durch Verschiebung zu körperlichen Störungen führt, z.B. Krämpfe, Globusgefühl (Gefühl, nicht schlucken zu können, bzw. eine Verengung beim Schluckakt zu spüren), funktionelle Amaurose (Blindheit), Sensibilitäts- oder Gangstörungen. Die anderen genannten Auswirkungen einer traumatischen Hirnschädigung wie zerebrale Bewegungsstörungen, Intelligenzminderungen, exogene Psychosen und zerebrale Anfälle können jeweils auch durch andere Erkrankungen ausgelöst werden.
Relativ häufig sind posttraumatische epileptische Anfälle.
Zu **(C)**: Schon die Bezeichnung „exogene Psychosen" deutet auf eine von außen ausgelöste Psychose, z.B. durch Unfall, Meningoenzephalitis oder Metastasen, hin.

F96

Frage 17.8: Lösung B

Ursache von echten **Aphasien** (Unvermögen zu sprechen) sind im Kindesalter tatsächlich nur Schädel-Hirn-Traumen, Hirntumoren oder schwere Meningoenzephalitiden.
Eine psychosoziale Benachteiligung oder geistige Behinderungen mögen zwar zu einem Verstummen der Kinder führen, aber organisch sind sie durchaus noch in der Lage zu sprechen – nur wollen/ können sie das aus den unterschiedlichsten Gründen nicht.
Im Erwachsenenalter ist der häufigste Grund für eine Aphasie der Schlaganfall.

F96

Frage 17.9: Lösung B

Diese Frage haben viele falsch mit „E" beantwortet, aber **Gesichtsfeldausfälle** (5) passen am ehesten zu einer Schädigung im Chiasma opticum, z.B. einem Hypophysentumor. Dabei kommt es zu einer heteronymen, bitemporalen Hemianopsie. Auch Aneurysmen der Arteria carotis interna oder basale Meningitiden können dafür die Ursache sein.
In der hinteren Schädelgrube sitzt u.a. das **Kleinhirn**, sodass sich Ausfälle durch Gleichgewichtsstörungen (Ataxie) und, durch Verlust des Muskeltonus und der fehlenden adäquaten statomotorischen Rückkopplung, durch Intentionstremor bemerkbar machen. Aus diesem Grund kommt es auch zum Nystagmus (d.h. zum schnellen Wechsel der Augenbewegungen, um sich über den eigenen Standort zu vergewissern).
Außerdem kann es zur skandierenden Sprache kommen sowie zum Rebound-Phänomen (d. h., wenn der Patient mit voller Kraft die Hand des Untersuchers drückt und dieser dann schnell die Hand wegzieht, kann nicht sofort gebremst werden).
Zu **(3)**: Motorische Herdanfälle (Jackson-Anfälle) entstehen bei Schädigungen in der Zone 4 (Temporallappen). Es sind fokale Anfälle, die z.B. mit Kloni der Hand oder des Armes beginnen, bevor sie eventuell in einen generalisierten epileptischen Anfall übergehen.

H88

Frage 17.10: Lösung C

Zu **(1)**: Mehr als 90 % der **Polio**infektionen verlaufen inapparent.
Zu **(2)**: Die nach einer meningitischen Phase mit zweitem Fieberanstieg auftretenden Lähmungen sind überwiegend asymmetrisch im Unterschied zum Guillain-Barré-Syndrom.

F96

Frage 17.11: Lösung E

Die benigne **Rolando-Epilepsie** hört meist mit Beginn der Pubertät auf. Ein Fokus findet sich in der prätemporalen unteren Zentralregion (Area Rolando). Die Anfälle geschehen meist im Schlaf. Es kommt zu Missempfindungen und Zuckungen im Gesichts- und Halsbereich, bei denen das Bewusstsein meist erhalten ist.
Zu **(4)**: In etwa 8 % kommt es zu einer Generalisation.
Bei etwas mehr als 10 % gibt es eine familiäre Häufung.

F96

Frage 17.12: Lösung D

Die **subakute sklerosierende Panenzephalitis** (SSPE) tritt als Slow Virus-Infektion Monate bis Jahre nach einer Masernerkrankung mit einer Häufigkeit von 1 : 1 Million auf. Seit der Impfung ist diese Erkrankung zehnmal seltener.
Sie fängt mit psychischen Veränderungen und zunehmender Interessenlosigkeit an. Epileptische Anfälle kommen hinzu, dann folgen Persönlichkeitsveränderungen, Demenz und Störungen der extrapyramidalen Motorik.
Zu **(A)**: Es gibt eine Vielzahl **hereditärer, degenerativer Erkrankungen** der kortikalen und spinalen Motoneurone, z.B. die infantile Muskelatrophie Werdnig-Hoffmann (autosomal rezessiv, Tod bis zum 4. Lebensjahr) oder die hereditäre Muskelatrophie Kugelberg-Welander (schlaffe, nur motorische Lähmungen, Muskelatrophien und Faszikulationen).
Zu **(B)**: Zu den nicht vererbten, degenerativen Erkrankungen unbekannter Genese gehört z.B. die Fazialisparese ohne Infektauslösung.
Auch die multiple Sklerose als demyelinisierende Autoimmunerkrankung, die oft nach einer Viruserkrankung auftritt, könnte man darunter nennen. Nur 1 % der Betroffenen sind unter 10 Jahre alt.
Zu **(C)**: Die Zeckenenzephalitis durch **FSME** (Frühsommer-Meningoenzephalitis) tritt drei Tage bis drei Wochen nach einem Zeckenbiss auf (in 20 % bei Schulkindern). Eine Prophylaxe durch Impfung ist möglich, jedoch nur in Endemiegebieten indiziert.
Außer Süddeutschland – insbesondere Bayern –, Österreich und Schweden gehören die Staaten des Baltikums (Litauen, Estland, Lettland) zu den Risikogebieten.
Zu **(E)**: Die **Herpes-simplex-Encephalitis** tritt am häufigsten in der Neugeborenenperiode als Zeichen einer generalisierten Herpes-Infektion (Typ 2) auf. Die Symptome beginnen mit epileptischen Anfällen. Bei älteren Kindern und Erwachsenen ist meist Herpes-simplex Typ 1 der Auslöser. Neurologische Ausfälle können dazukommen, ebenso Bewusstseinsstörungen bei akuten fieberhaften Krankheiten.
Von den erkrankten Säuglingen sterben etwa 70 %, von den älteren Kindern etwa 40 %.
Nur weniger als 20 % erholen sich ohne Ausfälle.
Aciclovir ist die Therapie der Wahl.

H96

Frage 17.13: Lösung B

Die **tuberöse Hirnsklerose** (Morbus Bourneville-Pringle) gehört zu den Phakomatosen, d.h. Dysgenesien, bei denen sowohl die Haut als auch das ZNS betroffen sind und bei denen gehäuft Tumore auftreten.
Sie wird autosomal dominant vererbt, wobei in der Mehrzahl eine Neumutation vorliegt. Depigmentierungen der Haut sind oft die ersten Symptome (white spots), es folgen Krampfanfälle (z.B. BNS-Anfälle), Fundusveränderungen. Erst im Kleinkindalter kommen die typischen kleinen braunrötlichen Knötchen am Nasenrücken und der Nasen-Lippenfalte dazu, das sog. Ademona sebaceum.
Die Eingeweide sind häufig mit betroffen (Nieren, Herz, Lunge).
Zu **(A)**: Eine pränatale Infektion mit ZNS-Beteiligung ist z.B. die Lues (Syphilis).
Zu **(C)**: Zu den Teratomen gehört z.B. das differenzierte Hodenteratom.
Zu **(D)**: Der Naevus flammeus ist typisch für die enzephalo-trigeminale **Angiomatose Sturge-Weber.** Dabei zeigt sich der Naevus im Gesicht im Ausbreitungsgebiet des N. trigeminus. Fehlbildungen auf der gleichen Körperseite können auftreten (Riesenwuchs). Fokale Anfälle können auftreten.

H95

Frage 17.14: Lösung D

Der typische EEG-Befund zeigt **fokale,** nicht generalisierte Spitzenpotentiale bei **fokalen epileptischen Anfällen.**

F89

Frage 17.15: Lösung A

Angesichts der klassischen Hirndruckzeichen (morgendliches Erbrechen, Stauungspapille, gesprengte Schädelnähte) ist die Diagnose einer intrakraniel-

len Raumforderung zu stellen. Die übrigen Symptome wie Ataxie, Nystagmus, Intentionstremor und Muskelhypotonie weisen auf das Kleinhirn als Lokalisation der Raumforderung hin.
Zu (**B**): Die Chorea minor Sydenham ist eine cerebrale Manifestation des rheumatischen Fiebers und beruht auf einem Befall der Stammganglien und des Kleinhirns. Die Kinder fallen durch Ataxie, Muskelschwäche und psychische Abnormitäten auf. Hirndruck besteht nicht.
Zu (**C**): Die subakute sklerosierende Panenzephalitis äußert sich in psychischen Störungen, einer zunehmenden Demenz und extrapyramidalen Hyperkinesien. Die Erkrankung tritt Jahre nach einer Maserninfektion auf, in Liquor und Serum sind Masernantikörper nachweisbar. Die genaue Pathogenese ist unklar, man zählt die Erkrankung zu den Slow virus-Infektionen wie auch die Jakob-Creutzfeldt-Erkrankung. Im EEG finden sich bi- oder polyphasische Wellenkomplexe hoher Amplitude mit nachfolgender Abflachung.
Zu (**D**): Die Friedreich-Ataxie beruht auf einer Degeneration der Hinterstränge und der Tractus spinocerebellares im Rückenmark; sie manifestiert sich meist erst in der späten Kindheit.
Zu (**E**): Die progressive Muskeldystrophie Typ Duchenne befällt als X-chromosomal rezessiv vererbte Erkrankung nur Jungen. Der Erkrankungsbeginn liegt in den ersten Lebensjahren, man findet eine zunehmende Muskelschwäche, jedoch keine Kleinhirnsymptome. Im Elektromyogramm ist die Amplitude und die Dauer der Einzelpotentiale stark vermindert, außerdem finden sich vermehrt polyphasische Potentiale.

F89

Frage 17.16: Lösung B

Die Diagnose wird durch eine Computertomographie oder durch eine Kernspintomographie gesichert.

F95

Frage 17.17: Lösung E

Die generalisierten tonisch-klonischen Krämpfe ohne Vorwarnzeichen (Aura) mit dem postikterischen Schlaf sprechen am ehesten für einen primär **generalisierten großen epileptischen Anfall.**
Zu (**A**): Bei generalisierten Anfällen fokaler Genese fängt der Krampfanfall zunächst z.B. an einer Extremität (Arm oder Bein) an, um dann zu generalisieren, sog. **Jackson-Anfall.** Es können auch optische oder Geschmackssensationen vorangehen (Aura).
Zu (**B**): Bei einem **komplexen Partialanfall** geht oft eine Aura (z.B. unbestimmte Bauchschmerzen, thorakales Druckgefühl) voran. Beim psychomotorischen Anfall zeigt der Betroffene Automatismen wie Nesteln, Lecken, Stöhnen, Lachen – auch Blässe und Erröten, vermehrter Speichelfluss oder Herzrasen sind vegetative begleitende Zeichen. Der Anfall kann in einem Grand-mal Anfall enden.
Zu (**C**): Die Anfälle der **Rolando-Epilepsie** beginnen meist im Schlaf, oft um das 5. Lebensjahr herum, familiär gehäuft. Der Anfall beginnt mit Missempfindungen wie Prickeln, dann Krämpfe der Kaumuskulatur, Sprachstörungen, die Empfindung, nicht richtig durchatmen zu können.
Der Herd wird im EEG in der prätemporalen unteren Zentralregion (Area Rolando) lokalisiert – amplitudenhohe, negative, langsame Spitzen im Ruhe-EEG.
Die Anfälle hören nach Eintritt der Pubertät auf und können bis dahin mit Sultiam (Ospolot®) behandelt werden.
Zu (**D**): Beim einfachen motorischen Herdanfall bleibt das Bewusstsein erhalten und die motorischen Symptome können auf einen Bezirk beschränkt bleiben – oder wie beim Jackson-Anfall sekundär generalisieren.

F97

Frage 17.18: Lösung B

Die akute periphere **Fazialisparese** ist fast immer einseitig und kann durch eine Vielzahl von Infektionen, besonders Virusinfektionen, ausgelöst werden.
In 40 % der Fälle kann eine Ursache gefunden werden, bei den restlichen 60 % spricht man von der idiopathischen Fazialisparese oder Bell-Lähmung.
Ein Geburtstrauma, Knochenerkrankungen des Schädels, Tumoren im Pons, Entzündungen im Ohr- oder Wangenbereich oder Reaktionen auf eine Borrelien-, Ebstein-Barr-Virus-, Mumpsvirus-, Hepatitisvirus-, Zoster-Virus-Infektion können die Ursache sein.
Eine länger als zwei Wochen anhaltende Lähmung oder begleitender Geschmacksverlust oder eingeschränkte Tränensekretion bedeuten eine schlechte Prognose.
Bei etwa 10–20 % der Patienten bleibt eine Fazialisschwäche bestehen.
Eine Borrelieninfektion muss mit Penicillin, Amoxicillin oder Erythromycin, bei älteren Kindern auch mit Tetrazyklinen behandelt werden.
Diese Frage gehört eigentlich zur Inneren Medizin oder zur Neurologie, aber das IMPP hat sie zu den Pädiatriefragen gezählt.

H96

Frage 17.19: Lösung B

In zwei Drittel der Fälle des **West-Syndroms** (BNS-Anfälle) gibt es Hinweis für Ursachen wie z.B. prä- oder perinatale Störungen, neurokutane Syndrome, Stoffwechselerkrankungen, Komplikationen von Infektionen.
Nur etwa ein Drittel kann zufriedenstellend therapiert werden. Die Prognose ist insgesamt schlecht. Häufig gibt es neurologische und psychomotorische Auffälligkeiten, z.B. Tetraspastik. Die Therapie besteht in: ACTH/Dexamethason, Valproat, Clonazepam.
In Fällen der Therapieresistenz steht seit einiger Zeit auch Vigabatrin (Sabril®) für die Behandlung zur Verfügung.

F97

Frage 17.20: Lösung E

Die **maligne Hyperthermie** beruht auf einer subklinischen, dominant vererbten Myopathie, bei der es aufgrund einer Störung des Kalziumgleichgewichts bei Narkosen durch flüchtige Anästhetika oder depolarisierende Muskelrelaxantien zu einer lebensgefährlichen Stoffwechselentgleisung kommt. In wenigen Minuten treten bei Narkosen Tachykardien, Herzrhythmusstörungen, vertiefte Atmung, Zyanose, Muskelrigidität und Temperaturerhöhungen auf 39–41 °C auf. Ohne Therapie sterben 70 % der Betroffenen. Die Therapie besteht im Weglassen der auslösenden Substanzen, 100 % Sauerstoffgabe, Dantrolen i. v., Ausgleich der Azidose und Kühlung mit Eis.
Die Diagnose kann durch eine Muskelbiopsie gesichert werden, bei der die Muskelfasern bei Exposition gegenüber Halothan und Koffein mit erhöhter Kontraktur reagieren. Schwangere und Neugeborene sind besonders gefährdet. Betroffene müssen mit einem Notfallpass und SOS-Plakette versorgt werden. Nichtauslösende Narkosemittel sind folgende: Opiate, Neuroleptika, Benzodiazepine, Lachgas.
Die Erkrankung wird in 1 von 15 000 Narkosen diagnostiziert. Eigentlich gehört die Frage zu Innere oder Anästhesie, aber das IMPP hat sie unter Pädiatrie einsortiert.

F00 **!**

Frage 17.21: Lösung D

Bei der **malignen Hyperthermie** ist die Überwärmung **endogen** bedingt durch einen extrem gesteigerten Metabolismus als Folge einer genetisch bedingten Störung des Kalzium-Gleichgewichts. Der Erbgang ist vorwiegend dominant (Mutation des Ryanodin-Rezeptors auf dem langen Arm des Chromosom 19). Auslöser können depolarisierende Muskelrelaxantien und volatile Anaesthetika (wie Halothan) sein.
Folgende Narkosemittel sind **keine** Trigger:
- Opiate
- Neuroleptika
- Benzodiazepine
- Lachgas

Risikopersonen sollten einen Notfallpass und eine SOS-Plakette erhalten. Therapeutisch müssen sofort die Triggersubstanzen gestoppt werden (Wechsel des Narkosegerätes), Gabe von 100 % Sauerstoff und Dantrolen i.v., Pufferung der Azidose und Kühlung mit Eis.
Ohne Therapie liegt die Letalität bei 70 %.

F94 H90 **!**

Frage 17.22: Lösung C

Respiratorische Affektkrämpfe sind am häufigsten zwischen dem sechsten Lebensmonat und drei Jahren, sodass (C) falsch ist, wie die meisten wussten.
Der Verlauf – Beginn mit Schreien und dabei Anhalten des Atems, sodass durch den dadurch bedingten Sauerstoffmangel die Kinder zyanotisch werden und klonisch krampfen, evtl. Entwicklung einer Bewusstlosigkeit – ist so typisch, dass die Affektkrämpfe problemlos durch genaue Beobachtungen erkannt werden können.

F91 **!**

Frage 17.23: Lösung C

Die infantile Zerebralparese (ICP) ist Folge einer frühkindlichen, nicht progredienten Hirnschädigung, z.B. durch Hypoxie, zerebrale Blutungen, prä- bzw. postnatale Infektionen oder angeborene Missbildungen. Sie äußert sich in Form von spastischen Lähmungen, Athetose, Rigor und Ataxie mit Auftreten im 1.–2. Lebensjahr. Bei Neugeborenen findet sich häufig nur eine Muskelhypotonie oder -atonie. Eine Intelligenzminderung kommt in ca. zwei Drittel der Fälle vor, ist aber nicht obligat ((A) und (E) waren die häufigsten Falschantworten). Die ICP lässt sich durch spezielle krankengymnastische Behandlung nach Bobath oder Vojta günstig beeinflussen, ist aber nicht reversibel.

H97

Frage 17.24: Lösung A

Die **myoklonische Epilepsie** mit oft beidseitigen Muskelzuckungen, besonders im Schulterbereich

(massiver bilateraler Myoklonus), tritt häufig im Jugendalter auf, im Gegensatz zur primär generalisierten Epilepsie mit myoklonisch-astatischen Anfällen, die meist zwischen dem 2. und 5. Lebensjahr auftritt. Durch Beugemyoklonie oder postmyoklonische Muskelhypotonie stürzen die Patienten ohne Bewusstseinsverlust zu Boden. Im EEG sieht man generalisierte unregelmäßige Poly-spike-wave-Gruppen. Die myoklonische Epilepsie gehört zu den primär generalisierten Anfällen.
Zu (**B**): Als **Blitz-Nick-Salaam-Anfälle** bezeichnet man die maligne Säuglingsepilepsie, die meist zwischen 3. und 8. Lebensmonat auftritt. Der Name wurde gegeben, weil der Anfall initial wie der arabische Gruß mit nach vorne gebeugtem Kopf und vor dem Körper gebeugten Armen aussieht (Salaam). Häufig ist der Anfall mit einem Grand-Mal-Anfall kombiniert. In zwei Drittel der Fälle liegen pränatale oder perinatale Störungen oder angeborene Erkrankungen, z.B. Phenylketonurie, vor. Im EEG zeigt sich eine **Hypsarrythmie,** d.h. Verlangsamung der Grundaktivität und multifokale hypersynchrone Aktivitäten. Die Prognose ist schlecht.
Zu (**C**): Als **Narkolepsie** bezeichnet man Absencen, die zu kurzen, schlafähnlichen Bewusstseinspausen führen. Die im Schulalter auftretenden Anfälle haben eine bessere Prognose als die im Kleinkindalter oder in der Pubertät auftretenden.
Zu (**D**): Beim generalisierten **Grand-Mal-Anfall** verliert der Patient das Bewusstsein, fällt zu Boden und zeigt generalisierte Kloni. Die Kloni dauern bis zwei Minuten, selten länger, die Pupillen sind weit und reagieren nicht auf Licht. Einnässen, Einkoten, Zungenbiss können, müssen aber nicht vorkommen. Der Nachschlaf nach dem Anfall kann eine halbe bis zwei Stunden dauern. Die Patienten können sich nicht an den Anfall erinnern.
Zu (**E**): Auch beim **Grand-Mal-Anfall fokaler Genese** wird das Bewusstsein im Gegensatz zu dem geschilderten Fall verloren. Oft gibt es in der Anamnese Hirnschädigungen, z.B. nach Infektionen oder posttraumatisch. Die psychomotorische Entwicklung ist häufiger gestört. Und die Prognose ist schlechter als bei Grand-Mal-Anfällen ohne fokale Genese.

H00

Frage 17.25: Lösung A

Leider ist die Prognose für Säuglinge mit dem **West-Syndrom** (Blitz-Nick-Salaam-Anfälle = BNS-Anfälle) schlecht, daher auch die Bezeichnung „maligne Säuglingsepilepsie“. Nur 30 % der Kinder haben keine wesentlichen Spätschäden. In zwei Drittel der Fälle findet man ätiologische Hinweise (z. B. Stoffwechselstörungen (Phenylketonurie), prä- oder perinatale Störungen oder angeborene Hirnmissbildungen). Es kommt meist zur psychomotorischen Retardierung, teilweise auch zur Tetraspastik.
Die Bezeichnung „Blitz-Nick-Salaam“ beschreibt den Ablauf eines Anfalls: die Kinder zucken **blitz**artig zusammen, **nick**en mit dem Kopf und die gebeugten Arme werden wie beim arabischen **Salaam**-Gruß vor dem Körper zusammen geführt. Häufig sind die Krämpfe mit Grand-mal Anfällen kombiniert.

F94

Frage 17.26: Lösung E

Das Auftreten von **Fieberkrämpfen** zwischen dem 1. und 4. Geburtstag ist für die Langzeitprognose günstig.
Prognostisch ungünstig sind eine familiäre Belastung mit Epilepsie, eine mehrmalige Wiederholung von Infektkrämpfen oder Wiederholung innerhalb des gleichen Infektes, eine zerebrale Vorschädigung, eine hypersynchrone Aktivität im EEG im anfallsfreien Intervall, fokale Symptomatik und Dauer länger als 15 Minuten.

F94 !

Frage 17.27: Lösung B

Für die **Absencen** sind generalisierte Spikes und Waves typisch, wie hier abgebildet, mit einer Frequenz von 3–4/sec.
Zu (**A**): Bei den **Fieberkrämpfen** ist in der Regel im freien Intervall keine EEG-Veränderung nachzuweisen. 90 % der Kinder bekommen später keine Anfälle mehr.
Zu (**C**): Bei den **BNS-** (Blitz-Nick-Salaam-) Krämpfen ist eine Hypsarrhythmie im EEG festzustellen, d.h. eine Mischung von hohen langsamen Wellen mit wechselnden steilen Abläufen und Krampfspitzen.
Zu (**D**): Im freien Intervall zeigt das EEG überwiegend keine Besonderheiten bei den **psychomotorischen Anfällen.**
Sie werden durch einen Herd im Schläfenbereich oder limbischen System ausgelöst und äußern sich durch anfallsweise auftretende, vegetative Sensationen wie Herzrasen, Atemnot, Übelkeit, Druckgefühl in der Magengegend, deja-vu-Erlebnisse, manchmal Automatismen wie Schmatzen Schlucken, Nesteln.
Zu (**E**): Bei den motorischen Herdanfällen (**Jackson-Anfällen**) findet man im EEG Zeichen einer fokalen Läsion.

Es beginnt mit lokalisierten Krämpfen, z.B. im Armbereich, geht jedoch dann in einen generalisierten Krampf über.

F92

Frage 17.28: Lösung B

Infektkrämpfe treten typischerweise im 2.–4. Lebensjahr auf, im Rahmen eines ausgeprägten Fieberanstiegs bei Infektionen. Insgesamt ist die Prognose bei unkomplizierten Infektkrämpfen gut, nur 3–5 % der Kinder entwickeln später ein Anfallsleiden.
Von komplizierten Infektkrämpfen spricht man, wenn die Anfälle vor Ende des ersten Lebensjahres oder nach dem vierten Lebensjahr auftreten, seitenbetont sind, Lähmungen hinterlassen, sich häufig wiederholen oder im EEG konstant ein Herdbefund auftritt. Auch die familiäre Belastung mit Epilepsie ist ein ungünstiges Zeichen, nicht jedoch Fieberkrämpfe in der Anamnese anderer Familienangehöriger.

F00

Frage 17.29: Lösung *** Diese Frage wurde aus der Wertung genommen.

Diese Frage ist so speziell, dass sie eigentlich Facharztwissen darstellt. Deshalb wurde sie vermutlich aus der Bewertung genommen, d.h. alle Antworten wurden als richtig gewertet.
Als **Tourette-Syndrom** oder vollständig Gilles-de-la-Tourette-Syndrom bezeichnet man plötzlich auftretende ticartige Zuckungen vor allem im Gesichtsbereich (Augenzwinkern, Mundverzerren, Zungenschnalzen) sowie Zuckungen im Hals- und Schulterbereich. Es beginnt im Alter von 6–10 Jahren. Grunzen und zwanghafte Wiederholungen (Echolalie) kommen hinzu. Es gibt eine familiäre Häufung, Jungen sind häufiger betroffen. Man vermutet eine Hirnstoffwechselstörung. Behandelt wird mit **Neuroleptika**, eventuell ergänzt mit Psychotherapie bei häufig gestörten Beziehungsstrukturen in der Familie.
Methylphenhydat (Ritalin®) ist dagegen indiziert bei hyperkinetischem Syndrom. Es wirkt eher anregend, nicht beruhigend, bzw. eine normale Selektion der Reize fördernd.
Zu **(B)**: Diazepam® gehört zur Gruppe der Benzodiazepine und wirkt allgemein beruhigend. Bei Kindern wird es v.a. bei zerebralen Krämpfen gegeben. Eine Dauermedikation außerhalb dieser Indikation sollte wegen der Gefahr der auch (Niedrigdosis-) Abhängigkeit vermieden werden.
Zu **(C)**: Pimozid (Orap®) gehört zur Gruppe der Neuroleptika, die bei psychisch bedingten Versagenszuständen eingesetzt werden.
Zu **(D)**: Auch Haloperidol (Haldol®) gehört zu den Neuroleptika.
Zu **(E)**: Triaprid gehört ebenfalls zu den Neuroleptika.

H99

Frage 17.30: Lösung B

Da dem generalisierten tonisch-klonischen Anfall keine fokalen Krämpfe z.B. nur des Beines oder des Armes vorausgingen, wird er als primär generalisierter großer Anfall bezeichnet.
Zu **(A)**: **Psychomotorische Anfälle** beginnen häufig mit einer Aura. Als Aura bezeichnet man eine Vorankündigung des Anfalls durch z.B. ein „komisches Gefühl“, abdominelle Beschwerden, Schwindelgefühl und andere. Durch folgende Automatismen wie Lecken, Schlucken, Zupfen, Nesteln und vegetative Symptome wie Erröten, Erblassen, Speichelfluss, Herzjagen.
Zu **(C)**: Die benigne **Rolando-Epilepsie** tritt gehäuft um das 5. Lebensjahr aus dem Schlaf heraus auf. Mit der Pubertät verschwindet sie. Der Anfall beginnt in der Phase des leichten Schlafes mit Missempfindungen wie „Bitzeln“, „Prickeln“ im Bereich der Mundhöhle. Danach können tonisch-klonische Zuckungen im Bereich der Kaumuskeln oder mimischen Muskulatur folgen.
Auch Sprachstörungen und das Gefühl, nicht durchatmen zu können, treten auf. Im Ruhe-EEG zeigen sich langsame negative Spitzen. Die Veränderungen sind in der prätemporalen unteren Zentralregion (Area Rolando). Eine genetische Disposition ist häufig, ebenso Hinweise auf eine frühkindliche Hirnschädigung.
Zu **(D)**: Als **Jackson-Anfälle** bezeichnet man fokale epileptische Anfälle mit elementarer Symptomatik. Die motorischen Anfälle beginnen zunächst in einer Körperregion bei erhaltenem Bewusstsein und breiten sich dann in Nachbarregionen aus („march of convulsions“). Es können psychosensorische Symptome, Halluzinationen, kognitive, affektive oder psychomotorische Symptome hinzukommen.
Zu **(E)**: Wenn dem generalisierten Anfall fokale Zeichen wie Krämpfe einer Extremität vorausgehen, nennt man dies einen sekundär generalisierten Anfall fokaler Genese.

H99

Frage 17.31: Lösung E

Bei der hereditären **spinalen Muskelatrophie** (Kugelberg-Welander) entwickeln sich die Kinder

im ersten Lebensjahr noch unauffällig und erlernen auch noch das Laufen. Dann kommt es zu der Trias:
1. schlaffe, rein motorische Lämung
2. Muskelatrophien
3. Faszikulationen

Die Serum-Kreatinkinase ist nur bei schnell fortschreitendem Muskelzerfall erhöht – sonst sind die Laborwerte normal.
Im EMG sieht man ein typisches „neurogenes Muster".

18 Sozialpädiatrie

Untersuchungen zur Krankheitsfrüherkennung im Kindesalter XVIII.1

Die empfohlenen Vorsorgeuntersuchungen sollen zu folgenden Terminen durchgeführt werden:

U1 – unmittelbar nach der Geburt	
U2 – 3.–10.	Lebenstag
U3 – 4.–6.	Lebenswoche
U4 – 3.–4.	Lebensmonat
U5 – 6.–7.	Lebensmonat
U6 – 10.–12.	Lebensmonat
U7 – 21.–24.	Lebensmonat
U8 – 43.–48.	Lebensmonat
U9 – 60.–64.	Lebensmonat

Die Vorsorgeuntersuchungen dienen der frühzeitigen Erkennung angeborener Missbildungen und Stoffwechselkrankheiten, später besonders dem Erkennen von Entwicklungsverzögerungen, Wachstumsstörungen, Hör- und Sehbehinderungen, damit die bestehenden therapeutischen Möglichkeiten möglichst früh und effizient zur Anwendung kommen können.
Inzwischen (1999) gibt es auch eine Jugendgesundheitsuntersuchung (die U10 oder J1 genannt wird), bei der speziell Rauchverhalten, Alkohol, Drogen, AIDS, Hepatitis-B-Impfung thematisiert werden sollte.

H93

Frage 18.1: Lösung D

Hier handelt es sich nicht um einfache Schulangst (A), wie die häufigste Falschantwort war, sondern um eine **Schulphobie,** wobei die Ängste des Jungen bereits aufgrund des langen Bestehens stark zu psychosomatischen Beschwerden wie Kreislaufbeschwerden, Übelkeit und Schwindel geführt haben.

Bei der Schulphobie liegt meist eine zu enge Mutter-Kind-Bindung vor und die Unfähigkeit, sich für längere Zeit von der Mutter zu trennen als Folge von Verlust- bzw. Verlassensängsten.
Zu **(A)**: **Schulangst** entwickelt sich dagegen am ehesten bei überforderten Kindern. Auch Außenseiterrollen und fehlende Kontakte können dazu führen.
Zu **(E)**: Das **Schuleschwänzen** beruht mehr darauf, dass die Kinder einfach keine Lust haben („Null Bock"), zur Schule zu gehen und sich Leistungsanforderungen zu stellen, ohne dass sie konkretes Versagen befürchten müssen (zu Beginn).
Zu **(C)**: **Folie à deux** heißt „Verrücktheit zu zweit" und wird häufig bei Erwachsenen für wechselseitig pathologische Partnerbeziehungen verwendet.
Zu **(B)**: Als **Münchhausen-Syndrom** bezeichnet man das Vortäuschen von Beschwerden, um untersucht, ins Krankenhaus aufgenommen und sogar operiert zu werden. Es kann sogar zur Selbstbeschädigung kommen. Dies stellt eine Konversionsreaktion dar, mit der Zuwendung erzwungen wird und die Entlastung von äußeren und inneren Verpflichtungen. Die Betroffenen erzielen einen deutlichen Krankheitsgewinn. Als **Konversion** bezeichnet man die Umwandlung eines verdrängten seelischen Konfliktes in eine körperliche Symptomatik.

H93

Frage 18.2: Lösung D

Da die zu enge Mutter-Kind-Beziehung ursächlich ist für die Schulphobie, muss auch der Therapieansatz in einer Psychotherapie dieser Beziehung liegen.
Gleichzeitig sollte man mit einer Verhaltenstherapie zur Erzielung rascherer symptomorientierter Erfolge beginnen, da eine Psychotherapie häufig sehr viel Zeit benötigt, bis ihre Wirkungen zu Tage treten.

Legasthenie XVIII.2

Als Legasthenie bezeichnet man eine Lese- und Rechtschreibschwäche (= LRS), die unabhängig von der Intelligenz bei etwa 4 % der erwachsenen Bevölkerung zu finden ist, bei Grundschulkindern bei etwa 4–6 %. Zunehmend gibt es Hinweise, dass hirnorganische Veränderungen vorliegen, die mit der Magnetenzephalographie nachgewiesen werden können. Die Verarbeitung der Silben werden im Kortex betroffener Menschen etwa 1,5 cm weiter vorn verarbeitet, was für eine andere Vernetzung spricht.

Außerdem hat man Gendefekte auf bestimmten Chromosomen nachweisen können.
Bei entsprechender Förderung lernen die Kinder durchschnittlich gut lesen und schreiben. Es gibt sogar Nobelpreisträger und Professoren, die Legastheniker waren.
Eine gute Förderung und Beratung ist zur Vermeidung von Schulversagen und psychischen Folgeschäden wichtig.
Zusätzliche Informationen gibt es beim Bundesverband Legasthenie e.V., Königsstraße 32, 30175 Hannover, Tel. 0511/31 87 38.
Zusätzlich können Bewertungen der verschiedenen Therapieeinrichtungen bei der Aktion Bildungsinformation, Alte Poststr. 5, 70173 Stuttgart abgerufen werden. Dort gibt es auch Tips zur Finanzierung, denn die Krankenkassen übernehmen in der Regel die Kosten nicht – es sei denn, es sind schon psychische Folgeschäden aufgetreten.

H98

Frage 18.3: Lösung E

Als **elektiven Mutismus** bezeichnet man es, wenn ein Kind, nachdem es bereits sprechen gelernt hatte, plötzlich verstummt – meist gegenüber Fremden, während es mit vertrauten Personen noch spricht –; manchmal aber auch nach Kindesmisshandlung oder gespannter Eltern-Kind-Beziehung verstummt das Kind gegenüber den Eltern, redet aber mit Fremden.
Der Mutismus ist gerade das Gegenteil von Enthemmung, er ist durch das sich teilweise Zurückziehen gekennzeichnet.

F99

Frage 18.4: Lösung E

Als **Enuresis** bezeichnet man einen ungewollten Harnabgang. Erst nach dem 4. Lebensjahr sollte man bei Kindern davon sprechen, da die Blasenkontrolle erst ab dem 2. Geburtstag willkürlich erlernt werden kann. Etwa 15 % der Kinder leiden darunter.
Mit einer erniedrigten ADH-Sekretion wie beim Diabetes insipidus neurohormonalis hat dies nichts zu tun.
Harnwegsinfekte und Diabetes mellitus müssen stets ausgeschlossen werden. Die sekundäre Enuresis, das heißt das Wiedereinnässen, nachdem schon einmal die Blasenkontrolle erlernt wurde, ist häufig auf Belastungssituationen wie Geburt eines Geschwisterkindes oder Trennungssituationen zurückzuführen.
Gelegentliches Einnässen bei Aufregung oder im Spiel, wenn die Kinder sehr vertieft sind, hat keinen Krankheitswert.

H99

Frage 18.5: Lösung E

Als **Enkopresis** bezeichnet man das Einkoten, das häufiger sekundär ist – also nach bereits gelungener Reinlichkeitserziehung. Es ist ein schwerwiegendes Symptom, das auf eine Beeinträchtigung der Persönlichkeitsentwicklung hinweist und meist ausgeprägte Familienkonflikte im Hintergrund hat. Zu wenig (Verwahrlosung) oder zu viel Interesse (zwanghaftes Milieu) führen zu Stuhlverhalten, der Bildung eines Stuhlpfropfens und einer Überlaufenkopresis.
Durch eine rektale Untersuchung sollten organische Ursachen wie Morbus Hirschsprung, ultrakurzes aganglionäres Segment und eine Sphinkterinsuffizienz (wie sie bei Kindern mit Down Syndrom gehäuft vorkommt) ausgeschlossen werden.
Die Therapie sollte auf folgenden Bausteinen beruhen:
- sofortiges Beenden aller Strafmaßnahmen
- Beenden aller „künstlichen" Darmentleerungsversuche (Klysmen etc.)
- medikamentöse Therapie: 20–30 ml Oleum paraffini/Tag
- Psychotherapie
- systematische Familientherapie

Weitere Kontrollen nach erfolgreicher Therapie sind wichtig.

H97 !

Frage 18.6: Lösung A

Kindesmisshandlung ist die wahrscheinlichste Ursache, weil Verletzungen unterschiedlichen Alters immer diesbezüglich hellhörig werden lassen müssen – insbesondere wenn noch Zeichen der Verwahrlosung wie Unterernährung dazu kommen.
Zu **(B)**: Bei der **Osteogenesis imperfecta** gibt es verschiedene Untergruppen, die häufigste ist die autosomal dominant vererbte Form (Typ I), die in 10 % der Fälle schon bei der Geburt in Erscheinung tritt. Man findet auch schlaffe Bänder und z.T. mehr Karies. Der Typ II ist autosomal rezessiv vererbt und durch Frakturen bereits in der Gebärmutter gekennzeichnet, sodass die Hälfte der Kinder tot auf die Welt kommen.
Was aber von der Fallbeschreibung zur Osteogenesis passt, sind die zahlreichen Hauthämatome und die Unterernährung.

Zu (**C**): Als **Moeller-Barlow-Krankheit** bezeichnet man den **Skorbut** des Kindes. Es ist ein Vitamin C-Mangel, wie er z.B. durch Ernährung von Säuglingen mit Kuhmilch ohne Vitaminzusatz verursacht werden kann. Man sieht gehäuft Blutungen (Purpura) sowie typische Veränderungen am Skelett. Die Beine werden vor Schmerzen oft kaum bewegt (Pseudolähmung). Die Schmerzen werden durch subperiostale Blutungen verursacht. An der Knorpel-Knochen-Grenze findet man Auftreibungen ähnlich wie bei der Rachitis. Osteoporose und Ausdünnung der Kortikaliszeichnung kommen hinzu. Frakturen sind eher selten. Die Hautblutungen sind petechial (wie kleine Punkte), anders als die Hämatome nach Schlägen. Deshalb und wegen der Frakturen passt der Skorbut nicht zur Fallbeschreibung.
Zu (**D**): Beim Sturz vom Wickeltisch wären alle Frakturen und Hämatome vom **gleichen** Alter. Dies ist die häufigste vorgeschobene Schutzbehauptung bei Kindesmisshandlung.

H99

Frage 18.7: Lösung D

Zeichen der **Kindesmisshandlung** können sein:

- Mangelernährung
- Entwicklungsverzögerung
- subdurale Hämatome bei Säuglingen (die oft durch heftiges Schütteln hervorgerufen werden) – in diesem Zusammenhang auch
- Netzhautblutungen
- verschieden alte Hämatome – oft streifenförmig
- multiple Frakturen unterschiedlichen Alters
- Verletzungen/Entzündungen im Genitalbereich/ Geschlechtskrankheiten als Hinweis auf sexuellen Missbrauch.

Zu (**1**): **Petechien**, d.h. punktförmige Blutungen kommen bei Vasopathien wie der Telangiektasie Osler-Rendu, bei Gefäßmissbildungen, bei der Purpura Schoenlein-Henoch oder dem Vitamin C-Mangel (M. Möller-Barlow) vor.
Zu (**3**): Gelenkblutungen sind charakteristisch für die Hämophilie.

H00 **!**

Frage 18.8: Lösung E

Zu (**E**): Die gemeinsame Ursache verschiedenartiger, unterschiedlich alter Verletzungen spricht am ehesten für eine **Kindesmisshandlung** und Vernachlässigung (Untergewicht). Dies kommt häufiger bei jungen Eltern vor, die mit der Situation nicht gewachsen sind (schreiendes Baby, meist nicht geplante und unerwünschte Kinder) sowie bei Eltern mit Abhängigkeitsproblematik.
Zu (**A**): Als **Osteopetrosis Albers-Schönberg** bezeichnet man die Marmorknochenkrankheit. Dabei sind die Osteoklasten in ihrer Funktion beeinträchtigt, sodass es bei erhaltener Knochenneubildung zu einer Einschränkung des Knochenabbaus kommt. Dies kann zu homogenen Knochenverschattungen, Einengung der Markräume und Dreischichtung der Wirbelkörper führen. Knochenschmerzen und Spontanfrakturen sind gehäuft. Es gibt eine maligne rezessiv vererbte Form, die im Säuglingsalter zu Anämie, Myeloblastose, Hepatosplenomegalie, Erblindung durch Einklemmung des Fasciculus opticus, Schwerhörigkeit und hypokalzämischer Tetanie führt. Die Kalziummobilisation aus dem Knochen ist hier erschwert. Die Unterernährung und die Hauthämatome werden durch diese Erkrankung nicht erklärt.
Zu (**B**): Bei der **Osteogenesis imperfecta**, der so genannten Glasknochenkrankheit, liegt eine erbliche Bindegewebserkrankung vor, die zu vermehrter Knochenbrüchigkeit führt. Es gibt autosomal rezessive und autosomal dominant vererbte Varianten. Auch diese Erkrankung würde weder das Untergewicht noch die Hauthämatome rechtfertigen.
Zu (**C**): Als **Möller-Barlow-Krankheit** bezeichnet man den durch **Vitamin-C-Mangel** ausgelösten Skorbut bei Säuglingen. Dieser äußert sich in Hautblutungen, Appetitmangel, Gewichtsverlust, Kopfschmerzen, starke Berührungsempfindlichkeit und typischen Skelettveränderungen mit Auftreibung der Knorpel-Knochengrenze der Rippen (skorbutische Stufenbrust). Epiphysenlösungen und subperiostale Blutungen sowie eine Anämie können hinzukommen. Die Frakturen am Schädel wären aber dadurch nicht erklärt.
Zu (**D**): Beim **Sturz vom Wickeltisch** können zwar Schädelfrakturen und Hämatome resultieren, aber nicht Hauthämatome unterschiedlichen Alters (typisch für Schläge) und Untergewicht.

H92 H87

Frage 18.9: Lösung E

Zu (**1**): Petechiale Blutungen finden sich z.B. bei der Purpura Schoenlein-Henoch oder auch bei der idiopathischen Thrombozytopenie.
Zu (**2**) und (**4**): Beides sind Hinweise auf traumatische Knochenläsionen; multiple Frakturen unterschiedlichen Alters können als Hinweis auf Kindesmisshandlung dienen.
Zu (**3**): Gelenkblutungen finden sich v.a. bei angeborenen Koagulopathien, so z.B. bei der Hämophilie.

Zu (**5**): Ein subdurales Hämatom ist fast immer traumatischer Genese.

F99 !!

Frage 18.10: Lösung E

Es ist zwar richtig, dass die **Schweigepflicht** des Arztes ein hohes Rechtsgut darstellt. Aber sie ist nicht absolut! In dem Fall der **Kindesmisshandlung** muss eine Rechtsgüterabwägung vorgenommen werden. Wenn der Arzt der Auffassung ist, nur durch Offenbarung der Misshandlung kann dem Kind geholfen werden, ist der Arzt nicht nur berechtigt, sondern auch verpflichtet, dies zu tun. Säuglinge und Kleinkinder werden am häufigsten misshandelt.

F97

Frage 18.11: Lösung D

Als hyperkinetisches Syndrom bezeichnet man vermehrte motorische Unruhe, Unkonzentriertheit, rasche Ablenkbarkeit, Impulsivität oder Aggressivität, die häufig bei Einordnung in die Schule auffallen können.
Die Indikationen für Ritalin, ein Psychostimulans, sind noch nicht ausreichend geklärt. Manchen Kindern mit **hyperkinetischem Syndrom** (dessen Ursachen vielseitig sein können) hilft es rasch. Die Verschreibung unterliegt der Betäubungsmittelverordnung, obwohl bei Kindern anscheinend keine Suchtgefährdung besteht. Alle Medikamente bei Kindern werden nach Kilogramm Körpergewicht bzw. Körperoberfläche (z.B. Zytostatika) gegeben, die man aus Größe und Gewicht berechnen kann.
Blutdruck- und Pulskontrolle sind wichtig, da der Blutdruck unerwartet abfallen und das Reaktionsvermögen beeinträchtigt werden kann.
Anderen Kindern helfen niedrigdosierte Neuroleptika, die beruhigend wirken.
Insgesamt hilft der Unterricht in kleinen Klassen ohne große Ablenkung mit kurzen Unterrichtseinheiten sowie psychomotorisches Turnen.
Als **Tic** bezeichnet man rasche koordinierte unwillkürliche Bewegungen, die zusammengehörende Muskelgruppen betreffen, z. B. Augenzwinkern, Stirnrunzeln, Grimassieren. Oft sind besonders empfindsame Kinder betroffen. Die spontane Rückbildungstendenz ist gut. In schweren Fällen werden Neuroleptika gegeben.

F89

Frage 18.12: Lösung D

Der Schreitreflex gehört wie der Saugreflex und der Moro-Reflex zu den sogenannten Primitivreflexen, er ist normalerweise nur beim Neugeborenen vorhanden und verschwindet bis zum Ende des 2. Lebensmonats.
Zu (**A**) und (**E**): Bereits im Alter von drei Monaten wendet sich der Säugling aktiv Schall- und Lichtquellen zu.
Zu (**B**): Schon im Alter von zwei Monaten hebt ein Säugling in Bauchlage den Kopf kurz an.
Zu (**C**): Ein Säugling kann sich zuerst von der Bauch- in die Rückenlage drehen, erst im Alter von ca. sechs Monaten auch umgekehrt.

H91

Frage 18.13: Lösung C

Als **Mutismus** bezeichnet man die Verweigerung eines Kindes, nachdem es sprechen gelernt hat, mit der Umwelt in sprachlichen Kontakt zu treten, oft auch als elektiver Mutismus; d.h. mit vertrauten Menschen wird weiterhin gesprochen, aber nicht mit fremden. Oft sind auch depressive Züge bei diesen Kindern zu finden. Man vermutet, dass diese Kinder in einer früheren Entwicklungsphase ungünstigen Einflüssen ausgesetzt waren.
Der Mutismus ist gegenüber Aphasie, Autismus und Hörstummheit abzugrenzen.
Bei der **Aphasie** wird die Sprachfähigkeit aufgrund einer organischen Erkrankung wie Tumor, Trauma oder Enzephalitis verloren.
Der **Hörstummheit** liegt eine angeborene Taubheit (oder Schwerhörigkeit) zugrunde und eine darauf beruhende fehlende Möglichkeit des Sprechenlernens. Passt man schwerhörigen Kindern rechtzeitig Hörgeräte an, können sie trotzdem sprechen lernen; deshalb sind die diesbezüglichen Vorsorgeuntersuchungen so wichtig.
Als **Stottern** bezeichnet man einen gestörten Sprachfluss bei organisch gesunden Kindern, wobei tonisch oder klonisch Laute oder Silben wiederholt werden. Bei negativer Reaktion der Umwelt darauf kann sich sekundär eine Sprechangst (A) entwickeln.
Meist kommt es zwischen dem dritten und fünften Lebensjahr zum Stottern bei oft familiärer Vorbelastung (D) und häufig damit verbundener Sprachentwicklungsverzögerung (B).

H97

Frage 18.14: Lösung E

Autismus kann immer nur eine Ausschlussdiagnose sein. Auch angeborene Stoffwechselerkrankungen müssen ausgeschlossen werden. Als Autismus bezeichnet man eine Loslösung von der Wirklich-

keit, ein Rückzug nach innen und eine Verweigerung des Kontaktes nach außen. Die Intelligenz ist dabei meist nicht beeinträchtigt.
Zu (**1**): Elektiven **Mutismus (Verstummen)** nennt man es, wenn das Kind nach weitgehendem Abschluss der Sprachentwicklung und erhaltenem Kontakt zur engeren Familie nur den Kontakt zu fremden Personen verweigert.
Zu (**2**): Bei einer desintegrativen **Psychose** wie einer frühkindlichen Schizophrenie kann das autistische Verhalten Teil der Symptomatik sein.
Zu (**3**): Als Oligophrenie bezeichnet man eine ausgeprägte Minderbegabung, aufgrund derer der Kontakt zur Umwelt und das Verständnis derselben erschwert sein kann. Aber die Kinder versuchen zumindest die Kontaktaufnahme.
Zu (**4**): Bei einer **Hörstummheit** können die Kinder wegen ihrer Taubheit auch nicht die Sprache lernen. Bei fehlender Früherkennung und Versorgung mit Hörgeräten oder eventuell Cochlea-Implantaten und einer speziellen Förderung erscheinen die Kinder minderbegabt, obwohl sie es ursprünglich nicht waren. Sie haben sehr große Schwierigkeiten, sich verständlich zu machen, werden misstrauisch und ziehen sich zurück.
Zu (**5**): Als **Deprivation** bezeichnet man die seelischen Störungen eines Kleinkindes, dem in den ersten Jahren eine konstante liebende Bezugsperson gefehlt hat, z.B. in Heimen. Dies führt zu Verzögerung der Sprachentwicklung, Apathie, Verlangsamung, leichter Ablenkbarkeit, motorischer Unruhe und vielen anderen Symptomen.

F92

Frage 18.15: Lösung E

Siehe Kommentar zu Frage 18.16.

F92

Frage 18.16: Lösung E

In der Frage ist ein schwer verhaltensgestörtes Kind geschildert, bei dem möglicherweise zusätzlich eine Legasthenie besteht. Ein CT ist sicherlich keine vordringliche Methode zur Diagnosefindung, das Kind sollte jedoch auf jeden Fall einem Kinderpsychiater vorgestellt werden, der dann über das weitere Vorgehen (z.B. Psychotherapie, Familientherapie) entscheiden kann. Insgesamt zwei einfache Fragen, die in 89 % bzw. 92 % richtig beantwortet wurden.

H96

Frage 18.17: Lösung B

Als **Schulphobie** bezeichnet man es, wenn Kinder Angst haben, das Elternhaus zu verlassen, um zur Schule zu gehen, weil die Bindung – meist an die Mutter – zu eng ist (Trennungsangst). Die Eltern neigen dazu, überprotektiv zu sein. Es liegt keine Lernstörung vor und es besteht eine normale Lernmotivation.
Dagegen liegt bei der **Schulangst** eine Überforderung des Kindes in der Schule vor (Angst vor Kränkungen, Aussenseiterrolle usw.).

H95

Frage 18.18: Lösung E

Eine **sekundäre Enkopresis** (Einkoten) ist meistens Folge eines innerfamiliären Konfliktes und muss mit Verhaltenstherapie, die die ganze Familie miteinbezieht, behandelt werden.
Häufig tritt der unwillkürliche Stuhlabgang im Alter zwischen 7 und 9 Jahren auf.
Eine seltene organische Ursache wie z.B. Sphinkterschwäche muss natürlich ausgeschlossen werden.
Durch eine Untersuchung des Analrings mit dem Finger kann der Analreflex überprüft werden.

19 Kinder- und Jugendpsychiatrie

Drogenabhängigkeit und Substanzmissbrauch bei Kindern und Jugendlichen XIX.1

Psychische Auffälligkeiten werden je nach Untersucher bei 13 bis 18 % der Untersuchten nachgewiesen.
Viele psychopatholoigsche Auffälligkeiten sind Folge des Drogenmissbrauchs.
Einige kinder- und jugendpsychiatrische Erkrankungen begünstigen das Auftreten von Drogenmissbrauch.
Der Drogenmissbrauch beeinflusst den Verlauf von psychiatrischen Störungen.
Eine Störung des Sozialverhaltens sowie das hyperkinetische Syndrom sind Risikofaktoren für die Entwicklung einer Drogenabhängigkeit, wobei umgekehrt gerade Drogen wie LSD, Ecstasy und Alkohol das Auftreten von gewalt-

tätigem Verhalten begünstigen. 1998 gab es 1674 Drogentote. 100 000 Menschen sterben jährlich an den Folgen des Rauchens und 40 000 an den Folgen des Alkoholkonsums. Beides sind entscheidende „Einstiegsdrogen".
Die meisten dieser „Drogenkarrieren" beginnen im Kindes- und Jugendalter. Der Erstkonsum von Alkohol und Cannabis beginnt zwischen dem 13. und 18. Lebensjahr und ist Vorläufer auch für andere Drogen.
Folgende **Drogen** können (unter anderen) psychotische Zustände auslösen:

- **Cannabis (= Haschisch)**
- **LSD** (Lysergsäurediäthylamid)
- **Kokain**
- Phencyclidin („Angel Dust")
- **„Speed"** (Amphetamine)
- **Ecstasy** (3,4-Methylendioxymetamphetamin = MDMA)

Diese können sich äußern als:

- Horror- und Panikerlebnisse
- Echopsychosen
- Paranoide Psychosen
- Halluzinationen
- Depressionen und Ängste
- Suizidimpulse
- aggressive Durchbrüche
- Unruhezustände und Desorientiertheit
- körperliche und psychische Entzugssymptomatik

Gerade beim regelmäßigen Konsum von **Haschisch** kommt es zum Motivationsverlust (sog. Amotivationales Syndrom), Antriebsminderung, und auch beim isolierten Gebrauch können psychotische Zustandsbilder mit Halluzinationen und Wahnvorstellungen auftreten. Wenig bekannt ist auch eine Störung des räumlichen Sehens und Reaktionsverlangsamung als Folge des Haschischkonsums (die Mittellinie der Straße wird verschoben wahrgenommen), sodass es zu Verkehrsunfällen kommen kann, wenn die Fahrer in der Kurve z. B. geradeaus fahren.
In Entziehungskliniken sind je nach Ausrichtung bis zu 17 % der Klienten Jugendliche! Dabei handelt es sich meist um kombinierte Abhängigkeiten von:

- **Alkohol** mit
- Cannabis
- Ecstasy
- Amphetaminen
- LSD und
- Kokain (in der Reihenfolge der Häufigkeit)

Ecstasy-Gebrauch kann zu folgenden Symptomen führen:

- Konzentrations- und Denkstörungen bis zu Derealisationsphänomenen und Nachhallpsychosen
- erhöhte Suizidalität
- aggressive Durchbrüche
- lebensgefährdende Zwischenfälle mit Hyperpyrexie, Rhabdomyolyse und disseminierter intravasaler Gerinnung
- Hypertonie, Sinustachykardien bis zu tödlichen Herzrhythmusstörungen.
- Leberschäden bis hin zum Leberversagen können auftreten.

Im Tierversuch wurde die Neurotoxizität von Ecstasy eindeutig nachgewiesen. Ecstasy wird von den 15–25jährigen häufig bei Techno-Partys konsumiert.

F98 *!*

Frage 19.1: Lösung C

Als **Pavor nocturnus** bezeichnet man nächtliche Angstanfälle, bei denen das Kind etwa ein bis zwei Stunden nach dem Einschlafen mit Angstschreien aufwacht, teilweise Angsterlebnisse (Alpträume) äußert, aber nicht richtig ansprechbar ist.
Zu **(A)**: Die **psychomotorischen Anfälle** gehören zu den epileptischen Anfällen fokaler Art und gehen oft mit oralen Automatismen (Schlucken, Lekken, Schmatzen) einher. Teilweise geht eine Aura (Beginn mit unspezifischen Prodromalereignissen) voraus. Üblicherweise treten diese Anfälle tagsüber auf.

F98

Frage 19.2: Lösung E

Den **Body-Mass-Index (= BMI)** errechnet man aus dem Verhältnis von Körpergewicht (kg) und Körpergröße (m) in Quadrat.

- BMI kleiner 20: deutliches Untergewicht.
- BMI zwischen 20 und 25: Normal-/Idealgewicht – gilt als gesunder Bereich.
- BMI zwischen 25 und 30: Übergewicht.
- BMI zwischen 30 und 40: Fettsucht – deutlich gesundheitsgefährdend.
- BMI größer als 40: extreme Fettsucht (Adipositas per magna) – absolut behandlungsbedürftig.

F99

Frage 19.3: Lösung E

Als **Tics** bezeichnet man schnelle, koordinierte und **unwillkürliche** Bewegungen, die meist im

Kopf-/Schulterbereich auftreten und sich bei Erregung verstärken.
Eine Verhaltenstherapie oder ein Beeinflussen der zugrundeliegenden Zwangsstrukturen bei ausgeprägten Formen kann versucht werden, der Erfolg ist jedoch ungewiss. Initial werden manchmal Neuroleptika notwendig.

F95 !

Frage 19.4: Lösung E

An **Bulimia nervosa** erkranken überwiegend Frauen nach der Pubertät. Sie ist gekennzeichnet von wechselnden Phasen der Fressgier und des danach induzierten Erbrechens, um nicht zuzunehmen. Außerdem nehmen sie oft Appetitzügler, Diuretika, Abführmittel oder Schilddrüsenpräparate.
Oft waren die Frauen früher an der Anorexia nervosa erkrankt. Sie haben eine panische Angst, zu dick zu werden. Kennzeichnend ist, dass es diese Erkrankung nur in den sogenannten „entwickelten" Ländern gibt, was die psychosomatische Ursache mit dem übertriebenen Schönheitsideal überschlanker Frauen der westlichen Welt deutlich macht.
Die Anorexie ist am häufigsten zwischen 14 und 18 Jahren, die Bulimie zwischen 18 und Mitte 30, in den USA wird die Erkrankungsquote auf ca. 1 % geschätzt.

H94

Frage 19.5: Lösung B

Als **hyperkinetisches Syndrom** bezeichnet man bei Kindern in Situationen wie der Schule, die viel Disziplin verlangen, ständige motorische Unruhe wie Schaukeln, Füße scharren, Fallenlassen von Lernmaterial; Konzentrationsschwache, Ablenkbarkeit und Impulsivität. Es kann, muss aber nicht mit dem Schulbeginn zusammenhängen.
Voraussetzung für diese Einordnung ist der Ausschluss grober neurologischer Ausfälle und eine durchschnittliche geistige Leistungsfähigkeit.
Medikamentös werden Psychostimulanzien (Ritalin®) oder niedrig dosierte Neuroleptika mit beruhigender Wirkung eingesetzt. Therapeutisch im Vordergrund stehen sollten jedoch heute Unterricht in kleinen Klassen mit individueller Zuwendung, kurze Unterrichtseinheiten und psychomotorisches Turnen.
Prophylaktisch ist sicher wichtig, dass Kinder ihren natürlichen Bewegungsdrang ausleben dürfen und nicht ihre Freizeit überwiegend vor dem Fernseher oder Computer verbringen.

Hyperkinetisches Syndrom **XIX.2**

Das hyperkinetische Syndrom wird auch als **Aufmerksamkeitsdefizit-Syndrom (= ADS)** bezeichnet.
Betroffene Kinder sind unruhig, leicht erregbar, scheinbar unaufmerksam, leicht ablenkbar, unkonzentriert.
Nach derzeitigen Erkenntnissen wird das ADS durch ein Ungleichgewicht der Botenstoffe (Neurotransmitter) hervorgerufen. Dies führt dazu, dass die Bereiche des Stammhirns, die äußere Reize filtern und die Aufmerksamkeit steuern, nicht richtig funktionieren. Daher wird das ADS auch Reizfilterschwäche genannt.
Die Intelligenz ist nicht beeinträchtigt, aber aufgrund der obengenannten Symptome kommt es meist zu massiven Lernproblemen.
Die genauen Ursachen sind nicht geklärt, aber es besteht eine erbliche Komponente. Kinder, bei denen ein Elternteil hyperkinetisch ist, haben ein vierfach erhöhtes Risiko, selbst an ADS zu leiden. Die Therapie besteht in einer Kombination von Verhaltenstherapie und Medikamenten, nämlich Ritalin (Methylphenydat) – alternativ können DL-Amphetamine verordnet werden.
Ritalin® ist ein Stimulans – kein Beruhigungsmittel. Dies scheint paradox, doch wenn man ADS-Kinder mit Kindern vergleicht, die total müde sind, aber nicht zur Ruhe kommen und deshalb „aufgekratzt und aufgedreht" sind, wird dies plausibel.
Süchtig macht Ritalin® nicht.
Hilfe können betroffene Eltern und ihre Kinder erhalten unter:

- ADS e.V. Elterninitiative zur Förderung von Kindern mit Aufmerksamkeitsdefizit-Syndrom mit/ohne Hyperaktivität, Postfach 1165, 73055 Ebersbach, Tel./Fax: 07163/2855
- Bundesverband der Elterninitiativen zur Förderung hyperaktiver Kinder e.V., Postfach 60, 91291 Forchheim, Tel./Fax: 09191/34874
- Hypies Berlin, http://www.hypies.de

H94

Frage 19.6: Lösung B

Als **tonisches Stottern** bezeichnet man eine Blokkierung des Wort- oder Satzbeginns, als **klonisches Stottern** die Wiederholung von Silben oder Wörtern (D). Es ist eine unwillkürliche Störung des flüssigen Sprechens.
Zu **(A)**: Zu einem Sprachzerfall kann es bei Gehirntumoren kommen. Außerdem können ein Schädel-

Hirn-Trauma oder intrakranielle Blutungen ursächlich sein.
Zu (**C**): Ein beschleunigtes Sprechtempo mit Verschlucken von Silben ist charakteristisch für das **Poltern,** das oft familiär gehäuft vorkommt.
Zu (**E**): Eine **Wortfindungsstörung** kann Folge eines Apoplexes, bei Kindern eher Folge eines Schädel-Hirn-Traumas, intrakranieller Blutungen oder Tumoren sein.

H92 **!**

Frage 19.7: Lösung C

Die geschilderte Symptomatik der fehlenden Kommunikation mit den Bezugspersonen muss an eine **Autismus** denken lassen.
Auch der fehlende Erfolg der Sauberkeitserziehung ist Folge der unzureichenden Kommunikation.
Zu (**A**): Im Alter von 2,9 Jahren muss ein Kind zumindestens einige Worte selbst sprechen können, wobei das passive Sprachverständnis sehr viel mehr umfasst.
Sauber muss ein Kind in diesem Alter noch nicht sein, aber ab zwei Jahren kann eine Sauberkeitserziehung mit Erfolg beginnen, da dann die körperliche Entwicklung für eine willkürliche Betätigung der Schließmuskeln gegeben ist.
Zu (**B**): Aus der oben aufgeführten, normalen Entwicklung ergibt sich, dass hier nicht nur eine geringfügige Entwicklungsstörung geschildert wird, sondern eine schwere.
Zu (**D**): Bei einer frühkindlichen Hirnfunktionsstörung würde man eher neurologische und mentale Ausfälle (wie Konzentrationsstörungen) erwarten, wogegen die ausdauernde Beschäftigung mit einem Gegenstand spricht.
Zu (**E**): Von einer **Enuresis** (Bettnässen) kann man erst nach dem vollendeten vierten Lebensjahr sprechen. Wenn die Sauberkeit bereits erreicht war und danach ein Wiedereinnässen beobachtet wird, spricht man von seiner sekundären Enuresis – häufig als psychosoziale Stressreaktion wie z.B. die Geburt eines Geschwisterkindes, Umzug oder ähnliches.

H92 **!**

Frage 19.8: Lösung C

Um einen **Autismus** diagnostizieren zu können, empfiehlt sich die **Spielbeobachtung.**
Mit einem Audiogramm muss eine frühkindliche Taubheit oder Schwerhörigkeit als Ursache der Kommunikationsstörung ausgeschlossen werden.
Zu (**1**): Da eine Chromosomopathie im allgemeinen keine isolierte Kommunikationsstörung verursacht, sondern häufiger eine allgemeine mentale Retardierung, ist eine Chromosomenanalyse nicht vordringlich.
Zu (**2**): Durch eine Computertomographie könnte ein Hirntumor ausgeschlossen werden, bei dem jedoch ebenfalls keine isolierte Kommunikationsstörung zu erwarten ist.

H92

Frage 19.9: Lösung D

Bei der **Schulphobie** liegt nicht die Angst vor der Schule zugrunde, sondern die Angst vor der Trennung von der Mutter.
Daher ist eine Verhaltenstherapie am ehesten erfolgversprechend. Allen anderen genannten Störungen liegen Vermeidensängste zugrunde, die dann zu einer **Schulangst** führen bzw. einer Angst gegenüber bestimmten Fächern, in denen eine Blossstellung der Schwächen (z. B. Legasthenie) befürchtet wird oder in denen der gefürchtete Lehrer unterrichtet. Hier kann durch gezielte Förderprogramme im Falle von Lernschwächen Abhilfe geschaffen werden. Bei Angst vor dem Lehrer muss das Gespräch mit diesem gesucht werden, um die Gründe herauszufinden. Kann keine konstruktive Lösung mit dem Lehrer gefunden werden, dann ist unter Umständen der Wechsel des Lehrers/der Klasse erforderlich; dies sollte jedoch immer nur als allerletzter Ausweg wahrgenommen werden, um gewachsene Sozialbeziehungen in der Klasse nicht zu zerstören.

H00 **!**

Frage 19.10: Lösung E

Die Sprachentwicklung ist beim **Stottern** nicht gestört – nur der flüssige Sprechablauf. Am häufigsten tritt es zwischen dem 3. und 6. Lebensjahr auf. Im Vorschulalter findet es sich bei 5 % der Jungen und 2 % der Mädchen. Folgende Einflüsse werden diskutiert:

- familiär (in 30 %)
- somatisch (frühkindliche Hirnschädigung)
- psychogen

Während der Sprachentwicklung findet sich ein physiologisches Entwicklungs-Poltern/Stottern. Um beim Kind kein Störungsbewusstsein aufkommen zu lassen, sollten die Eltern geschult werden, damit sie nicht ständig korrigieren. Stattdessen sollten sie geduldig zuhören und die Sprache in ruhiger Atmosphäre durch Vorlesen von Geschichten, Reimen und Singen fördern. Wenn bereits ein Störungsbewusstsein vorhanden ist, verschlechtert sich die Prognose. Unter Umständen sind dann Psychotherapie, Verhaltenstherapie sowie Atem- und Entspannungsübungen nötig.

F90

Frage 19.11: Lösung D

Siehe Kommentar zu Frage 19.12.

F90

Frage 19.12: Lösung B

Schulangst wird laut Pschyrembel als Angst vor Frustration oder Demütigung in der Schule definiert, z.B. als Reaktion auf Fehlverhalten von Pädagogen oder auch bei Lernstörungen. Die Phobien zählen dagegen zu den Angstneurosen; dabei wird die diffuse Angst des Kindes auf die Furcht vor einem bestimmten Objekt oder einer bestimmten Situation (z.B. Schule) verschoben.
Die **Schulphobie** wird von der Psychoanalyse durch Trennungsängste erklärt, wie sie bei einer übermäßig engen Mutter-Kind-Beziehung vermehrt vorkommen können.

H90

Frage 19.13: Lösung D

Das **Deprivationssyndrom** tritt bei längeren (Monate) Heimaufenthalten auf, bei denen den Kindern zwar pflegerische Betreuung zuteil wird, aber nicht die ebenso wichtige, seelisch-emotionale Betreuung. In den ersten drei Lebensjahren sind die Kinder diesbezüglich am meisten gefährdet.
Bei kurzdauernden Klinikaufenthalten – wobei der Eltern-Kind-Kontakt durch häufige Besuche aufrechterhalten wird, wenn nicht, wie inzwischen weit verbreitet, ein Elternteil mit im Krankenhaus ist – ist zum Glück ein Deprivationssyndrom nicht zu befürchten (sonst müsste dies ja bei jedem Kind im Krankenhaus auftreten).

F91

Frage 19.14: Lösung D

Zu **(1)**: Affektive Psychose ist eine andere Bezeichnung für manisch-depressive Psychose, die fast nur im Erwachsenenalter vorkommt.
Zu **(2)**: Siehe Kommentar zu Frage 19.1.
Zu **(3)** und **(4)**: Ängste und Phobien sind typische psychische Störungen im Kindesalter, wobei in der Phobie die diffuse Angst des Kindes auf ein spezifisches Objekt (z.B. bestimmte Tiere) oder eine Situation (z.B. Dunkelheit) projiziert wird.

(C) war mit 39 % häufigste Falschantwort, wohl in der trügerischen Annahme, Kinder seien fast immer tierlieb.

H90

Frage 19.15: Lösung B

Der **Pavor nocturnus,** d.h. nächtliche Angstzustände mit eingeschränktem Bewusstsein beim Aufwachen, tritt am häufigsten im Vorschulalter auf, wenn Kinder noch nicht gelernt haben, ihre Ängste anders und bewusster zu artikulieren.

H90

Frage 19.16: Lösung D

Die **Zwangsneurose,** bei der häufig bestimmte Handlungen wiederholt werden oder Kontroll- und Waschzwänge auftreten, findet man am häufigsten bei Jugendlichen. Sie ist vor dem 10. Lebensjahr sehr selten, weshalb (E) (häufigste Falschantwort) nicht zutrifft.
Für alle psychischen und psychiatrischen Störungen bei Kindern ist die Therapie und Beratung der Eltern entscheidend.

F93

Frage 19.17: Lösung C

Bei dem 15jährigen Mädchen handelt es sich eindeutig um ein **Zwangssyndrom.**
Meist treten solche neurotischen Verhaltensstrukturen erst bei Kindern über 10 Jahren auf. Dabei dienen diese Rituale bestimmter Abläufe oft der Angstabwehr.
Gegen das Vorliegen einer Psychose sprechen hier die normale Orientierung, Wahrnehmung und Gedächtnis.
Zu **(A)**: Als **affektive Psychose** bezeichnet man z.B. eine manisch-depressive Psychose; dabei sollten unbedingt organische Erkrankungen (Encephalitis) und äußere Ursachen ausgeschlossen werden. Depressive Phasen wechseln sich mit Phasen der Überaktivität und Selbstüberschätzung ab. Meist setzt sich diese Erkrankung im Erwachsenenalter fort. Eine familiäre Belastung ist häufig.
Zu **(B)**: Solche Zwangsphänomene können auch zu Beginn einer endogenen Psychose auftreten, daher muss eine solche durch psychiatrische Untersuchung ausgeschlossen werden.
Bei einer **Schizophrenie** kommt es zu einer Veränderung der Beziehungen zur Umwelt, oft werden Kontakte abgebrochen, die Sprache ändert sich, anfallsartige Ängste können auftreten, para-

noide oder Wahnvorstellungen treten auf ebenso wie Halluzinationen.
Zu (**E**): Als **Tic** bezeichnet man schnelle unwillkürliche Bewegungen, die wiederholt bestimmte Muskeln – oft im Kopfbereich (Augenbrauen hochziehen, Blinzeln, Stirnrunzeln) erfassen.
Die Kinder sind normal intelligent – oft sehr sensibel, manchmal liegt eine Überforderung vor.
Meist kommt es zur Spontanremission.

F93

Frage 19.18: Lösung A

Beim **Zwangssyndrom** liegt bereits eine so ausgeprägte Störung vor, dass mit Entspannungstraining (B) allein nichts zu erreichen ist. Es ist eine Verhaltenstherapie im Rahmen einer stationären, jugendpsychiatrischen Aufnahme indiziert, bei der gleichzeitig das Kind aus der gewohnten Umgebung, die oft Ängste fördert, und in der das Kind die Rituale zementiert hat, herausgenommen wird.
Zu (**2**): Die Gabe von Stimulanzien ist allenfalls bei einer echten **endogenen Depression,** wie sie im Kindesalter sehr selten ist, indiziert oder auch beim hyperkinetischen Syndrom.
Zu (**4**): Eine Dauerprophylaxe mit Lithium ist bei eindeutig diagnostizierten **manisch-depressiven Psychosen** angezeigt.
Zu (**5**): Die Schlafentzugsbehandlung wurde früher manchmal bei Schizophrenien durchgeführt, jedoch heute nicht mehr.

F93 **!**

Frage 19.19: Lösung D

Die **Affektkrämpfe** können durch Trotz, Schmerz und Schreck ausgelöst werden. Die Kinder schreien oft bis sie blau werden und krampfen. Nach ca. einer Minute setzt meist die Atmung wieder ein, da in der eingetretenen Bewusstlosigkeit der Atemantrieb wieder zum Tragen kommt. Da man nicht willkürlich die Luft über die Bewusstlosigkeit hinaus anhalten kann und dann der Atemantrieb wieder für eine ausreichende Sauerstoffversorgung sorgt, können zum Glück keine bleibenden Schäden zurückbleiben. Bleibende Schäden treten ab einem Sauerstoffmangel über 3 Minuten auf.
Auch bleibende EEG-Veränderungen sind daher nicht zu erwarten.

F93

Frage 19.20: Lösung C

Selbstverstümmelung (Automutilation), Stereotypien (Wiederholen gleichartiger Bewegungsmuster) und autistischer Beziehungsstörungen (d.h. Unvermögen der adäquaten Kommunikation mit Bezugspersonen) werden gehäuft bei Kindern mit mittel- bis hochgradiger geistiger Behinderung beobachtet.
– Jedoch darf man nicht umgekehrt von einem einzelnen dieser **psychopathologischen Phänomene** auf eine geistige Behinderung rückschließen.
Insbesondere autistische Kinder sind normal bis hochintelligent und werden nur aufgrund ihrer Kommunikationsunfähigkeit falsch eingeschätzt.
Zu (**3**): **Tics** sind rasche unwillkürliche Bewegungen besonders im Kopf- und Schultergebiet, die bei normal intelligenten Kindern und Erwachsenen oft in Phasen erhöhter Anspannung auftreten. Sie bildet sich meist spontan zurück. Sonst können bei Chronifizierung Verhaltenstherapie oder Neuroleptika wie Dipiperon® oder Haldol® eingesetzt werden.
Zu (**4**): **Legasthenie** ist als eine Teilleistungsschwäche im Rechtschreiben und Lesen definiert bei sonst normaler Intelligenz. Sie kann durch entsprechende spezielle Förderung durch gezieltes Üben meist ausgeglichen werden.

20 Unfälle und akzidentelle Vergiftungen im Kindesalter

F89 **!**

Frage 20.1: Lösung E

Verbrennungen im Kindesalter sollten ab einer Größe von 5 % (2. Grades) stationär behandelt werden, da die Kinder durch den Elektrolytverlust (Schockgefahr) vital gefährdet sind. Zur Schockprophylaxe und -bekämpfung ist die intravenöse Flüssigkeits- und Elektrolytzufuhr unbedingt erforderlich. Ein starkes Analgetikum ist ebenfalls indiziert, da der Verbrennungsschmerz und die psychische Belastung die Schockmechanismen weiter verstärken können. Die Tetatnusprophylaxe ist bei einer Verbrennung obligatorisch, die beiden anderen Maßnahmen haben jedoch Vorrang.
Zu (**1**): Je nachdem, ob man sich für die offene oder geschlossene Wundbehandlung entscheidet, ist ein Abdecken der Wunde erforderlich.
Zu (**2**): Brandblasen sollten nicht geöffnet werden.

Vergiftungen **XX.1**

Allgemeine Maßnahmen sind Entfernung des Giftes durch:
- Erbrechen
- Gabe von Aktivkohle zur Adsorption von Giften
- Magenspülung
- Abführmaßnahmen
- Forcierte Diurese
- In schweren Fällen Dialyse und Hämoperfusion
- Spezifische Antidottherapie

Einige im Kindesalter wichtige Gifte und ihre Antidote:

– Eisenpräparate:	Desferrioxamin (Desferal®)
– Methämoglobinbildner: Nitrofarbstoffe, Anilin aufgewärmter Spinat	Methylenblau
– Lipidlösliche Gifte, z.B. Fleckentfernungsmittel (CCl_4), Benzin, Benzol cave: Leberschädigung)	Paraffinöl (keine Milch trinken lassen wegen Erhöhung der Resorption)
– Atropin (Tollkirsche, Augentropfen)	β-Blocker, Pyridostigmin
– Nikotin u. Alkaloide	Magenspülung mit Kohle und $KMnO_4$-Lösung, Gabe von Muskelrelaxanzien bei Krämpfen
– E 605, Acetylcholin	Atropin
– Digitalis	Digitalisantikörper, Kaliumgabe

- Dimethylpolysiloxan (Sab simplex) bei Schaumbildneren
- Acetylcystein bei Paracetamol-Vergiftung

Kontraindikationen für das Auslösen von Erbrechen sind:
- Säuren- oder Laugenverätzung (Gefahr der erneuten Verätzung beim Erbrechen)
- Vergiftungen mit organischen Lösungsmitteln z.B. Petroleumvergiftung (Gefahr der Aspirationspneumonie)
- Vergiftung mit Schaumbildnern z.B. Spülmittel (Gefahr der Aspiration)
- Bewusstlosigkeit

Man sollte Material, z.B. Erbrochenes, zum Giftnachweis sicherstellen, die Proben mit Zeitangabe versehen sowie die nächste Vergiftungszentrale verständigen.

F98 **!**

Frage 20.2: Lösung B

Atropin, das Gift der **Tollkirsche,** hat parasympatholytische Wirkungen, d.h. trockene, warme, gerötete Haut, erweiterte Pupillen (Mydriasis), Tachykardie, Unruhe, Halluzinationen bis zur Bewusstseinsstörung.
Therapeutisch kommen symptomatische Maßnahmen sowie Physostigminsalizylat in Frage.

Giftpflanzen **XX.2**

Besonders Kinder im Vorschulalter sind durch den Verzehr giftiger Pflanzenteile gefährdet. Auch bei Nahrungspflanzen wie z.B. der Kartoffel, bei der Kraut, Blüten und die sich daraus entwickelnden Beeren giftig sind, ist Vorsicht geboten. Kartoffelpflanzenteile enthalten **Solanin,** das heftige Krämpfe, Durchfall, Schweißausbrüche verursacht.
Bei Verschlucken von giftigen Pflanzenteilen sollte man die Kinder sofort zum Erbrechen bringen.
Folgende bei uns *draußen* wachsende Pflanzen sind gefährlich:
- Goldregen (Laburnum anagyroides) (giftige Alkaloide) – gelbblühend – pfefferkorngroße Samen
- falsche Akazie oder Robinie (giftige Alkaloide)
- Glyzinie (Wisteria sinensis), blaue Blüten
- Eisenhut (Aconitum napellus), blau blühend – **Europas giftigste Pflanze!**
- gemeiner Schneeball (Viburnum opulus), rote Früchte, weiße Blüten
- Pfaffenhütchen (Evonymus europeus) – rotgelbe Fruchtkapseln – wirkt mit 15 Stunden Verzögerung!
- Eibe – rote Beeren, Nadeln und Samen enthalten **Taxin,** das lähmend auf das Atemzentrum wirkt
- rote Zaunrübe (Bryonia dioica) – rotkugelige Früchte
- Fingerhut
- Tollkirsche – glänzende rote Früchte – enthält verschiedene Alkaloide: L-Hyoscyamin, Atropin und Scopolamin.

Vergiftungen durch Pflanzen nehmen den dritten Platz in der Statistik der Giftnotrufzentralen ein. Schwere Intoxikationen sind zum Glück selten. Folgende *drinnen* wachsende oder für Gestecke verwendete Pflanzen sind giftig:

- Amaryllis (Alkaloide)
- Buchsbaum
- Efeu (Hedera helix) – giftige Beeren enthalten Saponin
- Mistel (Viscum album) – enthält Alkaloide, Kardiotoxine, Lektine
- Stechpalme (Ilex aquifolium) – rote Früchte – enthalten Saponin, Theobromin
- Weihnachtsstern (Euphorbia pulcheririma) – lokale Kontaktdermatitiden
- Christrose (Helleborus niger) oder schwarze Nieswurz – enthält Saponine/Protoanemonin
- Oleander

H98

Frage 20.3: Lösung B

Die Tollkirsche wird auch *Atropa* belladonna genannt (aus dem griechischen: die Parze, die den Lebensfaden abschneidet).
Die Tollkirsche enthält verschiedene Alkaloide: L-Hyoscyamin, Atropin und Scopolamin. Sie wirken alle atropinähnlich.
Daher sind die Symptome:

- Mydriasis
- trockene, warme, gerötete Haut
- Tachykardie
- Unruhe, Halluzinationen, Bewusstseinsstörung.

Außer der allgemeinen symptomatischen Therapie kommt als spezifisches Antidot Physostigminsalicylat in Frage.
Zu **(A)**: Vermehrter **Speichelfluss** ist eines der Symptome bei **Vergiftung** mit **Phosphorsäureestern,** z.B. E 605, die als Insektizide eingesetzt werden und häufig in Selbstmordabsicht eingenommen wurden. Außerdem kommt es zu Miosis (= Verengung der Pupillen), Lungenödem, Koma, Erbrechen, Durchfall, Schweißausbruch.
Zu **(C)**: Eine **Kussmaul-Atmung** (vertiefte Atemzüge, die zu einer alveolären Hyperventilation führen) kann Folge einer metabolischen Azidose sein, wie sie z.B. beim diabetischen Koma, aber auch bei der Addison-Krankheit, sekundärem Hyperparathyreoidismus und Niereninsuffizienz entsteht.
Zu **(D)**: Starkes **Schwitzen** kommt u.a. bei der Paracetamol-Vergiftung, bei der Vergiftung durch Xanthine, z. B. Theophyllin, und der Vergiftung durch Phosphorsäureester vor.
Zu **(E)**: **Verätzungsspuren** im Mund sind charakteristisch für Einnahme von Säuren oder Laugen.

F00 **!**

Frage 20.4: Lösung C

Typisch für eine Fingerhutvergiftung (**Digitalis**) sind Herzrhythmusstörungen insbesondere eine Verlangsamung der Herzfrequenz, Appetitlosigkeit, Übelkeit, Erbrechen, Kopfschmerzen, Schwindel und Sehstörungen.
Man behandelt durch Magenspülung, Gabe von Kalium, in schweren Fällen mit Digitalis-Antikörpern.
Zu **(A)**: **Obstipation** ist ein Symptom einer chronischen **Bleivergiftung**, weitere Symptome sind: Koliken, Bleisaum am Zahnfleischrand, Polyneuropathie, Enzephalopathie.
Zu **(B)**: Die **Hypersalivation** ist Symptom einer Vergiftung durch **Phosphorsäureester** wie E 605 (Insektizid), dazu kommen Erbrechen, Durchfall, Miosis, Schweißausbruch, Krämpfe, Koma.

H98 **!**

Frage 20.5: Lösung E

Die Bauchlage gilt als einer der Risikofaktoren für den **plötzlichen Kindstod** (SID).
Seit man in einigen Ländern und Regionen die Rücken- und Seitlage für die ersten sechs Monate propagiert, sind dort die Raten an SID deutlich zurückgegangen.
Die Ursache dafür ist nicht ganz klar; man vermutet eine Störung der Wärmeabstrahlung in Bauchlage, da der Kopf bei Säuglingen eine relativ große Körperoberfläche darstellt und da Säuglinge in den ersten Monaten den Kopf noch nicht frei heben können. Eine Obstruktion der Atemwege bei Schnupfen, wenn auch Kissen verwendet werden, stellten evtl. weitere Faktoren dar. u.a.

H00 **!**

Frage 20.6: Lösung E

Zu **(E)**: **Unterkühlung** führt im Gegenteil zu einer Verbesserung der Prognose, da bei Kälte der Organismus weniger Sauerstoff benötigt. Daher sollte man eine solche Reanimation nie zu früh aufgeben.
Die häufigsten **Unfälle** passieren durch Stürze. Im Kleinkindalter sind Vergiftungen und Verbrennungen die größte Gefahr, bei größeren Kindern dominieren Sport- und Verkehrsunfälle.
Zu **(A)**: Bei den tödlichen Unfällen steht der **Tod durch Ertrinken** nach den Verkehrsunfällen an zweiter Stelle (etwa 11 %).
Zu **(B)**: Kleinkinder sind am häufigsten betroffen, da sie noch nicht schwimmen können und noch

keine realistische Gefahreneinschätzung haben.
Zu (**C**): Jungen erleiden eineinhalb bis zweimal häufiger Unfälle wie Mädchen. Entsprechend höher ist die Unfallmortalität. Vielleicht wird in der Erziehung ein draufgängerisches Verhalten eher geduldet als bei Mädchen, die meist strenger zur Anpassung an Regeln erzogen werden.
Zu (**D**): Den **Tauchreflex** macht man sich bei dem Säuglingsschwimmen zunutze.

H97

Frage 20.7: Lösung D

Mädchen werden vermutlich immer noch zu mehr Vorsicht erzogen, dürfen manches nicht, was bei Jungen als mutig gilt, deshalb verunfallen mehr Jungen als Mädchen (2 : 1).
1998 verunfallten 46 000 Kinder unter 15 Jahren, das bedeutet, dass alle 11 Minuten ein Kind im Straßenverkehr verunglückt, mehr als 300 Kinder wurden getötet.
Zu (**A**): Kleinkinder sind durch versehentliche **Vergiftungen** mehr gefährdet als Schulkinder, weil letztere schon verständiger sind und nicht, wie Kleinkinder, alles in den Mund nehmen und probieren.
Zu (**B**): **Unfälle** im Straßenverkehr gehen am häufigsten tödlich aus. Kinder sind durch die Geschwindigkeiten im Straßenverkehr und die erforderlichen Reaktionszeiten völlig überfordert. Deshalb sollten Kinder unter sechs Jahren auf dem Fußweg Rad fahren. Tempo-30-Zonen in Wohngegenden und bei Schulen sind weitere präventive Ansätze.
Zu (**C**): Krebs ist nach den Unfällen bei Kindern zwischen 1 und 15 Jahren die zweithäufigste Todesursache.
Zu (**E**): Nieren und Milz sind beim stumpfen Bauchtrauma besonders gefährdet, bei der Milz ist unbedingt auf eine mögliche zweizeitige Ruptur zu achten und durch Ultraschalluntersuchungen und Blutbildkontrollen auszuschließen.
Nach einer eventuell erforderlichen operativen **Milzentfernung** sollte anschließend eine Penicillinprophylaxe und/oder eine Pneumokokkenimpfung durchgeführt werden wegen der Sepsisgefahr durch Pneumokokkeninfektion.

H87

Frage 20.8: Lösung C

Wie in der Frage geschildert, wird die Subluxation des Radiusköpfchens („Chassaignac") durch gewaltsamen Zug an der Hand hervorgerufen.
Die Behandlung besteht in sofortiger Reposition durch Zug am Unterarm, Druck aufs Radiusköpfchen und forcierte Supination. Eine spätere Ruhigstellung ist meist nicht erforderlich.

H87 **!**

Frage 20.9: Lösung B

Tabelle 20.**1** Stadieneinteilung für Verbrennungen und Verbrühungen

Grad I:	Rötung und Schwellung der Haut	Abheilung ohne Narbenbildung
Grad II:	Blasenbildung	
Grad III:	Nekrose von Kutis und evtl. auch Subkutis (lederartige, weiße, trockene Nekrose)	
Grad IV:	Verkohlung	

Bei Kindern kann es bereits bei Verbrennungen von 10–15 % der Körperoberfläche zu Schocksymptomen kommen. Eine Klinikeinweisung ist somit unbedingt erforderlich.
Zu (**5**): Narbenkontrakturen sind erst bei Verbrennungen III. und IV. Grades zu erwarten.

F96

Frage 20.10: Lösung E

Zu (**E**): Bei einer Vergiftung durch **Salicylate,** die zur Gruppe der Schmerzmittel bzw. fiebersenkenden Medikamente gehören, kommt es zu einer metabolischen Azidose. Diese Übersäuerung führt ähnlich wie beim ketoazidotischen diabetischen Koma zur Kußmaul-Atmung. Die **Kußmaul-Atmung** ist eine sehr tiefe, meist verlangsamte Atmung, die durch verringerte CO_2-Abatmung versucht, die metabolische Azidose respiratorisch auszugleichen.
Die Vergiftung führt zum Erbrechen und zur Hyperventilation.
Außer symptomatischen Maßnahmen ist die Gabe von Natriumbikarbonat zum Azidoseausgleich wichtig.

F96

Frage 20.11: Lösung A

Zu (**A**): Vergiftungen mit Opiaten wie Codein, Heroin, Morphium und Opium führen zu verengten Pupillen (Miosis), außerdem zu Erbrechen, verlangsamtem Herzschlag (Bradykardie), Blässe, Euphorie, erniedrigter Körpertemperatur, Herzrhythmusstörungen, Bewusstseinsstörungen bis zur Atemlähmung.
Neben symptomatischen Maßnahmen sollte man bei jeglicher Bewusstseinsstörung das spezifische

Daher ist es entscheidend für die Prophylaxe solcher Unfälle, Reinigungsmittel und Medikamente immer unter kindersicherem Verschluss zu halten (am besten abschließbarer Schrank).
Ein Unterschied in der Vergiftungshäufigkeit zwischen den Geschlechtern besteht nicht.

H93 !!

Frage 20.20: Lösung D

Diese Frage haben fast alle richtig beantwortet.
Bei **Vergiftung** mit **Säuren** oder **Laugen** ist das Auslösen von Erbrechen kontraindiziert, da dadurch ein zweites Mal eine Schädigung des Ösophagus und des Mundes provoziert würde und außerdem die Gefahr einer Aspiration bestünde.
Daher muss der Magen vorsichtig unter Intubationsbereitschaft über Magensonde oder unter Sicht gastroskopisch gespült werden, um die Säure oder Lauge so rasch wie möglich zu entfernen, ohne eine Aspiration auszulösen.
Als Erstmaßnahme kommt nur Gabe von Wasser zur Verdünnung bei bewusstseinsklaren und kooperationsfähigen Kindern in Frage.

H92

Frage 20.21: Lösung C

Nur bei **Säure- und Laugenverätzungen** ist ein induziertes Erbrechen kontraindiziert, da dann der Ösophagus und Mundbereich ein zweites Mal verätzt würde. Außerdem ist das Ausösen von Erbrechen bei Bewusstlosigkeit oder bei Schaumbildnern und Lösungsmitteln kontraindiziert.

H92

Frage 20.22: Lösung B

Da die Grundimmunisierung gegen **Tetanus** bereits komplett durchgeführt wurde und diese etwa zehn Jahre wirkt, ist eine erneute Tetanolgabe nicht indiziert.
Wie bei jeder Kopfverletzung sollte eine neurologische Untersuchung durchgeführt werden. Eine chirurgische Wundversorgung ist indiziert, da Kopfplatzwunden stark bluten und im Interesse einer besseren Adaptation, die auch ein besseres kosmetisches Ergebnis bringt.
Zu **(4)**: Eine Röntgenaufnahme des Schädels ist bei fehlenden Hinweisen auf ein entsprechendes Schädel-Hirn-Trauma bei nicht adäquatem Verletzungsmuster und fehlenden neurologischen Beeinträchtigungen nicht indiziert.

F92

Frage 20.23: Lösung E

Da die Aufnahme des Fünfpfennigstücks bereits einen Tag zurückliegt, hat es mit großer Wahrscheinlichkeit den Magen bereits verlassen, sodass eine Gastroskopie nicht erfolgversprechend ist (C), auch laparoskopisch lässt sich das Geldstück nicht entfernen, da es ja intraluminal im Darm liegt (D). Eine Röntgenaufnahme des Abdomens würde das Geldstück irgendwo auf seiner Passage durch den Darm darstellen, therapeutische Konsequenzen ergäben sich daraus jedoch nicht, sodass auch eine Röntgenaufnahme des Abdomens ((B) war mit 8 % die häufigste Falschantwort) wegen der damit verbundenen Strahlenbelastung nicht indiziert ist.
Sollte das Kind jedoch symptomatisch werden (z.B. Ileus), wäre vor einem chirurgischen Eingriff sicherlich eine Röntgenaufnahme des Abdomens indiziert.

H96

Frage 20.24: Lösung B

Zu **(1)**: Hypertone Kochsalzlösung zur Auslösung von Erbrechen ist nicht indiziert, da sie zu einer Hypernatriämie führt.
Zu **(2)**: Die Gabe von medizinischer Aktivkohle, die Gifte an sich bindet und damit die Resorption verhindert, ist anzuraten, aber erst nach dem induzierten Erbrechen.
Zu **(3)**: Ipecacuanha-Sirup gilt als sicherstes „Brechmittel". Apomorphin sollte wegen seiner vagotonen Wirkung mit Noradrenalin kombiniert werden (subcutan).
Zu **(4)**: Paraffinum liquidum ist angezeigt bei Kohlenwasserstoffvergiftungen – nicht bei **Nikotinvergiftungen** –, da Nikotin wasser- und nicht fettlöslich ist.
Zu **(5)**: Eine forcierte Diurese wird eingesetzt bei wasserlöslichen Giften und einwandfreier Nierenfunktion, um schon resorbiertes Gift schnell wieder zu eliminieren.
Bei einem Kleinkind, das vor 15 Minuten eine 3/4 Zigarette gegessen hat, ist noch keine wesentliche Resorption zu erwarten, und das Gift kann durch Erbrechen noch entfernt werden, daher ist in diesem Fall eine forcierte Diurese noch nicht indiziert.

F97

Frage 20.25: Lösung C

Der **Botulismus** ist eine Lebensmittelvergiftung durch das Toxin von Clostridium botulinum. Die Symptome sind Erbrechen, Durchfall, neurologi-

sche Erscheinungen wie Augenmuskellähmungen, Schluckstörungen, Muskelschwäche. Sie treten innerhalb von Stunden oder erst nach Tagen nach dem Verzehr auf. Die Therapie besteht in Antitoxingabe.
Zu (**A**): Die **Salmonellose** ist durch Erbrechen, Fieber, Bauchkrämpfe und Durchfälle gekennzeichnet. Bei massiven Lebensmittelvergiftungen mit hohen Keimzahlen von Salmonella enteritidis kommt es innerhalb weniger Stunden zu den Symptomen. Therapiert wird wie bei allen Durchfallerkrankungen mit Elektrolyt- und Flüssigkeitstherapie. Chloramphenicol wird nur bei immungeschwächten Säuglingen und Kindern gegeben, da die Antibiotikatherapie zu einer höheren Rate an Dauerausscheidern beiträgt.
Zu (**B**): Die **Knollenblätterpilzvergiftung** mit dem Wirkstoff Amantidin kann auch heute noch tödlich sein, da sie zu einem protrahierten Leberversagen führt, was heute auch mit einer temporären Lebertransplantation behandelt werden kann. Nach 6–24 Stunden kommen heftige Brechdurchfälle. Eine Magenspülung bis 36 Stunden nach der giftigen Mahlzeit sowie hohe Einläufe zur Giftelimination sind sinnvoll.
Zu (**D**): Die Inkubationszeit bei **Rotavirusinfektionen** beträgt 1 1/2–3 Tage. Durchfälle und Erbrechen sowie Fieber in der Hälfte der Fälle kennzeichnen die Erkrankung. Die Therapie ist symptomatischer Flüssigkeits- und Elektrolytersatz.
Zu (**E**): Die **Lamblieninfektion** wird durch Giardia lamblia, einen zweikernigen Flagellaten, übertragen. Die Zysten besiedeln das Jejunum, Ileum und Duodenum. Unklare Oberbauchbeschwerden, Durchfälle und Steatorrhöen (d.h. fetthaltige Stühle) können die Symptome sein. Behandelt wird mit Metronidazol über 5–10 Tage.

F95

Frage 20.26: Lösung D

Die **Giftentfernung** durch Erbrechen ist bei Petroleum kontraindiziert wegen der Gefahr der Aspiration und gefährlichen Ölpneumonie, bei Säuren und Laugen wegen der Gefahr der erneuten Verätzung beim Hochwürgen und wegen der Aspirationsgefahr.

H95

Frage 20.27: Lösung C

Die Unfälle stehen leider an erster Stelle der kindlichen Todesursachen. Wenn man bedenkt, wie viel Geld für viel seltener zum Tode führende Erkrankungen ausgegeben wird und wie wenig Geld und Aktionen zur Bekämpfung diese Hauptursache (auch Geschwindigkeitsbeschränkungen und mehr Spielstraßen wären hilfreich), so ist dies erschreckend und beschämend. Gleichzeitig ist dies typisch für unsere kinderfeindliche Gesellschaft. Das Auto ist wichtiger als Kinder.
Die malignen Erkrankungen folgen als zweithäufigste Ursache in der Todesursachenstatistik.
Zu (**A**): Im ersten Lebensjahr spielen die angeborenen Anomalien und **respiratorischen Infekte** sowie Folgen der Frühgeburtlichkeit noch eine großen Rolle.
Zu (**B**): Versehentliche **Vergiftungen** werden heute dank guter Behandlung meist überlebt.
Zu (**D**): Infektionen spielen in den Entwicklungsländern noch die erste Rolle bei der Gesamtsterblichkeit, wobei chronische Unterernährung solche Infekte natürlich begünstigt.
Bei uns sind die **Infektionen** dank der Impfungen und der Antibiotika im allgemeinen beherrschbar geworden.
Zu (**E**): Bei den **Kindesmisshandlungen** liegt die Gesamtmortalität etwa bei 1 : 100 000 Kindern. Dabei ist die Dunkelziffer sicher ein unterschätztes Problem.

Examen
Frühjahr 2001

21 Fragen Examen Frühjahr 2001

Kapitel 1

F01 **!**

21.1 Welche Aussage passt **nicht** zu einem normalen 12 Monate alten Kind?

(A) Es kann seit 5 Monaten frei sitzen.
(B) Es kann mit Unterstützung seit 2 Monaten stehen.
(C) Es ist 75 cm groß.
(D) Es ist 6 kg schwer.
(E) Es drückt Zu- oder Abneigung aus.

Kapitel 2

F01 **!**

21.2 Ein 13-jähriger Knabe wird wegen eines proportionierten Kleinwuchses beim Kinderarzt vorgestellt. Er sei schon immer kleiner als die altersgleichen Jungen gewesen. Seine Körperlänge, Gewicht und Knochenalter entsprechen einem etwa 10-jährigen Knaben. Eine Rekonstruktion der Wachstumskurve mit Hilfe früherer Längen-Daten ergab ein Längenwachstum knapp unterhalb, aber parallel zur 3. Perzentile. Er besucht eine 8. Klasse (Gymnasium).

Welche Diagnose ist am wahrscheinlichsten?

(A) konstitutionelle Verzögerung von Wachstum und Entwicklung
(B) Morbus Scheuermann
(C) Hyperthyreose
(D) Hypopthyreose
(E) Achondroplasie

F01 **!**

21.3 Was kommt als Ursache eines Hochwuchses bei einem 5-jährigen Knaben **am wenigsten** in Betracht?

(A) genetische Veranlagung (große Eltern)
(B) unbehandeltes adrenogenitales Syndrom
(C) echte Pubertas praecox
(D) Cushing-Syndrom
(E) Sotos-Syndrom

F01

21.4 Der idiopathische hypophysäre Minderwuchs

(A) führt zumeist zu einer mittelgradigen Intelligenzminderung
(B) lässt sich durch Gabe von Wachstumshormon (STH) meist günstig beeinflussen
(C) führt erst im Schulalter zur Wachstumsverlangsamung
(D) ist bereits beim Neugeborenen mit einem Körpergewicht und einer Körpergröße unterhalb der 3. Perzentilen verbunden
(E) geht mit beschleunigter Skelettreifung einher

Kapitel 4

F01

21.5 Pneumatosis intestinalis ist eine typische Erscheinung im Kindesalter vorrangig bei

(A) angeborener Zwerchfellhernie
(B) perforierter Appendizitis
(C) Dreimonatskolik
(D) nekrotisierender Enterokolitis
(E) Mukoviszidose

F01

21.6 Welches Kriterium wird üblicherweise bei der Untersuchung eines Neugeborenen zur Bestimmung seiner Reife (des Gestationsalters) herangezogen?

(A) Herzfrequenz
(B) Atemfrequenz
(C) Blutdruck
(D) Zahnstatus
(E) Form und Festigkeit der Ohren

21.1 (D) 21.2 (A) 21.3 (D) 21.4 (B) 21.5 (D) 21.6 (E)

F01

21.7 Die eitrige Bindehautentzündung des Neugeborenen

(A) wird relativ häufig durch Chlamydien hervorgerufen
(B) tritt nach Schnittentbindung häufiger auf als nach Spontangeburt
(C) manifestiert sich nur in Ausnahmefällen vor der 4. Lebenswoche
(D) wird bei Nachweis von Chlamydien am sichersten durch lokale Anwendung von Silbernitrat beherrscht (Credé-Prophylaxe)
(E) greift nie auf die Kornea über

F01

21.8 Das „Tethered-Cord-Syndrom" des Kindes

(A) bezeichnet die peripartale Asphyxie infolge Nabelschnurvorfalls
(B) ist für ein typisches „peitschendes" Herzgeräusch verantwortlich
(C) führt zum rezidivierenden mechanischen Dünndarmileus
(D) beinhaltet eine penile Hypospadie
(E) kann Ursache einer Blasenfunktionsstörung sein

Kapitel 5

F01 *!*

21.9 Kuhmilch enthält im Vergleich zur reifen Frauenmilch mindestens doppelt soviel

(A) Eiweiß
(B) sekretorisches Immunglobulin IgA
(C) Fett (Gesamtfette)
(D) Kohlenhydrate
(E) Lactose

Kapitel 6

F01 *!*

21.10 Welche Aussage zur „klassischen" Phenylketonurie trifft zu?

(A) Die Erkrankung betrifft in der Bundesrepublik 1 von etwa 2 000 Neugeborenen.
(B) Die betroffenen Kinder werden bereits in der ersten Lebenswoche durch den Nachweis einer erhöhten Tyrosinkonzentration im Blut erkannt.
(C) Die erfolgreiche Dauerbehandlung im Kindesalter besteht in einer vollkommen phenylalaninfreien Diät.
(D) Schwangere mit Phenylketonurie müssen eine streng phenylalaninarme Diät einhalten.
(E) Männer mit Phenylketonurie sind auch bei einer adäquaten Therapie ihrer Grunderkrankung fast immer infertil.

Kapitel 7

F01

21.11 Ein bis dahin unauffällig gewesenes Neugeborenes krampft am 14. Lebenstag. Die Lumbalpunktion ergibt einen unauffälligen Liquorbefund. Bei der Untersuchung des Blutserums finden sich folgende Werte: Kalziumkonzentration 1,5 mmol/L (Referenzbereich: 1,8 bis 2,7 mmol/L),
Konzentration von anorg. Phosphor 3,9 mmol/L (Referenzbereich: 1,5 bis 2,6 mmol/L),
präprandiale Glucosekonzentration 2,8 mmol/L (Referenzbereich: 2,2 bis 3,3 mmol/L).
Die Werte der übrigen Elektrolyte sowie der harnpflichtigen Substanzen sind im Normbereich. Das Blutbild ist unauffällig.

Was liegt am wahrscheinlichsten zugrunde?

(A) Rachitis
(B) Meningoenzephalitis
(C) Galaktosämie
(D) Hypoparathyreoidismus
(E) hereditäre Fruktoseintoleranz

21.7 (A) 21.8 (E) 21.9 (A) 21.10 (D) 21.11 (D)

Kapitel 8

F01

21.12 Die Abbildung Nr. 17 des Bildanhangs zeigt ein 6 Monate altes Kind mit einzelnen Petechien, die sich zusammen mit Fieber 4 Stunden zuvor entwickelten. Jetzt ist das Kind apathisch. Der Puls ist schnell und flach.

Welche Diagnose ist am wahrscheinlichsten?

(A) Purpura Schoenlein-Henoch
(B) Mononucleosis infectiosa
(C) Candida-Sepsis
(D) Meningokokken-Sepsis
(E) Varizellen

F01 *!*

21.13 Das Erythema chronicum migrans

(A) zählt zu den sog. Hauptkriterien des rheumatischen Fiebers
(B) ist ein Symptom des Reiter-Syndroms
(C) wird durch Infektion mit Spirochäten hervorgerufen
(D) stellt eine initiale Manifestation der Psoriasis im Kindesalter dar
(E) wird auch als „Ringelröteln" bezeichnet

F01 *!!*

21.14 Welche der folgenden Impfungen sollte nach den Empfehlungen der STIKO (ständigen Impfkommission) bei allen Säuglingen bereits in den ersten 6 Lebensmonaten durchgeführt werden?

Impfung gegen

(A) Hepatitis A
(B) Hepatitis B
(C) Masern
(D) FSME (Frühsommer-Meningoenzephalitis)
(E) Mumps

F01 *!*

21.15 Gegen welche der Infektionen ist zur Zeit eine Impfung im Kindesalter weder möglich noch vordringlich?

(A) Diphtherie
(B) Tetanus
(C) Meningitis durch Haemophilus influenzae Typ b
(D) Meningitis durch Neisseria meningitidis Serotyp B
(E) Pertussis

F01 *!*

21.16 Welche Zuordnung von Krankheit zu Krankheitserreger trifft **am wenigsten** zu?

(A) Epiglottitis – Haemophilus influenzae Typ b
(B) Stomatitis aphthosa – Herpes-simplex-Virus Typ 1
(C) Ringelröteln – humanes Herpesvirus Typ 6
(D) Herpangina – Coxsackie-Viren
(E) Meningopolyneuritis Bannwarth – Borrelia burgdorferi

F01 *!*

21.17 Welche Aussage trifft für das Masernexanthem **am wenigsten** zu?

(A) Es beginnt hinter den Ohren.
(B) Es ist makulopapulos.
(C) Es neigt zur Konfluenz.
(D) Mit Ausbreitung des Exanthems fällt das Fieber ab.
(E) Es hinterlässt eine feine Schuppung.

F01 *!*

21.18 Ein Kleinkind erkrankt mit leichtem Fieber, mittelfkeckigem, nicht konfluierendem makulopapulösem Exanthem und Schwellung der zervikalen und okzipitalen Lymphknoten. Im Blutbild besteht eine Leukozytopenie mit relativer Lymphozytose.

Welche Diagnose trifft am ehesten zu?

(A) Masern
(B) Röteln
(C) Erythema infectiosum
(D) Exanthema subitum
(E) Scharlach

21.12 (D) 21.13 (C) 21.14 (B) 21.15 (D) 21.16 (C) 21.17 (D) 21.18 (B)

F01 **!**

21.19 Was trifft für das Exanthema subitum (Drei-Tage-Fieber) **am wenigsten** zu?

(A) Der fieberhaften Phase voraus geht ein mehrtägiges katarrhalisches Prodromalstadium mit Rhinitis, Konjunktivitis und Pharyngitis.
(B) Nach mehrtägiger Fieber-Continua kommt es zu einem raschen Temperaturabfall und Aufschießen eines kleinfleckigen Exanthems.
(C) Bei Exanthemausbruch findet sich eine Blutleukopenie mit relativer Lymphozytose.
(D) Prädilektionsalter ist das 1.–2. Lebensjahr.
(E) Eine Diagnose ist über den Nachweis spezifischer IgM-Antikörper möglich.

F01

21.20 Was trifft für die vertikale Parvovirus-B-19-Infektion zu?

(A) Nur wenige Schwangere (unter 5 %) besitzen Immunität gegen eine Parvovirus-B-19-Infektion.
(B) Da das Parvovirus B 19 ein Leben lang im Organismus persistiert, kann es bei jeder nachfolgenden Schwangerschaft einer einmal infizierten Frau auch noch nach Jahren zu einer vertikalen Infektion kommen.
(C) Bei Infektion des Ungeborenen während der Embryonalperiode entwickelt sich ein charakteristisches Fehlbildungssyndrom bestehend aus Mikrozephalus, Makroglossie, Herzfehlern und Kolonatresie.
(D) In einem Teil der Fälle kommt es zur Hemmung der fötalen Erythropoese, schwerer Anämie und Hydrops fetalis.
(E) Zur Verhinderung einer vertikalen Parvovirus-B-19-Infektion empfehlen die Mutterschaftsrichtlinien bei seronegativen Schwangeren im ersten Trimenon eine aktive Immunisierung durch Impfung herbeizuführen.

Kapitel 9

F01 **!**

21.21 Was trifft für die juvenile chronische Arthritis **am wenigsten** zu?

(A) Monarthritis kommt vor.
(B) Eine Herzbeteiligung kommt vor, z. B. in Form einer Perikarditis.
(C) Der IgM-Rheumafaktor ist meist nachweisbar.
(D) Die systemische Form (Morbus Still) ist durch Fieberschübe und fleckiges Exanthem charakterisiert.
(E) Bei Vorhandensein von HLA B27 besteht ein erhöhtes Sakroiliitisrisiko.

F01 **!**

21.22 Bei Kindern hat die Methode der Hyposensibilisierung die höchste prophylaktische Erfolgsquote bei der

(A) Nahrungsmittelallergie
(B) Arzneimittelallergie
(C) Insektengiftallergie (Bienen, Wespen)
(D) Nickelallergie
(E) Hausstauballergie

Kapitel 10

F01 **!!**

21.23 Was trifft für die akute lymphoblastische Leukämie im Kindesalter **am wenigsten** zu?

(A) In diesem Alter ist sie die häufigste Leukämieform.
(B) Knochenschmerzen zählen zu den Symptomen dieser Erkrankung.
(C) Diagnostisch entscheidend ist das Ergebnis einer Knochenmarksuntersuchung.
(D) Nach Stellung der Diagnose ist eine Lumbalpunktion notwendig zur Feststellung eines fraglichen ZNS-Befalls.
(E) Die Heilungsrate bei bestmöglicher Therapie liegt bei etwa 30 %.

21.19 (A) 21.20 (D) 21.21 (C) 21.22 (C) 21.23 (E)

F01 !

21.24 Ein Kind von 8 Jahren erkrankt akut mit Petechien an den Streckseiten beider Unterschenkel, heftigen Bauchschmerzen, blutigen Stühlen, Hämaturie sowie schmerzhaften Gelenkschwellungen. Eine orientierende Blutbilduntersuchung ergab normale Werte für Erythrozyten, Lymphozyten und Thrombozyten.

Welche Diagnose ist am wahrscheinlichsten?

(A) akute lymphatische Leukämie
(B) Alport-Syndrom
(C) Purpura Schoenlein-Henoch
(D) juvenile rheumatoide Arthritis
(E) Typhus abdominalis

F01

21.25 Was trifft für die Hämophilie A (Faktor-VIII-Mangel) **am wenigsten** zu?

(A) partielle Thromboplastinzeit (PTT) verlängert
(B) Prothrombinzeit verkürzt (Quick-Wert herabgesetzt)
(C) Blutungszeit normal
(D) typisch sind Muskel- und Gelenkblutungen
(E) X-chromosomaler Erbgang

F01 !

21.26 Was trifft für das Ewing-Sarkom im Kindesalter **am wenigsten** zu?

(A) Mit dem Osteosarkom zählt es zu den beiden häufigsten primären malignen Knochentumoren im Kindesalter.
(B) Symptome bzw. Befunde sind Schmerzen, Schwellung und Überwärmung an der betroffenen Extremität.
(C) Eine Metastasierung erfolgt in Lunge und Skelett.
(D) Röntgenologisch finden sich subperiostale Neubildungen, die in typischen Fällen zwiebelschalenförmig geschichtet erscheinen.
(E) Die definitive Heilungsrate unter maximaler Therapie beträgt 80–90 %.

F01

21.27 Es wird ein 10-jähriger Knabe vorgestellt, der in der Schule bereits seit längerem über Sehstörungen klagte und der im Wachstum zurückbleibt. Mittlerweile ist er der Kleinste in seiner Klasse geworden.

Welche Diagnose bietet am ehesten eine Erklärung für die beiden vorgetragenen Beschwerden?

(A) Retinoblastom
(B) Optikusgliom
(C) Kraniopharyngeom
(D) Hydrocephalus e vacuo
(E) Pinealistumor

Kapitel 11

F01

21.28 Bei welchem angeborenen Herzfehler besteht bereits primär (ohne Eisenmenger-Reaktion) ein Rechts-Links-Shunt?

(A) Ventrikelseptumdefekt
(B) valvuläre Aortenstenose
(C) totale Lungenvenenfehlmündung
(D) offener Ductus arteriosus Botalli
(E) Mitralklappenprolaps

Kapitel 12

F01

21.29 Für den spastischen Krupp (manchmal auch akute spastische Laryngitis oder spasmodic croup genannt) des Kindesalters trifft **am wenigsten** zu:

(A) Ursächlich ist in erster Linie ein Spasmus der Stimmbänder.
(B) Die Hustenattacken sind häufiger in der Nacht als am Tage.
(C) In der Regel verläuft er ohne Fieber.
(D) Im Anfall entwickeln die Kinder einen inspiratorischen Stridor.
(E) Es besteht eine hohe Rezidivneigung.

21.24 (C) 21.25 (B) 21.26 (E) 21.27 (C) 21.28 (C) 21.29 (A)

F01 **!**

21.30 Welche der Aussagen über Pneumonien im Kindesalter trifft am ehesten zu?

(A) „Unreife Pneumonie" und „atypische Pneumonie" sind synonyme Bezeichnungen für die Pneumonie des Frühgeborenen.
(B) Nach der Geburt erworbene Neugeborenenpneumonien werden vorwiegend durch Listeria monocytogenes verursacht.
(C) Prädilektionsalter von Mykoplasma-Pneumonien ist das 2. Lebenshalbjahr.
(D) Die Lobärpneumonie ist die häufigste Form der Lungenentzündung im Säuglings- und frühen Kleinkindesalter.
(E) Die interstitielle Pneumonie durch Pneumocystis carinii tritt gehäuft bei immundefekten bzw. immunsupprimierten Patienten auf.

F01

21.31 Ein Neugeborenes, welches direkt nach Geburt kräftig geschrien hatte (Apgar 10), wird dann zunehmend zyanotisch, macht angestrengte Atemexkursionen, man hört aber kein Atemgeräusch über den Lungen. Schließlich beginnt es wieder zu schreien und wird danach wieder rosig. So geht es im Wechsel weiter.

Was liegt am wahrscheinlichsten vor?

(A) Surfactant-Mangel
(B) doppelseitige Choanal-Atresie
(C) Ösophagus-Atresie mit unterer Magenfistel
(D) Lungenagenesie
(E) große Zwerchfellhernie

Kapitel 13

F01

21.32 Was trifft für die im Kindesalter auftretenden sog. „Nabelkoliken" am ehesten zu?

(A) Sie treten überwiegend im 2. bis 3. Lebensjahr auf.
(B) Bei einem Großteil der Betroffenen handelt es sich um gestillte Kinder, deren Mütter zuvor blähende Nahrungsmittel gegessen haben.
(C) Sie treten typischerweise im unmittelbaren Anschluss an die Nahrungsaufnahme auf.
(D) Therapeutisch kommen (unter anderem) Spasmolytika zur Anwendung.
(E) Ursächlich liegt oft eine Nabelhernie zugrunde.

F01 **!**

21.33 Welche Aussage zur intestinalen Kuhmilchproteinintoleranz bei Kindern trifft zu?

(A) häufigste Ursache ist der Verzehr roher Kuhmilch, die weder pasteurisiert noch sterilisiert wurde
(B) Prädilektionsalter: 3. bis 4. Lebensjahr
(C) diagnostisch beweisend: Antikörper gegen Kuhmilchprotein im Serum
(D) Therapie der Wahl: Immunsuppressiva
(E) erforderliche Therapiedauer: meist weniger als 2 Jahre

F01 **!**

21.34 Bei welcher Erkrankung im Kindesalter ist die Entwicklung einer Leberzirrhose **am wenigsten** zu erwarten?

(A) Alpha-I-Antitrypsin-Mangel
(B) Galaktosämie
(C) Hepatitis A
(D) hereditäre Fruktoseintoleranz
(E) Mukoviszidose

21.30 (E) 21.31 (B) 21.32 (D) 21.33 (E) 21.34 (C)

F01

21.35 Welche Aussage trifft für die konnatale intrahepatische Gallengangsatresie **am wenigsten** zu?

(A) In der Regel besteht zugleich eine Gallenblasenfistel.
(B) Es droht eine Leberzirrhose.
(C) Ursache kann eine pränatale Infektion sein.
(D) Es treten acholische Stühle auf.
(E) Die Diagnose kann durch Biopsie gesichert werden.

Kapitel 14

F01 !

21.36 Ein 5-jähriger Junge wird wegen heftiger Schmerzen im Skrotalbereich zu Ihnen gebracht. Auf der rechten Seite ist das Skrotum geschwollen, druckschmerzhaft und gerötet.

Welche Diagnose passt **am wenigsten** zu dem Krankheitsbild?

(A) Hodentorsion
(B) Varikozele
(C) Orchitis
(D) Epididymitis
(E) Leistenhernieninkarzeration

Kapitel 17

F01

21.37 Welche Aussage kennzeichnet den „Hydrocephalus e vacuo" am besten?

Es handelt sich um einen Hydrozephalus, der

(A) bereits bei Geburt besteht
(B) durch eine Blockade der Liquorzirkulation zwischen den Ventrikeln und der Cisterna magna entstanden ist
(C) auf einer reduzierten Liquorresorption im Bereich der Arachnoidalzotten basiert
(D) auf einer Kompression des Aquäduktes durch ein Subduralhämatom der hinteren Schädelgrube beruht
(E) nicht mit einem erhöhten Hirndruck einhergeht und der in Folge einer Reduktion von Hirngewebe entstanden ist

Kapitel 18

F01 !

21.38 Es wird Ihnen ein 8 Monate alter Säugling vorgestellt, der zu Hause gekrampft haben soll. Das Kind wirkt apathisch. Sie finden frische Blutungen am Augenhintergrund. Die Computertomographie des Schädels zeigt ein subdurales Hämatom.

Welche der angeführten Ursachen ist am wahrscheinlichsten?

(A) Hämophilie
(B) Thrombozytopenie
(C) Purpura Schoenlein-Henoch
(D) Misshandlung
(E) renaler Hochdruck

21.35 (A) 21.36 (B) 21.37 (E) 21.38 (D)

F01

21.39 Für die Legasthenie gilt:

(A) Es besteht eine allgemeine geistige Behinderung.
(B) Meist ist sie mit einer Arithmasthenie vergesellschaftet.
(C) Häufige Ursache ist ein hirndegenerativer Prozess.
(D) Gezielte Förderung der Kinder durch ein Lese-Rechtschreib-Training ist angezeigt.
(E) Im kranialen Computertomogramm finden sich charakteristische herdförmige Veränderungen.

Kapitel 19

F01

21.40 Welche Aussage trifft für den frühkindlichen Autismus **am wenigsten** zu?

(A) Er manifestiert sich vor dem 3. Lebensjahr.
(B) Die rezeptive und/oder expressive Sprache ist betroffen.
(C) Auffällig ist das Unvermögen, soziale Beziehungen einzugehen und aufrechtzuerhalten.
(D) Ein Blickkontakt zu anderen kann kaum gehalten werden.
(E) Es besteht ein hohes, ausgeprägtes Empathievermögen.

21.39 (D) 21.40 (E)

21 Kommentare Examen Frühjahr 2001

Kapitel 1

F01 !

Frage 21.1: Lösung D

Das Geburtsgewicht wird bis zum ersten Geburtstag etwa verdreifacht. Bei etwa 3 kg zur Geburt wiegt das Kind dann ca. 9 kg.
6 kg würde einen deutlichen Wachstumsrückstand bedeuten.

Kapitel 2

F01 !

Frage 21.2: Lösung A

Da der Junge auch schon früher kleiner war als die gleichaltrigen Jungen und Körperlänge, Knochenalter und Gewicht alle auf derselben Perzentile liegen, ist eine **konstitutionelle** Wachstums- und **Entwicklungsverzögerung** anzunehmen. Er wird auch verzögert in die Pubertät kommen. Häufig ist eine familiäre Veranlagung festzustellen.
Zu **(B)**: Als **Morbus Scheuermann** bezeichnet man die sogenannte Adoleszentenkyphose, zu der es aufgrund einer juvenilen Ostechondrosis deformans mit aseptischen Knochennekrosen an den Wirbelkörpern kommen kann. Radiologisch sieht man eine unregelmäßige Kontur einzelner Grund- und Deckplatten der Wirbelkörper besonders im Bereich der unteren und mittleren Brustwirbelsäule. Deckplatteneinbrüche (Schmorlsche Knötchen), Keilwirbelbildung und klinisch fixierter Rundrücken mit Haltungsinsuffizienz können die Folge sein.
Er ist die häufigste Wirbelsäulenerkrankung im Jugendalter.
Zu **(C)**: Symptome der **Hyperthyreose** sind:
- Abmagerung, Gewichtsstillstand bei großem Appetit
- erhöhte Wachstumsrate und Knochenalter
- Durchfälle
- gesteigerte Wärmeempfindlichkeit
- Tachykardie
- endokrine Ophthalmopathie mit Glanzauge
- innere Unruhe – die Schulleistungen werden schlechter
- Hypertonie und Tremor können beobachtet werden.

Zu **(D)**: Bei einer **Hypothyreose** kommt es zu einem dysproportionierten Minderwuchs; das Gewicht ist für die Körperlänge zu hoch. Das Knochenalter bleibt unter dem Längenwachstum zurück. Bei rechtzeitiger Therapie kann das Wachstum aufgeholt und Spätschäden an Becken, Hüftkopf und Wirbelsäule vermieden werden.
Zu **(E)**: Die **Achondroplasie** ist durch einen dysproportionierten, mikromelen Minderwuchs mit sogenanntem „Wasserspeiergesicht" aufgrund einer angeborenen enchondralen Wachstumsstörung charakterisiert. Sie wird autosomal-dominant mit einer Häufigkeit von 2–4/100 000 vererbt. Die geistige Entwicklung ist normal.

F01 !

Frage 21.3: Lösung D

Das **Cushing Syndrom** ist durch einen Wachstumsstillstand und Verzögerung der Pubertätsentwicklung charakterisiert, nicht durch Hochwuchs. Es wird durch einen erhöhten Cortisolspiegel verursacht. Dieser kann hervorgerufen sein durch:
- einen Nebennierenrindentumor
- Nebennierenrinden-Hyperplasie
- ein Hypophysen-Adenom
- eine hypothalamische Störung mit erhöhter ACTH-Sekretion
- exogen durch Medikamente (hochdosierte, langdauernde Kortisontherapie).

Zu (B): Ein unbehandeltes adrenogenitales Syndrom kann im Alter von 5 Jahren zu Hochwuchs führen. Es beruht auf einer Nebennierendysfunktion mit blokkierter Kortisolsynthese. Dies führt zum Anstieg von CRH, ACTH und zur Nebennierenrindenhypertrophie, die vermehrt Androgene produziert. Daher wird das Wachstum zunächst stimuliert, das Knochenalter eilt viele Jahre voraus, die Schambehaarung kann schon zwischen 2 und 4 Jahren auftreten. Wegen des vorzeitigen Epiphysenschlusses bleibt die Endgröße jedoch unter der Norm.
Zu **(C)**: Von **Pubertas praecox** spricht man, wenn das erste Auftreten sekundärer Geschlechtsmerkmale um mehr als 2,5 Standardabweichungen von der Altersnorm abweicht, d. h. bei Mädchen Entwicklung der Mammae (Thelarche) oder der Schambehaarung (Pubarche) vor dem 8. Geburtstag oder der Menarche vor dem 9. Geburtstag, bei Jungen Pubarche oder Gonadarche (G2= Hodenvolumen über 3 ml) vor dem 9. Geburtstag.
Zu **(E)**: Das **Sotos-Syndrom** tritt entweder autosomal-dominant oder als Spontanmutation auf und weist folgende Symptome auf:

- Großwuchs
- Vergröberung der Gesichtszüge
- Makrozephalie
- Störung der Grobmotorik bereits im Kleinkindalter
- reduzierte Intelligenz .

Die Erwachsenengröße ist nur gering erhöht.

F01

Frage 21.4: Lösung B

Der **idiopathische hypophysäre Minderwuchs** lässt sich durch Gabe von Wachstumshormon günstig beeinflussen. Die Mehrheit der Fälle von hypophysärem Minderwuchs ist idiopathisch. Davon liegt wiederum in über 50 % ein hypothalamischer Defekt vor – also ein Ausfall des GRH (growthhormone releasing hormone).
In 10 % gibt es eine familiäre Veranlagung.
Zu **(C)** und **(D)**: Das Wachstum des Kindes ist ab dem 1. Geburtstag vom Wachstumshormon abhängig. Erst danach fällt das Wachstum unter die 3. Perzentile auf 1–4 cm/Jahr zurück.
Zu **(E)**: Das Knochenalter ist immer retardiert.

Kapitel 4

F01

Frage 21.5: Lösung D

Als **Pneumatosis intestinalis** bezeichnet man ein sogenanntes Darmwandemphysem, das durch gashaltige Zysten in den Lymphgängen der Darmwand von gasbildenden Bakterien verursacht wird. Dies kommt bei der nekrotisierenden Enterokolitis vor. Siehe auch Lerntext „Nekrotisierende Enterokolitis" IV.8 der 13. Auflage.
Zu **(A)**: Eine **Zwerchfellhernie** muss sofort nach der Geburt chirurgisch versorgt werden.
Durch einen Defekt im Zwerchfell werden die Bauchorgane in den Brustkorb verlagert. Dies führt zur Verdrängung der Lunge (konsekutive Lungenhypoplasie) und des Herzens. Auf dem Röntgenbild sind luftgefüllte Darmschlingen im Thorax (Enterothorax) erkennbar. Diese Fehlbildung sollte bereits pränatal im Ultraschall erkannt werden, um die optimale Erstversorgung zu planen. In den USA sind bereits Operationen im Mutterleib durchgeführt worden (experimentelles Stadium – keine Routine).
Zu **(B)**: Freie Luft in der Bauchhöhle kann ein Hinweis auf eine perforierter **Appendizitis** sein.
Zu **(C)**: Bei der Dreimonatskolik des Säuglings ist häufig ein geblähtes Abdomen zu tasten.
Zu **(E)**: Ein **Mekonium-Ileus** ist in 5–10 % der von **Mukoviszidose** betroffenen Kinder das erste Symptom. Ursache ist das eingedickte Mekonium. Beim Kontrasteinlauf sieht man, dass der Dickdarm nicht entfaltet ist. Rektale Einläufe mit 10 %igem N-Azetylzystein oder Gastrographin sollten vor der Operation versucht werden.

F01

Frage 21.6: Lösung E

Wenn man nicht aufpasst, verwechselt man bei dieser Frage die Prüfung des Vitalitätsstatus (APGAR-Test) mit den **Reifekriterien**, anhand derer man Frühgeborene von Neugeborenen unterscheidet.
Folgende Reifezeichen weist ein termingerecht geborenes Neugeborenes auf:

- Ohrmuschel – vollständiges Knorpelgerüst
- Durchmesser der Brustdrüsen – ca. 10 mm
- Hoden – deszendiert
- große Labien – bedecken die kleinen Labien
- Fingernägel – überragen die Fingerkuppe
- Fußsohlenfalten – über der ganzen Sohle.

Zu **(A)**: Die Herzfrequenz bzw. -aktion wird im **Apgar-Index** neben der Hautfarbe, der Atmung, dem Muskeltonus und den Reflexen erfasst.
Zu **(B)**: Es wird beim Apgar-Index nicht die Atemfrequenz erfasst, sondern nur der Status: keine Atmung (= 0 Punkte), langsame, unregelmäßige Atmung (1 Punkt) oder gute Atmung (2 Punkte).
Zu **(C)**: Der Blutdruck wird nicht routinemäßig beim Neugeborenen gemessen.
Zu **(D)**: Da Neugeborene noch keine Zähne haben, kann man auch keinen Zahnstatus erheben.

F01

Frage 21.7: Lösung A

Jede eitrige Konjunktivitis beim Neugeborenen muss diagnostisch abgeklärt werden durch Abstrich, bakteriologische Kultur, Chlamydien-Nachweis.
Zu **(B)**: Sowohl Chlamydien als auch Gonokokken, Streptokokken, Herpes-, HIV-Viren u. a. werden auf dem Weg durch den Geburtskanal erworben. Das heißt, diese Infektionen kommen bei Kaiserschnitt-Entbindung nicht vor. Deshalb führt man bei HIV-positiven Müttern auch eine Sectio durch.
Zu **(C)**: Die Inkubationszeit für eine durch **Chlamydien** ausgelöste **Konjunktivitis** beträgt 5–14 Tage, für Gonokokken 2–5 Tage.
Zu **(D)**: Die **Credé-Prophylaxe** wurde früher allgemein zur Prävention der durch Gonokokken ver-

ursachten Konjunktivitis durchgeführt, die zur Erblindung führen konnte. Aufgrund der verminderten Gonokokkeninfektionsrate und besseren Schwangerenvorsorge hat man dies heute in den meisten Kliniken wieder verlassen.
Zu **(E)**: Gefürchtete Komplikationen der eitrigen Konjunktivitis durch Neisseria gonorrhoeae oder Pseudomonas sind:

- das Hornhaut-Geschwür (Kornea-Ulzeration)
- Hornhaut-Perforation
- Iridozyklitis
- Ausbildung von vorderen Synechien
- Panophthalmitis (selten).

F01

Frage 21.8: Lösung E

Als **Tethered-Cord-Syndrom** bezeichnet man es, wenn das verdickte Filum terminale im Wirbelsäulenkanal persistiert und bei L2 oder tiefer fixiert ist. Mit zunehmendem Wachstum kann es zu Spannung kommen. Zusätzlich können neurologische Erscheinungen wie Blasenfunktionsstörungen auftreten. Progressive Skoliose und diffuse Schmerzen in den unteren Extremitäten werden häufiger gefunden. Eine OP sollte bei Patienten, die bei der Geburt asymptomatisch sind, nicht zu lange hinausgezögert werden, um das Fortschreiten der neurologischen Ausfälle zu verhindern.
Zu **(A)**: Folge einer peripartalen Asphyxie durch **Nabelschnurvorfall** können die unterschiedlichsten ZNS-Störungen von zerebraler Retardierung bis „minimal brain dysfunction" – also minimale Gehirnfunktionsstörungen – sein.
Zu **(C)**: Angeborene **Darmatresien** sind häufig Ursachen eines rezidivierenden **Ileus**, der mit galligem Erbrechen beginnt. Ein Meckel'sches Divertikel – eine sackartige Ausstülpung des unteren Ileums kann ebenfalls eine Invagination und einen Ileus auslösen.
Zu **(D)**: Eine **Hypospadie** haben 1–2 % der Jungen. Es fehlt ein unterschiedlich langer Teil der distalen Harnröhre, was dazu führt, dass die Urethra vor der Glansspitze an der Unterseite des Penis austritt. Statt des fehlenden Teils der Harnröhre gibt es einen rudimentären Strang, der zu einer Verkrümmung des Penisschafts führt.

Kapitel 5

F01 **!**

Frage 21.9: Lösung A

Kuhmilch hat etwa 3,5 g Eiweiß/100g, Muttermilch 1,0 g/100g. Siehe auch Lerntext „Säuglingsnahrung" V.1.

Kapitel 6

F01 **!**

Frage 21.10: Lösung D

Schwangere sollten einen Phenylalaninblutspiegel von 2–4 mg/dl nicht überschreiten, da es sonst zu einer Embryopathie mit folgenden Störungen kommen kann:

- Fehlgeburten
- neonatale Dystrophie
- Mikrozephalie mit psychointelligenten Entwicklungsverzögerungen
- Herzmissbildungen.

Zu **(A)**: In Deutschland sind etwa 1 von 10 000 Neugeborenen von der **Phenylketonurie (PKU)** betroffen – nicht 1 von 2000.
Zu **(B)**: Die betroffenen Kinder werden durch den Guthrie-Test am 5. Lebenstag durch die erhöhte Phenylalanin-Konzentration erkannt. Erhöhtes Tyrosin kommt bei der **Tyrosinämie** vor, die aber viel seltener ist als die PKU und daher nicht im Programm der Vorsorgeuntersuchungen aufgenommen ist. Die Tyrosinämie führt zur Leberzirrhose und renaltubulären Symptomen.
Zu **(C)**: Die Dauerbehandlung im Kindesalter kann nur in einer phenylalanin**armen,** nicht phenylalaninfreien Diät liegen, da Phenylalanin eine essentielle Aminosäure – also lebensnotwendig – ist.
Zu **(E)**: Weder Männer noch Frauen mit PKU sind infertil. Männer mit Mukoviszidose sind meist infertil.

Kapitel 7

F01

Frage 21.11: Lösung D

Ein erniedrigter Kalziumspiegel und ein erhöhter Phosphatspiegel weisen auf einen **Hypoparathyreoidismus** hin, der durch einen erniedrigten Parathormonspiegel bewiesen werden kann.
Ein transitorischer Hypoparathyreoidismus ist in den ersten beiden Lebenswochen normal, da bis zur Geburt der Kalzium- und Phosphathaushalt über die Mutter via Plazenta geregelt wird und die fetalen Nebenschilddrüsen wenig aktiv sind.
Bei einem Hyperparathyreoidismus der Mutter wird die Aktivität der fetalen Nebenschilddrüsen völlig unterdrückt und es kommt zum verlängerten transitorischen Hypoparathyreoidismus. Ein primärer Hypoparathyreoidismus kann verursacht werden durch:

- autosomal-rezessiv oder X-chromosomal vererbte Störung
- Di George Syndrom (Thymusaplasie, Herzfehler, Mikrognathie)
- Autoimmunerkrankungen
- Zerstörung der Epithelkörperchen durch Eisenüberlagerung nach vielen Bluttransfusionen (Hämosiderose)
- ungewollte Entfernung der Epithelkörperchen bei totaler Thyreoidektomie.

Zu (**A**): Bei der **Rachitis** kann der Kalziumspiegel initial erniedrigt oder später normal sein durch den sekundär als Gegenregulation auftretenden Hyperparathyreoidismus.
Die alkalische Serumphosphatase ist deutlich erhöht. Krämpfe sind möglich, aber eher selten.
Zu (**B**): Eine **Meningoenzephalitis** kann ebenfalls zu Krämpfen führen. Dabei wäre aber der Liquorbefund verändert.
Zu (**C**): Krämpfe gehören nicht zu den typischen Symptomen der **Galaktosämie**: Trinkschwäche, Ikterus, Erbrechen, sepsisähnliches Bild, Hepatomegalie.
Zu (**E**): Typischer Laborbefund bei der hereditären **Fruktoseintoleranz** ist die Hypoglykämie sowie die Transaminasenerhöhung, Quickerniedrigung und Zeichen des proximal-tubulären Syndroms.

Kapitel 8

F01

Frage 21.12: Lösung D

Der geschilderte rasche Verlauf und die petechialen Blutungen gemeinsam mit der Apathie als Zeichen der ZNS-Beteiligung lässt auf eine **Meningokokkensepsis** mit beginnender Verbrauchskoagulopathie schließen (Waterhouse-Friderichsen-Syndrom). Die Petechien können in großflächige Hautblutungen mit Nekrosen übergehen. Blutungen in die Nebennierenrinde sind häufig. Die Hälfte der betroffenen Kinder stirbt trotz Intensivtherapie-Beatmung, Volumenersatz, Katecholamine, Hydrokortison, Antithrombin III neben der frühzeitigen antibiotischen Behandlung.
Zu (**A**): Bei der Purpura Schönlein-Henoch sind die Petechien an den Streckseiten der Extremitäten. Außerdem ist die Entwicklung nicht mit Fieber und einem so raschen Verlauf verbunden.
Zu (**B**): Die **Mononucleosis infectiosa** oder Pfeiffersches Drüsenfieber beginnt mit einer Angina, Fieber, Hepatosplenomegalie. Eine Meningoenzephalitis ist selten als Komplikation.
Die Prognose ist bei Kindern gut. Das Epstein-Barr-Virus ist der Verursacher.
Zu (**C**): Eine **Candida-Sepsis** kann bei immungeschwächten Kindern (HIV, Zytostatikatherapie) auftreten, oder sonst am ehesten bei Frühgeborenen besonders unter 1500g. Risikofaktoren sind sehr frühe Frühgeburt, Antibiotika-Therapie, verlängerte Beatmung, länger dauernde parenterale Ernährung und länger liegende zentralvenöse Katheter. Eine Verbrauchskoagulopathie ist nicht charakteristisch für die Candida-Sepsis.
Auch spricht das Alter von 6 Monaten des Kindes gegen diese Diagnose.
Behandelt wird intravenös mit Amphotericin B.
Zu (**E**): Bei **Varizellen** kann zwar als Komplikation eine Meningitis auftreten, aber der Verlauf ist nicht so foudroyant. Das Exanthem sieht ganz anders aus; es bestehen oberflächliche streichholzkopfgroße Bläschen, die von einem roten Saum umgeben sind. Da sie jucken, werden sie häufig aufgekratzt. Da es mehrere Schübe der Ausbreitung der Bläschen gibt, ist das Bild des „Sternenhimmels" – von Bläschen in verschiedenen Stadien charakteristisch.
Neugeborene mit angeborenen Varizellen oder immungeschwächte Kinder sind am ehesten anfällig für eine Varizellen-Meningitis. Bei den normalen Windpocken sind die Kinder bis auf den Juck-

reiz kaum beeinträchtigt. Am häufigsten treten sie zwischen dem 2. und 6. Lebensjahr auf.

F01 *!*

Frage 21.13: Lösung C

Das **Erythema chronicum migrans**, das auch als „Wanderröte" bezeichnet wird, ist ein Symptom der Borrelien-Erkrankung, die durch Zecken übertragen wird. Es ist das Stadium I der Lyme-Borreliose. Es beginnt mit einer Papel und der ringförmigen Ausbreitung mit zentraler Abblassung. Fieber, Lymphknotenschwellungen, Gelenkschmerzen können begleitend vorkommen, müssen aber nicht.

Borrelia burgdorferii zählt zu den Spirochäten und kann ähnlich wie Treponema pallidum bei der Lues auch Spätschäden bei fehlender antibiotischer Behandlung auslösen.

Siehe auch Lerntext „Borreliose" VIII.4 der 13. Auflage.

Zu **(A)**: Die Hauptkriterien des **rheumatischen Fiebers** sind:

- sichere Karditis
- Polyarthritis
- Chorea minor
- Erythema anulare
- subkutane Noduli.

Zu **(B)**: Von einem **Reiter-Syndrom** spricht man bei Vorliegen der klassischen Trias von:

- Konjunktivitis
- Polyarthritis
- Urethritis.

Zu **(D)**: Bei der **Psoriasis** (Schuppenflechte) können auch Gelenkerkrankungen vorkommen.

Der Hautbefund sieht allerdings völlig anders aus als beim Erythema chronicum migrans.

Es zeigen sich stecknadelkopfgroße bis 5-DM-Stück große scharf begrenzte Psoriasis-Herde, die von silbrigen Schuppen bedeckt sind. Typischerweise sind die Ellenbogen und Knie befallen.

Zu **(E)**: Die **Ringelröteln (Erythema infectiosum)** werden durch das Parvovirus B 19 hervorgerufen. Der Ausschlag tritt zuerst im Gesicht auf und sieht oft schmetterlingsförmig aus. Ein bis zwei Tage später sieht man auch auf dem Po und den Beinen girlandenförmige Rötungen mit zentralem Abblassen. Sie verschwinden nach etwa einer Woche.

Bei Schwangeren kann die Infektion zur Fetopathie mit Hydrops fetalis durch aplastische Anämie führen. Dies muss durch Ultraschallkontrollen ausgeschlossen werden.

F01 *!!*

Frage 21.14: Lösung B

Die STIKO (ständige Impfkommission) empfiehlt folgende Impfungen ab dem 3. Lebensmonat:

- **Hepatitis B** (kann schon ab Geburt geimpft werden; wenn die Mutter Hepatitis B positiv ist, simultan mit einer aktiven Impfung)
- Diphtherie
- Tetanus
- Pertussis
- IPV(Polio-Totimpfstoff).

Zu **(A)**: Die **Hepatitis A-Impfung** ist eine Indikationsimpfung bei Reisen in subtropische und tropische Länder (auch Mittelmeerländer). Da vor Ablauf des 5. Lebensjahres die Hepatitis meist sehr milde verläuft, sollte die Impfung frühestens ab Alter 5 durchgeführt werden.

Zu **(C)** und **(E)**: Gegen Masern, Mumps und Röteln wird die erste Impfung zwischen dem 12. und 15. Lebensmonat durchgeführt.

Zu **(D)**: Die **FSME-Impfung** ist eine Indikationsimpfung für Personen, die sich in FSME-Risikogebieten aufhalten oder Personen, die durch FSME beruflich gefährdet sind, z. B. Forstarbeiter.

Derzeit (die jeweils aktuelle Lage sollte bei den Gesundheitsämtern erfragt werden) gibt es in Deutschland folgende Risikogebiete:

- Bayern: südlicher Bayerischer Wald, Niederbayern entlang der Donau ab Regensburg sowie entlang der Flüsse Paar, Isar (ab Landshut), Rott, Inn, Vilz, Altmühl.
- Baden-Württemberg: gesamter Schwarzwald, Kaiserstuhl, Gebiete entlang der Flüsse Ens, Nagold, Neckar sowie entlang des Oberrheins, oberhalb Kehls bis zum westlichen Bodensee.
- Hessen: Odenwald.

Saison: April–November

Als Risikogebiete außerhalb Deutschlands gelten insbesondere:

- Niederösterreich
- Lettland, Litauen, Estland
- Südschweden.

Bei Kindern geht man mit der FSME-Impfung sehr zurückhaltend um. Einerseits kann kein völlig sicherer Schutz garantiert werden, andererseits wurden auch vereinzelt Meningitis-ähnliche Krankheitsbilder hervorgerufen.

Die Impfung ist derzeit nur für Personen ab dem vollendeten 12. Lebensjahr zugelassen!

F01 !

Frage 21.15: Lösung D

Auslöser einer bakteriellen **Meningitis** können sein:

- Hämophilus influenzae (Impfung möglich)
- Neisseria meningitidis (keine Impfung möglich)
- Streptokokkus pneumoniae (keine Impfung möglich)
- Streptokokken der Gruppe B vor allem im Neugeborenenalter (keine Impfung möglich).

Zu (**A**), (**B**), (**C**) und (**E**): Gegen Diphtherie, Tetanus, Haemophilus influenzae Typ B und Pertussis sollte ab dem 3. Lebensmonat geimpft werden laut STIKO.

F01 !

Frage 21.16: Lösung C

Der Erreger der **Ringelröteln** ist das Parvovirus B 19 und nicht das humane Herpesvirus Typ 6. Letzteres ist der Erreger des Dreitagefiebers (Exanthema subitum), das meist harmlos verläuft.

F01 !

Frage 21.17: Lösung D

Das Fieber verläuft bei den **Masern** zweigipflig. Zuerst steigt es beim unspezifischen Prodromal-Stadium, dann fällt es ab, um beim Ausbruch des typischen Exanthems erneut oft auf 40 Grad zu steigen. Die Kinder wirken deutlich beeinträchtigt.
Zu (**E**): Das Masern-Exanthem hinterlässt eine kleieförmige Schuppung.

F01 !

Frage 21.18: Lösung B

Charakteristisch für die **Röteln** ist die Beteiligung der Nackenlymphknoten und das Blutbild mit der Leukopenie mit Lymphozytose und Vermehrung der Plasmazellen.
Gelegentlich kommen bei älteren Kindern und Erwachsenen Arthralgien vor, ganz selten Enzephalitiden, die in der Regel ohne Spätschäden ausheilen.
Zu (**A**): Bei **Masern** ist das Fieber hoch bis zu 40 Grad, das Exanthem konfluierend.
Zu (**C**): Das **Erythema infectiosum** – auch Ringelröteln genannt – zeigt girlandenförmige Exantheme zunächst im Gesicht, dann am Stamm und den Extremitäten.
Das Blutbild zeigt keine Besonderheiten.
Zu (**D**): Das **Exanthema subitum** beginnt mit hohem Fieber – oft bis 40 Grad, das ca. 3 Tage anhält und bei prädisponierten Kindern Fieberkrämpfe auslösen kann. Mit Auftreten des Exanthems fällt die Temperatur ab.
Zu (**E**): Beim **Scharlach** sieht man eine Leukozytose sowie eine Eosinophilie.

F01 !

Frage 21.19: Lösung A

Beim **Exanthema subitum** gibt es allenfalls ein geringes katharralisches Stadium.
Charakteristisch sind drei Tage Fieber und dann Temperaturabfall mit Aufschießen des Exanthems.

F01

Frage 21.20: Lösung D

Das Parvovirus B 19 ist Erreger der **Ringelröteln** (Erythema infectiosum).
Zu (**A**): Zwischen 40 und 60 % der Erwachsenen weisen Antikörper gegen das Virus auf. 70 % der klinisch in Erscheinung tretenden Infektionen treten im Alter zwischen 5 und 15 Jahren auf.
Zu (**B**): Das Parvovirus B 19 wird durch Tröpfcheninfektion übertragen, ebenso durch Blutprodukte, wie man bei hämophilen Kindern gesehen hat und transplazentar.
Eine Übertragung über die Geburtswege – also eine vertikale Infektion – wurde nicht beschrieben.
Zu (**C**): Bei Infektion des Feten in der Schwangerschaft kommt es nicht zu Missbildungen, sondern es kann zu einem Hydrops fetalis durch aplastische Anämie kommen. Dies kann, falls erforderlich, mit einer intrauterinen Transfusion behandelt werden.
Zu (**E**): Eine Testung der Schwangeren auf Parvovirus B ist in den Mutterschaftsrichtlinien nicht vorgesehen. Sie ist nur bei konkretem Ansteckungsverdacht sinnvoll.
Eine Impfung gibt es nicht, und aktive Impfungen sind im ersten Trimenon sowieso kontraindiziert.

Kapitel 9

F01 !

Frage 21.21: Lösung C

Siehe auch Lerntext „Juvenile chronische Arthritis" IX.3.
Nur 10 % der **juvenilen Arthritiden** sind Rheumafaktor positiv.
Eine Herzbeteiligung kann in Form einer Perikarditis, aber nie Endokarditis, vorkommen.
Zu (**A**): Eine Monarthritis oder Oligoarthritis liegt bei einem Sechstel der Kinder vor.

F01 !

Frage 21.22: Lösung C

Bei der **Insektengiftallergie**, meist Bienen- oder Wespengift-Allergie, hat die Hyposensibilisierung, die nur unter klinischen Bedingungen durchgeführt werden darf, eine Erfolgsquote von ca. 95 %.
Zu (**A**): Eine Hyposensibilisierungsbehandlung bei **Nahrungsmittelallergie** bringt keinen Erfolg. Zu Beginn sollte man die durch eine orale Provokation klinisch bedeutsamen Nahrungsmittelallergene strikt meiden. Diese Allergien werden mit zunehmendem Alter häufig besser.
Häufige Kreuzreaktionen sind bei folgenden Allergenen zu beobachten:

- Birkenpollen, Äpfel, Steinobst, Nüsse, Mandeln
- Sellerie, Gewürze, Beifußpollen
- Mohnsamen, Haselnuss, Roggenmehl
- Kiwi, Haselnuss, Roggenmehl
- Sesam, Haselnuss, Roggenmehl.

Zu (**B**): Eine Hyposensibilisierung gegen **Arzneimittel** z. B. Penicillin wird nur bei vitaler Indikation unter den Bedingungen der Intensivstation gewagt, z. B. wenn Penicillin bei einer Endokarditis lenta erforderlich ist.
Ansonsten weicht man ungefährlicher auf andere Antibiotika aus. Dabei muss man die mögliche Kreuzallergie zwischen Penicillin und Cephalosporinen beachten, weil diese auch einen β-Laktam-Ring aufweisen.
Zu (**D**): Eine **Kontakt-Allergie** ist eine allergische Reaktion vom Spättyp, bei der eine Hyposensibilisierung keinen Sinn macht.
Zu (**E**): Eine Hyposensibilisierung gegen **Hausstaub** hat bei etwas mehr als der Hälfte der Kinder Erfolg.

Kapitel 10

F01 !!

Frage 21.23: Lösung E

Zum Glück liegt die Heilungsquote nicht nur bei 30 %, sondern bei etwas mehr als 70 % bei der **akuten lymphoblastischen Leukämie**. Bei der akuten myeloischen Leukämie dagegen liegt die Heilungsrate nur bei 40 %.
Zu (**A**): Die Leukämien machen etwa ein Drittel der Krebserkrankungen bei Kindern aus.
80 % der kindlichen Leukämien sind akute lymphatische Leukämien.
Zu (**B**): Knochenschmerzen gehören neben Anämie mit Blässe und Müdigkeit sowie Schleimhautentzündungen, Thrombozytopenie mit Blutungsneigung zu den häufigen Symptomen.
Zu (**C**): Diagnostisch entscheidend ist die **Knochenmarkspunktion** zur Unterscheidung der Leukämieformen und molekulargenetischen Differenzierung. Wenn die Blastenzahl mehr als 30 % der Zellen im Knochenmark ausmacht, ist eine akute Leukämie sicher.
Bei Säuglingen punktiert man am Tibiakopf, bei älteren Kindern den Beckenkamm. Sternalpunktionen sollten wegen der größeren Verletzungsgefahr nicht mehr durchgeführt werden.
Zu (**D**): Eine Liquorpunktion ist immer notwendig, da bei initialem Befall des Liquors eine intensivierte ZNS-Therapie erforderlich ist. Auch wenn initial der Liquor nicht befallen ist, muß eine ZNS-Behandlung erfolgen: entweder durch intrathekale Chemotherapie, durch hochdosierte und damit liquorgängige Chemotherapie oder durch Schädelbestrahlung. Auf letztere verzichtet man bei Niedrig-Risiko-Kindern heute meistens wegen der Gefahr von neuropsychologischen Spätschäden. Falls keine ZNS-Therapie durchgeführt wird, kommt es in der Hälfte der Fälle zum ZNS-Rezidiv.

F01 !

Frage 21.24: Lösung C

Die geschilderte Symptomatik mit Petechien an den Streckseiten der Extremitäten, Bauchschmerzen, blutigen Stühlen, Hämaturie sowie schmerzhaften Gelenkschwellungen passt genau zur **Purpura Schönlein-Henoch.** Dies ist eine generalisierte Vaskulitis der kleinen und mittleren Gefäße.
Sie tritt gehäuft nach Infekten auf. Nur bei Abdominalkoliken wird eine Behandlung mit Kortikoiden erforderlich.
Die Hämaturie ist ein Zeichen der Glomerulonephritis, die in der Hälfte der Fälle auftritt.
Zu (**A**): Auch eine akute Leukämie könnte für die Symptomatik verantwortlich sein, jedoch spricht das unauffällige Blutbild dagegen.
Zu (**B**): Als **Alport-Syndrom** bezeichnet man eine hereditäre Nephritis mit folgender Trias, die nicht immer vollständig sein muss:

- Glomerulopathie mit struktureller Veränderung der Basalmembran, Hämaturie, Leukozyturie, Zylindrurie bis hin zur Niereninsuffizienz
- Innenohrschwerhörigkeit
- Augenfehlbildungen.

Zu (**D**): Bei der **juvenilen chronischen Arthritis** können zwar Gelenkschwellungen und eine Beteili-

gung der inneren Organe wie Perikarditis, Pleuritis oder Peritonitis auftreten. Die möglichen Hauterscheinungen sind jedoch Exantheme und keine Blutungen. Nierenbeteiligung wird nicht beschrieben.
Zu **(E)**: Beim **Typhus abdominalis** kommt es zu Bauchkoliken, blassroten Roseolen an der Bauchhaut und einer relativen Bradykardie. Darmblutungen mit Perforation sind gefürchtete Komplikationen. Die Roseolen werden durch Bakterienembolien in den Kapillargefäßen verursacht. Fieber, Müdigkeit und Kopfschmerzen sind die Allgemeinsymptome.
Blutige Durchfälle können ebenso wie Obstipation bestehen.

F01

Frage 21.25: Lösung B

Der typische Laborbefund für die **Hämophilie A** ist:

- verlängerte PTT
- erniedrigte Aktivität des Faktors VIII
- normaler Quick (Prothrombinzeit)
- normale Blutungszeit.

Eine pränatale Diagnose der X-chromosomal-rezessiv vererbten Erkrankung ist ab der 18. Woche möglich. In zwei Dritteln ist die Familienanamnese positiv, der Rest sind Neumutationen. Es erkranken nur Jungen, da bei Mädchen das zweite X-Chromosom einen nicht betroffenen Chromosomensatz trägt.

F01 !

Frage 21.26: Lösung E

Die Überlebensrate für Patienten mit **Ewing-Sarkom** ohne Metastasen bei Diagnosestellung liegt leider nur bei 60 %, nicht bei 80–90 %. Bei Patienten mit Metastasen bei der Diagnosestellung liegt die Überlebensrate nur bei 25 %.
Über 95 % der Ewing-Sarkom-Patienten weisen Translokationen auf dem Chromosom 22 auf.

F01

Frage 21.27: Lösung C

Das **Kraniopharnygeom** ist zwar histologisch gutartig, durch Verdrängung bewirkt es jedoch intrakraniell eine Drucksteigerung und durch Druck auf die Hypophyse eine Endokrinopathie mit Wachstumsverzögerung, später Diabetes insipidus. Sehstörungen sind durch Druck auf das Chiasma opticum häufig – besonders bitemporale Hemianopsie. Die Therapie besteht in Operation und ggf. Bestrahlung bei inkompletter Resektion. Die Hormone müssen langfristig ersetzt werden.
Zu **(A)**: Das **Retinoblastom** ist ein maligner Tumor, der angeboren ist und daher fast nur im Säuglings- und Kleinkindalter diagnostiziert wird (Median bei Diagnosestellung 1,3 Jahre).
Sowohl das Alter von 10 Jahren des hier beschriebenen Kindes als auch die Wachstumsstörung sprechen gegen diese Diagnose. 40 % der Retinoblastome sind hereditär mit einer Keimbahnmutation im Retinoblastom-Gen RB1, einem Regulator des Zellzyklus. Klinisch sieht man zunächst einen weißen Lichtreflex in der Pupille (Leukokorie, amaurotisches Katzenauge), Schielen, rotes, entzündetes Auge, zum Schluss schmerzhaftes Auge und Sehverlust. Die 5-Jahres-Überlebenswahrscheinlichkeit bei rechtzeitig erfolgter Operation beträgt in Deutschland 97 %. Patienten mit hereditärem Retinoblastom haben eine Wahrscheinlichkeit von 30–50 %, innerhalb von 30 Jahren an einem zweiten malignen Tumor zu erkranken.
Zu **(B)**: 5 % der ZNS-Tumoren bei Kindern sind **Gliome** des Nervus opticus und des Chiasma opticum. Es sind niedriggradig maligne Astrozytome, die langsam in die Umgebung wachsen.
50–80 % der Fälle kommen bei Patienten mit Neurofibromatose I vor.
Die Symptome sind progredienter Visusverlust, Nystagmus und Amblyopie im betroffenen Auge. Wenn das Zwischenhirn beteiligt ist, können endokrinologische Störungen wie Wachstumsverzögerung und Pubertas praecox hinzukommen.
Da das **Opticusgliom** seltener ist als das Kraniopharyngeom und kein Nystagmus beschrieben wurde, ist die Diagnose weniger wahrscheinlich als das Kraniopharyngeom – auch wenn die Symptomatik auch durch das Opticusgliom erklärt werden könnte. Es spricht gut auf Chemotherapie an, aber auch auf Bestrahlung.
Zu **(D)**: Als **Hydrozephalus e vacuo** bezeichnet man eine primäre Hirnatrophie mit kompensatorischer Erweiterung der Liquorräume z. B. bei frühkindlichen Hirnschäden, Enzephalitis, Abszess. Er führt nicht zu einer Hirndrucksteigerung, im Gegensatz zu den anderen Hydrozephalusarten. Diese Diagnose ist unwahrscheinlich, da keine Intelligenzminderung oder psychomentale Veränderung und keine diesbezügliche Vorgeschichte beschrieben ist.
Zu **(E)**: Ein **Pinealistumor** ist ein Tumor der Epiphyse, auch Zirbeldrüsentumor genannt. Er gehört zu der Gruppe der primitiven neuroektodermalen Tumoren (PNET).
Sie sind von unterschiedlicher Malignität und führen zum Hydrozephalus mit Hirndruckzeichen wie morgendlicher Übelkeit und Erbrechen.

Kapitel 11

F01

Frage 21.28: Lösung C

Eine totale **Lungenvenenfehlmündung** ist nur bei gleichzeitigem Vorhofseptumdefekt überlebensfähig. Die Lungenvenen münden nicht in den linken Vorhof, sondern sammeln sich hinter dem linken Vorhof in einem Zusammenfluss (Konfluenz) und führen in die obere oder untere Hohlvene (Vena cava), die Vena anonyma, den Koronarvenensinus oder in den rechten Vorhof.

Oft besteht auch eine pulmonalvenöse Abflussbehinderung. Dies führt zu einer pulmonalvenösen Stauung.

In den ersten Lebenswochen kommt es zur Herzinsuffizienz, Gedeihstörung und unterschiedlich stark ausgeprägter **Zyanose** sowie Lungenstauung. Man sieht eine Lebervergrößerung und hört feinblasige Rasselgeräusche über der Lunge (Lungenödem).

Die Therapie besteht in einer operativen Korrektur und vorheriger Beatmung und Behandlung der Herzinsuffizienz.

Zu **(A)**: Bei einem **Ventrikelseptumdefekt** mit Links-Rechts-Shunt besteht primär keine Zyanose, sondern es ergibt sich eine Herzinsuffizienz mit daraus folgender Trinkschwäche und Gedeihstörung.

Hepatomegalie, Atemnot und ein lautes Holosystolikum im 3.–4. ICR links sind auffallend.

Es kommt erst zur Zyanose, wenn es aufgrund der **Eisenmenger-Reaktion** zur Shunt-Umkehr kommt, also zum Rechts-Links-Shunt. Als Eisenmenger-Reaktion bezeichnet man den Anstieg des pulmonalen Widerstandes aufgrund der dauernden Druckbelastung beim Links-Rechts-Shunt. Irgendwann überschreitet dann der Lungengefäßwiderstand den systemischen Widerstand, was zur Shunt-Umkehr führt.

Zu **(B)**: Bei der valvulären **Aortenstenose** ist die Klappe nur bicuspidal (also mit zwei Segeln statt drei) angelegt. Die verdickten Klappensegel sind miteinander verwachsen und es kommt zur Druckbelastung des linken Ventrikels, zur Vergrößerung des linken Herzens und zu Durchblutungsstörungen subendokardial. Beim Neugeborenen mit ausgeprägter Aortenstenose führt diese zum Linksherzversagen und kardiogenem Schock. Später zeigen sich Symptome der verminderten körperlichen Belastbarkeit. Der „Sekundenherztod" bei Leistungssport oder Ausdauerbelastungen ist nicht selten.

Zu **(D)**: Als **Ductus Botalli** bezeichnet man eine Struktur, durch die intrauterin das Blut aus dem rechten Ventrikel in die Aorta descendens zu den Nabelarterien und zur Plazenta gepumpt wird. Normalerweise verschließt sich der Ductus Botalli in den ersten Lebenstagen.

Bei großem Ductus Botalli ist eine Herzinsuffizienz die Folge, ein kleiner macht sich kaum bemerkbar. Man hört ein systolisch-diastolisches Maschinengeräusch.

Bei Früh- und Neugeborenen kann der Ductus durch die Gabe von Indometacin, einem Prostaglandinsynthesehemmer, verschlossen werden.

Zu **(E)**: Ein Mitralklappenprolaps ist meist harmlos und macht sich durch einen mittelsystolischen Klick bei der Auskultation bemerkbar.

Kapitel 12

F01

Frage 21.29: Lösung A

Das **Krupp-Syndrom** wird durch Einengungen von Larynx oder Trachea hervorgerufen,
nicht durch Spasmus der Stimmbänder. Es tritt z. B. bei der stenosierenden Laryngotracheitis und früher bei der Diphterie auf. Unterschieden wird davon der **spastische Krupp**, der ohne Fieber oder Entzündungszeichen nachts als Reaktion auf Infektionen oder auch als allergische oder psychogene Reaktion auftritt.

Der inspiratorische Stridor hört sich für die Eltern bedrohlich an.

Die Therapie besteht in:

- Befeuchten der Raumluft
- beruhigen
- rektaler Gabe von 30–100 mg Prednison bei deutlicher Atemnot.

F01 !

Frage 21.30: Lösung E

Zu **(A)**: Als **atypische Pneumonie** wird auch die Mykoplasmen-Pneumonie bezeichnet.

Für sie ist ein geringer Auskultationsbefund im Gegensatz zu einem ausgedehnten Röntgenbefund typisch. Radiologisch sieht man meist eine beidseitige interstitielle Zeichnungsvermehrung.

Zu **(B)**: Die **Listerien-Pneumonie** ist nicht die am häufigsten nach der Geburt erworbene Pneumonie. Im Gegenteil: Sie ist meist Folge einer pränatal erworbenen Infektion, die zu einer miliaren Aussaat

in Lunge, Leber und Milz führt. Bei Neugeborenen sind häufig Streptokokken der Gruppe B und Staphylokokken sowie Chlamydien (die auf dem Geburtsweg erworben wurden) Auslöser einer Sepsis und Pneumonie.
Zu (**C**): **Mykoplasmen-Pneumonien** sind im Schulalter am häufigsten. Sie machen etwa 14 % aller Pneumonien aus.
Zu (**D**): Die **Lobär-Pneumonie**, die sich auf einen Lungenlappen begrenzt, ist Zeichen einer gereiften Abwehr, wie sie im Schulkindalter zu erwarten ist.

F01

Frage 21.31: Lösung B

Bei der doppelseitigen **Choanal-Atresie** ist das Neugeborene durch die beschriebenen Atemstörungen mit Zyanose, Hypoxie und Aspirationspneumonie gefährdet. Bei nur membranösen Verschluss kann dieser von der Nase her durchstoßen werden, sonst ist eine plastische Operation erforderlich. Typisch ist der Wechsel zwischen rosig werden beim Schreien (= Luftholen durch den Mund) und zyanotisch werden beim Versuch des Luftholens durch die Nase.
Zu (**A**): Der **Surfactant-Mangel** liegt häufig bei Frühgeborenen vor. Es führt zum respiratory distress syndrome (= RDS). Eine ausreichende Surfactant-Produktion besteht von der 35. Schwangerschaftswoche an. Bei drohender Geburt vor der 34. Schwangerschaftswoche versucht man eine Lungenreifungsbehandlung mit Betamethason durchzuführen.
Das **Atemnotsyndrom** zeigt sich entweder sofort nach der Geburt oder innerhalb der ersten 3–4 Stunden danach. Symptome sind:

- Tachypnoe – mehr als 60 Atemzüge/Minute
- Nasenflügeln
- exspiratorisches Stöhnen
- abgeschwächtes Atemgeräusch
- sternale und interkostale Einziehungen
- blassgraue Hautfarbe durch Mikrozirkulationsstörungen
- Temperaturinstabilität
- Zyanose.

Zu (**C**): Bei der **Ösophagus-Atresie** mit unterer Magenfistel speicheln und husten die Neugeborenen vermehrt, und ein Fütterungsversuch führt zur Aspiration und Verschlechterung des Allgemeinzustandes.
Zu (**D**): Eine beidseitige **Lungenaplasie** ist mit dem Leben nicht vereinbar. Ist nur eine Lunge angelegt, so überleben die Kinder zunächst, ein Teil verstirbt aber im Kindesalter an sekundären Entzündungen der hypoplastischen Lunge.
Wenn ein Lungenteil, der von den Gefäßen des großen Kreislaufs versorgt wird, keinen Anschluss ans Bronchialsystem hat, nennt man dies **Lungensequestration**. Auch diese Kinder haben rezidivierende Infekte.
Zu (**E**): Bei einer **Zwerchfellhernie** haben die Neugeborenen:

- zunehmende Atemnot – also kein Wechsel zwischen Atemnot und rosiger Gesichtsfarbe
- Schocksymptome
- Verlagerung der Herztöne
- einen asymmetrisch vorgewölbten Thorax ohne Atemexkursion
- fehlendes Atemgeräusch, ggf. Darmgeräusche
- eingesunkenes, „leeres" Abdomen.

Die raschest mögliche Operation nach primärer Intubation ist anzustreben.

Kapitel 13

F01

Frage 21.32: Lösung D

Als **Nabelkoliken** bezeichnet man nicht immer nur um den Nabel lokalisierte Schmerzen, die häufig zwischen dem 3. und 12. Lebensjahr auftreten. Es liegt kein organischer Befund zugrunde, also auch keine Nabelhernie (E). Vegetative und psychische Störungen werden diskutiert. Wenn eine organische Ursache ausgeschlossen ist, kann man außer Wärmeanwendungen (Wärmflasche) und Beruhigen eventuell auch einen Behandlungsversuch mit Spasmolytika wie **Buscopan®** (Butylscopolaminbromid) versuchen. Wenn, dann sollte man dies als Zäpfchen (Suppositorien) geben, da oral nur ca. 10 % resorbiert werden.
Cave: Keine Buscopan plus® Suppositorien! Der Paracetamolgehalt von 800 mg ist für Kinder zu hoch.
Die **Dreimonatskoliken** treten überwiegend zwischen der 2. und 15. Lebenswoche auf.
Die Säuglinge schreien lange nach der Fütterung und zeigen Unruhe (C). Oft ist der Bauch gebläht.
Die Koliken können auch auftreten, obwohl die Mütter aufpassen, dass sie vor dem Stillen nichts Blähendes essen (B). Die genaue Ursache der Dreimonatskoliken ist unklar. Ein Reifeprozess des Darms wird vermutet. Andererseits kann auch eine Aerophagie (d. h. zu viel Schlucken von Luft) für die Beschwerden verantwortlich sein. Maßnahmen zur Beruhigung der Kinder können sein: Hochnehmen zum „Bäuerchen machen" oder Herumtra-

gen z. B. im „Fliegergriff", d. h. freischwebend in der Bauchlage mit einer Hand unter dem Bauch. Therapeutisch kommen Entschäumer wie Sab simplex in Frage.

F01 !

Frage 21.33: Lösung E

Zu (**A**): Es ist gleichgültig, ob die Kuhmilch roh oder pasteurisiert ist. Bei der **Kuhmilchprotein-Intoleranz** reagiert die Dünndarmmukosa auf Kuhmilch mit morphologischen Veränderungen. Es ist eine immunologisch vermittelte Reaktion, aber keine IgE-vermittelte Allergie.
Zu (**B**): Die Erkrankung tritt fast immer im 1. Lebensjahr im Anschluss an die Stillzeit auf.
Zu (**C**): Es können zwar Kuhmilchantikörper verschiedener Immunglobulinklassen im Serum nachweisbar sein, aber sie haben keine diagnostische Bedeutung.
Bei der Kuhmilch-Allergie sind dagegen spezifische IgE-Antikörper charakteristisch.
Zu (**D**): Die Therapie der Wahl besteht im Vermeiden der Kuhmilchfütterung. Soja oder Eiweißhydrolysat kommen als Ersatz in Frage. Immunsuppressiva sind kontraindiziert, da sie keine kausale Therapie darstellen und erhebliche Nebenwirkungen haben.
Zu (**E**): Die meisten Kinder verlieren nach dem 12.–18. Lebensmonat die Reaktion auf die Kuhmilch und tolerieren dann Kuhmilch.

F01 !

Frage 21.34: Lösung C

Die **Hepatitis A** heilt in der Regel ohne Folgen, also auch ohne Leberzirrhose, aus.
Diese Gefahr ist nur bei der **Hepatitis B** oder **C** gegeben.
Zu (**A**): **Alpha-1-Antitrypsin** ist ein Proteinaseninhibitor, der in der Leber synthetisiert wird.
Bei einem homozygoten Mangel (PiZZ) führen die nicht inhibierten Proteinasen zur chronischen Lebererkrankung schon in den ersten zwei Lebensmonaten. Bei 10–20 % kommt es in der Folge zur Leberzirrhose. Im Alter von 20–40 Jahren kommt ein Lungenemphysem dazu – beschleunigt bei Rauchern.
Zu (**E**): Bei der **Mukoviszidose** führt der zähe Schleim in den kleinen Gallenwegen bei intestinalem Befall langfristig zur Leberzirrhose, meist schon im zweiten Lebensjahrzehnt.

F01

Frage 21.35: Lösung A

Bei der **intrahepatischen Gallengangsatresie** kann das extrahepatische Gallengangssystem mitbetroffen oder intakt sein. Es ist eine Missbildung (MacMahon-Thannhauser-Syndrom), bei der die Gallenwege entweder ganz fehlen oder in der Entwicklung stehen geblieben sind oder das Lumen durch unzureichenden Gallefluss sekundär verlegt ist. Dies kann auch durch intrauterine Infektionen (z. B. mit Reovirus Typ 3, Röteln, Zytomegalie) verursacht werden (C). Die Symptome sind ähnlich bei intra- und extrahepatischer Atresie, jedoch entwickelt sich die Zirrhose bei der intrahepatischen Form langsamer. Symptome sind:

- Verschlussikterus nach der Geburt
- weißgraue Stühle (tonartig) – acholisch (D)
- dunkler Urin durch Ausscheidung von Bilirubin
- grünlicher Ton der Haut durch Oxidation von abgelagertem Bilirubin zu Biliverdin
- Lebervergrößerung
- biliäre Leberzirrhose nach 2–3 Monaten mit Splenomegalie und Aszites (B).

Die Therapie besteht in der ausreichenden Zufuhr der fettlöslichen Vitamine A, D, E, K sowie mittelkettiger Triglyceride.
Durch Phenobarbital und Cholestyramin wird die Ausscheidung der Gallensäure und des Bilirubins gefördert und der durch die angestauten Gallensäuren bedingte Juckreiz gemildert.
Die Kinder haben nur durch eine **Lebertransplantation** eine langfristige Überlebenschance.
Zu (**E**): Die Diagnose kann nur durch Biopsie gesichert werden, meist wird eine explorative Laparotomie durchgeführt. Histologisch sieht man:

- Gallengangsproliferation
- Galleseen
- portales oder perilobuläres Ödem und Fibrose
- die lobuläre Architektur der Leber ist initial intakt.

Es gibt eine Reihe von Missbildungssyndromen, bei denen es eine verminderte Anzahl der intrahepatischen Gallenwege gibt, die oft fälschlicherweise als Gallengangsatresie bezeichnet werden; z. B. das Alagille Syndrom (arteriohepatische Dysplasie: Schädelveränderungen, Herzfehler, Nephropathie und Wachstumsverzögerung werden neben der progressiven Zerstörung der Gallenwege beobachtet).

Kapitel 14

F01 !

Frage 21.36: Lösung B

Eine **Varikozele** verursacht in der Regel keine Schmerzen und weist keine Entzündungszeichen auf. Sie tritt meist erst zu Beginn der Pubertät auf (bis zu 25 %).
Es handelt sich um wurmförmige Erweiterungen der Venen des Plexus pampiniformis im Skrotum. Dies kann nur im Stehen diagnostiziert werden, weil sich der Venenplexus im Liegen spontan entleert.
Zu **(A)**: Eine **Hodentorsion** muss sofort notfallmäßig operiert werden. Nach 24 Stunden ist der Hoden sonst nekrotisch.
Eine blaurote Schwellung wird durch Drehung des Hodens um seine Längsachse bewirkt. Sie kommt gehäuft perinatal und im ersten Lebensjahr sowie in der Präpubertät und Pubertät vor.
Zu **(C)**: Eine **Orchitis** ist selten im Kindesalter. Sie kommt gelegentlich bei der Mononukleose vor. Ab der Pubertät ist die Mumpsorchitis zu befürchten. Die Hodenschwellung ist bei der Entzündung stark und schmerzhaft, oft ist sie doppelseitig.
Therapeutisch lagert man den Hoden hoch, ggf. Versuch mit Kortikoiden.
Die Mumpsimpfung dient der Prophylaxe.
Zu **(D)**: Als **Epididymitis** bezeichnet man eine Entzündung des Nebenhodens, die meist von einer Prostatitis oder Urethritis weitergeleitet wird. Dies ist sehr selten im Kindesalter.
Zu **(E)**: Die **Leistenhernie** (Leistenbruch) verursacht bei Inkarzeration (Einklemmung) Schmerzen. Sie kommt vor allem in den ersten Lebensjahren vor. Die Schwellung im Leistenbereich kann sich bis in den Skrotalsack fortsetzen. Die Kinder verweigern das Trinken und erbrechen. In 10 % liegt eine beidseitige Leistenhernie vor.

Kapitel 17

F01

Frage 21.37: Lösung E

Wie bereits in Frage 21.27 erklärt, ist ein **Hydrozephalus e vacuo** u. a. Folge einer primären Hirnatrophie, wobei die Liquorräume den vom Gehirn nicht ausgefüllten Raum ausfüllen.
Da es zu keiner Verdrängung kommt, gibt es auch keinen gesteigerten Hirndruck.
Zu **(A)**: Ein **angeborener Hydrozephalus** kommt mit einer Häufigkeit von 3 : 1000 vor. Sowohl genetische als auch erworbene Faktoren können die Ursache sein; z. B. Veränderungen im L1CAM-Gen bei X-chromosomal vererbtem Hydrozephalus oder MASA (**M**ental retardation – **A**phasia-**S**huffling gait. **A**dducted thumbs) Syndrom. Es kommt zu Hirndruckzeichen.
Zu **(B)**: Eine Blockade der Liquorzirkulation zwischen den Ventrikeln und der Cisterna magna kann durch Tumoren oder Entzündungen bewirkt werden. Dies führt zum erhöhten Hirndruck.
Zu **(C)**: Eine verminderte Liquorresorption im Bereich der Arachnoidalzysten wird häufig durch Entzündungen oder Blutungen hervorgerufen und bewirkt einen Anstieg des Hirndruckes.
Zu **(D)**: Auch eine Kompression des Aquäduktes durch ein Subduralhämatom der hinteren Schädelgrube führt zum Hirndruck.

Kapitel 18

F01 !

Frage 21.38: Lösung D

Verschieden alte Verletzungen sind immer als Hinweis für eine **Kindesmisshandlung** zu deuten; ebenso unglaubwürdige Verletzungsursachen. Ein Krampfanfall verursacht keine frischen Blutungen am Augenhintergrund. Diese sind Hinweis auf ein sogenanntes Schütteltrauma mit Verletzung der Halswirbelsäule und intrazerebralen Blutungen, die auch zu Blutungen im Augenhintergrund führen.
Zu **(A)**: Bei der **Hämophilie** kommt es etwa ab dem Krabbelalter zu Gelenkblutungen oder Blutungen aus Mund- oder Zungenläsionen. Schwere Formen können bereits in der Neonatalzeit zu Hirnblutungen führen.
Zu **(B)**: Bei der **Thrombozytopenie** sieht man Petechien, Hämatome und Schleimhautblutungen.
Zu **(C)**: Die **Purpura Schönlein-Henoch** tritt häufig in Folge von Streptokokkenerkrankungen auf und zeigt Blutungen an den Streckseiten der Beine.
Zu **(E)**: Der renale Hochdruck führt in der Regel nicht zu einer Blutungsneigung.

F01

Frage 21.39: Lösung D

Die **Legasthenie** ist eine Rechtschreib-Leseschwäche bei sonst meist normaler Intelligenz.
Sie ist als Teilleistungsschwäche definiert. Durch gezielte Förderung können die Kinder ihr Klassenziel erreichen und sich wesentlich verbessern. Inzwischen gibt es zahlreiche Selbsthilfegruppen und auf die Förderung solcher Kinder spezialisierte Institute.
Zu **(B)**: Als **Arithmasthenie** bezeichnet man eine Rechenschwäche bei normaler Gesamtintelligenz als Folge von Störungen der visuellen und räumlichen Wahrnehmung.
Zu **(C)**: Hirnorganische Ursachen liegen nicht vor.
Zu **(E)**: Im CT sind keine Veränderungen auffällig.

Kapitel 19

F01

Frage 21.40: Lösung E

Der frühkindliche **Autismus** zeigt sich vor dem 30. Lebensmonat. Er ist gekennzeichnet durch die Unfähigkeit, gegenseitige soziale Beziehungen zu entwickeln und aufrechtzuerhalten.
Selbstverletzungen (Automutilationen) und Stereotypien sind gehäuft. Der Blickkontakt wird nicht gehalten, die sprachliche Entwicklung ist verzögert. Verhaltenstherapie und Elternberatung sind Wege der Beeinflussung.

Literatur

Literatur

1 Bamberg, M.; Schmoll, H.-J.; Weißbach, L.: Therapie der Hodentumoren; Dt. Ärztebl. 1997; 94: A-2742–2748.

2 Blaha, H.; Germer, W. D.; Huber, H. C.; Stickl, H.; Werner, G. T.: Infektions- und Tropenkrankheiten, Schutzimpfungen, 2. Aufl. Springer Verlag, Heidelberg 1982.

3 Cotta, H.: Orthopädie, 5. Aufl. Georg Thieme Verlag, Stuttgart 1993.

4 Current Approaches to Radiation, Oncology, Biology and Physics. San Francisco, 28.2.–2.3.90, zitiert nach Selecta 44, S. 1566–1567, 2, 11, 1990.

5 Dennis Lo, Y. M.; Hjelm, M. et al.: Prenatal Diagnosis of fetal RhD Status by molecular Analysis of maternal plasma, N Engl J Med 1998; 339: 1734-8.

6 Dickerhoff, R.: Sichelzellerkrankungen in Deutschland; Dt. Ärztebl. 1998; 95: A-1675–1679.

7 Ferlinz, R. (Hrsg.): Pneumologie in Praxis und Klinik; 1. Aufl. Georg Thieme Verlag, Stuttgart 1994.

8 Gold, E. B.; Lasley, B. L.; Schenker, M. B. (editors): Occupatonal medicine: Reproductive hazards – State of the art, Hanley & Belfus 1994.

9 Gross, R.; Schölmerich, P.: Lehrbuch der Inneren Medizin, 9. Aufl. Schattauer Verlag 1996.

10 Gutjahr, P.: Krebs bei Kindern und Jugendlichen, Dt. Ärzteverlag 4. Aufl. 1999.

11 von Harnack: Kinderheilkunde, 11. Aufl., Springer Verlag, Heidelberg 2000.

12 Harrison: Principles of Internal Medicine, 13th edition. McGraw-Hill Book Company 1996.

13 Kaiser, D.; Döring, G.: Grundlagenforschung und klinische Aspekte der Mukoviszidose (Cystische Fibrose). CF Symposium Bad Wildbad 1987, Medizinisch-wissenschaftliche Publikationsreihe Arbeitsgemeinschaft Medizin – Forschung der Deutschen Gesellschaft zur Bekämpfung der Mukoviszidose e. V.

14 Keller, W.; Wiskott, A.; Bettke, K.; Künzer, W.: Lehrbuch der Kinderheilkunde, 6. Aufl. Georg Thieme Verlag, Stuttgart 1991.

15 Knobloch, J. (Hrsg.): Tropen- und Reisemedizin, Gustav Fischer Verlag, Stuttgart 1996.

16 Kruse, W.; Kuth, N.: Giftpflanzen in der Weihnachtszeit, Dt. Ärztebl. 91, Heft 50, 16.12.94, C 2219–2222.

17 Lawin, P. (Hrsg.): Praxis der Intensivbehandlung, 6. Aufl. Georg Thieme Verlag, Stuttgart 1993.

18 Lindemann, H.: Vorschläge zur Berufsberatung Jugendlicher mit Atemwegserkrankungen. Dt. Ärztebl., 88, Heft 38, 19.9.1991, B 2085–2088.

19 Manzke, H.: Bronchopulmonale Dysplasie bei Frühgeborenen. Dt. Ärztebl., 86, Heft 16, 20.4.1989.

20 Michel-Behnke, I.; Bauer, J. et al.: Pulmonale Hypertension im Kindes- und Jugendalter, Dt. Ärztebl. 1997; 94; A-917–923 (Heft 14).

21 Moeschlin, S.: Klinik und Therapie der Vergiftungen, 7. Aufl. Georg Thieme Verlag, Stuttgart 1986.

22 Mumenthaler, M.: Neurologie, 10. Aufl. Georg Thieme Verlag, Stuttgart 1996.

23 Murken, J. (Hrsg.): Pränatale Diagnostik und Therapie, Enke Verlag, Stuttgart 1987.

24 Nelson: Textbook of Pediatrics 16th ed., W. B. Saunders Company 2000.

25 Niederau, C.: Morbus Gaucher; Hartmannbund Magazin, 12–13, 2/1998.

26 Niessen, K.-H.: Pädiatrie; 5. Aufl., Georg Thieme Verlag, Stuttgart 1999.

27 Overmeyer, S.; Ebert, D.: Die hyperkinetische Störung im Jugend- und Erwachsenenalter, Dt. Ärztebl. 1999; 96; A-1275 (Heft 19).

28 Pschyrembel, W.: Klinisches Wörterbuch, 256. Aufl. Walter de Gruyter Verlin, Berlin 1990.

29 Ptok, M.: Das schwerhörige Kind. Dt. Ärztebl. 1997, 94: A-1932–1937 (Heft 28–29).

30 Reifferscheid, M.; Weller, S.: Chirurgie, 8. Aufl. Georg Thieme Verlag, Stuttgart 1989

31 Reinhardt, D. (Hrsg.): Therapie der Krankheiten im Kindesalter, 5. Aufl. Springer Verlag, Heidelberg, 1994.

32 Rick, W.: Klinische Chemie und Mikroskopie, 6. Aufl. Springer Verlag, Heidelberg 1990.

33 Ross, R. S.: Tollwutprophylaxe, Dt. Ärztebl. 1997, 94; A 34–36, Heft 1–2, Jan. 1997.

34 Sauerbrei, A.; Wutzler, P.: Varizella-Zoster-Virus-Infektion während der Schwangerschaft, Dt. Ärztebl. 96, 7.5.99, C 864–849.

35 Schäfer, W.; Zahnradnik, H. P.; Breckwoldt, M.: Umweltschadstoffe in der Muttermilch. Dtsch. med. Wsch. 119, 1994, 560–565.

36 Schumpelick, V.; Arlt, G. et al.: Leistenhernien bei Erwachsenen und Kindern; Dt. Ärztebl. 1997, 94; A 3276 (Heft 48).

37 Siegenthaler, W.: Klinische Pathophysiologie, 7. Aufl. Georg Thieme Verlag, Stuttgart 1994.

38 Simon, C.: Klinische Pädiatrie, 4. Aufl. Schattauer Verlag, Stuttgart 1983.

39 Steffens, J.; Langen, H.-P. et al.: Erkrankungen des kindlichen äußeren Genitales; Dt. Ärztebl. 1998; 95; 40 (Heft 1–2).

40 Steigleder, G. K.: Dermatologie und Venerologie, 6. Aufl. Georg Thieme Verlag, Stuttgart 1992.

41 STIKO: Neueste Impfempfehlungen 1998 (Impfempfehlungen der Ständigen Impfkommission am Robert Koch Institut).

42 Thurn, P.; Bücheler, E.: Einführung in die Röntgendiagnostik, 6. Aufl. Georg Thieme Verlag, Stuttgart 1979.

43 Tölle: Psychiatrie, 9. Aufl., Springer Verlag, Heidelberg 1991.

44 Vasen, HFA, vander Luijt, R. et al.: Gentest vor operativer Behandlung der familiären Adenomatosis carcinomatosa; Dt. Ärztebl. 1997; 94; (Heft 1–2), Jan. 1997 (zitiert nach Lancer), C37.

45 Wahn, U.; Seger, R.; Wahn, V.: Pädiatrische Allergologie und Immunologie. Gustav Fischer Verlag, Stuttgart 1987.

46 Weilemann, L. S. (Hrsg.): Giftberatung: Pflanzen, Gustavl Fischer Verlag, Stuttgart 1992.

47 Wirth, W.; Gloxhuber, Ch.: Toxikologie, 5. Aufl. Georg Thieme Verlag, Stuttgart 1994.

Abbildungsverzeichnis

Abbildungsverzeichnis

Bildanhang

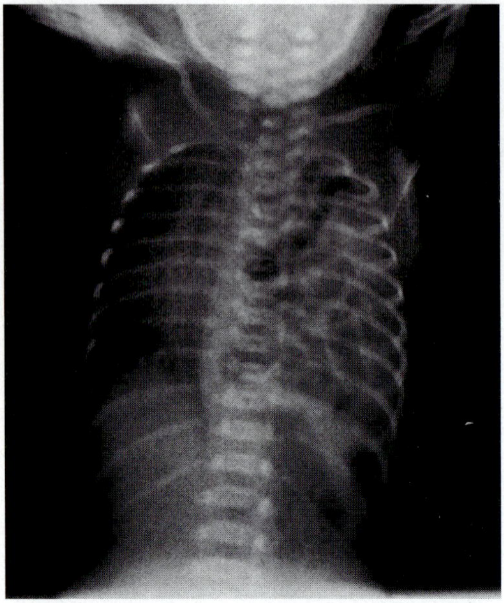

Abb. 1 zu Frage 4.29

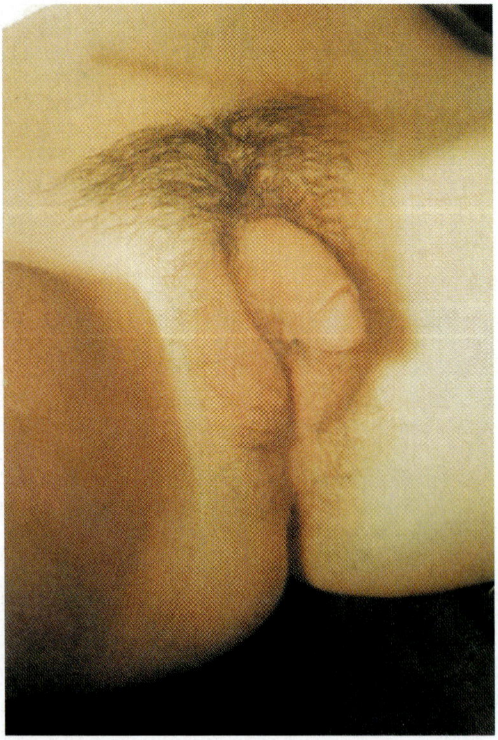

Abb. 2 zu Frage 7.20 und 7.21

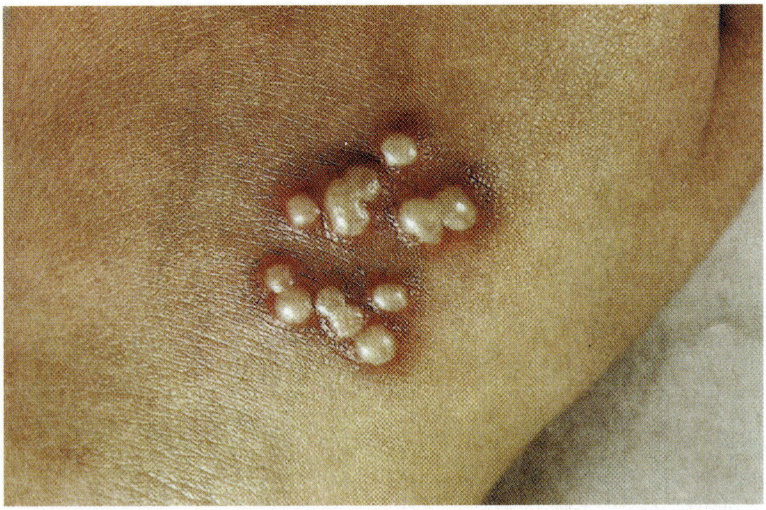

Abb. 3 zu Frage 8.31

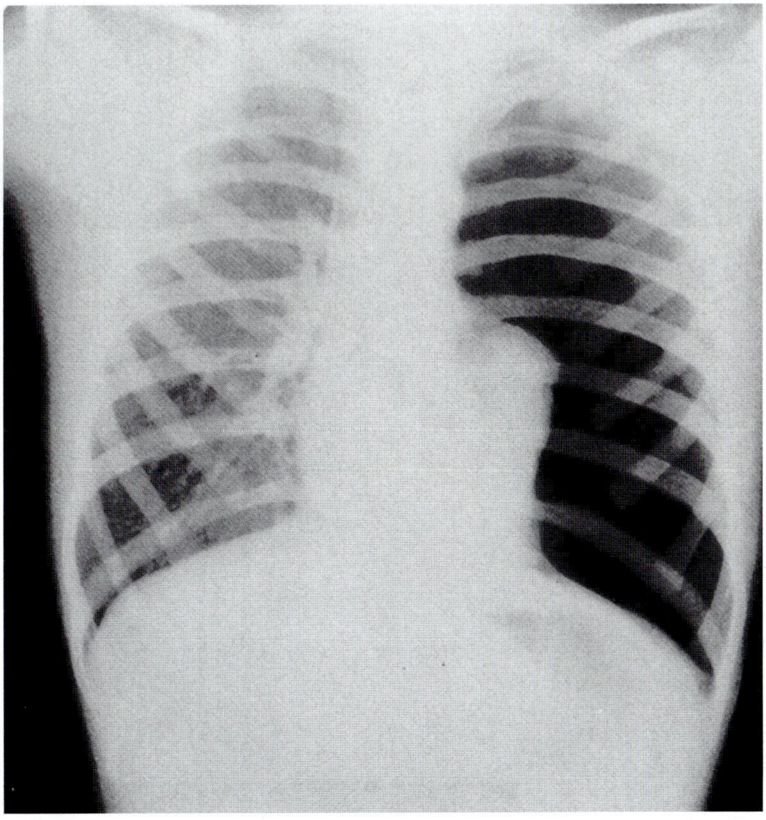

Abb. 4 zu Frage 12.27 und 12.28

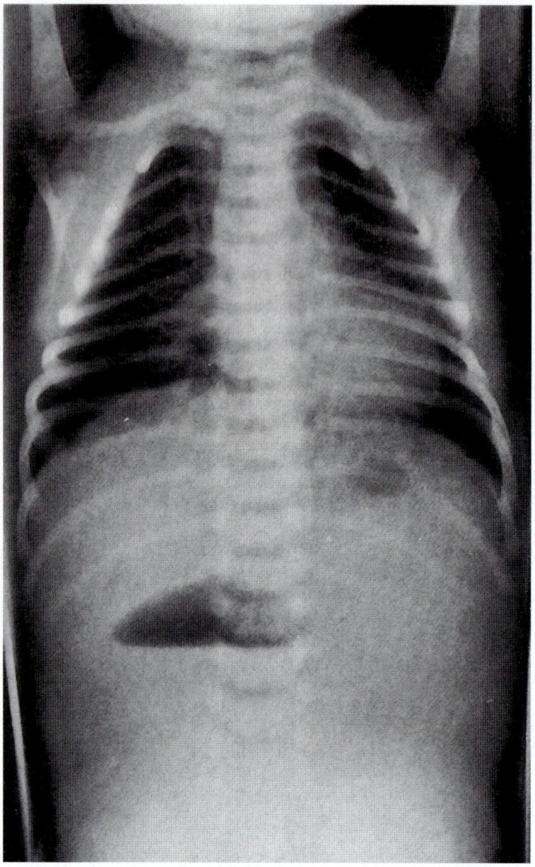

Abb. 5 zu Frage 13.24

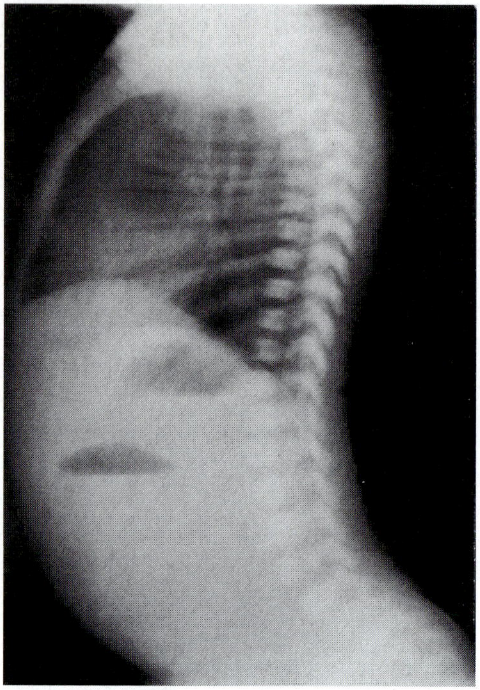

Abb. 6 zu Frage 13.24

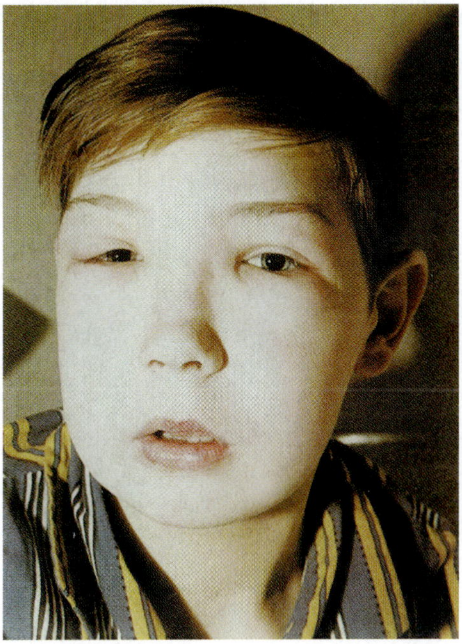

Abb. 7 zu Frage 14.15

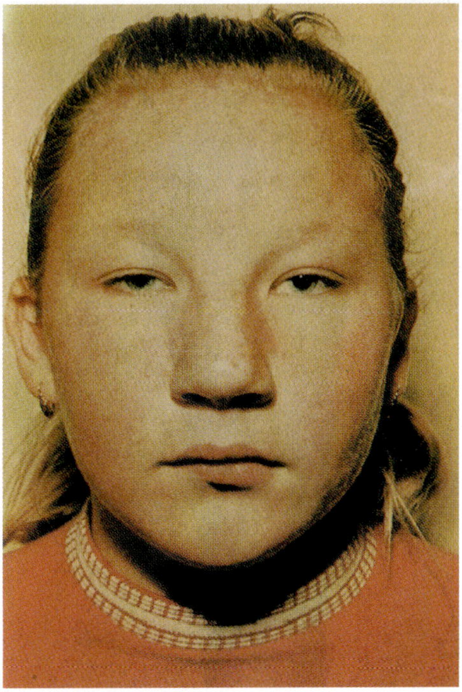

Abb. 8 zu Frage 14.16

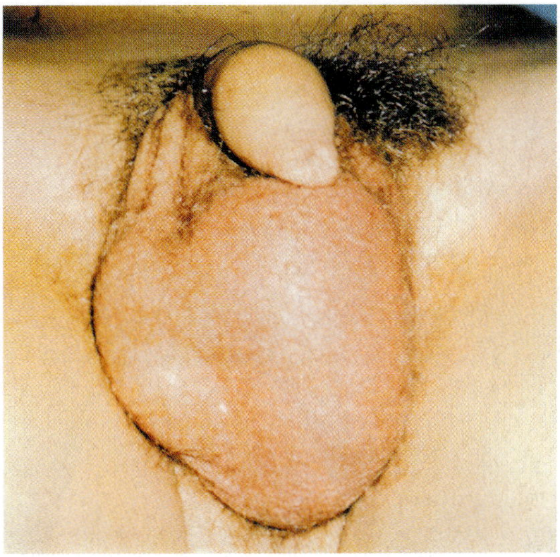

Abb. 9 zu Frage 14.22 und 14.23

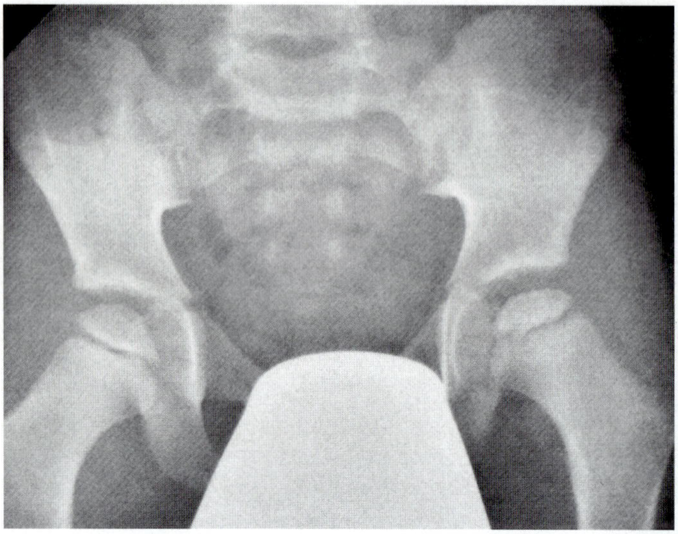

Abb. 10 zu Frage 15.11

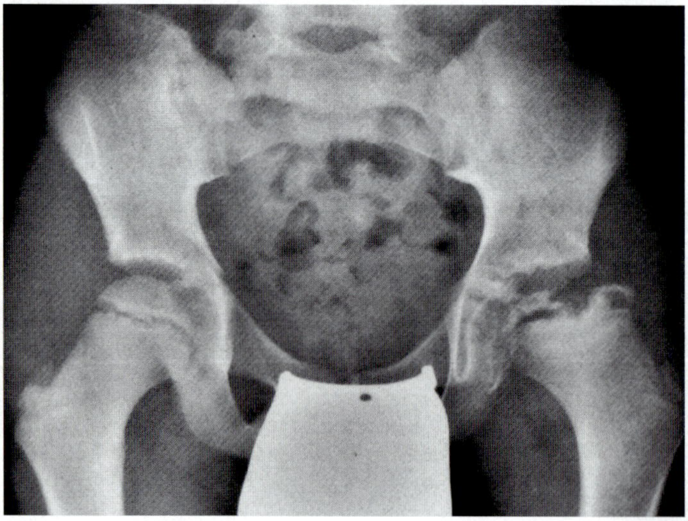

Abb. 11 zu Frage 15.11

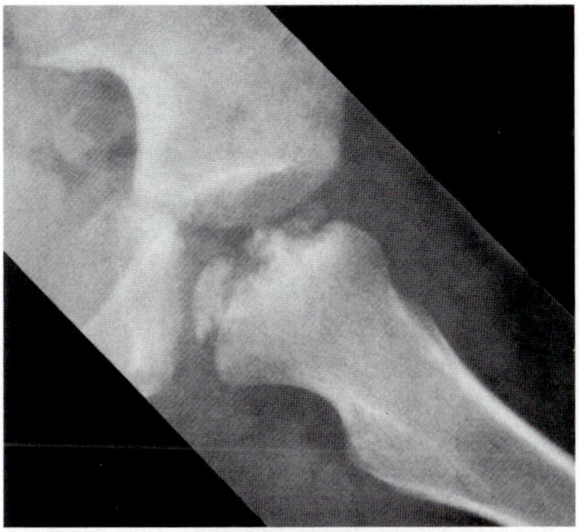

Abb. 12 zu Frage 15.11

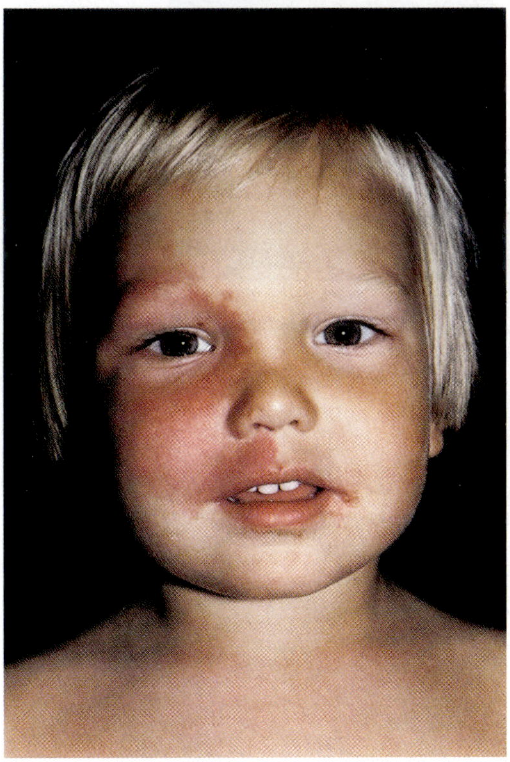

Abb. 13 zu Frage 16.2

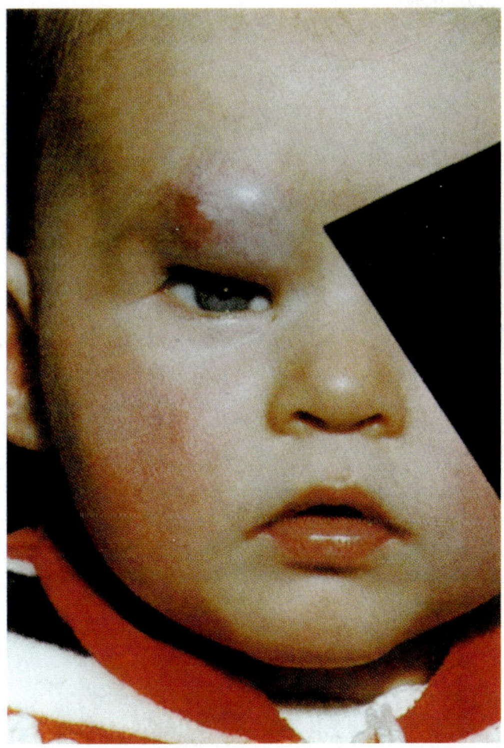

Abb. 14 zu Frage 16.16

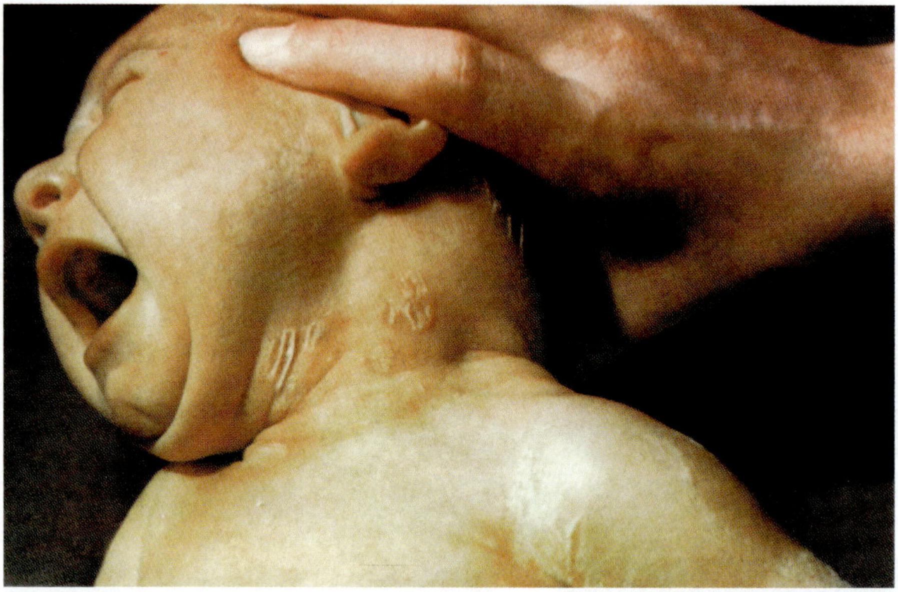

Abb. 15 zu Frage 16.18

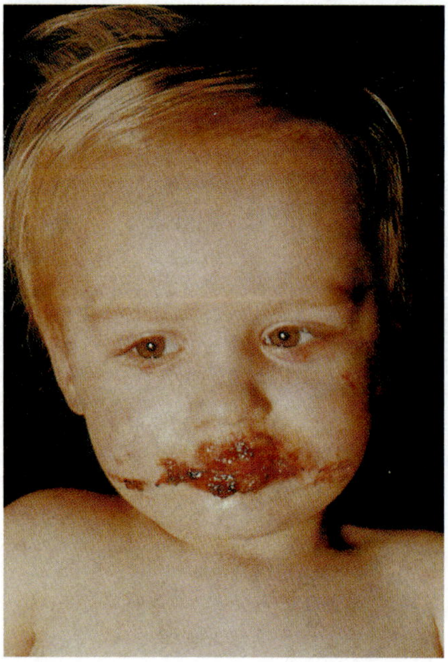

Abb. 16 zu Frage 16.23

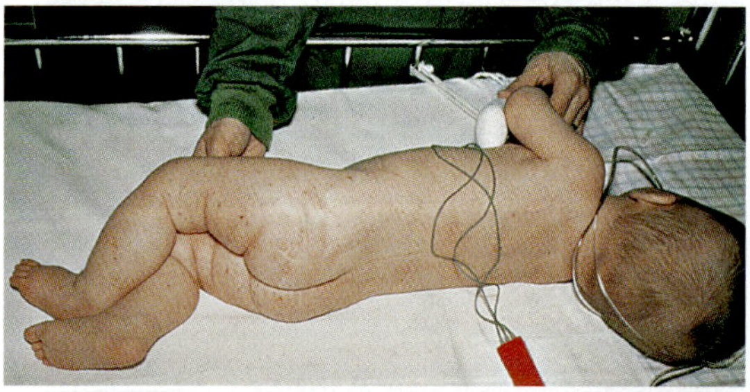

Abb. 17 zu Frage 21.12

Sachverzeichnis

Sachverzeichnis

I

J

K

L

M

N

O

P

Q

R

S

T

U

V

W

Z

Ihre Meinung ist gefragt!

Sehr geehrte Leserin, sehr geehrter Leser,

ein gutes Buch sollte auch über mehrere Auflagen in Inhalt und Gestaltung den Bedürfnissen seiner Leser gerecht werden. Um dies zu erreichen, sind wir auf Ihre Hilfe angewiesen. Deshalb: Schreiben Sie uns, was Ihnen an diesem Buch gefällt, vor allem aber, was wir daran ändern sollen.
Für Ihre Mithilfe möchten wir uns mit einer **Verlosung** bedanken, an der jeder Fragebogen teilnimmt. Die Verlosung findet einmal jährlich statt. Zu gewinnen sind 10 Büchergutscheine à DM 100,– (€ 50,–). Der Rechtsweg ist ausgeschlossen. Wir freuen uns auf Ihre Antwort, die wir selbstverständlich vertraulich behandeln.

Bitte schicken Sie diesen Fragebogen an:

Georg Thieme Verlag
Programmplanung Medizin
Dr. med. P. Fode
Postfach 30 11 20

70451 Stuttgart

Wie beurteilen Sie diesen Band:

Anzahl der Schemata ausreichend	ja	nein
Anzahl der Tabellen ausreichend	ja	nein
Anzahl der Lerntexte ausreichend	ja	nein

Wie beurteilen Sie die inhaltliche Qualität der Kommentare? Welche Kommentare sind besonders gut, welche Kommentare sind nicht ausreichend?

Wie beurteilen Sie die Lerntexte bzw. das Kurzlehrbuch?

Zu folgenden Themen wünsche ich mir einen Lerntext/ausführlichere Erklärungen:

Wie beurteilen Sie den Schreibstil und die Lesbarkeit des Bandes?

Ist die Schwarze Reihe für das Prüfungsfach als Vorbereitung ausreichend? Haben Sie noch andere Lehrbücher benutzt? Welche?

Besonders gefallen hat mir an diesem Band:

Weitere Vorschläge und Verbesserungsmöglichkeiten?

Absender (bitte unbedingt ausfüllen)